VIRUSES　BIOLOGY | APPLICATIONS | CONTROL
DAVID R. HARPER

生命科学のための
ウイルス学

感染と宿主応答のしくみ，医療への応用

監訳｜下遠野邦忠　瀬谷　司

南江堂

VIRUSES
BIOLOGY | APPLICATIONS | CONTROL

David Harper is the Chief Scientific Officer of AmpliPhi Biosciences. After completing a BSc in Microbiology and Virology at the University of Warwick and a PhD at the University of Newcastle-upon-Tyne studying viral genetics, he carried out postdoctoral work at St. Bartholomew's Medical School in London and at the University of Iowa in the USA. He joined the faculty at St. Bartholomew's in 1991 as Lecturer in Molecular Virology and was leader of the herpesvirus research group in the Department of Virology. In 1997 he founded Biocontrol Limited, which combined with Targeted Genetics in the USA to form AmpliPhi Biosciences in 2011.

© 2012 by Garland Science, Taylor & Francis Group, LLC

The publisher makes no representation, express or implied, that the drug doses in this book are correct. Readers must check up-to-date product information and clinical procedures with the manufacturers, current codes of conduct, and current safety regulations.

This book contains information obtained from authentic and highly regarded sources. Reprinted material is quoted with permission, and sources are indicated. A wide variety of references are listed. Reasonable efforts have been made to publish reliable data and information, but the author and the publisher cannot assume responsibility for the validity of all materials or for the consequences of their use.

All rights reserved. No part of this publication may be reproduced, stored in a retrieval system or transmitted in any form or by any means—graphic, electronic, or mechanical, including photocopying, recording, taping, or information storage and retrieval systems—without permission of the copyright holder.

Published by Garland Science, Taylor & Francis Group, LLC, an informa business, 711 Third Avenue, New York, NY 10017, USA, and 2 Park Square, Milton Park, Abingdon, OX14 4RN, UK.

© Nankodo Co., Ltd., 2015
Translated by Kunitada Shimotohno and Tsukasa Seya
Published by Nankodo Co., Ltd., Tokyo
Authorized translation from English language edition published by Garland Science, part of Taylor & Francis Group LLC.

Printed in Japan

訳者一覧

監訳

下遠野邦忠	しもとおの くにただ	国立国際医療研究センター肝炎・免疫研究センター特任部長，京都大学名誉教授
瀬谷　司	せや つかさ	北海道大学名誉教授

翻訳（収載順）

小原恭子	こはら きょうこ	鹿児島大学共同獣医学部附属越境性動物疾病制御研究センター教授
小澤　真	おざわ まこと	鹿児島大学共同獣医学部附属越境性動物疾病制御研究センター准教授
有海康雄	ありうみ やすお	熊本大学エイズ学研究センター准教授
宇治野真之	うじの さねゆき	国立国際医療研究センター肝炎・免疫研究センター
下遠野邦忠	しもとおの くにただ	国立国際医療研究センター肝炎・免疫研究センター特任部長，京都大学名誉教授
松本美佐子	まつもと みさこ	北海道大学大学院医学研究科微生物学講座免疫学分野准教授
志馬寛明	しめ ひろあき	北海道大学大学院医学研究科微生物学講座免疫学分野
瀬谷　司	せや つかさ	北海道大学名誉教授
渡士幸一	わたし こういち	国立感染症研究所・戸山研究庁舎ウイルス第二部
押海裕之	おしうみ ひろゆき	北海道大学大学院医学研究科微生物学講座免疫学分野講師
水谷哲也	みずたに てつや	東京農工大学農学部附属国際家畜感染症防疫研究教育センター教授
加藤宣之	かとう のぶゆき	岡山大学大学院医歯薬学総合研究科腫瘍ウイルス学分野教授
團迫浩方	だんさこ ひろみち	岡山大学大学院医歯薬学総合研究科腫瘍ウイルス学分野
清水裕子	しみず ゆうこ	国立国際医療研究センター肝炎・免疫研究センター
加藤　篤	かとう あつし	国立感染症研究所品質保証・管理部部長
馬場昌範	ばば まさのり	鹿児島大学大学院医歯学総合研究科附属難治ウイルス病態制御研究センター教授
村田貴之	むらた たかゆき	名古屋大学大学院医学系研究科ウイルス学准教授

序　文

　本書は，"Molecular Virology"の内容を拡充した改訂新版である．本書は生物医学的な学問としてのウイルス学から広い範囲に及ぶウイルスと現代世界との関わりまでを扱っている．それほど厚くない1冊の本で，著者が望むような包括的な内容を全て盛り込むことはできないが，ウイルスの本質的な機構や出来事に内容を厳選することで全体像を示すことができ，それにより読者がウイルス学全体を理解することはできよう．

　本書では，ウイルスの進化と絶滅，新興感染症，遺伝子治療，バクテリオファージを用いた治療，診断，といった近年顕著に拡大している分野における新たな知見も盛り込んでいる．

　抗ウイルス薬の一覧はウイルス感染を制御する方法を理解するのに役立つだろう．さらに，ウイルスと免疫系との相互作用についても触れた．ウイルスの複製戦略については，本文中には主に概要を述べ，個々のウイルスに関する詳細な内容は付録にまとめた．本書中には幅広い内容が収められているため，初学者から専門家までの全ての読者がウイルスに関する様々な情報に浸り，そして発見することができるだろう．

謝　辞

　本書で使われた図に用いるための材料を，多くの方々から供与していいただだいた．著者は特に以下に謝辞を述べたい．CDC Image Library, and to Sally Adams, Ian Chrystie, Linda Ebbs, A.M. Field, Charles Grose, C.R. Madely, Keith Nye, Jackie Parkin, and Didier Raoult, and also to the authors of the *Sourcebook of Medical Illustration*.

　さらに，長期間にわたりこの仕事の立案に辛抱して頂き，支持してくれたTayler & Fancisのスタッフに対して．

　本書を執筆している過程で，著者と出版社は多くのウイルス学者から有意義なアドバイスを受けた．以下の方々に本版の作成時に有意義な意見を頂いた事に対して謝辞を述べる．

John L. Casey (Georgetown University, USA); Andrew D. Davidson (University of Bristol, UK); David D. Dunigan (University of Nebraska, USA); Sheila Graham (University of Glasgow, UK); Stephen Rice (University of Minnesota, USA); Alexander Voevodin (Vir&Gen, Toronto, Canada).

献　辞

本書を 2 人の娘，Sophia と Evie，さらに彼女たちの愛猫，Mao Nong Chai と Kipling に捧げる．

監訳者序文

　本書はウイルス学の体系に生命科学研究の緯糸を，領域を超えて絶妙に配置した，素晴らしい特色ある教材である．生命の深い理解・経験からウイルスと宿主応答を学ぶことは若い学究の徒には大きい人生の収穫となると信じる．

　我々はヒトの進化がウイルス変異の産物かどうかを証明する術を持たない．だが，ゲノムプロジェクトはヒトのゲノムの40％がウイルスやトランスポゾンを含む微生物に由来することを雄弁に物語っている．このことは，生命応答の原理を知って抗ウイルス薬，遺伝子治療，ワクチンなどウイルスを使いこなすことの重要性を暗示している．ウイルスだけの理解，宿主だけの理解は危うい．今後の感染予防やがんの予防，抗ウイルス薬の適用へも原理から理解することが必須の課題となる．

　本書は多数の事例を以て長い研究の歴史から教育と研究の本来の姿を示している．ウイルスとは何か，ウイルスの構造や形態，分類，進化，複製，宿主の免疫応答をわかりやすく解説し，続いてワクチン，抗ウイルス薬の開発から適用についてその原理・メカニズムから最新の知見も含めた広い視点で解説している．さらに，ウイルスの有効利用の章では，遺伝子治療やファージ療法など医療への応用についても言及している．本書巻末には主要なウイルス科ごとの複製戦略の概要をわかりやすいイラストでまとめたもの，抗ウイルス薬の一覧表，本書内のテクニカルタームの用語解説と，3つの付録を収載している．各章では本文とは分けて，トピックスやコラム的内容を「BOX」として掲載して解説し，読者の興味を引きつけている．章末にはその章の「Key Concepts」と「理解を深めるための設問」が設置されており，読者の理解を助ける工夫がされている．本書を活用することで，上記の課題を達成できるものと信じている．

　本書は教科書以上の大切な含みを教えてくれる．各ウイルスの包括的な各論に関する詳細な解説は他書に譲るが，講義の参考書などに広く使っていただくことを監訳者として祈っている．

2015年1月

下遠野邦忠，瀬谷　司

目次

第1章 ウイルスの構造と形態　1
…小原恭子，小澤 真

1.1 ウイルスとは何か？　2
何がウイルスをつくるのか？　4
1.2 ウイルスの構造と形態　5
カプシド　5
カプシドの対称性　8
ウイルスエンベロープ　9
1.3 ウイルスゲノム　9
ゲノムサイズとウイルスの構造　10
ゲノムサイズと感染　10
限られたゲノムを最大限に活用する　11
ゲノムの型とウイルス複製　13
HIVゲノムにおける変異　14
1.4 ウイルス感染の影響　15
1.5 ウイルス感染の類型　17
溶解性(急性)感染　17
持続性(慢性)感染　18
潜伏感染　18
細胞形質転換　20

第2章 ウイルスの分類と進化　23
…有海康雄

2.1 ウイルスの分類　24
2.2 ウイルスの形態　28
2.3 遺伝子型によるウイルスの分類　28
2.4 スーパーウイルスとサブウイルス　32
スーパーウイルス　32
サブウイルス感染　34
サテライトウイルス　34
ウイルソイド　35
ウイロイド　35
デルタウイルス　36
複製欠損ウイルス　36
可動性遺伝因子　37
内在性ウイルス　37
プリオン　37
プリオン仮説　38
ウシからヒトへ　39
2.5 ウイルスの起源　41

第3章 ウイルス複製　45
…宇治野真之，下遠野邦忠

3.1 吸着と侵入　47
ウイルスが結合する細胞の受容体　47
ウイルスの侵入　49
3.2 複製　50
ウイルスの複製が行われる場所　51
核内への侵入　53
ウイルスタンパク質合成　53
3.3 ウイルスゲノム合成　55
DNA合成　55
二本鎖DNAゲノムを持つウイルス　56
一本鎖DNAゲノムを持つウイルス　58
RNAを中間体として使用するDNAウイルス　58
RNA合成　60
dsRNAゲノムを持つウイルス　61
一本鎖RNA＋鎖[ssRNA(＋)]ゲノムウイルス　62
一本鎖RNA －鎖[ssRNA(−)]ゲノムウイルス　63
DNA中間体の媒介により複製するssRNAウイルス　65
3.4 ウイルスによる細胞活動の制御　66
3.5 ウイルスの形成と放出　68

第4章　免疫応答と回避　73
…松本美佐子

4.1　自然免疫応答　75
認識：Toll様受容体　75
シグナル伝達：サイトカインとインターフェロン　75
貪食　78
NK細胞　79
自然免疫様リンパ球　80
補体系　80

4.2　血清学的免疫応答　81
抗体の構造　81
5種類の免疫グロブリン　81
B細胞受容体と増殖反応　82
抗原の多様性の創出　83
B細胞記憶　85
B細胞エピトープ　85
抗体結合の影響　87
血清学的応答の意義　87

4.3　細胞性免疫応答　87
T細胞活性化　90
MHC–Ⅰ経路：細胞傷害性T細胞　91
MHC–Ⅱ経路：ヘルパーT細胞　92
Th1とTh2　92
T細胞：抑制と記憶　93

4.4　免疫応答の区分　93
粘膜免疫　94

4.5　アポトーシス　95

4.6　ウイルスによる免疫監視の回避　96
積極的免疫回避　96
HIVと免疫系　98
受動的免疫回避　98
複合効果　99

4.7　宿主の遺伝要因　99

4.8　ウイルス発がん　100
細胞由来がん抑制遺伝子の機能　100
ウイルスのがん遺伝子　101

第5章　ワクチンとワクチン接種　105
…志馬寛明，瀬谷　司

5.1　ワクチン接種の起源　106
人痘接種　106
ワクチン接種　107

5.2　現代のワクチン　108
ワクチンの種類　109
生ワクチン　109
実例：経口ポリオワクチン　111
人為的な弱毒化　112
不活化ワクチン　113
サブユニットワクチン　114
クローン化サブユニットワクチン　114
HIV：注目の的　115

5.3　アジュバント　116
アジュバントの成分　118
リポソームとコクリエート　118
T細胞とアジュバント　119

5.4　ワクチン開発へのアプローチ　119
ウイルスベクター　121
複製欠損ウイルス：遺伝子ベクター　124
核酸ワクチン接種　124

5.5　ワクチン接種に対する免疫応答のオーダーメイド化　125

5.6　注射以外のワクチン投与法　126
ワクチンの経口投与　127
粘膜免疫　127
徐放性　128

5.7　治療的ワクチン接種　128

5.8　ワクチン開発におけるエピトープ構造　129
エピトープの同定　129

5.9　ワクチン接種に対する社会の反対　130
ワクチンに含まれるもの　131
決定的な点　132
ポリオワクチン陰謀説　132
ある小規模調査　132

5.10　ワクチン接種の実践的な問題と成果　134
病気の撲滅　134
ワクチンのリスク・ベネフィット　136
幼少期のワクチン接種　137
製造上の問題　138
内因性の増殖　138
望ましくない免疫応答　139
直接効果　139
安全性のモニタリング　140
将来の可能性　140

第6章　抗ウイルス薬　143
…渡士幸一

6.1　初期の抗ウイルス薬開発　144

6.2　毒性　144
6.3　抗ウイルス薬開発　146
 開発の道のり：前臨床，臨床，その後　146
 ハイスループットスクリーニング　148
 合理的薬物設計　148
 既存薬からの開発　150
 薬剤開発の費用　152
6.4　現在の抗ウイルス薬　153
 ヌクレオシドアナログ：分子機構の理解　156
6.5　核酸をベースとしたアプローチ　159
 オリゴヌクレオチド　159
 リボザイム　160
 RNA 干渉：siRNA と miRNA　161
 認可された薬剤　161
6.6　免疫療法　162
 特異的抗体の産生　162
 モノクローナル抗体　162
 抗体のヒト化　164
 ヒトモノクローナル抗体　165
 組換え抗体　166
 マイクロ抗体　166
 モノクローナル抗体による標的指向化　166
 インターフェロン　166
6.7　抗ウイルス薬に対する耐性　168
 抗 HIV 薬耐性　168
 抗ヘルペスウイルス薬耐性　169
 耐性を最小限に抑える試み　170
6.8　併用療法　170
 高活性抗レトロウイルス療法　171
 拮抗作用，相加作用，相乗作用　171
6.9　抗ウイルス薬の限界　173
 対症療法　174
 結論　174

第 7 章　ウイルスの有効利用　177
…押海裕之

7.1　遺伝子治療　178
 ウイルスベクターシステム　179
 課題　180
 問題点　181
 現状　182
7.2　がんの予防と制御　183
 ワクチン　183
 ウイルス療法　184
 ウイルス指向性酵素プロドラッグ療法　186
7.3　生物学的防除　186
 ウイルスによる害虫駆除　187
 ウサギを駆除するウイルス　190
 抵抗性　191
 総合的病害虫管理　191
7.4　バクテリオファージ療法　192
 バクテリオファージ　192
 治療薬としてのバクテリオファージ　193
 抗生物質の時代　195
 バクテリオファージ再考　196
 臨床適用　198

第 8 章　出現，蔓延，根絶　201
…水谷哲也

8.1　サーベイランス　202
 過小対応：ハンタウイルス肺症候群　203
 過剰反応：ブタインフルエンザ　203
 インフルエンザ：サーベイランスから世界的大流行まで　204
 ブタインフルエンザの再来　204
 ブタインフルエンザの物議　206
 サーベイランスの役割　207
8.2　出現　208
 人獣共通感染症　209
 シンノンブレとハンターンウイルス　210
 エボラウイルスとマールブルグウイルス　212
 ヒト免疫不全ウイルス　213
 人獣共通感染症の重篤度　214
 医療における人獣共通感染症　214
 地理的接触　216
 変異　217
 組換え　218
 遺伝子操作　218
 ウイルスの同定　219
 ウイルスの再興　220
 意図的な撒布行為　221
 偶発的な放出　223
 新興ウイルスになる要因　223
8.3　蔓延　224
 感染の様式　224
 節足動物による伝播　226
 森林サイクルと都市サイクル　227
 アルボウイルスの感染制御　228
8.4　根絶　229

第9章　ウイルス，ベクターとゲノム学　　233

…加藤宣之，團迫浩方

9.1　遺伝子操作　　234
クローニング　　235
発現　　236
翻訳後プロセシング　　237
真核生物で遺伝子発現させるためのウイルスを用いたシステム　　239
ウイルスベクター　　242

9.2　シークエンシング　　242
メタゲノミクス　　244
ウイルスゲノム配列解析　　245
意味のある配列？それともゴミ？　　245

9.3　合成と増幅　　246
9.4　個別化医療　　247

第10章　培養，検出，診断　　249

…清水裕子

10.1　電子顕微鏡　　250
診断のための電子顕微鏡使用　　250
10.2　細胞診　　252
10.3　ウイルス培養　　254
封じ込め　　255
ウイルスの増殖と計数　　256
診断のためのウイルス培養　　257
10.4　血清学的，免疫学的アッセイ　　259
10.5　核酸の検出と増幅　　260
ハイブリダイゼーション　　262
核酸の増幅　　263
ポリメラーゼ連鎖反応　　263
増幅を基にした他の検出系　　265
増幅した核酸の検出　　265
増幅を基にした核酸検出系の問題　　266
マイクロアレイ　　269
ハイスループットシークエンシング　　270
10.6　診断ウイルス学における将来的発展　　270

付録Ⅰ　ウイルス複製の戦略　　273
…加藤　篤

付録Ⅱ　現在の抗ウイルス薬　　299
…馬場昌範

用語解説　　315
…村田貴之

索引　　325

第1章
ウイルスの構造と形態

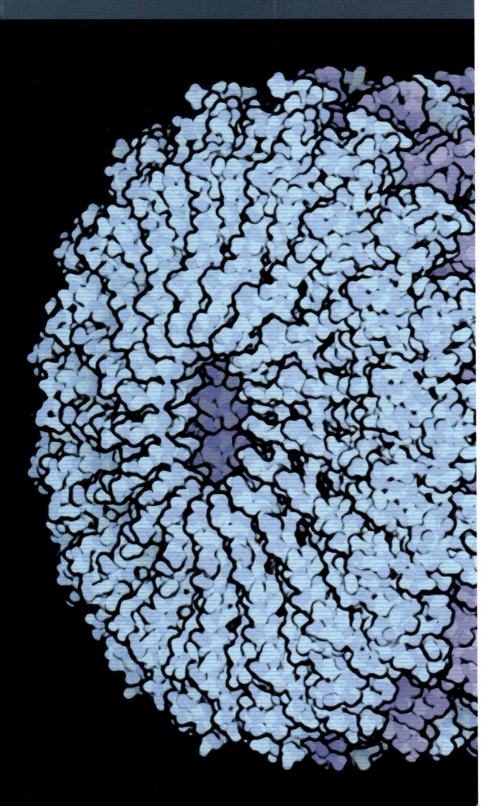

INTRODUCTION

ウイルスは，地球上で最も数多く，そして最も普遍的な生命体である．数値の正確さを立証するのは不可能だがこの地球には約 10^{31} 程のウイルスが存在すると推定されている．ウイルスは，細菌からヒトに至るまで，これまで調べられたあらゆる生物種に感染する．中には，ウイルスに寄生するウイルスさえ存在する．

タバコモザイクウイルス
Research Collaboratory for Structural Bioinformatics Protein Data Bank と The Scripps Research Institute, USA 所属 David S. Goodsell の厚意により提供．

一般に，ウイルスは宿主を傷害し，致死的な感染をたびたび引き起こすと考えられているが，この認識は往々にして不正確である．大部分のウイルスは，もっと地味な形で生存している．目立たないように適応している例として，ウイルスゲノムが宿主の染色体に組込まれて永遠に生きながらえているものが挙げられる．ヒトゲノムの8％以上は，そういったウイルスゲノムあるいはその残骸からできていると考えられている．宿主にとって，ウイルスはむしろ有益に働く場合さえある．哺乳類のメスが，拒絶反応を起こすことなく母体内で胎児を育てる能力は，このような"内在性"ウイルスの作用に依存しているようだ．

細胞を基本としている生命体は，細胞が生命のしくみを維持できるようになってから進化したに違いない．しかし昨今の理論は，ウイルスが細胞の出現以前からすでに存在し，数十億年前にはより複雑な生命体の形成において決定的な役割を果たしていたことを示唆している．今日においてさえ，同種間あるいは異種間における遺伝子の受け渡しに，ウイルスが重要な役割を果たしている．またこうしたウイルスの作用がこれまで研究されてきたあらゆる生態系において最大限活用されている．

エボラウイルス Ebola virus やヒト免疫不全ウイルス human immunodeficiency virus（HIV），あるいはトリインフルエンザなどが強い致死的作用を持つがゆえに，人々はウイルスの傷害性に目を向けがちであるが，そのようなウイルスはほんの氷山の一角に過ぎない．ウイルスは，数十億年前の生命の起源となる原始スープの時点から今日の子宮内における新しい命の誕生に至るまで，あらゆるレベルに関与しているのである．

ウイルスとその性質，さらにその影響および効果を研究するウイルス学は，比較的若い学問領域である．ファン・レーウェンフック van Leeuwenhoek が作り上げた初期の光学顕微鏡は，細胞構造の細部のほか，原生動物（1674年）や細菌（1676年）などの"微小動物"の姿さえも明らかにした．しかしながら光学顕微鏡の解像度は，使用する光の波長（約200 nm）のおよそ半分程度に過ぎず，ほとんどのウイルスはそれよりもっと小さいために，ウイルスの姿を直接捉えるには，1930年代の電子顕微鏡の開発を待たなければならなかった．ウイルスの姿が初めて観察されるまで，ウイルスとはただの化学的な毒素に過ぎないという考え方が支配的だった（**Box 1.1**）．現代，我々は今やもっと多くのことを知りえているのである．

1.1 ウイルスとは何か？

ウイルスとは，細胞内の生活環に寄生する，細胞より小さな生命体であり，増殖するには細胞の増殖機構を必要とする．つまり，ウイルスは生命を営む可能性を有しているだけで，宿主となる細胞外では代謝活性を発揮できない．そういった意味では，コンピュータープログラムのコードを内包したディスクが，ホスト（「宿主」）コンピューターに挿入されるまでは単なる潜在的なプログラムに過ぎないことと全く同様である．ウイルスは，最も単純な生命体とよくいわれるが，それほど単純ではない．というのも，ウイルスは自らが利用する宿主細胞の複製機構を，自身の生活環に取り込んでいるからである．

ウイルスがその感染細胞ならびに感染個体全体に与える影響は多岐にわたる（1.4節ならびに第4章を参照のこと）．急性疾患の原因となるウイルスでも細

胞を直接死滅させるのはまれである．明らかな所見を欠く感染もあり，ウイルスの感染が実際に疾患を引き起こした場合でも，その症状はウイルス感染そのものによるのではなく，感染に対する免疫応答が主体となっていることがほとんどである．なかには，感染が終息した後にこのような免疫介在性の症状が現れるケースもあり，時には死をも招く．あるいは，ウイルスが体内にごく少量だけ，あるいは特定の部位に残り続けることで，感染効果が長期に持続することもある．さらにはウイルス感染が腫瘍原性を発揮し，がんを引き起こすこともある．

Box 1.1　ウイルス学小史

ウイルス学の起源は通常1892年とされる．この年，ウクライナで働いていたロシアの生物学者ディミトリー・イワノフスキーDmitri Ivanovsky（図1）がthe Academy of Sciences of St. Petersburg誌に感染性のタバコモザイク病の感染性因子は細菌やカビを取り除ける素焼きの磁器フィルターを通り抜けることができると報告した．これらのフィルターは当時新しい発明で，液体から感染性の物体を除くため，特に水の浄化に使用されていた．

実際には，タバコモザイク病が植物間を伝染することを報告したのはアドルフ・マイヤー Adolf Meyerであった．マイヤーは当時病原体として知られていた細菌やカビを分離しようと試みたが失敗に終わった．イワノフスキーの貢献は原因が細菌やカビよりもずっと小さいことを示したことであった．「フィルターを通り抜ける」という性質はウイルスの定義にとって長い間重要な特性となった．

彼のウイルス学の父としての地位にもかかわらず，イワノフスキーが実際にタバコモザイク病の病原体を分離することはなかった．実際のウイルス分離は，マイヤーの共同研究者であるマルティヌス・ベイエリンク Martinus Beijerinckが，原因ウイルスがタバコで増殖し，単純な化学的毒素ではないことを示すまで待たなければならなかった．ベイエリングはまた，自身の発見を「感染性の生きた液体 contagium vivum fluidum」と呼んだ．フィルターを通過するウイルスは他にも同定された．動物で初めて発見された口蹄疫ウイルス（1898）やヒトで初めて発見された黄熱病ウイルス（1901）である．

しかしながら，「感染性の生きた液体」の本質については未だ議論

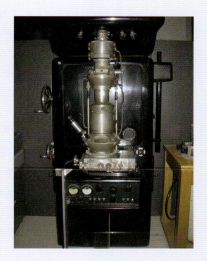

図2　エルンスト・ルスカ Ernst Ruska が1933年に作製し，初めて光学顕微鏡の解像度を超えた電子顕微鏡の複製. この複製は，1980年にエルンスト・ルスカ自身によって作られた．J. Brewの厚意により提供．Creative Commons Attribution — Share Alike 3.0 Unported．

の余地があった．フェリックス・デレル Felix d' Herelle が現代ウイルス学の基礎技術を確立した1917年以降でさえ，他の研究者は化学的毒素という考え方を捨てなかった．1930年代になってウイルスの化学的な性質が解明され，これらが主にタンパク質と少量の核酸からなることが明らかとなった．ほとんど全てのウイルスの大きさは光の波長のおよそ半分以下であった（約200 nm）ため，光学顕微鏡で見るには小さすぎた．ウイルス感染に関わる種々の因子の機能や感染過程の機能を明らかにするにはもっと多くの時間を要したが，最終的にはウイルスの特性も確認された．

名前の意味は？

「ウイルス」という言葉は「有毒な物質」という意味で1392年より使われはじめた．1728年からは広く感染性のものを指すようになった．イワノフスキーの研究までは，毒や毒性物質を意味するものとされ，しばしばあらゆる感染性物質を意味する単語として使われた．そのため，もともとの「フィルターを通過できるウイルス」は現代でいうところのウイルスというよりは，毒性物質を指すものであった．さらなる研究がこれらの新しい小さな物質の性質を明らかにしたことで，この単語は，今日のウイルスを定義する感染性の核-タンパク質複合体を指すようになった．そして，もちろん言葉は進化し続ける．1972年からは，自立増殖してコンピューターに"感染する"プログラムもウイルスといわれるようになった．

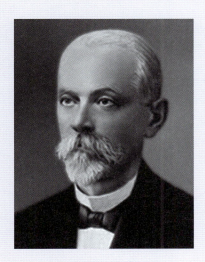

図1　Dmitri Iosifovich Ivanovsky（ディミトリー・イオシフォビッチ・イワノフスキー）ロシアの生物学者で1892年にウイルスを最初に発見したとされる．

実験系では，ウイルスを用いることで生化学的な現象を研究する手法が比較的単純なものとなり，生物学の多くの現象を明らかにする一助となっている．ウイルス複製の一般的な概要を図 1.1 に示す．ウイルスは特異的な受容体に結合し，様々な機序を用いて細胞内へと侵入する．細胞内へ入ったウイルスは，通常はいくつかの段階を経て，mRNA とそれに付随するタンパク質の合成を開始する．これらのタンパク質は段階ごとに分けられ，初期タンパク質はゲノム複製機構に関わり，後期タンパク質は，新しいウイルスゲノムをコピーするとともに，次世代のウイルスを産生するために利用される．細胞がウイルスゲノムで満たされると，子孫ウイルスは細胞膜から出芽する，あるいは感染細胞を破壊する，などさまざまな方法を用いて感染細胞から遊離する．

複製様式が極めて複雑なウイルスと，逆に極めて単純な複製様式を持つ細胞が発見されるに及び，ウイルスとそれを作り出すもの（宿主）の境界線は不明瞭になってきた．今後さらなる発見が進むと，両者はいずれかの特徴を備えた生命体として区別すべきものではなく，むしろ連続的なものであることが明らかになりそうである．

何がウイルスをつくるのか？

最も単純な例でいえば，ウイルス粒子（**ビリオン** virion）は，タンパク質の殻（カプシド capsid）で覆われた（DNA または RNA の）ゲノムからなり，脂質や糖質を含むことも多い．ウイルス粒子の基本的な役割は，子孫ウイルスを作り出す上で必要な情報となる核酸を安定させること，さらにはその遺伝情報を複製の場となる細胞へ送り届けることにある．そのためウイルス粒子には，以下の特徴が求められる．

・核酸ゲノムとゲノム複製に必要な関連タンパク質を内包し保護する構造を有

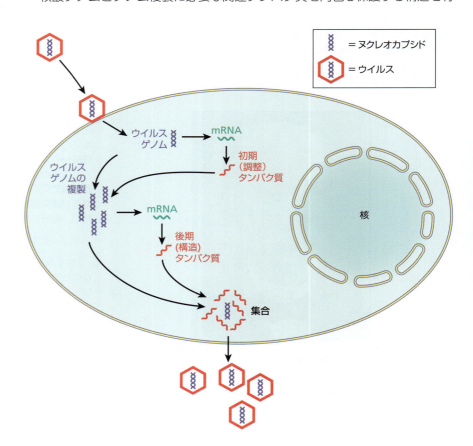

図 1.1　ウイルス複製の概要図
ウイルス粒子（ビリオン）は標的細胞に付着して中に入り込む．ウイルスゲノム（紫）は mRNA（緑）に転写され複製される．ウイルス mRNA から翻訳された初期タンパク質（赤）は，しばしば制御機能を持ち，後期タンパク質はウイルス粒子を形成する．ウイルスタンパク質と核酸は子孫ウイルスに取り込まれ，細胞から放出される．

すること．構造タンパク質ならびに複製に必要なタンパク質とともに包み込まれている核酸の複合体は，**ヌクレオカプシド** nucleocapsid と呼ばれる．
- ウイルスが標的細胞に結合して侵入できるように，特異的受容体／エフェクターをウイルス粒子表面に有すること．これらは多くの場合，タンパク質と糖質（**糖タンパク質** glycoprotein）の複合体で，宿主細胞の脂質に由来する**エンベロープ** envelope の中に含まれていることがある．

これらの必要条件は，ウイルスごとに異なる多様な方法で満たされている．あるウイルスの複雑さは，そのウイルスゲノムの大きさを直接反映している．より多くの遺伝情報をコードするウイルスほど，より多くのタンパク質を作り出すことができる．ヒトに感染するウイルスには，ほんの1種類のタンパク質しか合成しないものもいれば，100種以上のタンパク質を合成するものもある．ウイルスの形や大きさ（形態 morphology）は千差万別である．

ウイルスは（細胞生命体と同様の）DNA か，（ウイルス特有の）RNA のいずれかをゲノムとする．ウイルス粒子が両方の核酸をゲノムとして内包することはない．RNA ゲノムを持つウイルスの方が多いのは，RNA ゲノムの方が，ウイルスとの関わり合いが特に密接なためである．第3章でより詳しく論じる．

1.2　ウイルスの構造と形態

カプシド

カプシド capsid は，ウイルスゲノムを取り囲むタンパク質構造で，核酸の周りに集まったタンパク質サブユニット（**カプソメア** capsomer）の繰り返しにより構成され，ヌクレオカプシドを形成する．小さなタンパク質からなるサブユニットを用いることで，カプシドタンパク質の産生に割り当てるべき遺伝コードの容量を減らしている．さらにこれらのサブユニットはしばしば，ウイルスゲノムを取り囲んで自律的に集合する能力も持つ．この性質は，1930年代にタバコモザイクウイルスで初めて例証された．最大のゲノムを持つウイルスのゲノムでさえ，標準的な細胞のゲノムよりも小さいので（**図1.2**），コード容量を抑えることは重要となる．しかしながら，多くの細胞ゲノムは，遺伝情報をコードしていないとみられる DNA 領域を非常に高い割合で有している．これと比較すると，ウイルスのコード容量は，非常に効率的である．ヘパドナウイルス科 *Hepadnaviridae* の場合，遺伝子を重複してコードしており，さらにはウイルスゲノム DNA よりも大きなサイズの RNA をコードしている（後述）．最大のウイルスでさえ，ゲノム DNA の90%はタンパク質をコードしていると考えられている．これは，細胞の標準値と比べると圧倒的に高い数値である．ヒトの場合，ゲノムの5%以下しかタンパク質をコードしていないものと考えられている．

標準的な形態を示すウイルスを**図1.3**に示す．
- 非エンベロープ型／らせん状カプシド［タバコモザイクウイルスがこれにあたる．このような形態のウイルスで，ヒトに感染するものは知られていない．］
- 非エンベロープ型／二十面体カプシド［アデノウイルス adeno virus（アデノウイルス科 *Adenoviridae*）がこれにあたる．］
- エンベロープ型／らせん状カプシド［麻疹ウイルス measles virus（パラミクソウイルス科 *Paramyxoviridae*）がこれにあたる．］

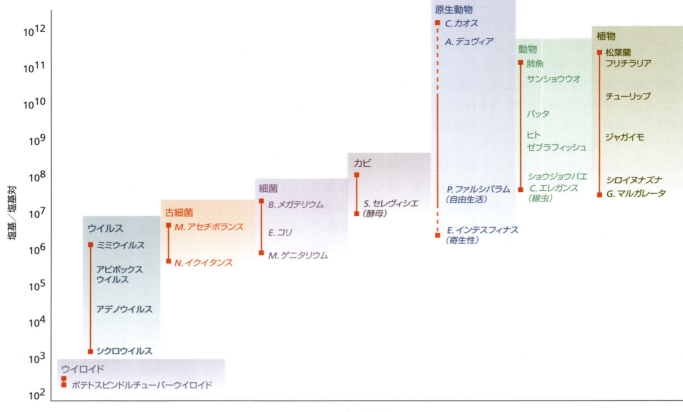

図 1.2　代表的な生物のゲノムの大きさ
ウイルスゲノムは多くの細胞生物に比べてはるかに小さいが，多くのウイルス DNA は機能性が高く，たとえば小さなゲノムの中に重複して遺伝情報をコードすることで情報量を増加させている．原生動物は，単純に染色体の重複(polyploidy)によって非常に大きなゲノムサイズになっていると考えられている．その大きなゲノムサイズにもかかわらず，松葉蘭 whisk fern はとても単純な植物であり，そのゲノムは大量の反復 DNA 配列を持つことが明らかとなっている．

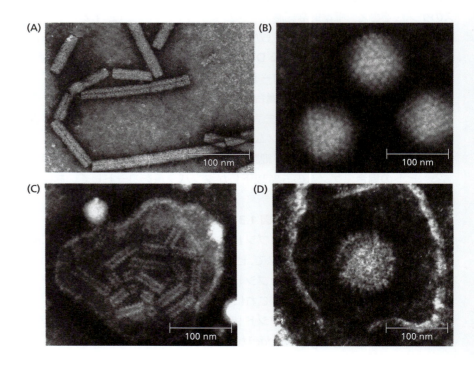

図 1.3　ウイルスの主な形態の例
(A)エンベロープのないらせん状(タバコモザイクウイルス)
(B)エンベロープのない二十面体(アデノウイルス)
(C)エンベロープのあるらせん状(パラミクソウイルス)
(D)エンベロープのある二十面体(ヘルペスウイルス)
(A)は CR Madeley, Royal Victoria Infirmary Newcastle-upon-tyne の厚意により提供．Madeley CR & Field AM(1988)Virus Morphology から Elsevier の許可を得て転載(B)〜(D) Ian Chrystie, St Thomas Hospital の厚意により提供．

・エンベロープ型／二十面体カプシド［単純ヘルペスウイルス herpes simplex virus（ヒトヘルペスウイルス1型，ヘルペスウイルス科 *Herpesviridae*）がこれにあたる．］

ほとんどのウイルスの形態は，上記の4グループに大別される．しかしながら多くの例外もあり，主要な形態とは異なる形状のウイルスもいる．さらに，ほとんどのウイルスは「古典的な」外見，つまりよく知られている形態とは全く異なる形 variant form のウイルス粒子を産生することがあるため，ウイルス形態に関する一般的な記述は，電子顕微鏡下で実際に見られる姿とは大きく異なることもある．インフルエンザ（オルソミクソウイルス科 *Orthomyxoviridae*）は，図1.4に示すように，組織培養で増殖させた場合には様々な形態をとる．

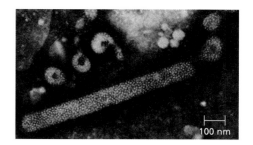

図1.4 様々な形態をとるインフルエンザウイルス

Ian Chrystie, St Thomas Hospital の厚意により提供．

さらに変わった例にポックスウイルス poxvirus とフィロウイルス filovirus の2つがある．天然痘や牛痘に代表されるポックスウイルスは，（ウイルスの中では）大きなゲノムを有し，非常に複雑で100以上のタンパク質を作り出す．ポックスウイルスは，光学顕微鏡でぎりぎり観察できる程で，全長は約0.5 μm にもなる．形はしばしばレンガ状と形容され，細胞様構造を思い起こさせる程複雑である．脂質ならびにタンパク質構造を含む外殻と，ゲノムを内包したコア構造を含む複合体内部構造を有する．外側にある脂質とタンパク質からなる殻は，別の膜構造により包まれているものの，他のウイルスに見られるようなエンベロープではなく，リポタンパク質 lipoprotein のサブユニットからできており，ウイルス粒子の表面を形成している．さらにこれは別の膜に包まれている．歴史的には，電子顕微鏡下における2種類の典型的な外見から，C（カプセル）型とM（桑の実）型に分類されてきた．C型は表面が平滑で比較的特徴が薄い，含水時の形態である．一方M型は乾燥時の形態で，サブユニットの繰り返しが観察される（図1.5A）．ウイルス粒子の内部では，コアや側構造を持つタンパク質複合体の組み合わせからなっており，その中に複製に必要なたくさんのウイルス酵素を含んでいる．研究初期に盛んに観察されていたM型は，電子顕微鏡の準備過程で起きる乾燥の結果生じたものであり，現在では非乾燥（低温）の条件下で作業が進められることから見られなくなっている．

フィロウイルス（マールブルグウイルス Marburg virus ならびにエボラウイルス）は，幅80 nm 程度ながら，長さは14,000 nm にも及ぶ極めて長いエンベロープ粒子の中にほぼらせん状のカプシドを有しており，最長のウイルスである．しかしこれらのウイルスは非常に単純で（ゲノムサイズは，ポックスウイルスの約12分の1），その異常な長さは，生まれ持った複雑な構造というよりも，むしろ伸長過程での制御不良の結果のようだ．というのも実際の感染性はより短い（といっても，まだ非常に長いのだが）800～900 nm の粒子で最も高いからである（図1.5B）．

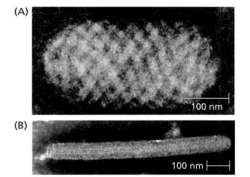

図1.5 ポックスウイルス（A）とフィロウイルス（B）の形状

Ian Chrystie, St Thomas Hospital, A.M. Field HPA Colindale の厚意により提供．

ゲノムの複雑さに加え，さらなる構成要素を含むウイルスも多い．ヘルペスウイルスの場合，エンベロープの直下にある分厚いタンパク質様構造テグメント tegument や，アレナウイルス arenavirus に取り込まれる細胞由来のリボソームなどが例として挙げられる．

通常，電子顕微鏡を使ってウイルスの型を特定するのは比較的容易だが，小型でエンベロープを持たない二十面体ウイルスの多くを，その構造だけで区別するには限界がある．これらのウイルスの実際の形状は不鮮明なことが多いため，一般には小型球形ウイルスと呼ばれる．その電子顕微鏡下での形状からは，いずれのウイルスも小さく，球状で，さらに（おそらく）ウイルスであるといえ

るので，この命名は全くもって妥当なものといえる．

カプシドの対称性

　タンパク質はエネルギー的に最も安定した状態へと落ち着くので，ある特定の構造を取りやすい．その構造は，しばしばらせん状または二十面体の対称構造になる．らせん状対称構造を持つカプシドの場合，タンパク質は核酸の周囲でらせん状に整列し，棒状になる（図1.6）．二十面体対称構造を持つカプシドにおいては，核酸を中心にして，それを囲む外殻を形成する．

　二十面体は，正三角形により形成された20の面を持つ立体である．二十面体対称構造では，カプシドの表面を形成するのに60のタンパク質ユニットを必要とする．二十面体にみえるウイルス（たとえば，図1.3Bのアデノウイルス）もあるが，ほとんどは，なんとなく球状に見えるだけである．これは，対称性だけから形態が決まるわけではない，という重要な点に起因する．多くの二十面体対称構造を取るカプシドは一般に球形であるが，ピコルナウイルス picornavirus のカプシドは主に十二面体で，12ヵ所の五角形の面（二十面体対称構造をとる上で最低限必要な60ユニットを含む）を有している．

　実際のところ，対称性の定義は正しい対称軸の存在に基づいている．二十面体対称構造の場合，端面周囲における2本の回転対称軸，面心における3本の軸，さらに頂面周囲における5本の軸により定義される．

　アデノウイルスのゲノムは36キロ塩基対 kilobase pair（kbp）の二本鎖 DNA double-stranded DNA（dsDNA）で，ピコルナウイルスのゲノムは7〜8.5 kbの一本鎖 single-stranded RNA（ssRNA）からなる．どちらのウイルス粒子もエンベロープのない二十面体対称構造カプシドを持つ．しかしながら，4倍量のゲノムサイズからなるアデノウイルスでは，粒子構造がはるかに複雑になりうる．

　ピコルナウイルスの粒子は，わずか4種類の主要ウイルスタンパク質（VP1からVP4までに分類されるが，パレコウイルス属 Parechovirus の場合のみ，VP2とVP4が結合したままのVP0を持つ）と，ゲノムRNAの末端に結合する1つの非常に小さなタンパク質（VPg）から構成されている．全てのタンパク質は，1つの前駆体タンパク質が切断されてできる．VP1，VP2ならびにVP3はカプシドの外面を形成し，VP4により内張りされる．カプシドの各面は，VP1〜VP4からなる三角状サブユニット（図1.7）5つにより形作られる．こ

図1.6　カプシドのらせん状構造と二十面体構造
タバコモザイクウイルスとアデノウイルス

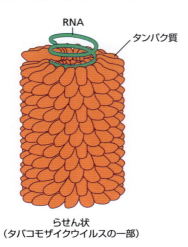

らせん状
（タバコモザイクウイルスの一部）

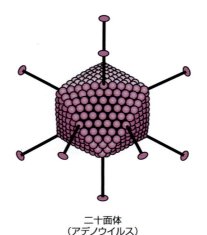

二十面体
（アデノウイルス）

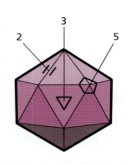

二十面体対称と回転軸を示す

れらの五量体が十二面体の12の面を形成する．できあがった構造体は2本，3本，および5本の二十面体対称軸を有している．

これとは対照的に，アデノウイルスのカプシドは3コピーずつのprotein IIからなる「ヘキソン hexon」により形成される．二十面体の各面にある20個のヘキソンは，内側のprotein VIIIと外側のprotein IXに支えられ，protein VIを介してDNA-タンパク質コアと接着している．ペントン penton の面（頂面）は5コピーのprotein IIIを含み，これらは突き出して3コピーのprotein IVからなる線維 fiber とつながっている（図1.7）．ペントンベース penton base は，protein IIIaを介してヘキソンに固定されている．ヘキソンとペントンが一緒になって正二十面体の三角面を形成する（図1.6）．アデノウイルス粒子全体では，11種類のタンパク質を含むことになる．

ピコルナウイルスとアデノウイルスとの間にはこのような違いがありながらも，両ウイルスを形作る基本的な構造は，二十面体対称構造となる．正確なカプシド構造を司る複雑な幾何学的法則に興味のある読者は，本章の最後を参照されたい．

ウイルスエンベロープ

多くのウイルスが有するもう1つの重要な構造要素が，**エンベロープ envelope** である．これは宿主細胞の膜に由来するが，厳密にいうと，細胞内のどの膜に由来するかはウイルスによって異なる．エンベロープが包み込む過程 envelopment は，細胞から膜構造を単に取り込む受動的なプロセスではない．実際には，膜構造がウイルスを包み込む前に，膜に特異的な変化が起こる．特殊な脂質を優先的に取り込むことで起こる膜流動性の変化が重要な場合もある．最も明白な変化は，エンベロープを突き抜けるウイルスタンパク質の存在である（電子顕微鏡を用いてウイルス粒子を観察すると，"突起"あるいは"房"のように見える．図1.3参照）．宿主細胞に結合するといったウイルス特有の機能を果たす上で，ウイルスタンパク質がエンベロープ膜の外側に位置する必要がある，ということである．この働きをするタンパク質は，通常ポリペプチド polypeptide に糖類が付加された糖タンパク質である．糖は局所的な親水性を与え，タンパク質の機能を発揮させる．全てのエンベロープ型ウイルスはこのようなタンパク質を有しており，その性質ならびにウイルス粒子表面に局在しているために，高い免疫抗原性を示すことが多い．

多くの核-細胞質巨大DNAウイルス nucleocytoplasmic large virus（NCLDV）の内部には脂質も見られるが，その機能はあまり明らかになっていない．

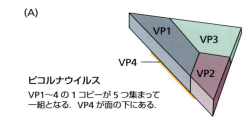

ピコルナウイルス
VP1〜4の1コピーが5つ集まって一組となる．VP4が面の下にある．

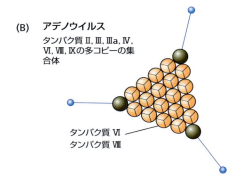

アデノウイルス
タンパク質II, III, IIIa, IV, VI, VIII, IXの多コピーの集合体

タンパク質VI
タンパク質VIII

- タンパク質II（ヘキソンサブユニット），3コピー
- タンパク質III（ペントン塩基），5コピー
- タンパク質IV（線維），3コピー
- タンパク質IIIaはヘキソンを通してペントン塩基に結合している
- タンパク質VIは核タンパク質コアの方を向いてつながっている
- タンパク質VIIIとIXはヘキソンに相互に固定されている

図1.7 ウイルス二十面体対称構造の外殻表面タンパク質（A）ピコルナウイルス（B）アデノウイルス

1.3 ウイルスゲノム

ウイルスは一本鎖または二本鎖でDNAあるいはRNAをゲノムとして持つ．RNAゲノムはウイルス特有で，他には見られない生化学的修飾を必要とする．ゲノムの大きさはまちまちで，ブタサーコウイルス porcine circovirus（サーコウイルス科 *Circoviridae*）では1,759 bの一本鎖DNA，またある種の細菌より大きいミミ Mimi ウイルスでは1,181,404 bpにも及ぶ二本鎖DNAで構成されている．

ゲノムサイズとウイルスの構造

上述のように，カプシド集合体は，小さな繰り返しタンパク質サブユニットから構成されている．これにより，構造タンパク質を産生するために割り当てられるべきゲノム内の領域を最小化することができる．図 1.2 に示すように，典型的なウイルスは，典型的な細菌と比べ 100 分の 1 のゲノムサイズしか持たないことを考えると，これは大変重要である．

ゲノムサイズの大きいウイルス（といっても標準的な細胞の大きさと比べるととても小さいが）は，多くのタンパク質を産生することを可能とし，より複雑な構造をとりうるようになることを意味する．小さなゲノムを持つウイルスは，構造をより制限される．一般に，ウイルスゲノムが大きくなれば，その構造もより複雑なものとなりうる．

1.2 節で詳しく述べたように，アデノウイルスとピコルナウイルスの比較はその好例といえる．両ウイルスはともに二十面体対称を基本構造とするが，アデノウイルスのゲノムは大きいため，ウイルス粒子がより複雑な構造をとることができる．

ヒトに感染するウイルスの中で極小に近いゲノムを持つパルボウイルス parvovirus（これよりもさらに小さいゲノムを持つウイルスもピコビルナウイルス科 *Picobirnaviridae* など若干存在するが）は，ピコルナウイルスよりもさらに単純な構造をしている．パルボウイルス粒子は直径 18 〜 22 nm の二十面体対称構造で（しかし，電子顕微鏡下では不鮮明な斑点にしかならないため，それを見出すことはとても難しい），ほんの 2 種類（より一般的には 3 種類）のタンパク質のみで構成されている．これと対照的なのが，ヒトに感染するあらゆるウイルスの中で最大のゲノムを有するポックスウイルス（そのゲノムサイズは，パルボウイルスの約 50 倍に相当する）である．ポックスウイルスは，複雑に入り組んだ外観をした多重構造を取り，100 種類以上のタンパク質からなる高度に複雑化した粒子構造を持つ（**図 1.8**）．

小さなゲノムを持つウイルスの場合，各々の機能に対応する個々のタンパク質を産生するための十分なコード容量が足りないために，1 つのウイルスタンパク質が複数の機能を併せ持つことも多い．たとえば，ピコルナウイルス（7 〜 8.5 kb の一本鎖 RNA ゲノム）あるいはパピローマウイルス papillomavirus（5.3 〜 8 kb の二本鎖 DNA ゲノム）のカプシドタンパク質は，自己集合してカプシドを形成する．自己集合 self-assemble 能力は，小さなゲノムを持つウイルスの多くに共通してみられる．その一方で，ヘルペスウイルス（120 〜 260 kb の二本鎖 DNA ゲノム）やアデノウイルス（36 kb の二本鎖 DNA ゲノム）のカプシドを構成するタンパク質が集合するには，ウイルス粒子の構成とは関係しない非構造タンパク質の助けを必要とする．

ゲノムサイズと感染

より大きなゲノムを持つウイルスは，複製に必要な機能をより多くまかなえるので，細胞に依存する度合いが低くて済む．

一般に，RNA ゲノムを持つウイルスが細胞の DNA 合成機構を自分の複製に利用することはない．また，宿主細胞が RNA から RNA を作ることはないので，レトロウイルス科 *Retroviridae* や他の逆転写を利用するウイルスのような例外を除いて，これらのウイルスは自身の合成機構に頼らざるをえない．

パルボウイルス

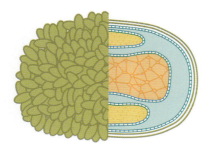
ポックスウイルス

図 1.8　複雑さのレベルが異なるパルボウイルスとポックスウイルスの構造

ポックスウイルスは Cull P (ed) から改変．Medical Illustration から DA Information service の許可を得て転載．

つまり RNA ウイルスは一般的に，宿主細胞の DNA 合成機構とは独立して働き，宿主の DNA 合成機構にもほとんど影響を及ぼさない．

　一方 DNA ゲノムを持つウイルスの中でも，パルボウイルスのような非常に小さいウイルスは，ウイルス DNA を複製する機構を細胞に依存するため，このようなウイルスの感染能力は著しく制限されている．というのも，これらのウイルスは活発に分裂する（そして盛んに DNA を合成する）細胞でしか増殖することができず，また生体内のほとんどの細胞は常に分裂しているわけではないからである．

　このように，構造の複雑性という観点から見た時，小型 DNA ウイルスの感染能力は制限されているといえる．しかし小型 DNA ウイルスは，たしかに非分裂細胞で複製する遺伝的能力を有していないが，小さなウイルスであるという制限を乗り越える手段を持っている．これらのウイルスは，多くの場合感染細胞を活発に分裂させるためのタンパク質をコードしている．例としては，ポリオーマウイルス科 *Polyomaviridae* の T 抗原やパピローマウイルス科 *Papillomaviridae* の E6 ならびに E7 初期タンパク質が挙げられる．仮に感染が進行して宿主細胞が殺されれば，そのダメージは感染細胞にのみ限定される．しかし，感染が（よくあることだが）不完全に終わり，ウイルスの複製が完遂できない場合，その感染細胞は殺されることなく，細胞を分裂させるように働くウイルスタンパク質により強制的に分裂を続けることとなる．大型の DNA ウイルス感染の場合にみられるような別の機序により細胞の分裂が続けられる場合もあるが，この過程は，ウイルスが引き起こす細胞形質転換の重要なメカニズムの 1 つである（1.5 節参照）．

　より大きなウイルスほど，細胞が分裂しているか否かにかかわらず，細胞の機構を利用してウイルスをたくさん作り出す．このようなウイルスは，ヘルペスウイルス科に見られる核酸代謝を司る酵素（たとえば，リボ核酸還元酵素，チミジンキナーゼ thymidine kinase，チミジル酸 thymidylate 合成酵素など）を産生する遺伝子をウイルス自身が持っている．

　最も大きなウイルスである核‐細胞質巨大 DNA ウイルス（具体的にはアスファウイルス科 *Asfarviridae*，イリドウイルス科 *Iridoviridae*，ミミウイルス，ポックスウイルス科 *Poxviridae* ならびにフィコドナウイルス科 *Phycodnaviridae*）は実際に，"第 2 の核"と呼ばれることもある DNA 合成の場を，感染細胞の細胞質内に作り上げる．

限られたゲノムを最大限に活用する

　ゲノムサイズが小さいウイルスの多くはゲノム内の 1 つの配列から複数のタンパク質を産生する．

　フレームシフト frameshifting は，複数のタンパク質を産生する方法の 1 つである．1 つのアミノ酸は 3 つの塩基（コドン codon）によりコードされているため，mRNA を読むことで産生されるタンパク質は，3 つを 1 つの「リーディングフレーム reading frame」としてそこから作られることになる（**図 1.9**）．これにより，1 つの核酸配列上の「重複遺伝子 overlapping gene」から全く異なるタンパク質を作り出すことが可能となる．異なるリーディングフレームで読まれる際に，産生されるタンパク質が有用なものであることが求められるので，潜在的にはかなり厳しい要求といえる．例示するなら，英語，フランス語，ドイツ語のいずれにおいても意味をなす単文を考え出すことに似て

図1.9 フレームシフトにより異なるリーディングフレームを利用した時の効果

1塩基のフレームシフトは転写に利用するリーディングフレームをGAU（アスパラギン酸）からAUG（メチオニン）に変化させる．2塩基のフレームシフトはGAUからUGA（終止コドン）に変化させ，転写を終結させる．3塩基のフレームシフトは，1つのGAUコドンが除去されるだけで，元と同じ転写が行なわれる．

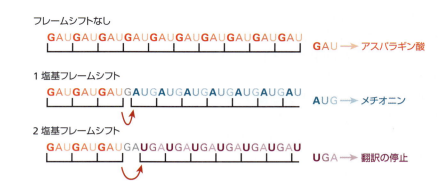

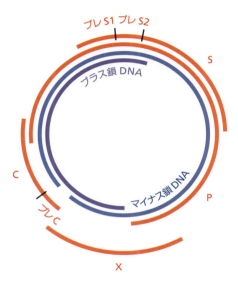

図1.10 B型肝炎ウイルスゲノムの重複した利用

部分的に二本鎖になっているウイルスゲノムに注意が必要である．示されているタンパク質は，C：ヌクレオカプシド（コア）タンパク質，S：表面タンパク質．これには長さが異なる以下の3つがある．プレS1（Largeを意味するLとも表記する），プレS2（Mediumを意味するMとも表記する），surface（Smallを意味するSとも表記する），P：ウイルスポリメラーゼ，X：機能未知のタンパク質（訳注：最近機能が明らかになってきており，HBVの複製を制御する働きを持つと考えられている）．

いるかもしれない．

　B型肝炎ウイルス（ヘパドナウイルス科）（図1.10）は非常に複雑な増殖様式を持つ小さなゲノム（3.2 kb）を持つウイルスである．そのためにコード容量を効率よく利用する必要に迫られている．このゲノムの大部分は，2つの異なるリーディングフレーム上にタンパク質をコードしており（図1.9），使い分け可能なプロモーターや翻訳開始点が幅広く活用される．さらに，ゲノム全体にわたりタンパク質のリーディングフレームが分布しており，各遺伝子を制御する配列は，他の遺伝子のタンパク質コード領域に存在する．

　このようなメカニズムは，小さなゲノムを持つウイルスに限られているわけではない．アデノウイルスは，mRNAを様々に切り貼りすることで，元になる1つのRNAから異なるタンパク質を産生する．この過程は，**RNAスプライシング** RNA splicing という．潜伏期のエプスタイン・バーウイルス Epstein-Barr virus（EBウイルス）あるいは単純ヘルペスウイルスのようなゲノムサイズが100 kbpを超えるウイルスのRNAの中にも，スプライシングされるものがある．ヘルペスウイルスでは，mRNA上の複数の翻訳開始点からタンパク質を産生することもあり，またレトロウイルスでは，終止機能が低いコドンを利用することで，mRNAの終止コドンをまたいで少ない量のタンパク質を産生する．

　類似のシステムは，パラミクソウイルスの転写段階でも見られ，遺伝子間の効率の悪い転写終止により終止が完結しないまま一部RNA合成を「継続」させることがある．

　フレームシフトが起こる遺伝子部位において翻訳中のリボソーム ribosome が「滑る」ことによりその下流から別のリーディングフレームが翻訳されるようになることもある．レトロウイルスの場合，**図1.11**に示すように，遺伝子の結合部とその下流のmRNAの折れ曲がりとが組み合わされることで，このような「滑る」部位が規定される．

　ポリプロテイン polyprotein は，異なる切断部位で切られることにより異なるタンパク質を産生する．

　これらの方法は，ウイルスで見られるものであるが，必ずしもウイルスに限られるわけではない．たとえば，ほとんどの真核生物遺伝子は，多くの**イントロン** intron（スプライシングにより取り除かれるRNA領域で，成熟mRNAには存在しない）を持っているので，単にゲノムサイズだけが1つの遺伝子から複数のタンパク質を産生させる要因ではなさそうである．

　ウイルスがそのゲノムの大部分を利用するために採用しているさまざまな戦略を，図1.11にまとめた．

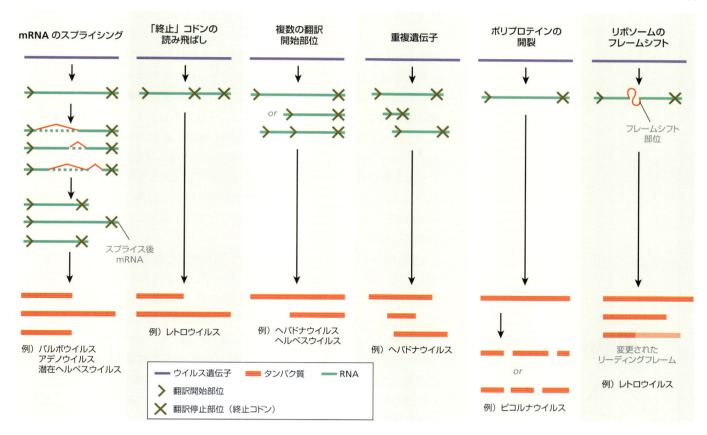

図 1.11 ウイルスが 1 つの遺伝子（紫）から複数のタンパク質（赤）を産生する戦略

翻訳開始部位（図中 >）の複数化，停止コドンの読み飛ばし（✕），mRNA の代替スプライシング，重複遺伝子，ポリプロテインの開裂がある．フレームシフト（図 1.9 参照）はフレームシフトが生じた部分以降では，それまでとは異なるタンパク質を産生できる．

ゲノムの型とウイルス複製

　ウイルス科ごとの複製戦略を第 3 章にまとめたが，ゲノムの型がウイルスの特徴に計り知れない影響を与えているのは注目に値する．

　ウイルス DNA ゲノムの複製は，細胞の機構あるいはそれに類似するウイルス自身が持つ機構により行われる．一般に，DNA 複製は非常に正確である．これは，DNA 複製にかかわる酵素がコピーされた配列をチェックし，ミスマッチを取り除き，そして正しく置換するためである．この過程を校正 proofreading という．これにより，校正後では 100 万～ 10 億塩基コピーに 1 回の割合しか間違わないという高い正確性を実現している．これは，100 万塩基を超えるほど巨大な DNA ゲノムを持つウイルス（ミミウイルス）の場合でも，DNA ゲノムの大部分が（他の要因が干渉しない限り）忠実に複製されることを意味している．

　概して RNA ゲノムを持つウイルスは，DNA ウイルスよりも小さなゲノムを持つ．とはいえ，最も小さい DNA ウイルス（とりわけ一本鎖 DNA ウイルス）とゲノムサイズが同程度の場合もある．最も大きな RNA ウイルスゲノムはコロナウイルス科 *Coronaviridae* のものである．しかしながら，30 kb を超えるこのゲノムサイズをもってしても，最も大きいウイルス DNA ゲノムの 3% にも満たない．

　この違いの非常に大きな理由の 1 つは，RNA 複製が細胞による校正を受けることがないことである．細胞にとって，RNA は遺伝子を受け継ぐ素材ではない．通常は遺伝子情報を伝える分子であり，短命で，基本的には使い捨てられるものである．そのため，一般に RNA 合成の校正は存在しないことから，

変異が発生する確率が 1,000 〜 10 万塩基に 1 回の割合へと大幅に増加する．このため，たとえ 3,569 塩基しかない細菌感染性ウイルス MS2 のような最小の RNA ウイルスゲノムでも，複製されるたびに変異が加わるかもしれない．

少数の子孫しか残さない複雑な生物にとって，変異は一般に避けられるべきものである．なぜなら，ほとんどの変異が，その生物が機能するのに必要な複雑な組織構成に有害であるためである．一方ウイルスは，膨大な数の子孫ウイルスを産生するが，その中には全く変異のない，あるいは親ウイルスと遜色のない増殖能を持つわずかな変異しか持たないウイルスが存在するはずなので，有害な変異が与えるウイルス集団へのダメージは大きくはならない．多数の子孫ウイルスを産生することにより，生き残ったウイルスの中の多くの変異が有害となる一方で，たとえその割合が低くともウイルスにとって有益な変異が生じることも考えられる．

変異は，ウイルスが免疫学的監視から逃れる上で重要なメカニズムである（第 4 章参照）．繰り返して強調するが，RNA ゲノムの変異率は非常に高い（1,000 〜 10 万塩基コピーごとに 1 回の割合）ので，そのウイルス RNA ゲノムのいかなるコピーも，複製に使われた鋳型と完全に同じにはならない．

分節ゲノムが RNA ウイルスで多く見られるのも，RNA 複製の不正確さを反映している．なぜなら 1 本の長い分子の方が，有害な変異を取り込む可能性が高いためである．分節ゲノムは，RNA 遺伝子の再集合 reassortment にも役立っている．すなわち，類似配列を持つ箇所で RNA を組換えることができる仕組みを支える機構は大部分は細胞性のもので，主として DNA を標的にしている．これ以外にも，ゲノムの分節化により遺伝情報を交換する方法がある．インフルエンザウイルス（オルソミクソウイルス科 *Orthomyxoviridae*）は，7 本（C 型インフルエンザ）ないし 8 本（A 型ならびに B 型インフルエンザ）の RNA 分節でゲノムを構成している．これらはよく知られ，そして最もよく研究されている分節ゲノムウイルスである．インフルエンザ以外に 2 本から 12 本の分節を持つ分節ゲノムウイルスが知られている．インフルエンザは生来，変異しやすい遺伝的多様性を非常に高い割合で有している（**抗原連続変異 antigenic drift** と呼ばれる）だけでなく，インフルエンザの感染・維持動物から，あるいはその中にいるインフルエンザウイルスとの間で RNA 分節を交換することにより，新しく差異に富んだ遺伝子（**抗原不連続変異 antigenic shift**）を獲得する能力も併せ持っている（図 **1.12** ならびに **1.13**）．とりわけブタは，トリとヒト両方のインフルエンザウイルスに感受性があり，そのような混合感染の結果，抗原不連続変異を経て作り出される新たな変異体ウイルスの発生源になると考えられている．このような新しいインフルエンザウイルス株は，インフルエンザの世界的なパンデミック pandemic に関与している（Box 8.2 参照）．

HIV ゲノムにおける変異

非分節ゲノムを持つ RNA ウイルスであっても，素早く変異することがある．HIV は，非分節ゲノムを持ち，しかも各ウイルス粒子に 2 本ずつのゲノムコピーを有しているので，変異の頻度が低いと考えられるが，最も素早く変異するウイルスの 1 つである．RNA ゲノムを DNA へとコピーする特殊なポリメラーゼである**逆転写酵素 reverse transcriptase** や，HIV がゲノム完全長のコピーを複製する際に用いる戦略（各ゲノム RNA 分子から一部分をコピーしてから，

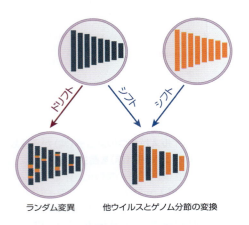

図 1.12 抗原連続変異と抗原不連続変異の原則
黒の RNA を持つウイルスを中心とした場合，新しく生まれたウイルスにとってはオレンジ色の部分は新しい RNA の配列に相当する．

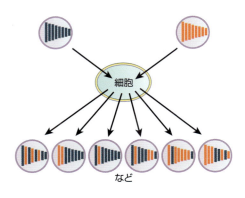

図 1.13 RNA セグメントの遺伝的混合（antigenic shift）
同じ細胞に 2 種のウイルスが感染して子孫が生まれる例．黒の RNA を持つウイルスを中心に考えた場合，オレンジ色の部分は新しい RNA 配列に相当する．

完全長コピーを作り上げる）が，変異の割合を増加させているかもしれない．

上記の特徴は，免疫応答の標的を変化させることで，HIV が免疫系から逃れるのを可能にしている．ウイルスは二倍体なので，変異はある程度抑制されるはずである．一方，このレトロウイルスの高い変異率を説明するものとして，4 つの仮説が提唱されている．

1. 逆転写酵素は，非常にエラーを起こしやすいポリメラーゼである．RNA ゲノムが有する高い変異率と組み合わさることで，HIV ゲノムのほぼ全てのコピーが，鋳型となる元の分子と塩基配列上何らかの違いを持つようになる．
2. 逆転写酵素がゲノムのコピーの間を「ジャンプ」することで，エラーが導入されることがある．逆転写酵素が他の場所，とりわけ特定の遺伝子部位にジャンプしやすい傾向がある．
3. 1 つの細胞に複数のレトロウイルスが感染すると，各親ウイルス由来のゲノムが 1 コピーずつ集まって再集合することも考えられる．ウイルス粒子内における 2 つのゲノムが密接に相互作用するにはお互いの配列が非常に似通っている必要があると考えられるので，同じ「種」のウイルス間では再集合が起こるが，大きく異なるウイルス間においてはほとんど起こらないのであろう．
4. レトロウイルスは，自身の DNA の組込みと切り出しに必要な特異酵素を産生することから，これらの酵素が通常起こりうるものよりもずっと高い割合で組換えを引き起こすことも考えられる．細胞は相当数の内在性レトロウイルス（1.5 節参照）を持つことが知られているので，こういった内在性レトロウイルスとの間でも組換えが起こり，結果的に生じる変異が増大している可能性がある．

上記のメカニズムが本当に働いているのかははっきりしていないが，単独あるいは複数が組み合わさることで，レトロウイルスの高い変異率を説明できるかもしれない．複数種類のヒトレトロウイルスが同定された現在，多くのレトロウイルスに関連する遺伝的要素が，ほとんどの高等生物のゲノム中に存在することは明白になったが，その役割は未だにわかっていない．

細胞内のレトロウイルスゲノムには断片しかないものもあれば，細胞内を動き回ることができるものもいる．これらの遺伝的要素の性質や作用に関しては，学ぶべきことがまだたくさんありそうだ．

DNA ウイルスの中にも，小型のパルボウイルス科 *Parvoviridae* や植物に感染するジェミニウイルス科 *Geminiviridae* のようにとても急速に変異するものがある．ヘパドナウイルス科（B 型肝炎ウイルスを含む）に至っては，DNA ゲノムの複製過程に RNA の段階を組込んでいるが，これには突然変異による進化を促す役割があるようである．ウイルスの一般的な複製過程については，第 3 章でより詳しく論じる．

1.4　ウイルス感染の影響

ウイルス感染の結果として一般的に認識されているものは，宿主の病気であり，また細胞レベルにおいては，宿主細胞の死滅であろう．しかしながら多くの場合，感染自体は無症候性（つまり症状がない）に終わる．ウイルスがまだ新しい宿主に適応しきれていない時に，往々にして重篤な症状となる．具体的には，フィロウイルス科ウイルスによるマールブルグ熱やエボラ出血熱（おそら

くコウモリから伝染する），シカネズミから感染するハンタウイルス Hantavirus 肺症候群をはじめとする，多くの**人獣共通感染症** zoonosis（動物からヒトへ伝染する）に見られる．症状が現れる場合，それらの多くが感染ウイルスに対する免疫応答の結果であり，これについては第 4 章で後述する．炎症や発疹，発熱などを含むこういった症状の中には，実際に感染を制御するのに役立つ防御反応もある．

　細胞レベルにおいては，ウイルスによる細胞の死滅（細胞変性効果）が見られる感染部位が，疾病に関与することは，極めてまれである．たとえ，ロタウイルス rotavirus（レオウイルス科 *Reoviridae*）による小腸上皮の細胞における感染やポリオウイルス poliovirus（ピコルナウイルス科 *Picornaviridae*）あるいはウェストナイルウイルス West Nile virus（フラビウイルス科 *Flaviviridae*）による脊髄前角細胞の破壊といった，高レベルの細胞死が起こっている部位であっても，ウイルス以外の他の要因が関与しており，それらの多くには免疫が介在している．

　ウイルス感染研究の多くは，実際の宿主となる生物ではなく，培養細胞を用いて行われている．ウイルス感染の感受性を基準に選択された，免疫防御機構を持たない培養細胞を用いた評価系は不自然であるため，培養細胞においてしばしば見られる急性の溶解感染も，生物全体がウイルスに感染した際に起きている現象をほとんど反映していない可能性もある．なお，培養細胞においてさえ，ウイルス感染が急激な細胞死を引き起こすことは決して多いことではない．

　宿主をあまりにも早く殺すことは次の世代のウイルス産生が低下する可能性があるので，ウイルスにとって理にかなわない．このことは，ウイルスの増殖過程を研究する上で，考慮すべき重要な要因である．とはいえ宿主細胞のあらゆる機構を子孫ウイルス産生へと仕向けるのだから，ウイルスが無害なわけはない．ウイルス産生効率を高めるため，多くのウイルスは，独自の機能を使って宿主細胞に特異的な影響を与える．たとえば，単純ヘルペスウイルスが産生するビリオンホストシャットオフ virion host shutoff（vhs）タンパク質は，ウイルス粒子内（そのテグメント内）に取り込まれて宿主細胞へ導入されると，細胞の mRNA を分解する．

　他の多くのウイルスも，細胞のタンパク質合成を低下させる機能を有する．最も盛んに研究されているラブドウイルス科 *Rhabdoviridae* の水胞性口炎ウイルス vesicular stomatitis virus（VSV）で見られることだが，膨大な量のウイルス mRNA を産生して，細胞性タンパク質の合成機構と競合することにより宿主のタンパク質合成を低下させる．さらに VSV は，核から細胞質への mRNA 輸送までも阻害することが明らかになっている．以上のように VSV は複数の経路を用いて宿主細胞のタンパク質合成を阻害している．このように，生物系では単一系路のみを標的にすることは極めて少ないといえる．

　異なるメカニズムを採用しているウイルスは他にもあり，インフルエンザウイルス（オルソミクソウイルス科）は細胞の mRNA からキャップ構造を奪ったり，レオウイルス科ではキャップ構造を持たない mRNA を利用して，細胞のタンパク質合成機能を変換させる．

1.5 ウイルス感染の類型

　培養細胞に強力に感染するウイルスは，結果的に宿主細胞を素早く殺してしまう．その一方で，細胞に感染した後，すぐには細胞を殺さずに活発にウイルスを産生するものも多く存在する．これらのウイルスは，細胞表面からの出芽などの細胞破壊作用が少ない粒子放出方法を採用することで，これを可能にしている．以下で述べるように，染色体に組込まれる，あるいは自己複製する染色体外核酸（**エピソーム** episome）として留まるなどの方法で，ウイルスが細胞内に**潜伏** latent することもある．

　細胞レベルでのウイルス感染は，以下の4つのタイプに分類できる（**図 1.14**）．
- 急性（溶解性）：素早く細胞を殺し，子孫ウイルスを産生する．
- 持続性（慢性）：長期にわたって感染し，わずかな量のウイルス産生を継続する．
- 潜伏（プロウイルス状態 proviral）：ウイルスゲノムは細胞内で不活性な状態のまま維持される．
- 形質転換：細胞増殖変化を惹起する（通常，ウイルスゲノムの一部のみが細胞内に存在する）．

溶解性（急性）感染

　急性または溶解性の感染は急速な細胞死を引き起こす．このことは培養細胞へのウイルス感染において広く見られる．それにもかかわらず，そのような急

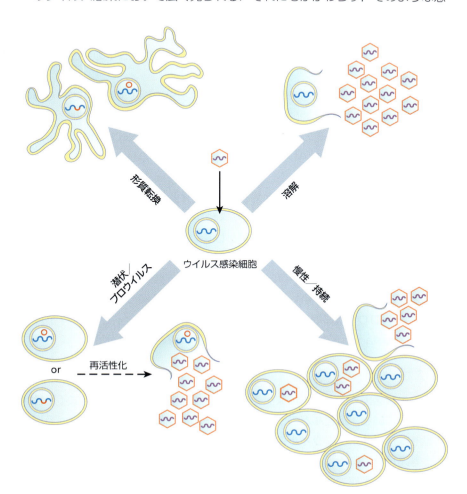

図 1.14 ウイルス感染の異なる効果
ウイルスは溶解感染によって細胞を殺すが，他にも多くの感染の型が存在する．慢性（持続）感染では細胞は長く感染し，ウイルスは低レベルで産生される．多くの細胞は殺されず，全ての細胞が感染しているわけではない．潜伏感染細胞では完全長のウイルス遺伝子を細胞DNAの中に維持しているか，染色体外にエピソームとして維持され，再活性化されるとウイルスが産生される．形質転換した細胞は通常ウイルス遺伝子の一部しか持っておらず，多くは腫瘍を形成するような増殖形質の変化が見られる．

激な**細胞毒性** cytotoxic を示す感染は，免疫系との相互作用が起こりうる生体内においては，あまり見られない．感染細胞の**溶解** lysis は，ウイルス酵素が積極的に関与している場合もあれば，ウイルス感染の結果生じた，間接的な細胞傷害を反映している場合もある．細胞の溶解は，ウイルスの放出をもたらし，それが新たな感染を開始させることになる．

　細胞培養系において，ある種のウイルスでは，ほんの一部の細胞しか殺さない低いレベルの感染も観察されているが，溶解感染を防ぐためには抗ウイルス薬やサイトカイン cytokine のような外的要因で感染を抑制する必要がしばしば生じる．たとえば，インターフェロン interferon や（ヘルペスウイルスに対する）アシクロビル aciclovir のような抗ウイルス薬の使用が挙げられる．このような低いレベルの感染様式は生体内では比較的多くみられる．一方培養細胞系ではウイルス複製を制御する要素（特に免疫系）が存在していない．

持続性（慢性）感染

　慢性と持続性という単語の意味に大きな違いはない．このような感染の場合，ウイルスの複製は低いレベルで推移し，ウイルス抗原に対する寛容が起こることにより免疫応答も穏やかになって，長期間にわたる，目立たない感染が成立する．細胞によっては完全なウイルス複製を許容しないものもあることから，持続感染が成立するためには感染すべき細胞の種類も重要となることがある．

　ヒトへの持続性感染例として広く引用されるのは亜急性硬化性全脳炎 subacute sclerosing pan-encephalitis（SSPE）である．これは1万〜10万症例に1件の割合で麻疹ウイルス感染により引き起こされる．SSPE の場合，低いレベルで複製を繰り返し，感染性ウイルスを産生せずに，ウイルスタンパク質を変異させたり，産生状況を変化させる．これにより，宿主の免疫応答を変化させることができる．

　おそらくは麻疹に対する予防接種のおかげで，SSPE はますますまれなものとなってはいるが，長期間にわたって低レベルの複製を続けるウイルスのよい例といえる．SSPE やその他の持続性感染は欠陥干渉 defective interfering ウイルスの産生により低いレベルに抑え込まれているのかもしれない（第2章参照）．

　より多くみられるものとしては，B型肝炎ウイルス（ヘパドナウイルス科）ならびにC型肝炎ウイルス（フラビウイルス科）による肝臓への慢性感染がある．

　他の長期にわたるウイルス感染の例として，疾患が表れるまでの長い間ウイルスが低いレベルでの複製を繰り返す，**遅発性ウイルス** slow virus 感染が挙げられる．ヒトでは，JC ウイルス（ポリオーマウイルス科）や伝達性海綿状脳症などがある（第2章参照）．動物の感染症としてはレンチウイルス属 *Lentivirus*（レトロウイルス科），とりわけヒツジのマエディ・ビスナウイルス maedi/visna virus の感染も，持続感染のよい例である．

潜伏感染

　真の潜伏感染では，ウイルスゲノムは存在するものの，ほぼ完全に不活性状態になっている．ほとんどのウイルス遺伝子の機能的発現を抑制しながら潜伏状態を維持するには，ウイルス側の要因だけでなく，細胞側の要因も重要であると考えられている．

　潜伏感染を定義づける特徴として，ゲノムのごく限られた部位のみが活性化

1.5 ウイルス感染の類型

しているだけで，ウイルス複製が起こっていないことである．このような感染例としてしばしば言及されるのが単純ヘルペスウイルス（HSV）の感染で，このウイルスは急性感染後に神経節の神経組織において潜伏状態をとる．このような状況下では，ウイルスゲノムのごく限られた部位のみが活性化しており，潜伏状態からの再活性化に関与していると思われる3つのRNA潜伏関連転写物 latency-associated transcript（LAT転写物）を産生している．その中で全長8.3 kbの転写物は低いレベルで存在するが，残り2つの小さな転写物（2.0 kbと1.45 kb）はそれよりも多く発現している．

近年，LAT転写産物から産生される一群のマイクロRNA micro-RNA（Box 3.3，6.5節参照）が同定された．これらは，増殖感染に必要な多種のタンパク質発現を抑制することで，潜伏状態を維持する役割を担っているものと思われる．

潜伏している間，HSVゲノムはエピソームとして維持され，LAT転写産物のみを発現しているが，タンパク質を発現している確固たる証拠は得られていない．一方，急性感染期には，70種以上のタンパク質（そしてそれらに対応するmRNA）がウイルスから産生されており，潜伏状態とは極めて対照的である．明らかなことは，潜伏期の間，ウイルスは事実上沈黙しており，免疫系による抗原提示の対象にもならず，宿主生物に対して与える影響も（たとえあったとしても）ほとんどない．

HSV以外のヘルペスウイルスやその他のウイルスの中には，もう少し活発な潜伏状態，より正確に記述するなら慢性的な低レベル感染状態にあるものも存在する．そのような状況下では，ウイルス抗原に対する免疫応答が病気の原因となることもある．

潜伏感染のもう1つの形態は，レトロウイルスで見られる**プロウイルスの組込み** proviral integrationで，この時ウイルスゲノムはDNAにコピーされ，細胞の染色体DNAに組込まれている．HIV（レトロウイルス科）にとって，不活性状態になったウイルスゲノムを保有し，いつでも再活性化する潜伏状態を作っておくことが大変重要になる．この性質こそがレトロウイルス感染を撲滅することを極めて困難にしている．潜伏状態は，ある種の細菌性ウイルス（バクテリオファージ bacteriophage）の溶原性とも関連する．たとえばバクテリオファージλ bacteriophage lambdaは，外的要因により再活性化が惹起されるまで，そのDNAを細菌の染色体内に潜伏させている（第7章参照）．

組込まれたレトロウイルスDNAは，宿主細胞のDNAとともに複製されるが，その量は，（上でも触れたように長い進化の過程でレトロウイルスの組込みが繰り返されたために）細胞DNA量のかなりの割合を占めることになる．ヒトのゲノムにはほぼ10万ものレトロウイルスゲノムに由来するDNA組込まれていると考えられ，これはゲノム全体のおよそ8%を占めることになる．これらの多くは不完全かあるいは損傷しており，再活性化することはなく，事実上細胞のゲノムに「捕捉」された状態になっている．

内在性レトロウイルスの役割は（たとえあったとしても）明らかでないが，伝達性海綿状脳症の病原性への関与（第2章参照）やウイルス感染に対する免疫応答の（おそらく宿主にとって不利な）調節などへの関与が示唆されている．

対照的に，哺乳動物の妊娠期間中は，遺伝的には外来性といえる胎盤組織を拒絶するのを防ぐため局所的な免疫抑制を引き起こすような，潜在的に有益な効果の存在が提唱されている．ひいては，哺乳類の胎生生殖の進化を支えてき

たのはそのような内在性レトロウイルスの作用であり，そのおかげで母体内の胎児が，免疫系により拒絶されることなく成熟することができている，とさえいわれている．

細胞形質転換

　細胞の**形質転換** transformation は細胞の増殖の様式を変化させ，時には制御のきかない増殖の結果として，**発がん性** oncogenesis，つまりがんを作り出すことにつながる．形質転換は細胞内の遺伝的変化の結果起こり，それは放射線，変異原性化学物質，あるいはウイルス感染などの影響を含むたくさんの要因の結果である．

　形質転換した細胞は，以下のような多くの変わった性質を示すようになる．

- 細胞増殖制御（細胞密度抑制，増殖因子依存性，足場依存性）の欠如
- 細胞の外形や構造の変化（細胞骨格の変化，異常な細胞表面タンパク質の発現，接着力の減少，タンパク質分解酵素の分泌）
- 異常な染色体数（異数性）
- 転写状態の変化と増殖因子産生様式の変化
- 複数の動物種（ニワトリ以外でヒトやマウスなどの種）に由来する培養細胞の無限増殖性（不死化）
- 細胞がウイルスにより形質転換される場合，（たとえ他の作用機序が働くにしても）ウイルスゲノムは，多くの場合細胞ゲノムに組込まれて存在する．特異的ウイルス性**がん遺伝子** oncogene（がんに関連する遺伝子）が発現し，細胞機能が変化することもある

　ウイルス感染による形質転換は不完全な感染の結果と考えられる．パピローマウイルス科やポリオーマウイルス科のような小さなウイルスの場合，自身のDNAを複製させるのに必要な酵素を得るために宿主細胞の複製を誘導する（この酵素は静止期の細胞にはない）．もし感染が進行して細胞が死んでしまったとしたら，さらなる増殖はできない．しかし，もし感染が不完全で細胞が死ななければ，細胞が制御不能な増殖を始めることとなる．その場合，細胞DNAに組込まれたウイルスゲノム断片の存在により，細胞の遺伝子発現が変化する（詳細は第4章参照）．レトロウイルス科の場合にはウイルスDNAは正常なウイルスの生活環の一部として細胞DNAに組込まれる．組込まれたDNAの発現や細胞遺伝子への組込みの結果生じた作用が形質転換を引き起こす．

　幅広いウイルスの機能が形質転換に結びついている．

- ウイルス遺伝子が腫瘍抑制遺伝子に組込まれることにより形質転換を誘導する
- タンパク質の一部が欠失または融合することにより正常に機能しなくなった，ウイルスがん遺伝子の発現
- ウイルスに誘導される細胞遺伝子の発現変化．これはウイルス遺伝子が組込まれるのが目的の細胞ゲノム上の近傍（*cis*-acting）でも，遠方（*trans*-acting）でも生じる．遠方の場合は別の要因を介する
- 細胞遺伝子の発現を変化させる染色体の転座

　細胞の増殖形質が変化している不死化した細胞は，しばしば医学研究やウイルスの増殖に用いられる．これらの細胞が細胞株として樹立され，無制限に増殖できるからである．最初に樹立されたこのような細胞は子宮上皮頸がん由来

のHeLa細胞であり，1951年にHenrietta Lacksの子宮頸がんから採取された．HeLa細胞は染色体数が異常に増えており，がんウイルスとして知られるヒトパピローマウイルス18型（パピローマウイルス科）の遺伝子が複数箇所に組込まれている．引き続き，ニワトリにがんを起こすことで知られるラウス肉腫ウイルスRous sarcoma virus（レトロウイルス科）が起こす細胞の形質転換は，細胞由来チロシンキナーゼに相同な遺伝子である*v-src*によることが直接証明された．動物やヒトにおいて腫瘍形成に関わるウイルスは増えつつあり，最近明らかにされたものとしてはメルケル細胞ポリオーマウイルスMerkel cell polyoma virus（ポリオーマウイルス科）がある（第4章参照）．

Key Concepts

- 宿主になる細胞の外ではウイルスは増殖できない．複製には宿主細胞の機構が必要である．ウイルスは自身の生活環を完遂するために自身のみならず宿主細胞の機構も必要とするため，最も単純な生命体とはいえない．
- ウイルスは，ゲノムを安定化する小さなタンパク質サブユニットの繰り返し構造からなるタンパク質の殻（カプシド）に包まれたRNAまたはDNAにより構成される．カプシドは様々な形を取るが，らせん型や二十面体が最も一般的である．
- ウイルスにはウイルスタンパク質が突き刺さった宿主由来の脂質を外殻に持つものがある．このウイルスの外部タンパク質は感染時の宿主細胞との結合に関わる．
- ウイルスはゲノムとしてRNAかDNAのみしか持たず，これらを同時に持たないところがユニークである．RNAを持つウイルスの方が多く，このウイルスは変異が極めて早く，宿主防御機構からの回避に役立つウイルスの多様性をもたらす．
- 多くのウイルスゲノムは，細胞性生物のそれよりも小さい．そのため，細胞と比べてウイルスのゲノムコード容量はより効率的に使われる．
- より大きなゲノムを持つウイルスは細胞への依存度が低く，小さいゲノムを持つウイルスに比べてより多くの酵素を自身で作り出している．
- 宿主細胞を素早く死滅させる感染様式は，宿主への不完全な適応の結果であることが多い．宿主環境に適応する時間があったウイルスは宿主と共存する方向へ進化する傾向があり，病気の症状を引き起こしにくくして，しばしば長期間の感染を維持する．
- ウイルス感染は細胞を素早く殺すこと以外に，持続あるいは慢性感染を引き起こすこともある．このような感染では，ごく一部の感染細胞しか殺さない．あるウイルスは潜伏感染し，この場合，ウイルスゲノムは感染後再活性化されるまで休眠状態を持続する．細胞ゲノムに入り込んで細胞の機能を変え（形質転換），がんを起こす（腫瘍形成）ウイルスもある．

理解を深めるための設問

設問 1.1：なぜウイルスは小さな繰り返しサブユニットをその粒子形成に使うのか説明しなさい．

設問 1.2：なぜ多くのウイルスはRNAゲノムを持つのか説明しなさい．

設問 1.3：ウイルスはどのようにして新たな宿主に適応するのか説明しなさい．

参考文献

Arrand JA & Harper DR (1998) Viruses and Human Cancer. BIOS Scientific Publishers, Oxford.

Boccardo E & Villa LL (2007) Viral origins of human cancer. *Curr. Med. Chem.* 14, 2526–2539.

Butler PJ & Klug A (1978) The assembly of a virus. *Sci. Am.* 239, 62–69.

Campbell K (2010) Infectious Causes of Cancer. John Wiley & Sons, Chichester.

Claverie JM, Ogata H, Audic S et al. (2006) Mimivirus and the emerging concept of "giant" virus. *Virus Res.* 117, 133–144.

Daròs JA, Elena SF & Flores R (2006) Viroids: an Ariadne's thread into the RNA labyrinth. *EMBO Rep.* 7, 593–598.

Dayaram T & Marriott SJ (2008) Effect of transforming viruses on molecular mechanisms associated with cancer. *J. Cell. Physiol.* 216, 309–314.

Fields BN & Howley PM (2007) Virology, 5th ed. Lippincott Williams & Wilkins, Philadelphia.

Javier RT & Butel JS (2008) The history of tumor virology. *Cancer Res.* 68, 7693–7706.

Macville M, Schröck E & Padilla-Nash H (1999) Comprehensive and definitive molecular cytogenetic characterization of HeLa cells by spectral karyotyping. *Cancer Res.* 59, 141–150.

Skloot R (2010) The Immortal Life of Henrietta Lacks. Crown Publishing, New York.

Zuckerman AJ, Banatvala JE, Griffiths P et al. (2008) Principles and Practice of Clinical Virology, 6th ed. John Wiley & Sons, Chichester.

INTERNET RESOURCES

Much information on the internet is of variable quality. For validated information, PubMed (http://www.ncbi.nlm.nih.gov/pubmed/) is extremely useful.

Please note that URL addresses may change.

All the Virology on the WWW. http://www.virology.net (general virology site)

The Big Picture Book of Viruses. http://www.virology.net/Big_Virology/BVHomePage.html

第2章
ウイルスの分類と進化

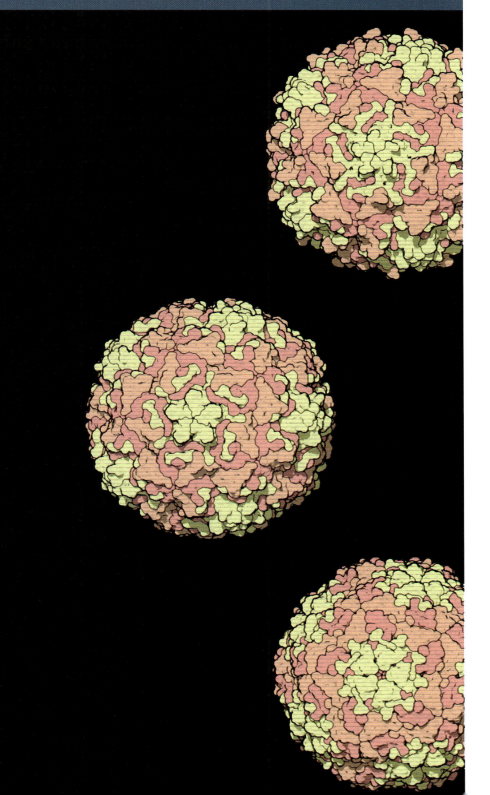

INTRODUCTION

ウイルスの特性が理解される前までは，臨床所見や症状に基づいた，ウイルス分類体系が，用いられていた．今日でもこのような分類体系の名残りが肝臓を標的としている肝炎ウイルスなどにみられる．A型肝炎，B型肝炎，C型肝炎，そしてE型肝炎の原因ウイルスは各々全く異なったウイルスである．実際，A型，C型，E型肝炎ウイルスはそれぞれ別の科に属するRNAウイルス，B型肝炎ウイルスはDNAウイルスである．D型肝炎ウイルスに至っては厳密な意味でのウイルスではない．一方，ポックスウイルスは1つのグループとして捉えられており，ヒト感染症として，天然痘 smallpox，オルフウイルス orf virus 感染症，伝染性軟属腫 molluscum contagiosum，タナポックスウイルス tanapox virus 感染症がある．牛痘 cowpox，サル痘 monkeypox もヒトに感染することがある．しかしながら，一言に痘（pox）といっても，水痘 chickenpox はヘルペスウイルスが原因であり，"great pox"と呼ばれていた梅毒に至っては細菌感染症である．そのため，明確な分類体系が必要であった．

分類方法の1つとして，ウイルスの外見的特徴（大きさや形態）に基づいた基準が決められた．

ピコルナウイルス
Research Collaboratory for Structural Bioinformatics Protein Data Bank と The Scripps Research Institute, USA 所属 David S. Goodsell の厚意により提供．

2.1 ウイルスの分類

公式なウイルスの分類と命名は，**国際ウイルス分類委員会 International Committee for the Taxonomy of Viruses（ICTV）**が，ウイルスの形態や遺伝子型など幅広いウイルス学的特徴に基づいて行っている（**Box 2.1**）．

ウイルスは分類の定義に加えて，次第に増えつつあることだが，遺伝的な関連性に基づいて**科** family（語尾 -viridae），**属** genus（語尾 -virus）に分類される．その下に**種** species が来るが，これが正規のウイルス分類の最下級に相当する（**Box 2.2**）．

古典的な分類体系は，交配可能であること，交配で子孫を残す生物を「種」として分類するため，交配と無縁なウイルスには基本的には適用できない．ICTV によって定められた分類体系は，高等生物の分類体系に比べてもっと柔軟に運用されている．

一般にウイルスは臨床的，免疫学的，構造的，そして分子レベルの解析手法により同定され，分類されている．そしてこの分類は，より詳細なウイルス情

Box 2.1　ウイルスの分類基準（2006年 Fauquet より）

Ⅰ．ウイルス粒子の性状

A. ウイルス粒子の形態学的特徴
1. ウイルス粒子のサイズ
2. ウイルス粒子の形状
3. エンベロープおよびペプロマーの有無
4. カプシドの対称性と立体構造

B. ウイルス粒子の物理学的性状
1. ウイルス粒子の分子量
2. ウイルス粒子の浮遊密度
3. 沈降係数
4. pH に対する安定性
5. 温度に対する安定性
6. カチオン（Mg^{2+}, Mn^{2+}）に対する安定性
7. 溶媒に対する安定性
8. 界面活性剤に対する安定性
9. 放射線に対する安定性

C. ゲノムの特徴
1. 核酸のタイプ：DNA または RNA
2. 鎖の数（strandedness）：一本鎖または二本鎖
3. 線状または環状
4. センス鎖：＋鎖，－鎖，またはアンビセンス鎖（＋鎖と－鎖の両方）
5. 分節の数
6. ゲノムサイズ，ゲノムの分節
7. 5′末端キャップ構造の有無
8. 5′末端に共有結合するポリペプチドの有無
9. 3′末端ポリ（A）尾部（またはその他の特異的構造）の有無
10. 塩基配列の比較

D. タンパク質の性状
1. タンパク質の数
2. タンパク質の大きさ
3. タンパク質の機能的な活性（特にウイルス粒子内の RNA ポリメラーゼ，逆転写酵素，ヘマグルチニン，ノイラミニダーゼ，ウイルス融合タンパク質）
4. アミノ酸配列の比較

E. 脂質
1. 脂質の有無
2. 脂質の種類

F. 糖質
1. 糖質の有無
2. 糖質の種類

Ⅱ．ゲノム構造と複製
1. ゲノム構造
2. 核酸の複製様式
3. 転写様式
4. 翻訳および翻訳後修飾の様式
5. ウイルスタンパク質の集積場所，ウイルス粒子の組立て場所，ウイルス粒子の成熟と放出場所
6. 細胞変性，封入体形成

Ⅲ．ウイルス抗原の特徴
1. 血清学的分類
2. エピトープのマッピング

Ⅳ．生物学的特徴
1. 自然界における宿主域と感染実験における宿主域
2. 病態
3. 組織トロピズム，病理組織
4. 自然界における伝播
5. ベクター
6. 地理的分布

報が得られるたびに変更される．ICTV が認定している分類には，さらに目 order（語尾 -virales，複数のウイルス科を含む）と**亜科** subfamily（語尾 -virinae，科と属の間に位置する）という 2 つの階級がある．通常の生物の分類に存在するさらに上位階級である界 kingdom，門 phylum，綱 class はウイルスの分類には存在しない（図 2.1）．

長い間，分類が定められていたのはヒトに感染する 2 つのウイルス目のみであった．それはモノネガウイルス目 Mononegavirales（フィロウイルス科 Filoviridae，パラミクソウイルス科 Paramyxoviridae，ラブドウイルス科 Rhabdoviridae）とニドウイルス目 Nidovirales（コロナウイルス科 Coronaviridae，アルテリウイルス科 Arteriviridae）である．最近，ボルナウイルス科 Bornaviridae がモノネガウイルス目に割り当てられたが，ヒトへの感染性については議論の途上である．さらに 2 つのウイルス目，ヘルペスウイルス目 Herpesvirales（ヘルペスウイルス科 Herpesviridae，アロヘルペスウイルス科 Alloherpesviridae，マラコヘルペスウイルス科 Malacoherpesviridae）とピコルナウイルス目 Picornavirales（ジシストロウイルス科 Dicistroviridae，イフラウイルス科 Iflaviridae，マルナウイルス科 Marnaviridae，ピコルナウイルス科 Picornaviridae，セキウイルス科 Sequiviridae）が追加された．

現在，ウイルスを分類したり，すでに分類されたものを改める上で塩基配列情報から得られる遺伝的関連性が広く用いられている．形態学的には類似していると思われたものでも遺伝子レベルではかけ離れていた例もある．

1 つの例として，アメリカナマズヘルペスウイルス ictalurid herpes virus 1 に代表されるアメリカナマズヘルペス様ウイルス ictalurid herpes-like virus が上げられる．形態学的にはヘルペスウイルスに類似しているが，このウイルスの塩基配列やアミノ酸配列の解析の結果，ICTV はヘルペスウイルスとは遠縁のウイルスであるとした．

このウイルスは結局，遺伝的データを基にして，ヘルペスウイルス目に新しい科であるアロヘルペスウイルス科がつくられてそこに分類された．

また，**メタゲノム解析** metagenomic analysis によってもウイルスの分類が再構成されている．メタゲノム解析とは環境や患者検体から得られたサンプルに存在する，膨大な数のゲノムの塩基配列を培養などを行わずにそのまま全て決定する方法である．このようなメタゲノム解析により，自然環境に適応しているウイルスからは，これまで細胞培養で得られたウイルス遺伝子配列よ

Box 2.2　ウイルスにおける種

1991 年の国際ウイルス分類委員会（ICTV：www.ictvonline.org）において，ウイルスの分類体系上最も下位の階級である種が定められた．しかし，この定義は他の用例に比べると大きく異なり，かつ柔軟性に富むものである．ICTV の定義によると「ウイルスにおける種とは複製様式や特定の生態的地位（ニッチ）を構成する多元的な階級 polythetic class である」とされている．この多元的な階級とは，「属するウイルスが必ず有する決定的な 1 つの特性はないが，いくつかの特性を共通して持つこと，換言すれば，種の特性として認められた性質を有するウイルスを 1 つにまとめたもの」である．下位分類ではこうしたいくらかゆるやかな分類体系が必要なのである．一方，種より上位の分類は，種とは違って「普遍的」，つまり，分類上必要な特性が決められている．ICTV は種の定義を標準化する試みを続けている．

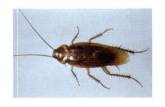 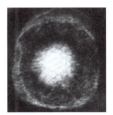

ワモンゴキブリ　　　　　　ヒトヘルペスウイルス 1 型
Periplaneta americana　　Human herpesvirus 1

図 2.1　分類体系
ウイルスと真核生物を比較．CDC Public Health Image Library（PHIL）（http://phil.cdc.gov/）より．

	例	
	非ウイルス	ウイルス
界	動物界	－
門	節足動物門	－
綱	昆虫綱	－
目	ゴキブリ目	ヘルペスウイルス目
科	ゴキブリ科	ヘルペスウイルス科
亜科	ゴキブリ亜科	アルファヘルペスウイルス亜科
属	ゴキブリ属	単純ウイルス属
種	ワモンゴキブリ	ヒトヘルペスウイルス 1 型

りもはるかにたくさんの未知遺伝子情報が存在していることが明らかとなった．メタゲノム解析の詳細は第9章を参照されたい．

巨大なウイルスであるミミウイルス Mimivirus（2.4節参照）の発見以来，ウイルスは新しい分類体系に位置付けられるべきだと提唱されている．具体的には非細胞性生物 Acytota（または Aphanobionta）つまり非細胞生命体 non-cellular life（あるいはウイルス圏 Virosphere とも呼ばれる）というスーパードメインにウイルスを分類することが提唱されている．一方，全ての細胞生命体（古細菌，真正細菌，真核生物）はもう一方のスーパードメインである細胞性生物 Cytota つまり細胞生命体 cellular life に分類されることになるが，この分類では非細胞性生物の生活環の一部に細胞性生物を必要とすることになるため，これらを分けて分類することには問題がある．この疑問を発展させたのが**ウイロセル説** virocell concept である（**Box 2.3**）．ヌクレオモルフ（いくつかの植物にみられる，細胞内小器官中の小さい不完全な核）やミトコンドリア（ヒトの場合16.6kbというわずかながら，自身のタンパク質を産生するゲノムを持ったまま細胞内に留まっている）といったサブウイルス因子 subviral form も含めた非ウイルス性の偏性細胞内寄生体をどのように分類するのかという問題も残っている（**図 2.2** と 2.4節参照）．非核酸性のプリオン（2.4節参照）まで加えるとさらに混同するかもしれない．

形態学的なウイルスの分類に加えて，ウイルスゲノムの種類や複製様式に基づいたボルティモア分類（ノーベル賞受賞者 David Baltimore 博士により提唱）が ICTV の定める分類体系として広く用いられている．このボルティモア分類はウイルスを7群に分類するものであり，以下に詳しく扱うが，生物系の複雑さゆえに直面する問題点も残る．

複数の分類体系が存在しているのは，これまで公的に用いられてきた分類法のいずれにも問題点があるからである．これはウイルスの分類だけでなく，種の境界が不鮮明な細菌やその他の微生物などでも同様である．

常に同じ方法論を用いて全ての生物種を分類したいところではあるが，これには困難をともなう．というのも，交配可能で繁殖力を持つ子孫を残しうる有機生命体というのが種の基本概念であるが，ウイルスは当然この概念には当てはまらないからである．ウイルスは遺伝子の交換はするが，これらは従来の意味における異種交配によるのではない．そのことが分類の問題を複雑にしてい

Box 2.3　ウイロセル説

ウイロセル説 virocell concept では，ウイルスは代謝活性を持った感染細胞になりうる胞子や卵のようなものであると考える．特に細胞内にウイルス工場を構築する大型ウイルスを思い出してもらいたい．その場合，ウイルスを非細胞性と呼ぶのはふさわしくないように思われる．なぜなら，この細胞内工場で維持されている代謝活性とは，細胞とウイルスの両方によるものだからである．精子細胞を半数体（ゲノム1組）の運動性を有する原生動物とみなし，どうしてこんなに無関係な遺伝子をたくさん持つのかと問うのと似ている．

しかし，ウイロセル説には議論の余地がある．ウイルスの中には多くの生物を宿主にしてさまざまな種類の細胞に感染するウイルスが存在するが，これは本当にウイロセルだろうか？　仮にこの説を受け入れたとして，他の生物に依存している多くの生物を，どのように考えればよいのだろうか？　イヌに寄生しているノミは実は「イヌノミ」という1つのセットの生き物だろうか？　そして，生活環中に，ヒトの赤血球の中で寄生する段階を有するマラリア原虫 Plasmodium はどうなるのであろうか？

ウイロセルという概念は興味深いが，一般には受け入れられるまでには至っていない．

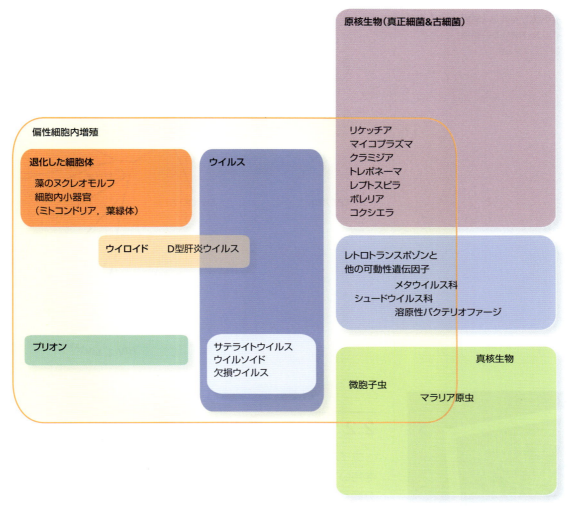

図 2.2 偏性細胞内寄生体としてのウイルス
ウイルスの自己複製は宿主細胞に依存している．より小さなウイロイド（ヒトに感染する唯一のウイロイド様因子であるD型肝炎ウイルスは，B型肝炎ウイルスとの共感染によるB型由来のタンパク質の被覆が必要である）とタンパク質からなるプリオンも同様である．さらに可動性遺伝因子も偏性細胞内寄生体である．中でも植物，昆虫や真菌類に寄生するメタウイルス科やシュードウイルス科は細胞内寄生性だがウイルスタンパク質を産生し，宿主の細胞から抜け出ることができる．この他，溶原性バクテリオファージは細胞内環境に適応し，細胞内に存在し続けることがある．一方，退化した細胞体としては，細胞内寄生体からミトコンドリアなどの細胞内小器官までを含む．細胞内環境を必要とする真正細菌も存在する．真核生物でさえ細胞内環境を必要とするものがおり，マラリア原虫は複製サイクルの中で肝細胞や赤血球の細胞内寄生を必要とするステージが存在する．

るのである．

　種よりさらに下位の分類はもっと複雑である．1つの種を構成している中に存在するサブタイプ，ウイルス株，そして変異株 variant をどのように分類すればよいのだろうか．1人のウイルスに感染している患者の中ですら無数の変異が存在するが，それらは**準種** quasispecies と呼ばれる．ゲノム科学がこれらの複雑な分類を解決する糸口になるかもしれない．

　この例として，あるウイルスの分子系統樹を図 2.3 に示した．この中には個々のウイルスに関連する膨大な量の変異株集団は示されていない．変異株集団を全て記すと，隣接するウイルスとの区別が時にあいまいになるからである．実際，どのように細分化されようとウイルスそのものに変化はないのである．より正確にいえば，変異型のスペクトルは近づいて見れば見るほど複雑になるフラクタル構造（図 2.4）のようなもののため，単純化するのが妥当だということである．

　ウイルスの分類は確定したものではなく，絶えず見直されている．生物体系の複雑さは我々が定義付けられるレベルを超越しているが，常にそこにたどり着く努力が続けられている．

図 2.3 サル免疫不全ウイルス（SIV）とヒト免疫不全ウイルス（HIV）の系統樹
遺伝的な近縁度を示している．

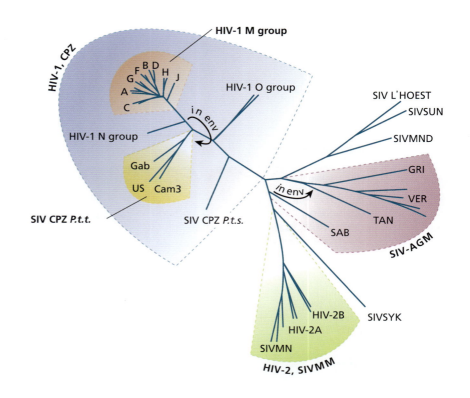

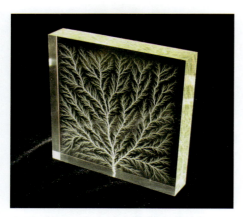

図 2.4 高電圧放電による絶縁破壊によりアクリル板中に生じた，フラクタル構造を持ったリヒテンベルク図形
枝分かれした放電が分子レベルまで行き渡っていると考えられる．Stoneridge Engineering の厚意により提供（http://www.capturedlightning.com）．

2.2 ウイルスの形態

　ウイルスの形態は，ウイルスを分類する上で重要な要素であり，電子顕微鏡を用いて観察されることがほとんどである．大部分のウイルスは形態で容易に分類可能である．ヒトに感染するウイルス科の形態を**図 2.5**（図 1.3 も参照）に示した．基本的な分類は以下の通りである．

- らせん状のカプシドを持つ非エンベロープウイルス
- 正二十面体構造のカプシドを持つ非エンベロープウイルス
- らせん状のカプシドを持つエンベロープウイルス
- 正二十面体構造のカプシドを持つエンベロープウイルス
- 上記 4 つのカテゴリーに分類できない複雑な構造のカプシドを持つウイルス

　大半のウイルスは最初の 4 つのカテゴリーのいずれかに分類されるが，例外も多数ある．さらにほとんどのウイルスは典型的な外観とは異なるいくつかの形態を形成することが可能である．実際，電子顕微鏡下で観察されるウイルスの形態はよく知られているものと大きく異なっていることも多い（図 1.4 参照）．

2.3 遺伝子型によるウイルスの分類

　ウイルスの複製様式はウイルスゲノムの特性によって左右される．ウイルスゲノムの特性はウイルスを分類する上で一般に広く用いられている．実際，**ボルティモア分類** Baltimore system はこのウイルスゲノムの様式に完全に準拠している．

　ヒトに感染するウイルスをゲノムの種類によって**表 2.1** のように分類する．

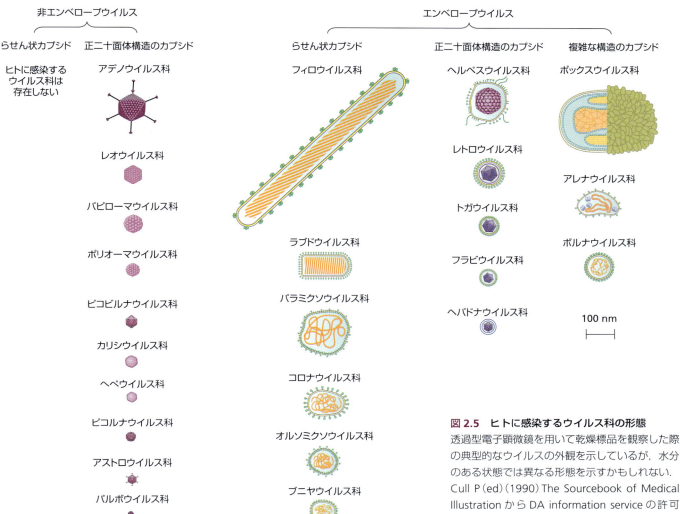

図 2.5　ヒトに感染するウイルス科の形態
透過型電子顕微鏡を用いて乾燥標品を観察した際の典型的なウイルスの外観を示しているが，水分のある状態では異なる形態を示すかもしれない．
Cull P (ed)(1990) The Sourcebook of Medical Illustration から DA information service の許可を得て転載．

- 二本鎖 double-stranded DNA〔dsDNA〕ゲノム：一般に大きいゲノムを持つ．最も大きなウイルスゲノムを有するウイルスもこれに該当する
- 一本鎖 single-stranded DNA〔ssDNA〕ゲノム：小さなウイルスゲノムが多い
- 二本鎖 RNA〔dsRNA〕ゲノム：大部分の DNA ウイルスのゲノムよりゲノムサイズが小さく，複数の分節ゲノム構造をとることが多い．
- 一本鎖 RNA＋鎖 positive sense〔ssRNA(＋)〕ゲノム：そのままメッセンジャー RNA（mRNA）として機能する．一般にゲノムサイズは小さい．この形態を持つウイルスが多い
- 一本鎖 RNA－鎖 negative sense〔ssRNA(－)〕ゲノム：mRNA に相補的な－鎖のため，転写のために相補鎖をつくる必要がある．ゲノムサイズは一般に小さく，分節ゲノムを持つウイルスも存在する
- RNA 逆転写ウイルスゲノム：逆転写酵素を用いて RNA ゲノムから DNA 中間体を合成し，RNA ゲノムを複製する小さなゲノム．細胞内のみを生活の場とし，複製時に逆転写の段階を持つウイルス様因子もこれに含まれる．
- DNA 逆転写ウイルスゲノム：DNA ゲノムより RNA 中間体を合成し，逆転写酵素を用いて DNA ゲノムを複製する．一般にゲノムサイズは小さく，重複した遺伝子を持つことが多い．

表 2.1 ヒトに感染するウイルス科

		種類 全て[*1]	種類 ヒト	ゲノムサイズ (kb/kbp)	エンベロープ	カプシド	大きさ(nm)	ウイルス粒子タンパク質の数	ヒトの病名	主要な宿主
dsDNA	アデノウイルス科	31	6	35.8〜36.2	−	正二十面体	80〜110	10	風邪(普通感冒)	脊椎動物:哺乳類(霊長類、ヒト)、鳥類、爬虫類、魚類
	ヘルペスウイルス科	66	8	120〜260	+	正二十面体	120〜200	24〜71	口唇ヘルペス、水痘	哺乳類(ヒト)、鳥類、魚類
	パピローマウイルス科	44	26	8	−	正二十面体	52〜55	2+ヒストン	疣贅、子宮頸がん	哺乳類(ヒト)
	ポリオーマウイルス科	13	2	5	−	正二十面体	40〜45	3+ヒストン	進行性多巣性白質脳症	哺乳類(ヒト)
	ポックスウイルス科	62	6	130〜375	+	複雑な構造	140〜260 × 220〜450	75+	痘瘡	哺乳類(ヒト)、鳥類、昆虫
ssDNA (−)	パルボウイルス科	37	6	5	−	正二十面体	18〜26	2〜3	貧血	哺乳類(ヒト)、鳥類、昆虫
Segmented										
dsRNA	ピコビルナウイルス科	2	1	4	−	正二十面体	35〜40	4?	消化器疾患	哺乳類(ヒト)
	レオウイルス科	79	13+	18.2〜30.5	−	正二十面体	60〜80	10〜12	下痢症	哺乳類(ヒト)、鳥類、爬虫類、魚類、軟体動物、節足動物、昆虫、植物、菌類
ssRNA (+)	アストロウイルス科	9	1	6.8〜7.9	−	正二十面体	27〜30	3	胃腸炎	哺乳類(霊長類、ヒトを含む多くの哺乳類)、鳥類
	カリシウイルス科	6	2	7.4〜8.3	−	正二十面体	35〜39	1〜2	消化器疾患	哺乳類(霊長類、ヒト)、鳥類、爬虫類、魚類
ニドウイルス目	コロナウイルス科	20	7	25〜33	+	細長いらせん状	120〜160	5	風邪(普通感冒)	哺乳類(ヒト)、鳥類
	フラビウイルス科	58	不定	9.5〜12.5	+	多面体	40〜60	3〜4	黄熱病、肝炎	哺乳類(ヒト)、鳥類、節足動物(アルボウイルス)
	ヘペウイルス科	1	1	7.2	−	正二十面体	27〜34	1	E型肝炎	ヒト

2.3 遺伝子型によるウイルスの分類

	科	種類 全て*1	種類 ヒト	ゲノムサイズ (kb/kbp)	エンベロープ	カプシド	大きさ (nm)	ウイルス粒子タンパク質の数	ヒトの病名	主要な宿主
	ピコルナウイルス科	22	11〜13	7〜8.5	−	正二十面体	27〜30	5	ポリオ、髄膜炎	哺乳類(ヒト)、鳥類
	トガウイルス科	40	13+	9.7〜11.8	+	球形/多形態性	70	5〜7	風疹	哺乳類(ヒト)、鳥類、節足動物(アルボウイルス)
ssRNA (アンチセンス鎖、分節ゲノム)										
	ブニヤウイルス科	104	不定	6.3〜12	+	らせん状 (環状)×3	80〜120	4	出血熱	哺乳類(ヒト)、昆虫、植物(アルボウイルス)
	アレナウイルス科	22	不定(7+)	11	+	繊維状×2	110〜130	5	髄膜炎、出血熱	哺乳類(ヒト)、節足動物(アルボウイルス)
ssRNA (−)										
モノネガウイルス目	ボルナウイルス科	1	1?	8.9	+	三日月状	80〜100	5〜7	神経疾患?	哺乳類、霊長類、ヒトを含む多くの哺乳類、鳥類
	デルタウイルス科	1	1	1.7	+	多面体	36	2+3*2	肝炎	ヒト
モノネガウイルス目	フィロウイルス科	5	5	18.9〜19	+	細長いらせん状	790〜1,400 ×80	5	出血熱	霊長類(ヒト)
モノネガウイルス目	パラミクソウイルス科	34	10	15.2〜15.9	+	細長いらせん状	150〜200	6〜7	麻疹、おたふく風邪	哺乳類(ヒト)、鳥類
モノネガウイルス目	ラブドウイルス科	38	4+	11〜15	+	弾丸状	45〜100× 100〜430	5〜11	狂犬病	哺乳類(ヒト)、魚類、植物
分節ゲノム										
	オルソミクソウイルス科	6	3(+2)	10〜14.6	+	らせん状	80〜120	7	インフルエンザ(脳炎)	哺乳類(ヒト)、鳥類、節足動物、魚類
RNA/DNA (ssRNA、二倍体)										
	レトロウイルス科	53	4+	7〜11	+	球形/多形態性	80〜100	3〜9	AIDS	哺乳類(ヒト)、鳥類、爬虫類
DNA/RNA (部分的dsDNA)										
	ヘパドナウイルス科	6	1	3.0〜3.3	+	正二十面体	40〜48	4	肝炎	哺乳類(ヒト)、鳥類

*1 多くのサブタイプが存在し、新規に追加するウイルスは暫定的に個々のウイルス科に定められる。上記の表は引用文献(b)に基づき、確定しているウイルスの科である。
*2 2つがデルタウイルス由来、3つはB型肝炎ウイルス由来のタンパク質。

主な出典：(a) 国際ウイルス分類委員会 (International Committee on the Taxonomy of Viruses) - ICTV db Description (http://www.ncbi.nlm.nih.gov/ICTVdb/ICTVdb/index.htm)；(b) 国際ウイルス分類委員会 (International Committee on the Taxonomy of Viruses) - ICTVdb 原種リスト 2005 (http://phene.cpmc.columbia.edu/ictv/ICTV8thReport%20Master%20species%20list.htm)；(c) Knipe DM & Howley PM (編) (2006) Fields Virology. Lippincott Williams & Wilkins

上記の 7 つのカテゴリーはボルティモア分類の 1 〜 7 群に対応している（図 3.5 参照）．先に述べた，広く用いられている ICTV の分類体系と同様に，残念ながらこのボルティモア分類にも複雑な生物系を類型化する試みに付随する様々な問題がある．たとえば，第 5 群の ssRNA（−）ウイルスは非分節ゲノムと分節ゲノムに細分される．一方，第 3 群の dsRNA ウイルスにも非分節ゲノムと分節ゲノムの両方が存在するが，これは細分されていない．

さらに，これらの分類の中間に位置するウイルスもある．たとえば，ブニヤウイルスとアレナウイルスは大部分のゲノム領域が−鎖ゲノムであるが，翻訳されない領域に＋鎖領域を持っている．この場合には，第 4.5 群などにするべきかもしれない．しかも，これらのウイルスは分節ゲノムも保持しているので，第 4.5 群をさらに細分した方がよいかもしれない．

これらに加えて，宿主細胞を利用して自己複製する RNA であるウイロイドは，複製過程において必要なタンパク質を，寄生している細胞機構を利用して手に入れるために，自らはタンパク質を作らない．したがって，ウイロイドを分類するための 8 つ目のカテゴリーが必要かもしれない．また，D 型肝炎ウイルスは極めてウイロイドに類似しており，ウイロイドとして分類されることも多いが，2 つの小さなウイルスタンパク質を発現するので，ICTV ではウイロイドではなく，全く異なるデルタウイルス属 *Deltavirus* に分類された（詳細は 2.4 節参照）．

ボルティモア分類の個々のクラスにおけるウイルスの数は変動している．ssRNA（＋）ゲノムを保持するウイルス（第 4 群）は，ヒトに感染するウイルスの中では最も多く見られる．一方，DNA 逆転写ウイルス（第 7 群）は，もしウイロイドを新しいカテゴリーに加えなければ，最も少なくなる．総ウイルス種に占める個々のゲノムの頻度は**図 2.6** に示している．しかしながら，ICTV により公式に認定されたウイルスの種類は限られていることを認識すべきである．たとえば，dsDNA バクテリオファージは無数に存在するが，それらはこの図には含まれていない．

2.4　スーパーウイルスとサブウイルス

ウイルスを構成している分子の特徴が明らかになるにつれて，分類の枠を広げる必要に迫られている種々の感染性因子の存在がはっきりしてきた．

最近まで，核−細胞質巨大 DNA ウイルス nucleocytoplasmic large DNA virus（NCLDV）が最大のウイルスと考えられていた．そうはいっても細菌をはじめとする生命体を構成する細胞よりはまだ小さかったのである．

スーパーウイルス

しかし，1992 年にウイルスは細胞よりも小さいという考えが一変した．最も小さい細胞性生物であったマイコプラズマ・ジェニタリウム *Mycoplasma genitalium*（580,073 bp）は，ゲノムの大きさで，その座を古細菌であるナノアルカエウム・エクウィタンス *Nanoarchaeum equitans*（490,885 bp）に譲った．それは同時に当時最大のウイルスとされていたバチルス属のバクテリオファージ G *Bacillus* bacteriophage G（497,513 bp）が細胞性生物であるナノアルカエウム・エクウィタンスのゲノムサイズよりごくわずかに大きいことが明らかになった瞬間であった．

2.4 スーパーウイルスとサブウイルス

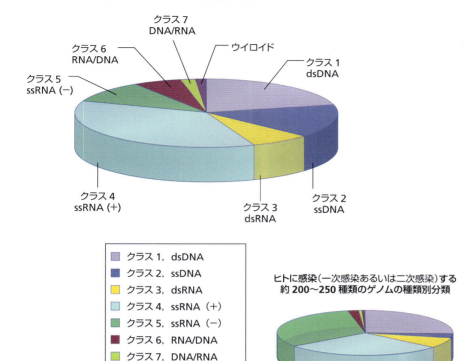

図 2.6 ゲノムの種類別のウイルス数
ヒトに感染するウイルスの数は二次感染，偶発感染，あるいは人畜共通感染症の終末感染を加えてもそれほど多くないが，正確な数は不明である．おそらく200〜250種類位である．上の円グラフはICTVによって定められたウイルスだけを示している．実際には，環境サンプルのメタゲノム解析により，もっと多くの種類が存在することがわかっている（第9章参照）．現在，地球上には10^{31}を超えるウイルスが存在すると推定される．ICTVが定めた約2,000種類とは遠くかけ離れている．

このように，最も大きなウイルスと最も小さな細胞性生物との間にはごくわずかな差しかなかった．しかし，英国のブラッドフォードにある冷却塔から採取されたサンプル中から新しい微生物が発見され，事態は大きく変化した．発見当初この微生物はその大きさからグラム陽性細菌の *Bradfordcoccus* として仮分類されたが，実は細菌ではなかった．11年間にわたる研究の後，新しいこの生物体は最初の**スーパーウイルス** supervirus であるミミウイルス *Mimivirus* とされた．細菌を模倣 mimicry しているウイルスとしてこう名付けられた．この新しいウイルスは巨大で，直径400 nmに達し，すべての側面から100 nmを超える繊維状の突起物を出しており，他のウイルスに比べて明らかに巨大なウイルスである（**図 2.7**）．しかし，本当に驚くべきなのは大きさではなくそのゲノムである．

ミミウイルスのゲノムサイズは1,181,404 bpと最も小さい細胞性生物の2倍の大きさを持ち，少なくとも911の遺伝子をコードしている．遺伝子の約半分は，4つの異なるアミノアシルtRNA合成酵素やDNA修復酵素といった，それ以前には真核生物においてのみ知られていたものの相同体であった．しかし，残る半分の遺伝子は未知のものであった．同定されている遺伝子は，ミミウイルスを除くNCLDVに関連すると考えられる遺伝子は比較的少なく，一方で，古細菌，真正細菌，真核生物という3つの生命ドメインに共通した相同体を保持している．以上のことからミミウイルスは，3つの生命体に分岐する以前から存在する分子化石 ancestral remnant であること，また真核生物の特徴である細胞核の発達に関与した可能性が示唆される．この他に，ミミウイルスはウイルスと細胞性生物の中間体（巨大なウイルス Giant vIRUS に由来する girus と呼ぶことが提唱された）であるといった主張や，第4の生命ド

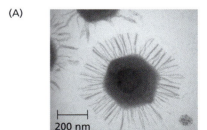
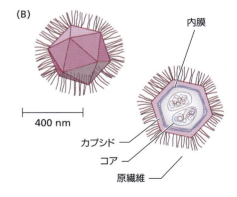

図 2.7 ミミウイルス
(A) *Acanthamoeba polyphaga mimivirus* の電子顕微鏡写真．Didier Raoult, Rickettsia Laboratory, La Timone, Marseille, France の厚意により提供．
(B) ミミウイルスの構造の模式図．Xanthine under the Creative Commons Attribution 2.5 Generic license.

メインであるといった主張さえある．その後の研究により，ミミウイルスの多くの遺伝子が，進化する以前よりすでに備わっていたものでなくウイルス自身によって獲得されたものであることが示唆された．

これらの疑問を解決するためには他の種類の巨大ウイルスを多数集めて解析する必要があるが，現在のところ，最初に報告されたミミウイルスのみである，*Acanthamoeba polyphaga mimivirus* だけしか認められていない．ミミウイルス様の塩基配列がサルガッソー海などの水生環境のサンプルから同定されており，スーパーウイルスは自然界にはまだたくさん存在していると思われる（訳注：2013年に，ミミウイルスよりもゲノムが大きいパンドラウイルス属のウイルスが発見されたとの報告がある）．一度性質がわかれば，ミミウイルスのより詳細な研究が可能になる．

さらにミミウイルスがヒトの肺炎に関与しているという興味深い可能性が示唆されている．この可能性を示すマウスを用いた感染実験があるもののまだ証明するまでには至っていない．

サブウイルス感染

巨大ウイルスが持っている複雑さとは対照的な，多くのウイルスに共通する特徴を満たしていない感染性因子が存在する（図2.2参照）．具体的には自立増殖可能なウイルス（ヘルパーウイルス）から因子を供給されないと増殖できないサテライトウイルス，裸のRNAだけのウイロイド，そしてタンパク質だけの感染性因子であるプリオンが該当する．さらに，細菌からヒトまであらゆる生物に存在してウイルスに似た挙動をとる可動性遺伝子欠損ウイルスもここに含まれる．

サテライトウイルス

サテライトウイルスは多くの点で自立増殖可能なウイルスに似ている．ウイルスの構造タンパク質を発現するが，完全な生活環を営むためには，別の特定のヘルパーウイルスとの共感染が必要である．これは寄生関係になるので，通常，ヘルパーウイルスの複製を抑制するするように作用する．

ヒトに感染する唯一のサテライトウイルスとして知られているアデノ随伴ウイルス adeno-associated virus（AAV）はパルボウイルス科 *Parvoviridae* の自立増殖可能なパルボウイルス parvovirus に近縁である．にもかかわらず，AAV はアデノウイルス adenovirus が同じ細胞に共感染しないと複製できない（ただしある条件下，たとえば単純ヘルペスウイルス herpes simplex virus 感染や熱，放射線，毒物投与などにおいて複製可能になる）．ヘルパーウイルスはウイルスのDNA複製に関係する多くの箇所で機能する．細胞抽出液だけでもAAVの複製をサポートできるが効率は非常に低いので，通常は，ヘルパーウイルスが必要であることがわかる．

ヘルパーウイルスが存在しない場合，ヘルパー機能が得られるまで，AAVは宿主細胞ゲノムに組込まれる．AAVは宿主ゲノムに組込まれて潜伏状態となりやすい性質を持つが，ヘルパーウイルスが存在するとこの状態はなくなる．AAVはこれまでヒトの病気との関連性が認められていないが，ヘルパーウイルスのいくつかの機能を抑制する．

興味深いことに（2012年現在）最大のウイルスとして知られる *Acanthamoeba polyphaga mimivirus* には「スプートニク Sputnik」と呼ばれるサテライトウ

イルス様のものを持つことが明らかとなった．スプートニクは 18.3 kb からなる dsDNA ゲノムを持ち，50 nm の正二十面体構造をしている未分類のサテライトウイルスであり，やはりヘルパーウイルスによる感染を抑制するようだ．

ウイルソイド

ウイルソイド virusoid はサテライトウイルスに近縁だが，さらに下位のレベルに属する．しかし両者は同じものとして扱われることも多い．ウイルソイドは植物のウイルスと関係しており，ヒトウイルスと関連する報告はない．小さなゲノム（200〜400 b の環状 ssRNA）を保持し，自身の構造タンパク質を産生しない．ウイルソイドはヘルパーウイルスに完全に依存しており，ヘルパーウイルスの機能を利用して細胞質で複製される．

ウイロイド

ウイロイド viroid は植物に感染して様々な病気を引き起こす．これまで RNA のホモロジー解析から 29 の種が認められている．これらはアブサンウイロイド科 *Avsunviroidae* とポスピウイロイド科 *Pospiviroidae* の 2 つの科に分類されている．ウイロイドは非常に小さな（220〜375 b）環状 RNA 分子ではっきりした二次構造をとる．ウイロイド RNA は名目上一本鎖だが，大部分の領域が分子内の別の領域と塩基対を形成するため，きちんとしたコイル状構造を形成している（図 2.8）．ウイロイド RNA は回旋状構造をとることにより，タンパク質で被覆されなくても，一本鎖 RNA をすみやかに分解するヌクレアーゼがたくさん存在する環境でも安定して存在できる．ウイロイドは知られている中で自立的に複製可能な最も小さな病原体であり，サテライトウイルスやウイルソイドとは異なり，ヘルパーウイルスなしに自立複製可能な感染性因子である．

ウイロイドはいかなるタンパク質もコードしていない．ウイロイドゲノムは核内で宿主細胞の酵素を利用して複製されるが，生活環の中で自身の RNA から DNA やタンパク質が作られることはない．ウイロイド RNA は宿主細胞の DNA 依存性 RNA ポリメラーゼ II により転写される．ウイロイド RNA の特徴的な二次構造をとっているため，通常は細胞 DNA よりメッセンジャー RNA を合成している RNA ポリメラーゼ II の鋳型として効率よく利用されるようになっている．

ウイロイド RNA は**コンカテマー** concatamer（ゲノムの連続体）として合成されるが，ウイロイド自体タンパク質を発現しないので，ゲノム連続体から単位ゲノムに切断されるのがどのような機構によるのか疑問であった．驚くべきことに宿主細胞のタンパク質ではなく，**リボザイム** ribozyme として機能するウイロイド RNA 自身によって切断されることがわかった．1981 年リボザイムが最初に発見された時，タンパク質の関与なしに触媒反応する RNA の能力の存在は非常に驚くべきことであり，ウイロイドをモデルシステムとして，この点が重点的に研究された．同様な切断がウイルソイドやサテライトウイル

図 2.8 ポテトスピンドルチューバーウイロイド（PSTV）RNA の塩基対

Jakub Friedl under the Creative Commons Attribution-Share Alike 3.0 Unported license.

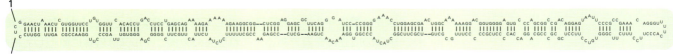

ス，その他の系でも起こることが判明した．リボザイムの切断メカニズムや応用に関しては第6章で詳細に考察する．また，ウイロイドはタンパク質やDNAが誕生する前に存在した，RNAワールドRNA-only worldの生きた化石かもしれないと考えられている．

デルタウイルス

知られている全てのウイロイドは植物のみに感染するにもかかわらず，ウイロイドはヒトに感染するD型肝炎ウイルスhepatitis delta virus（HDV，デルタ因子）によく似ている．HDVとB型肝炎ウイルスの共感染は肝炎の重症化に関連している．HDVはデルタウイルス属に分類されてはいるが，ウイロイド，ウイルソイド，そしてサテライトウイルスの特徴を有している．

HDVは1つのタンパク質リーディングフレームopen reading frame（ORF）から2つのタンパク質を産出する．195アミノ酸からなる小さなデルタ抗原と214アミノ酸からなる大きなデルタ抗原の2種類があり，両者を比較すると90％以上の相同性がある．

HDVはヘルパーウイルス（この場合，B型肝炎ウイルス）依存的にHDVウイルス粒子を産生する．HDVゲノムはウイロイドの場合と同様RNAポリメラーゼIIを用いて，B型肝炎ウイルス非依存的に複製する．HDVのRNAゲノムはB型肝炎hepatitis Bウイルスの構造タンパク質と大きなデルタ抗原を利用して粒子形成される．

HDVゲノムはウイロイドより大きく，1,680 bからなる環状ssRNAであるが，その70％の塩基が塩基対を形成し，ウイロイドと似た二次構造をとる．HDVの塩基配列はウイロイドにみられる配列と相関性が認められるが，ウイルソイドやサテライトウイルスの塩基配列とはかけ離れている．さらに，HDVの複製過程において，ウイロイドのようなRNAの自己切断も行われる．このHDVの例を見るに，サテライトウイルス，ウイルソイド，ウイロイドという恣意的な分類が，サブウイルス因子のスペクトルをかえってわかりにくくしていることは明らかである．

複製欠損ウイルス

サブウイルス因子を考える上で，ウイルスの複製の際に種々の複製欠損ウイルスが生じることを念頭に置かなければならない．第3章で述べる様に，インフルエンザウイルスの場合，たとえウイルス粒子がゲノムの完全なセットを保持していなくても，消失した機能が共感染により補われれば，複製することができるようになる．同様に自身のゲノムの一部が宿主細胞のがん遺伝子と置換されたレトロウイルスも，自立複製可能なヘルパーウイルスとの共感染により複製可能となる（4.8節参照）．

多くのウイルス（特にRNAウイルス）は，**欠陥干渉** defective interfering（DI）**粒子**を産生する．これは特に，高いウイルス力価で感染した場合に産生が多くなる．DI粒子は完全なウイルスよりも短いゲノムからなるために，自立増殖可能なウイルスが同じ細胞に存在していた場合，消失した機能が補われるために欠損のない完全長のゲノムを持つウイルスより速く複製できる．DI粒子は完全長ウイルスの複製を抑制して感染経過を変えることが可能なため，持続感染の成立に重要である．これら複製欠損ウイルスは親株に酷似しており，（必然的に）親株と混在する．DIウイルス粒子やウイルスの機能に必須な遺伝

子が，がん遺伝子によって置換された欠損レトロウイルスなどは，親ウイルスの感染経過に大きな影響を与える．

可動性遺伝因子

　可動性遺伝因子 mobile genetic element は当初，細菌で研究され，その過程で自立複製遺伝子やプラスミドが細胞から細胞へ転移されることが明らかにされた．実際にある種の複雑なプラスミドは細胞表面に発現させる転移関連構造因子をコードしており，それを利用して転移することができるようになる．抗生物質耐性遺伝子をコードしているプラスミドが細菌間を転移する事象は，非常に重要な臨床上の問題である．

　真核生物の細胞には，プラスミドに相当するものがあり，これはある種のウイルス感染で見られる DNA/RNA と同様なふるまいをする．これ以外にも原核細胞に存在するものと似た可動性遺伝因子が存在する．それらはトランスポゾンと呼ばれるが，その中に逆転写酵素を持ち，複製過程で RNA になる**レトロトランスポゾン** retrotransposon というサブグループが存在する．一部の種類のレトロトランスポゾンは，タンパク質をコードし，ウイルス様粒子を構築する能力を有している．それらは現在，菌類，昆虫や線虫に感染するメタウイルス科 *Metaviridae* と菌類や昆虫に感染するシュードウイルス科 *Pseudoviridae* に分類される．これら 2 つの科は宿主細胞内のゲノムを転移するため，逆転写酵素とレトロトランスポゾンにコードされるタンパク質を用いている．それゆえにレトロトランスポゾンもサブウイルス因子に数えられている．

内在性ウイルス

　原核生物と真核生物のゲノムは，双方ともウイルスに由来する遺伝的配列を，元の長さとは異なるいろいろな長さの断片として有している．ヒトにおいては，98,000 個のレトロウイルス由来の遺伝子要素が同定され，全ゲノムの約 8% を占める．トランスポゾン量としてはかなり多い．

　内在性レトロウイルス enodogenous retrovirus とレトロウイルス因子は 1.5 節で述べたように宿主となる生命体に加え，他のウイルスにも作用する能力を持っている．

　サブウイルス因子の大きさは様々で，細胞のゲノムに組込まれた数塩基程度のウイルスに由来する遺伝物質までをも含む．数塩基ではあるが，細胞にはごく僅かながらも影響を与える可能性がある．

プリオン

　プリオン prion はこれまで述べてきたサブウイルス因子とは一見遠くかけ離れている．プリオンは動物と菌類の両方に存在しているが，その研究は，1960 年代にヒトや動物で伝播する海綿状脳症の感染性因子であることが提唱されて以来始まった．

　当時，最もよく知られた海綿状脳症はヒツジに発症するスクレイピーで，他の海綿状脳症のモデルとなった．海綿状脳症は全般に病気の発症は遅く，脳に海綿状の穴を形成する神経変性が特徴である．ヒトのプリオン病は**表 2.2** に詳細をまとめてある．

　スクレイピーは実験的に他の動物に伝播することがあり，ヒツジの肉を捕獲した動物に餌として与えることで，シカやミンクなどにも伝達することが観察

表 2.2　ヒトのプリオン病 [1]

病名	宿主	伝達様式	英国での症例数（1990－2008年）
散発性クロイツフェルト・ヤコブ病（散発性CJD）	ヒト	PrP遺伝子の体細胞突然変異	998
医原性クロイツフェルト・ヤコブ病（医原性CJD）	入院患者	異常プリオンに汚染された組織（硬膜，角膜組織，ヒト成長ホルモン[2]）や医療器具	59
家族性クロイツフェルト・ヤコブ病（家族性CJD）	PrP遺伝子に特異的な変異のある家系	遺伝性変異	68
変異型クロイツフェルト・ヤコブ病（変異型CJD）	ヒト	プリオンに汚染されたウシの食材の摂取，輸血（まれな例）	164
ゲルストマン・ストロイスラー・シャインカー症候群（GSS）	PrP遺伝子に特異的な変異のある家系	遺伝性変異	35
致死性家族性不眠症（FFI）	PrP遺伝子に特異的な変異のある家系	遺伝性変異	なし[3]
クールー	ニューギニアの先住民	ヒトの脳を食べる儀式（現在そのような習慣はない）	根絶

[1] 動物の伝達性海綿状脳症にはスクレイピー（ヒツジ），牛海綿状脳症（狂牛病，BSE，ウシ），伝達性ミンク脳症（TME，ミンク），慢性消耗病（シカ，オオジカ），ネコ海綿状脳症（ネコ），動物園ウシ科動物伝達性海綿状脳症（クーズー，ニアラ，オリックス）などがある．ダウナー症候群は伝達性海綿状脳症に類似しているがまだ確定されていない．
[2] 死者から抽出されたヒト成長ホルモン（HGH）が変異型プリオンに汚染されていたため，伝達された報告があるが，現在は組換え型製品を使用している．
[3] 上記の期間中，世界中で約60症例の報告がある．

されている．しかしながら，多くの研究にもかかわらずスクレイピーのヒトへの伝達の報告はこれまで行われていない．

プリオン仮説

　1950年代から1960年代にかけて，伝達性海綿状脳症の原因と考えられる遅発性ウイルス（第1章参照）の同定が精力的に試みられたが，発見には至らなかった．それどころか，この感染性因子の特性は核酸をともなわないタンパク質であることであった．また，特に重要な点はこの因子が不活化操作に対して著しい抵抗性を有していることであった．感染性には，細胞タンパク質のPrPCが変形したものが関連していると考えられた．この変形型はPrPScとして知られており，脳内の神経細胞が破壊されている部分の線維状構造の中に存在した．プリオンはこのような神経破壊をもたらす症候性因子を指す用語として用いられたが，これがこの言葉が使われた最初ではない．かなり昔から南極大陸に生息している海鳥の名にプリオンが使われている．しかしウイルス学の分野においては，1998年 Stanley Prusiner 博士が，「核酸を持たないタンパク質性の感染性因子」をプリオンと命名した．彼らの研究により，プリオンは核酸を分解する処理に対して抵抗性があり，細胞タンパク質が変形した型が不可欠な成分として必要であることが示された．

　遺伝情報のコピーに核酸が使用されるのが生命体の基本的性質であり，そのことが生命の定義でもあるという当時の通説に対して，プリオン仮説は真っ向から対立した．プリオン仮説に対立するものとしてビリノ virino 仮説が提唱され，未発見の小さな核酸がPrPタンパク質と会合していると主張された．現在は下火になっているが，ビリノ仮説を支持するものとして，核酸がプリオンの感染性とともに精製されると示唆する知見と，ハムスターを用いた動物実

験で（病巣の）線維質に存在する非常に小さな（10〜12 nm）ウイルス様粒子が観察されたという報告がある．しかしながら，高純度に精製されたタンパク質にも感染性があること，また，たとえ非常に小さな 10〜12 nm のウイルス様粒子が存在したとしてもそれは約 750 kD の分子量になるため，感染性がわずか 30kD のタンパク質とともに精製されるとは信じ難いことから，このビリノ仮説は否定された．

タンパク質による疾患発症メカニズムを説明するために生体触媒モデルが提唱された．それはプリオン病の原因となる異常型 PrPSc が正常型 PrPC を異常型 PrPSc に変換させることにより，正常型 PrPC の機能を消失させ，プリオン病を引き起こすというものである．ただ残念なことに，PrPC 遺伝子を完全に欠損させたノックアウトマウスでも，概して正常に生存するのである．老化にともない，いくらかの脳内のプルキンエ細胞の消失や神経インパルス伝達の違いなど，弱いながらも PrPC 遺伝子のノックアウト効果がみられる，とするいくつかの報告はあるが，どれもマウスのスクレイピーの症状の重篤さには比較にならない程度である．

現在，効率は低いものの PrPSc を介した，PrPC から PrPSc への変換が試験管内の実験において示されている．この結果は生体触媒モデルの核心となる仮説を支持している．畳み直された PrPSc がタンパク質内部を露呈することにより神経細胞のアポトーシスを誘導していることが，直接的な PrPSc の病原性ではないかと提唱されている．

精力的な研究の結果，プリオンの感染性因子の特性が，核酸がほぼ存在しない状況においても証明されているので，現在では生体触媒モデルであるタンパク質単独仮説が強く支持されている．

ウシからヒトへ

プリオン病への関心は狂牛病（ウシ伝達性海綿状脳症 bovine spongiform encephalopathy, BSE）の出現の結果，急増した．1980 年代中頃，英国において最初の狂牛病が報告されて以来，世界中で 20 万頭近い狂牛病の発症報告があった．そのうち，約 184,000 頭は英国で，英国以外の諸国での発症例は 5,000 頭以下であった．

ウシ伝達性海綿状脳症は運動機能の消失と典型的な海綿状脳症が特徴である．当初は，ヒツジを原料とした飼料を介してスクレイピーがウシへ伝播したと考えられたが，最近になって，英国のウシの群れに病気が突如発症し，ウシを原料とした飼料を介して伝播したことが提唱された．この発表で突如，種の壁を乗り越える能力を獲得したスーパースクレイピーの出現の可能性は低くなったが，全く異なった奇病の可能性は残る（以下に述べる）．

2000 年の Nature 誌で「ウシからウシへの飼料の供給 Feeding cows to cows」と紹介されたように，当時は動物タンパク質を餌として反芻動物に与えることが広まっていたが，BSE の影響で飼育方法の変更を余儀なくされた．なお，臨床的に BSE と診断されたウシが報告されていない国であっても，BSE に関連する疾患があることを忘れてはいけない．特に米国は，BSE と確定診断された例はわずか 3 例しかないが，ダウナーウシ症候群というまだ明確に定義されていない，BSE に関連すると考えられる症候群が存在する．ダウナーウシ症候群を発病したウシに海綿状脳症の病理像はみられないが，ダウナーウシ症候群のウシを原料とした飼料を与えたミンクは伝達性海綿状脳症を発症し

たという報告がある.

ヒトの脳の神経変性疾患であるクロイツフェルト・ヤコブ病(CJD)も伝達性海綿状脳症の1つである. スクレイピーとCJDの間には疫学的な相関関係はないが, 1994年以降ヒトにおいては新しいタイプのCJDが存在することが認められた. この病気は当初, 新変異型CJD new variant CJD (nvCJD)と称されていたが, 現在では単に変異型CJD variant CJD (vCJD)と呼ばれている. 変異型CJDは古典的CJDに比べて若年(平均26歳, 他の伝達性海綿状脳症に比べ発症年齢が非常に若い)で発症し, 病理像も大きく異なり, より強い病理的変化を示す.

主に1980年代に英国で食品として流通した推定40万頭に及ぶBSEに汚染されたウシの製品を摂取したことにより, ヒトに伝播したBSEが変異型CJDの実体であると現在では理解されている. BSEのプリオンはスクレイピーのプリオンと比較してもわずか7, 8個のアミノ酸の違いだけであるが, その差はスクレイピーでは決して起こらなかった, 種の壁を超えたヒトへの伝播に十分であったようだ.

しかし, 400万頭を超える英国のウシが殺処分され, 長い間ウシ製品の輸出が禁止されるなど, 甚大な経済損失を発生させたにもかかわらず, 2008年代半ばまでの英国内における変異型CJDの確定診断数は164人に留まった(図2.9). 英国以外での発症者数は約30例で, その多くは以前英国の居住者であった.

確認されているvCJDの症例は, 正規分布曲線の開始部位にあたり, これから患者数が増加すると当初は懸念されたが, これは今では杞憂であったと考えられている. 1995年の最初の患者死亡例を皮切りに, 2000年では年間死者28人と増加したが, 2009年と2010年には毎年死者3人と減少してきた. 現在では, 異常型プリオンに濃厚に曝露されたとしてもヒトへ伝播することはまれであるとみられている.

一方, 変異型CJDの罹患しやすさを決めている遺伝要因が明らかになってきた. 1例を除く全例においてPrPタンパク質の129番目がメチオニンホモ接合性であることがわかったのである. この特定の遺伝子型は英国民の39%にみられる. 唯一の例外は同じ129番目のアミノ酸がバリンとメチオニンの両方を持つヘテロ接合性だった. しかしながら, この1例では輸血が原因で感染が成立したまれなケースであり, リンパ組織にプリオンが検出されたが脳には検出されなかった. この患者は輸血後5年で神経疾患とは関係なく死亡したので, この症例において変異型CJDの疾病経過(仮にあったとしたら, だが)についてどのようなものであるかを結論づけるのは難しい.

変異型CJDの診断には血液検査や尿検査など多様な方法が取り入れられて評価されている. プリオンがリンパ組織において検出される症例もある. しかしながら, 変異型CJDの確定診断は死後の脳組織の病理検査で行われることがほとんどである.

様々な治療法が研究中であるが, まだ効果的な治療法は確立されていない. PrPタンパク質の129番目のアミノ酸がメチオニンホモ接合性であることが, 変異型CJDの発病と関係しているのは明らかだが, 英国の人口の39%が該当するこの遺伝子型に対し, 実際に発病しているのは人口の0.0003%とずっと少ない. したがってこれ以外の未知の遺伝的要因が, 感受性集団を限定するために明らかにされる必要がある.

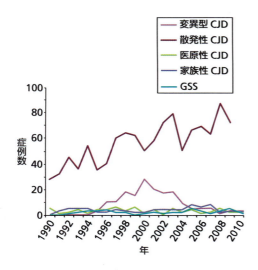

図2.9 英国における伝達性海綿状脳症発症数の年次推移
個々の疾患の詳細は表2.2を参照

この病気が再び襲ってくる可能性はそう高くはないと思われる．1955 年から 1963 年にかけて，がんウイルスである SV40 ウイルスに汚染されたポリオワクチン（5.10 節参照）を数百万人に接種したが，これまでなんとか大惨事を免れてきたのと同じように考えてよいと思われる．とはいっても長い年月の中では何が起こるかわからないのだが．

2.5 ウイルスの起源

ウイルスの起源に関して，様々な仮説が存在する．その中のいくつかは正しいように思える．これまで得られた事実から，ウイルスは複数の起源に由来（多系統）していることが示されている．

分子レベルの研究により，ヒトに感染するヘルペスウイルスと細菌に感染するバクテリオファージの外殻タンパク質が構造的に類似していることなど，驚くべき関係が見出された．また，巨大ウイルスで得られた最近の知見は，このウイルスが 3 つの生命ドメイン（古細菌，真正細菌，真核生物）と関連があることを示唆している（2.4 節参照）．

しかし，このような注目を浴びるような類似性がある一方で，それを超える多くの差異が存在するため，それぞれのウイルスが生まれる際には，それぞれ違ったメカニズムが働いたと考えられる．ウイルスは自らの増殖に宿主細胞を必要とするので，ウイルスが最初の生命体ではありえないことは明らかだが，ウイルスが持っている分子機構のいくつかには，細胞性生物が持つ以前のものがあり，それはおそらく細胞生命体の進化にも貢献したに違いない．

提唱されているウイルスの起源には，次のようなものがある．

- 触媒作用を持つ RNA がエフェクターとして機能していた前 DNA ワールドや前タンパク質ワールド当時の化石説
- 前細胞ワールドの遺物説
- 独立して生存する機能が消失した退化細胞説
- 細胞性生物のゲノムから抜け出した遺伝子説
- 真核細胞から抜け出した核説

細胞性生命体の誕生の際に DNA ウイルスが役割を果たしたことは熱心に議論されているが，上述のようにウイルスの化石起源は，ウイロイドのような自立複製するものが存在することから，説得力がある．

細胞から抜け出した遺伝子は逆転写（RNA から DNA をつくる）するレトロウイルス科や，その近縁のもっぱら細胞内に存在し続けるメタウイルス科・シュードウイルス科の起源かもしれない．退化した細胞や抜け出した核は，細胞の基本的な機能だけを利用して複製することが可能なウイルスなど複雑な構造を持つウイルス（第 2 の核ともいわれる）の起源である可能性がある．

もちろん，ウイルスの起源を決定づけることはいくつかの理由で不可能である．第一にウイルスは小さいので，残っている化石記録が乏しい．第二の理由として，祖先ウイルスはウイルスとしての極めて基本的な点を除いて今日までに多くの変異や修飾が蓄積してしまっているために，どれがウイルスの祖先かがわからない．ウイルスはウイルス同士あるいは宿主細胞から遺伝子を獲得できることが知られており，それに由来する多くのタンパク質がウイルスから同定されている．中でもオンコウイルス属（レトロウイルス科）は細胞由来のがん遺伝子 oncogene を持つので明らかに細胞起源の証拠を残しているといえる．

多くのウイルスは様々な生物より遺伝要素を獲得し，特定の生態的地位（ニッチ）において，効率よく自己複製するために絶え間ない進化の過程で選択され，適応していった．

タンパク質のアミノ酸配列と遺伝子の塩基配列の解析は，ウイルスの起源や進化上の関係を追求する上で最もよい方法である．次世代高速シークエンサーの開発により，ウイルスの完全長ゲノムの遺伝子解読は数時間で行えるようになった．そのために既知あるいは未知ウイルスの幅広い研究が可能となり，その膨大な情報によりウイルス進化の研究を発展させることが可能になった．これからの課題は，最も性能の高いコンピューターですら手に余るほどの莫大な量の情報を作り上げていくことだ．

ウイルスの宿主への感染様式から進化を見ることができる．細胞と個体の両方を殺すウイルスも存在するが，これは，ウイルスの伝播にとって効率のよい方法とはいえない．このようなウイルスは新しい宿主に移ったばかりのものが多い．ある程度の期間，宿主と安定な関係を維持できるよう進化したウイルスも存在し，またヘルペスウイルスのように宿主と生涯の間共存できるように進化したものもある．

ウイルスは高い適応能力を有し，様々な生態系に順応すべく進化し続けている．厚い外殻をまとった昆虫のバキュロウイルスなどのように，長い年月安定的に共存できるよう進化したウイルスもいる．宿主への適応が比較的不安定なウイルスの場合，高い効率で伝播できるよう進化している．

誰もがウイルスは生命体の1つであることを認めていると思われる．大方の推測では，ウイルスの総数は 10^{31} と地球上で最も多種多様な生命体である．ウイルスの由来がどうであれ，ウイルスは進化上，成功をおさめた生命体であることは明白である．

Key Concepts

- 多くの方法がウイルスの分類に用いられているが，今のところ複雑なウイルスの体系を正確に反映しているものはない．
- 国際ウイルス分類委員会は，ウイルス粒子の形態的特徴，物理的性状，ウイルスゲノムの特性，ウイルスの複製様式，ウイルスを構成する分子の特徴，ウイルスの抗原性，そしてウイルスの生物学的特徴などウイルスの幅広い特性に基づき，ウイルスを分類している．
- ボルティモア分類はウイルスの複製様式に従って，ウイルスを7群（さらに細分化してはいるが）に分類している．
- タンパク質の感染性因子プリオン，裸のRNAウイロイド，そして巨大ウイルスに感染しているサテライトウイルスまで多種多様なサブウイルス因子の存在が同定された．
- プリオンは感染性タンパク質であり，核酸を利用しない唯一の感染性因子であることが広く受け入れられている．
- ウイルスの起源は1つではなさそうだ．ウイルスの起源に関する多様な仮説が存在し（抜け出した遺伝子，抜け出した核，退化した細胞またはタンパク質ワールドやDNAワールドの前からの化石など），異なる個々のウイルスにはそれぞれの起源があるようだ．

理解を深めるための設問

設問 2.1：ウイルスを分類する上での問題点を挙げなさい．

設問 2.2：ウイルスはどのようにして多様性を獲得しているのか説明しなさい．

設問 2.3：ウイルスは細胞ワールドやタンパク質ワールドより前の遺物である可能性が考えられるが，この可能性について説明しなさい．

設問 2.4：タンパク質のみからなる感染性因子はどのようにして自己増殖しているのか説明しなさい．

参考文献

Claverie JM, Ogata H, Audic S et al. (2006) Mimivirus and the emerging concept of "giant" virus. *Virus Res.* 117, 133–144.

Daròs JA, Elena SF & Flores R (2006) Viroids: an Ariadne's thread into the RNA labyrinth. *EMBO Rep.* 7, 593–598.

Fauquet CM (2006) Virus classification and nomenclature. In Encyclopedia of Life Sciences. John Wiley & Sons, Chichester. http://www.els.net/.

Fields BN & Howley PM (2007) Virology, 5th ed. Lippincott Williams & Wilkins, Philadelphia.

Forterre P (2006) Three RNA cells for ribosomal lineages and three DNA viruses to replicate their genomes: a hypothesis for the origin of cellular domain. *Proc. Natl Acad. Sci. USA* 103, 3669–3674.

Forterre P (2010) Giant viruses: conflicts in revisiting the virus concept. *Intervirology* 53, 362–378.

Iyer LM, Balaji S, Koonin EV & Aravind L (2006) Evolutionary genomics of nucleo-cytoplasmic large DNA viruses. *Virus Res.* 117, 156–184.

Koonin EV, Senkevich TG & Dolja VV (2006) The ancient virus world and the evolution of cells. *Biol. Direct* 1, 29–55.

La Scola B, Desnues C, Pagnier I et al. (2008) The virophage as a unique parasite of the giant mimivirus. *Nature* 455, 100–104.

Prusiner S (1998) Prions. *Proc. Natl Acad. Sci. USA* 95, 13363–13383.

Safar JG, Kellings K, Serban A et al. (2005) Search for a prion-specific nucleic acid. *J. Virol.* 79, 10796–10806.

Somerville RA, Bendheim PE & Bolton DC (1991) Debate: the transmissible agent containing scrapie must contain more than protein. *Rev. Med. Virol.* 1, 131–144.

Tsagris EM, Martínez de Alba AE, Gozmanova M & Kalantidis K (2008) Viroids. *Cell. Microbiol.* 10, 2168–2179.

Zuckerman AJ, Banatvala JE, Griffiths P et al. (2008) Principles and Practice of Clinical Virology, 6th ed. John Wiley & Sons, Chichester.

INTERNET RESOURCES

Much information on the internet is of variable quality. For validated information, PubMed (http://www.ncbi.nlm.nih.gov/pubmed/) is extremely useful.

Please note that URL addresses may change.

GiantVirus.org. http://www.giantvirus.org (information on *Mimivirus* and other large DNA viruses)

ICTVdb. http://www.ncbi.nlm.nih.gov/ICTVdb/ (the universal virus database of the International Committee on Taxonomy of Viruses)

ICTV Master Species List 2008 (downloadable). http://talk.ictvonline.org/files/folders/documents/entry272.aspx

UK National Creutzfeldt-Jakob Disease Surveillance Unit (NCJDSU). http://www.cjd.ed.ac.uk

第3章
ウイルス複製

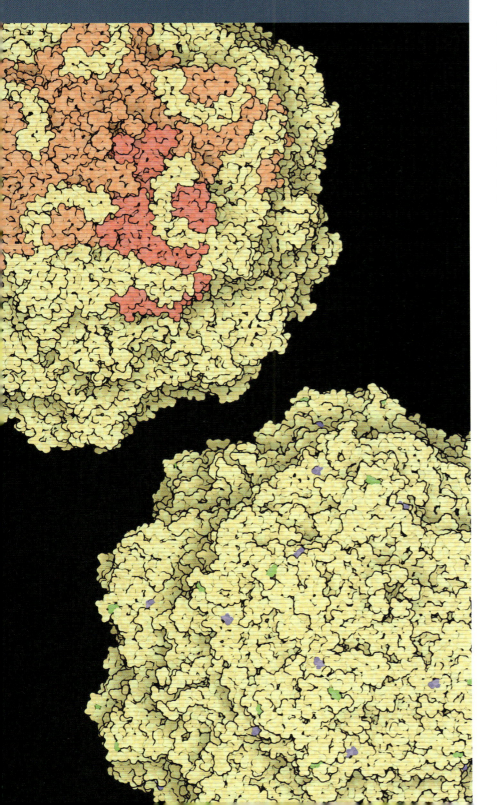

INTRODUCTION

第1章で述べたように，感染した細胞の代謝系を変換させ自分が増えやすい環境をつくるという事実から，ウイルスは宿主の細胞よりも複雑な生命の営みをする．したがって，ウイルスを最も単純な生命体ということはできない．ウイルスはまず標的細胞を選び，それに取りついて中に入り込む．そして感染細胞を，ウイルスが増殖するための工場へと変換し，そこで新たなウイルスを形成して粒子を放出させる．

パルボウイルス
Research Collaboratory for Structural Bioinformatics Protein Data Bank と The Scripps Research Institute, USA 所属 David S. Goodsell の厚意により提供.

宿主細胞への感染はウイルスにとって容易に達成できるものではない．ウイルスは自分自身で標的細胞に向かって動くことができないために，宿主との遭遇は受動的にしか起こらない．適切な標的細胞に遭遇すると，ウイルス粒子の表面タンパク質（糖鎖が付加されている場合が多い）が細胞の受容体に特異的に結合する．もし間違ってふさわしくない受容体と結合してしまった場合，その結合を切断することができるウイルスもいる．このようなことはインフルエンザウイルス influenza virus（オルソミクソウイルス科 Orthomyxoviridae）が呼吸器粘液中にある受容体様構造と結合してしまった場合にみられる．

　受容体に結合すると，ウイルスは細胞内に侵入することができる．侵入のプロセスは多種類存在するが，その中にはウイルス膜と細胞外膜との融合による侵入や，エンドサイトーシスなど外来物を取り込む細胞の機能を利用するものがある．

　細胞内に侵入したウイルスは，複製に適した場所に移動する必要があるが，その場所はあるウイルスにとっては核であったり，他のウイルスにとっては細胞質であったりする．いったん複製に適した場所に到達すると，ウイルスは子孫を産生するために細胞の機能を変換し始めるが，このプロセスは複雑である．単純な構造を持つウイルスであるほど，複製のために必要な機能の全てを，細胞からの供給に依存する．そのために，感染してウイルス粒子を産生する細胞の種類は限られる．より複雑なウイルスでは細胞が持つ基本的な機構を利用するだけで，ウイルス自身がたくさんの種類の酵素を産生して増殖する．ウイルスの複製は常に順調に進むとは限らないため，ウイルスが感染したからといって単純に新しいウイルス粒子を産生できるわけではない．ある種の細胞はウイルス複製過程の全てを供給できない．そのためにこのような細胞に感染したウイルスは不稔感染（感染しても子孫ウイルス産生までは至らない感染）になる．このような場合にはウイルスが持つある機能だけが発揮される結果，細胞の性質を変化させる場合もある．最終的に細胞に異常増殖性を賦与したり，時としてがん化する場合もある．ウイルスは，細胞の性質を変化させると同時に，細胞内でウイルスタンパク質を産生するが，このタンパク質産生は免疫応答を起動するシグナルを発生させる．ウイルス粒子を産生する前に宿主細胞が殺されるのを防ぐため，ウイルスは様々な手段を用いて免疫応答を阻害する．

　感染細胞からは，ウイルスに由来するゲノム核酸，mRNA，タンパク質，糖鎖タンパク質などさまざまなものが産生される．これらは集合して新しいウイルス粒子（ビリオン）になる．粒子産生に必要な脂質には，細胞の特別な構造体から粒子形成に必要な形に変化されて取り込まれる．

　最後に集合したウイルス粒子は細胞から外に出なければならない．それには様々なプロセスが働く．それらには細胞膜から出芽して細胞を殺す経路や，細胞小胞を利用して輸送されて放出される経路など，様々なプロセスがある．細胞から出た後は，ウイルスは宿主の免疫系の影響を避けながら，感染する次の細胞を見つけて，同じことを繰り返す．

　紙面の都合上，この本ではウイルスが持つ複製機構およびその戦略についての概略のみを記載する．付録にヒトに感染する主なウイルスファミリーの例を掲載した．さらに詳細な情報を得たい読者は，章の最後に掲載した論文リストを参照されたい．

3.1 吸着と侵入

ウイルスの複製は感染した宿主細胞で行われる．ウイルス粒子（ビリオン）の働きとして，ウイルスゲノムを守る働きに加えて，複製に必要なウイルスゲノムを細胞内に導入する役割を持つ．複製に適した細胞に自らのウイルスゲノムを導入するために，標的細胞上の**受容体** receptor を認識して結合するタンパク質（多くの場合糖鎖がついている）がウイルス粒子上に存在する．こうした，ウイルスが正確に特定の細胞に感染する特異性のことを**細胞指向性** cell tropism というが，この他にも感染細胞内で複製する能力など，多くの要因が細胞指向性を決めている．

ウイルスの中には，様々な細胞を複製に利用できるものがいるが，それ以外の多くのウイルスの細胞への結合プロセスは非常に特異的であるために，ウイルスが感染して複製に利用できる細胞の種類は限られている．極めて小さなウイルスの間にも細胞指向性に違いがある．たとえばヒトパルボウイルス B19 とアデノ随伴ウイルス（AAV）はどちらもパルボウイルス科に属するが，ヒトパルボウイルス B19 は特異性が非常に高い抗原を発現する，赤血球の分化中にみられる細胞（赤芽球前駆細胞）にしか感染しない．一方のアデノ随伴ウイルス（AAV）は様々な受容体を利用できるために，多種の細胞に感染することができる．

ウイルスと細胞との結合は，ウイルス側はウイルス特異的なタンパク質を介して，細胞側は構造体（往々にして，タンパク質だけとは限らない）を介して細胞上で行われている．

ウイルスが結合する細胞の受容体

ウイルスに利用されることが判明した細胞の受容体の数は着実に増加している．いくつかの例を**表 3.1** に示す．細胞の受容体はタンパク質と糖鎖で構成されている．1 種類の受容体のみを利用するウイルスもいれば，一方では違うタイプの細胞に存在する異なる種類の受容体を使うウイルスもいる．代表的な例はヘルペスウイルス科のウイルスである．エプスタイン・バーウイルス Epstein-Barr virus（EBV，ヒトヘルペスウイルス 4 型）が最初に利用するのは B リンパ球表面に特異的に存在する補体受容体 2 complement receptor 2（CD21）である．それとは対照的に，単純ヘルペスウイルス 1 型 herpes simplex virus-1（HSV-1，ヒトヘルペスウイルス 1 型）は複数の異なるタイプの受容体と結合でき，その結果様々な細胞に感染することができる．

HIV（レトロウイルス科）にみられるように細胞表面の糖鎖は感染初期の非特異的な結合に関わることが多いが，インフルエンザウイルス（オルソミクソウイルス科）のように糖鎖が受容体の主要素となっているものもある．その糖鎖は呼吸器系の粘液に広く存在しており，インフルエンザウイルスはその糖鎖と結合する．インフルエンザウイルスは，このような細胞とは関係のない糖鎖を切り離すタンパク質，ノイラミニダーゼをウイルス粒子表面に有している．このノイラミニダーゼの活性を阻害するとウイルスの感染を抑制することができる．インフルエンザウイルスは型の違いによって，それぞれ異なる受容体に結合する（**BOX 3.1** 参照）．

あるウイルスの受容体が 1 つ見つかったとしても，それはウイルスが細胞に侵入するほんの一部分がわかったに過ぎない．多くの場合，細胞へのウイル

表 3.1 ヒトに感染するウイルスの受容体の一例

科	ウイルス	細胞受容体の分類	細胞受容体
アデノウイルス科	アデノウイルスサブグループ A, C, D, E, F	免疫グロブリンスーパーファミリー	コクサッキー・アデノウイルス受容体
	アデノウイルスサブグループ B	阻害性補体受容体	CD46
アレナウイルス科	ラッサ熱ウイルス，他	ジストロフィン結合糖タンパク質	α-ジストログリカン
ブニヤウイルス科	ハンターンウイルス	インテグリン	$\alpha3$ インテグリン
コロナウイルス科	ヒトコロナウイルス 229E	メタロプロテインインヒビター	アミノペプチダーゼ N
	ヒトコロナウイルス OC43	細胞表面の糖鎖構造	N-アセチル-9-O-アセチルニューラミン酸
フラビウイルス科	デングウイルス，日本脳炎ウイルス	多糖，他	ヘパラン硫酸，他
ヘルペスウイルス科	単純ヘルペスウイルス	細胞表面のムコ多糖および細胞接着分子／細胞表面多糖類／TNF 受容体タンパク質	グルコサミノグリカンとネクチン／ヘパラン硫酸／HVEa
	サイトメガロウイルス	多糖類／インテグリン	ヘパラン硫酸と種々のインテグリン
	エプスタイン・バーウイルス	補体受容体	CD21
	ヒトヘルペスウイルス 7	T 細胞表面マーカー	CD4
オルソミクソウイルス科	A 型，B 型インフルエンザウイルス	細胞表面の糖鎖構造	N-アセチルノイラミン酸（$\alpha2,6$ 結合）[1]
	C 型インフルエンザウイルス	細胞表面の糖鎖構造	N-アセチル-9-O-アセチルノイラミン酸
パラミクソウイルス科	麻疹ウイルス	リンパ球活性化分子	CD150
パルボウイルス科	パルボウイルス B19	スフィンゴ糖脂質	エリスロサイト P 抗原
	アデノ随伴ウイルス	細胞表面の糖タンパク質とヒト線維芽細胞増殖因子受容体あるいはインテグリン	ヘパラン硫酸プロテオグリカンと FGFR1 あるいは $\alpha V\beta5$
ピコルナウイルス科	コクサッキーウイルス A	補体阻害因子と細胞内吸着分子／インテグリン	CD55 と ICAM-1／$\alpha V\beta3$ インテグリン
	コクサッキーウイルス B	補体阻害因子／免疫グロブリンスーパーファミリー／その他	CD55／コクサッキー・アデノウイルス受容体／その他
	エコーウイルス 1 型，8 型	補体阻害因子／インテグリン	CD55／$\alpha2\beta1$
	口蹄疫ウイルス	インテグリン	インテグリン各種
	A 型肝炎ウイルス	T 細胞免疫グロブリンムチン（TIM）ファミリータンパク質	HAVCR1/TIM1
	ポリオウイルス	上皮吸着分子	CD155
	ライノウイルス	細胞間吸着分子（リポタンパク質受容体を用いるものもいる）	ICAM-1（あるいは LDLR/a2MR/LRP）
レオウイルス科	ロタウイルス	インテグリン	インテグリン各種
	レオウイルス血清型 3	糖鎖構造と吸着タンパク質	N-アセチルノイラミン酸と JAM1，ヘパラン硫酸／ガラクトシルセラミド CD4 CXCR4／CCR5／その他
レトロウイルス科	ヒト免疫不全ウイルス	多糖，免疫細胞表面マーカー，ケモカイン受容体	コクサッキーアデノウイルス受容体[2]

[1] ヒトインフルエンザウイルスの場合．トリインフルエンザウイルスは N-アセチルノイラミン酸（$\alpha2,6$ 結合）を使う．
[2] 細胞指向性は共役受容体の型によって決まる．CCR5 を使う HIV は CD4$^+$T 細胞に選択感染するが，CXCR4 を使う HIV は CD4$^+$マクロファージに選択感染する．他の共役受容体は培養細胞で使われることがある．

Box 3.1　種が異なることにより受容体も変化する

インフルエンザウイルス（オルソミクソウイルス科）の場合，ヒトに感染するウイルスはα2, 6結合（ヒトの場合は主に呼吸器系に見られる）を持つ N-アセチルノイラミン酸受容体に結合する．一方インフルエンザの自然界の保有宿主と考えられる水鳥の場合，α2, 3結合を持つ受容体は主に腸に見られる．全てに適用できる訳ではないが，このような受容体の違いが，種特異性を生みだしているといえる．H5N1インフルエンザの場合，この受容体の違いがトリからヒトへ感染して広がるのを制限する鍵になっており，大きな関心事になっている．しかし，トリにのみ感染するウイルスと，ヒトにのみ感染するウイルスの両方の感染を許す動物種がおり，こうした動物種の中で2つのウイルスの遺伝子が混ざり合うことで新型ウイルスが産生される．これまでに，このような混ざり合いが行われる場所として，ブタが知られているが，ブタ以外の動物，たとえばニワトリのような他の動物種も同じように働くことが知られている．さらに，トリ型の結合型がヒトにも存在する可能性がある．

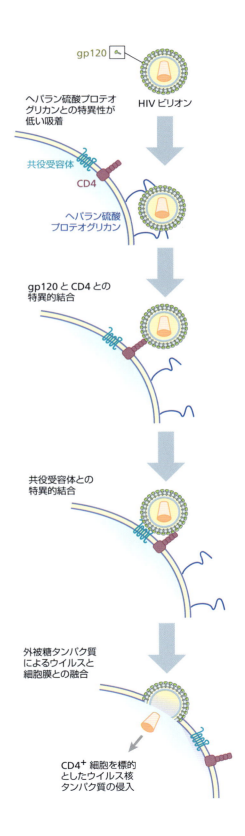

スの侵入は多段階的に起こる．HIV がそのよい例である（図 3.1）．最初に多糖分子への非特異的な会合が起こり，それに続いて細胞表面上のタンパク質との非常に特異的な相互作用が生じる．そこではウイルスの Env 糖タンパク質が，ウイルスエンベロープと細胞膜との融合を媒介する．2 番目に用いられる受容体が変わることにより，増殖特性に変化をもたらすことが，*in vivo*，*in vitro* の両方で確認されている．

ウイルスの侵入

ウイルスは細胞に吸着すると，次に細胞内に侵入する．エンベロープを持たないウイルスの細胞内への侵入の多くは，細胞表面上のクラスリン被覆ピット clathrin-coated pit に結合し，細胞の働きによって細胞の内部に移行する（**BOX 3.2** 参照）．これ以外の細胞内へ侵入する方法としては，小胞の中に入り，細胞に取り込まれてから，様々な方法で細胞中に遊離する方法などがある．1つしか侵入機構を持たないウイルスもいれば，複数の侵入方法を持つものもいる．ウイルスの侵入に関する様々な例を図 3.2 に示した．

ウイルスが入った小胞は細胞内で消化**エンドソーム** endosome（酸性で消化酵素を含む小胞）と融合することにより中のウイルスは酸性状態にされ，消化可能な状態になる．しかし，ウイルスは（外膜の有無にかかわらず）低下した pH 下で構造変化するウイルスタンパク質を持っており，それにより複製に必要な因子を消化される前に外に放出できるように適応している．

これ以外の小胞系もウイルスによって利用される．小胞系はクラスリン経路を介した消化エンドソームの存在とは無関係に利用され，**カベオラ** caveolae という，タンパク質カベオリンが作る細胞膜中の 50 〜 100 nm のくぼみと**マクロピノサイトーシス** macropinocytosis の際に使われる大きな構造を有

図 3.1　HIV の CD4⁺ 細胞への吸着
ウイルスが細胞に吸着する最初の契機は，HIV ウイルス粒子上の糖タンパク質 120（gp120）と細胞表面上のヘパラン硫酸塩との間に生じる特異性の低い相互作用である．この吸着は，細胞表面上の CD4 タンパク質と gp120 とが特異的に結合することで強化される．この CD4 タンパク質との結合によって gp120 の構造が変化し，持っていた結合領域が露出する．これにより CCR3，CCR2b，CCR8 などの細胞特異的な共役受容体との相互作用が可能になる．とはいえ，HIV の主な共役受容体は CXCR4（いわゆる HIV の X4 ウイルスの場合）と CCR5（いわゆる R5 ウイルス）である．特異的結合が成功すると，ウイルスは細胞と融合し，細胞内へ取り込まれる．

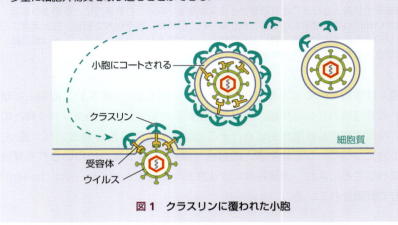

Box 3.2 クラスリン被覆ピットと細胞への侵入

クラスリンとは細胞内輸送に関与するタンパク質である．細胞膜内側の表面にある受容体タンパク質に結合することにより，細胞膜を湾曲させてくぼみを作り，細胞外の物質を細胞内に取り込む作用を持つ（図1）．この湾曲部分はクラスリン自身が六角形と五角形に変形することで作られるが，これは正二十面体のウイルス構造とよく似ている（第2章）．クラスリン被覆ピットは小胞を形成し，ちぎれて細胞中を漂う中で消化エンドソームに出会い，その働きによって小胞内が酸性化される．クラスリン自体は細胞膜に迅速に再利用される．その結果，新しい小胞がすぐに作られるので，ある種の細胞では多量に細胞外物質を取り込むことができる．

図1　クラスリンに覆われた小胞

する．

小胞へのさまざまな侵入方法を持つ例はインフルエンザウイルスである．インフルエンザウイルスは酸性化されると，HA タンパク質（ヘマグルチニン）の立体構造が変化して，ウイルスと小胞膜との融合を媒介する領域を露出する．それと同時に，ウイルスの M2 タンパク質はウイルス粒子の内部を酸性化し，それによりウイルス粒子構造からリボヌクレオタンパク質を分離する．分離したリボヌクレオタンパク質は，膜融合により作られた開口部を介して細胞質へと移動する．以上のような複数の機能をみれば，インフルエンザが細胞に侵入する際に，酸性化がどれほど中心的な役割を果たしているかがよくわかる．

ウイルスが侵入した結果，ウイルスの核酸-タンパク質複合体が細胞内に持ち込まれることとなり，いつでも子孫を作るためのウイルスの部品の産生ができる状態になる．

3.2 複　製

ウイルスが細胞に侵入したところで感染が成立すると，ウイルス増殖は**一段増殖曲線** one-step growth curve を示す（**図 3.3**）．最初の「暗黒期 eclipse phase」では，中に入ったウイルスはバラバラになり，複製の準備に取り掛かる．この段階ではウイルス粒子は産生されず，粒子を作るための集合も起こっていない．したがって暗黒期では感染性ウイルスの産生はまだみられない．真核生物細胞への感染の場合，この暗黒期は数時間から数日間持続する．しかし，微生物に感染するウイルス（バクテリオファージと呼ばれ，歴史的にはウイルス研究の初期に研究された）の場合，暗黒期は非常に短い．

次に続く対数増殖期において子孫ウイルス粒子が現れ始める．子孫ウイルス粒子のゲノムが集合して新たな粒子になるが，その際細胞全体がウイルス産生

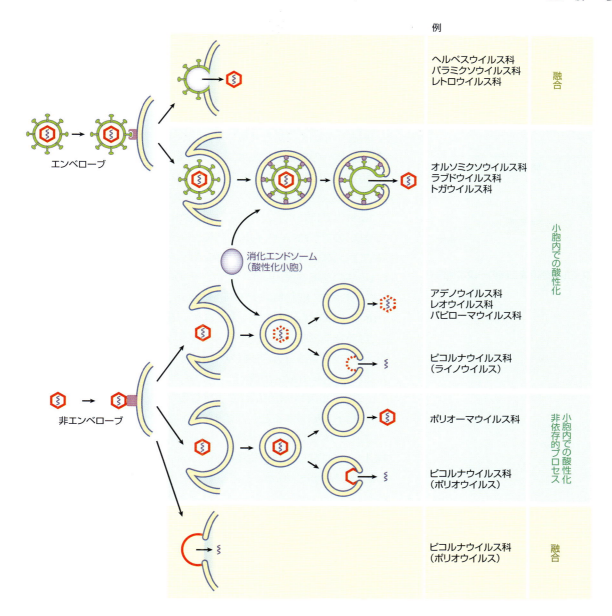

図 3.2　ウイルスの細胞への侵入方法
細胞表面に結合すると（左）細胞の形質膜と融合することができるようになり，細胞質にウイルスゲノムやヌクレオカプシドを放出するウイルスがいる（最上段と最下段）．そうしたウイルス以外のウイルスはさまざまな種類，大きさの小胞を使って細胞内に侵入する（中段）．クラスリン経路によって作られた小胞内のウイルスは，消化エンドソームと小胞との融合にともなう酸性化により放出される．エンベロープを持つウイルスの場合は，エンベロープが酸性化した小胞と融合することで粒子をそのまま細胞内に放出する．一方エンベロープを持たないウイルスは，ウイルスの構造を変化させることで，細胞内にウイルス粒子またはウイルスの遺伝情報物質を放出する．この他に酸性化に非依存的な経路で細胞内への侵入が可能なエンベロープを持たないウイルスもある．

の工場に変化する．ある種のウイルスでは，新しくできつつあるウイルス殻から転写が起こり，それがさらに新たにウイルス産生に働くようになるので粒子の産生は指数関数的に増える．この状態を二次的複写という．抑制が効かない感染と増殖により細胞は死に至る．

ウイルスの複製が行われる場所

　実際にウイルス複製が行われる場所は，ウイルスによってさまざまである．真核細胞では，細胞質で複製するウイルスと，核で複製するウイルスが存在す

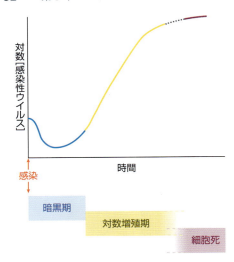

図 3.3 急性ウイルス感染成立時の一段増殖曲線

る（図 3.4）．これに対して原核細胞には細胞質を隔てるものがないので，複製する場所に区別はない．真核細胞は細胞質がいくつかに仕切られているが，ウイルスは複製の過程ごとに異なる場所を利用する．たとえば，細胞膜構造が複製のさまざまな段階で関与している．あるウイルスの核酸合成は核に近い膜で行われるが，ウイルス外膜を形成するための細胞膜の取り込みは膜が局在するいろいろな場所で行われる．ウイルスが必要とする細胞の特異的な機能はそれぞれ局在している．たとえばウイルスタンパク質合成は粗面小胞体上で行われ，タンパク質への糖鎖の付加はゴルジ装置で起こる．

　DNA ゲノムを持つウイルス（DNA ウイルス）のほとんどと，RNA ゲノムを持つウイルス（RNA ウイルス）の中の一部では，複製は核酸合成の装置が備わっている核内で行われる．一般に，細胞は RNA から RNA を複製する酵素を持っていないので，RNA ウイルスのほとんどは細胞質で複製が行われる．しかし，極めて巨大な DNA ウイルスの中にはウイルス自身がいわゆる「第二の核」と呼ばれるものを細胞質内に作り上げ，その中で複製を行うものもある．これらのウイルスは核-細胞質巨大 DNA ウイルス nucleocytoplasmic large DNA virus（NCLDV）と呼ばれ，大きなゲノムを持ち，細胞質で複製を行うのに必要となる機能の多数をコードする（作る）ことができる．NCLDV に属するものとしてポックスウイルス科 *Poxviridae*，アスファウイルス科 *Asfaviridae*，イリドウイルス科 *Iridoviridae*，フィコドナウイルス科 *Phycodnaviridae* のほかにミミウイルス科 *Mimiviridae* がある．この中で，ポックスウイルス科だけが通常ヒトに感染することが知られている．

　しかし，大きなゲノムを持つウイルスは必ず細胞質で複製するというわけではない．なぜなら，真核生物に感染する大きい DNA ゲノムを持つヘルペスウイルス科 *Herpesviridae* とポリドナウイルス科 *Polydnaviridae* のウイルス

図 3.4 ウイルス複製に関与する主な細胞内構造

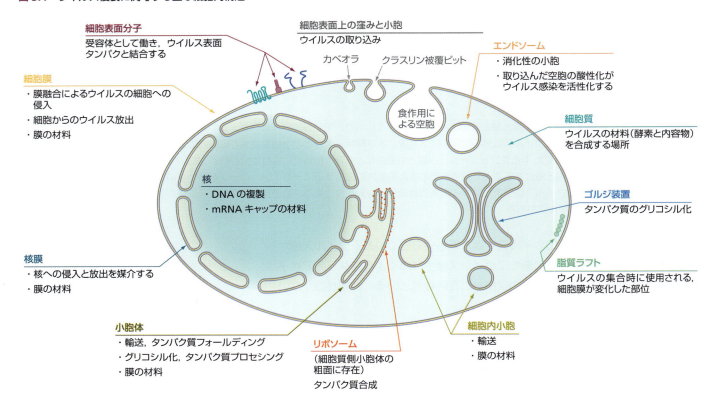

は，細胞の酵素と似た機能を持つタンパク質を産生できるにもかかわらず，複製は核内で行われるからである．

核内への侵入

核で複製を行うウイルスのゲノムは，核膜を通過しなければならない．核移行シグナル nuclear localization signal（NLS，細胞タンパク質上にも同様のシグナル配列がある）を持つウイルスタンパク質がウイルスゲノム複合体を核膜に向かわせる．そこで，特異な受容体タンパク質が核膜孔との結合を促す．核膜孔はタンパク質からなる，核膜を貫通した大きな複合体であり，細胞質と核の間の物質輸送に携わる．脊椎動物細胞の核膜には，およそ2,000個の核膜孔が存在する．

核膜孔が核内に取り込むものの大きさは25〜40 nmに限定されるので，パルボウイルス科やヘパドナウイルス科のような最も小さい部類のウイルス以外の核内進入を阻止している．こうしたウイルスは小さくなるように適応を繰り返してきたのであり，偶然の結果ではないだろうと考えられる．

核膜孔を通過できない大きすぎるウイルスは分解されて核内に取り込まれる大きさのサブユニットになる．その例としてオルソミクソウイルス科ウイルスのゲノム分節は断片ごとにウイルスタンパク質に覆われた構造体となり，それぞれ個別に核内に取り込まれる．このような取り込まれ方とは別に，ウイルスゲノムが裸の状態か，あるいはほとんどのカプシドを欠いた状態で取り込まれる方法もある．ヘルペスウイルス科のウイルスはこの様式をとる．この他に，レトロウイルス科のように，細胞分裂の一時期に核膜が消失する機会を狙う場合もある．ただ，多くの細胞が活発に分裂しているわけではないので，感染する細胞の種類が限られ，この方法では多くの細胞種への増殖感染は起こりにくい．

ウイルスタンパク質合成

細胞のタンパク質合成機構は細胞質にある．したがってヘルペスウイルスのようにゲノムの複製が核内で起こる場合，ウイルス mRNA は細胞質まで移動してそこでタンパク質を合成する．作られたタンパク質はゲノムを包むカプシドとなるために核に戻る．ウイルスタンパク質は目的の核内に移行するために核移行シグナルが必要になる．細胞はウイルス産生に最適化されるのではなく，ウイルス産生工場に変化させられるのだということを忘れてはならない．

多くのウイルスは複製過程のそれぞれの時期に応じて，異なる遺伝子を発現するが，大きい DNA ゲノムを持つウイルスの複製過程には，特に目立つ段階がある．大きい DNA ウイルスは特定の段階ごとに，適切な種類のタンパク質グループを産生する．産生するタイミングはそれぞれのタンパク質のグループに対して割り当てられた，異なるプロモーター（ウイルスゲノム上に存在する転写を促進するための領域）を利用することで制御されている．そのプロモーターは，それぞれ異なる特異的な刺激によって活性化される．

最もよく解析されている HSV-1（ヘルペスウイルス科）を例にとると，複製過程が3つの段階に分かれており，それぞれ前初期 immediate early（IE または α），初期 early（E，β_1 と β_2 にさらに分けられる），後期 late（L，γ_1 と γ_2 にさらに分けられる）（**表3.2**）とされる．実際にはこれらの境界がはっきり区別されているわけではなく連続性を持っており，ほとんどのタンパク質がこのいずれかの段階に当てはまるというだけである．ORF-O や ORF-P といっ

表 3.2 単純ヘルペスウイルスの分類

段階	遺伝子	タンパク質名	機能
Pre-α	ORF-P	ORF-P	遺伝子抑制
Immediate early／α	$α0$	ICP0	転写活性化
Early／$β_1$	U_L29	ICP8	DNA 巻き戻し
Early／$β_2$	U_L23	TK	チミジンキナーゼ
Late／$γ_1$ (leaky late)	U_L19	ICP5	カプシドタンパク質
Late／$γ_2$ (true late)	U_L44	糖タンパク質 C	ウイルス粒子表面タンパク質

たタンパク質は"pre-α"期に分類されるが，これらはαタンパク質の発現を抑制する（同時にαタンパク質により抑制もされる）働きを持つようである．これらのタンパク質はウイルスの潜伏感染と関係するようであるが，pre-α期のこれらのタンパク質の役割と発現についての詳細はまだ確認されていない．

単純ヘルペスウイルスのタンパク質発現の流れは複雑でかつ厳密に制御されている．細胞にウイルスが侵入した後，ヘルペスウイルスのテグメント（カプシドとエンベロープの間にある領域．図1.3参照）とカプシドに含まれるタンパク質は細胞の機能を変化させ，ウイルスmRNAとウイルスタンパク質の最初の合成を誘導する．これらのタンパク質は，前初期タンパク質（αタンパク質）に分類される，主として制御タンパク質である．また，これらのタンパク質は次の段階のタンパク質である初期タンパク質（βタンパク質）の合成に必要である．$β_1$タンパク質合成はαタンパク質が合成されるとすぐ始まり$β_2$タンパク質の合成が始まる前で止まる．βタンパク質はウイルスDNAの合成と，細胞をウイルス産生工場へと変える準備をするのに関わる．初期タンパク質は，新しく合成されたDNAとともに，後期タンパク質（γタンパク質）の合成を誘導する．γタンパク質は2つのクラス，$γ_1$または"leaky late"と$γ_2$または"true late"とに分けられる．これらのタンパク質はウイルスDNA合成に必須な因子であると考えられる．γタンパク質は粒子の形態形成に関与するタンパク質の他，新たにできるウイルスの構造タンパク質も含んでいる．重要な例外はあるが，ウイルスが細胞に侵入するときのウイルスタンパク質のほとんどは後期タンパク質である．これで前初期タンパク質から始まった合成経路サイクルが完結する．このサイクルを付録に記載した．

パルボウイルスは最大4種類の非構造タンパク質をコードするmRNAを産生し，その直後に2～3種類の構造タンパク質をコードするmRNAを産生することがほとんどである．このことから限定的であるが時間的制御機構が存在することがわかる．ただし，この制御の方法は明らかになっていない．

もっと小さい環状二本鎖DNAを持つポリオーマウイルス科に属するウイルスは，大雑把に初期と後期に分類される遺伝子発現様式を持っている．前者は制御タンパク質を合成し，後者はウイルス粒子構成タンパク質となるVP1～VP3と非構造タンパク質であるアグノタンパク質を産生する．これらのウイルス複製は核内で起こる．

RNAウイルスはさらに単純な戦略で増殖する．たとえばポリオウイルス（ピコルナウイルス科）はウイルスタンパク質のすべてが1つの大きな「ポリプロテイン」として1度に産生される．その後，切断を受けて制御タンパク質，構造タンパク質になる．以下にさらに詳述する．

3.3 ウイルスゲノム合成

ウイルスは mRNA やタンパク質だけでなく次世代の子孫ウイルスになるゲノムをコピーする必要がある．一本鎖ゲノムを持つウイルスはまずゲノムの相補的な配列にあたる「アンチゲノム」を作り，そこから新しいウイルスゲノムを転写する．一方，二本鎖 DNA ゲノムを持つウイルスでは，細胞の DNA 合成の場合のように両鎖とも同時に合成される（訳注：rolling circle による合成もあり，その場合には両鎖が同時に合成されないので，この記載は必ずしも正しくない）．ウイルスによりゲノムの形は異なり，それぞれ独自の様々な複製様式を持つ（図 3.5）．とはいえゲノムを正確にコピーすることは全ての生命体に共通する必須なことであり，ウイルスの場合にも例外ではない．

DNA 合成

全ての DNA ウイルスは，ゲノム合成に **DNA ポリメラーゼ** DNA polymerase を使う．また一部の RNA ウイルスの複製にも DNA ポリメラーゼが使われる．DNA 合成には合成の開始点となる**プライマー** primer が必要である．通常，

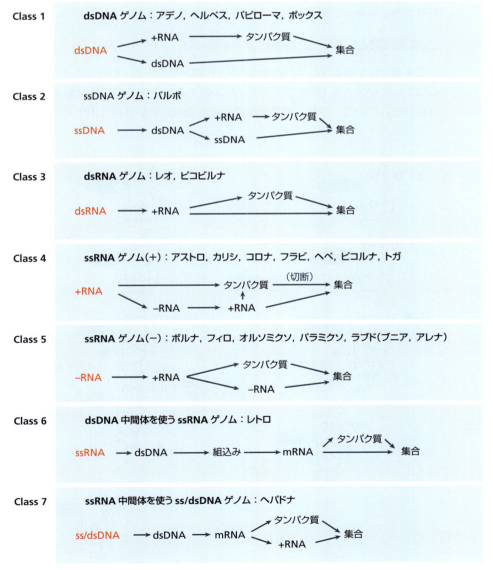

図 3.5　ゲノムの形から整理した一般的なウイルスの複製
この方法は第 2 章で述べたボルティモア分類による．

プライマーは短い RNA 断片で，鋳型 DNA の特定の箇所からコピーされたものである．プライマーは役割が終わると特異的リボヌクレアーゼ(RNase)の働きで壊される．その構造の違いから，RNA 合成にはプライマーは必要ない．

新たな DNA 鎖は 5' から 3' に向けて図 3.6 に示したように合成される．この反応によりデオキシリボース 5 員環の 5' 位の炭素が，一番近くにあるヌクレオチドの 3' 位の炭素とリン酸エステル結合を結ぶことでヌクレオチドが形成される．

RNA プライマーを使って DNA 合成を行うことにより生じる問題がある．それはプライマーが鋳型 DNA に結合していることが原因で起こる．つまり，プライマーが結合している領域がどのようにしてコピーされ新しい DNA に置き換わるのか，という問題である．DNA の 5' 末端からさらに上流の 5' 末端の方向に合成されることはないため，プライマーが結合している領域の相補鎖 DNA を通常の方法で合成することはできない．このプライマーが付着していたところが複製されないとすると，数塩基失われることになるが，これが何世代も続けばゲノム全体がなくなってしまうことになる．全てのウイルスゲノムが末端の塩基を失うことなく，また，両端のその他の部分も失われることなく複製するための構造はかなり高度で，しばしば複製の際にゲノムが折り畳み構造などをとる必要がある．

二本鎖 DNA ゲノムを持つウイルス

二本鎖 DNA double-stranded DNA (dsDNA)ゲノムを持つウイルスゲノムはたいてい大きく(最大でミミウイルスの 1,200 kb)，ウイルス粒子は複雑な形態をしている．また，細胞の酵素や複製過程が細胞機能に大きく依存して

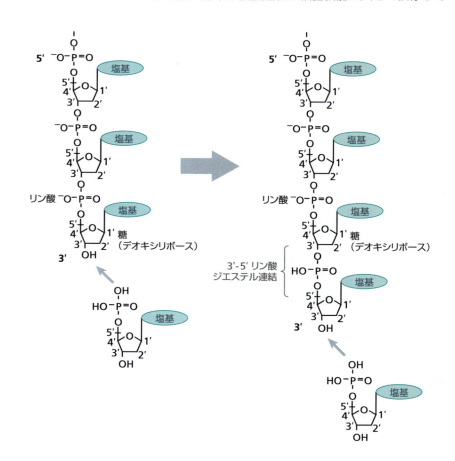

図 3.6　DNA 複製はプライマーを必要とし，5' から 3' 方向に進む

いる小さなウイルスとは異なり，ウイルス特異的な酵素を多種類産生する．たとえばチミジンキナーゼは DNA 合成時に必要な材料を提供する役割を担う酵素であるが，これは細胞が活発に増殖している時に産生される．ヘルペスウイルスやポックスウイルスはウイルスの遺伝子としてチミジンキナーゼを産生するため，ウイルスが必要とする時に必要な場所でこの酵素を確保することができる．

　比較的小さな dsDNA ウイルス（ポリオーマウイルス科など）は大きなウイルスほど多くのタンパク質をコードできず，大きな dsDNA ウイルスと比べより多くの細胞側の機能を利用するために，ウイルス自身による複製制御はそれほど複雑ではないと考えられる．これらの小さな dsDNA ウイルスの複製には，分裂期の細胞しか作らない酵素を複製に利用しており，この酵素を細胞に作らせる手段を持っている．このウイルスはラージ T 抗原 large T antigen と呼ばれるタンパク質を産生する．ラージ T 抗原は細胞分裂制御に重要な Rb という細胞タンパク質と結合して，細胞を S 期に押しやる．S 期は DNA 合成が盛んな分裂前の状態であるために，ウイルスは DNA 複製に必要な酵素を得ることができる．

　ヘルペスウイルス科のような直鎖状 dsDNA ゲノムを持つウイルスの複製は，基本はゲノムを直鎖状から環状構造に変換して行われる．その際の DNA 合成は一方向に行われ，その結果，ウイルス DNA はゲノムがつながった，非常に長い**コンカテマー** concatamer の状態で産生される．このコンカテマーは，ウイルス粒子を形成する際にゲノム単位ごとに切断される（**図 3.7A**）．ゲノムがつながり直鎖状になって産生される機構はウイルス複製では珍しくない．完全長のゲノムをコピーするためにはこの方法は割合に簡単な系である．ポリメラーゼが環状構造のゲノムをコピーして一周を完了させるためには，最初に使われたプライマーを置き換えてすすめばよい．

　環状 dsDNA ゲノムを持つポリオーマウイルス科のウイルスでは，RNA プライマーが結合した領域から両方向に向かって伸長反応が進行する．DNA 合成は常に 5' から 3' の方向に進むので，ラギング鎖（ここでは DNA 伸張が 5' 末端方向へ進む）における DNA 合成は，一連の短い 5'-3' DNA 分子を合成し，それらをつなぎ合わせて新しい DNA 鎖を形成する．この方法では環状のウイルスゲノムが分子間でつながった状態で産生されるが，**脱連環** decatenation

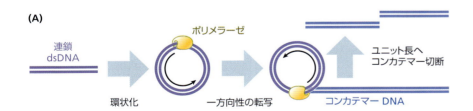

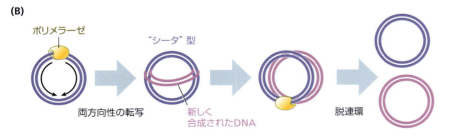

図 3.7　dsDNA のゲノム複製
(A) 直鎖 dsDNA（ヘルペスウイルス科）(B) 環状 dsDNA（ポリオーマウイルス科）．新しく合成された DNA はピンクで示し，DNA 合成の開始部位は黄色で示した．

反応により外される．（図 3.7B）

一本鎖 DNA ゲノムを持つウイルス

一本鎖 DNA single-stranded DNA（ssDNA）ゲノムを持つウイルスは全てゲノムサイズがとても小さく，最も大きいものでも植物ウイルスが持つ約 11,000 b である．逆に最も小さいものはブタに感染する 1,759 b のサーコウイルスであり，これは脊椎動物に感染するウイルスの中で最も小さいことが知られている．このウイルス由来の DNA によりロタウイルスワクチン汚染されているのが最近見つかり，ヒトへの曝露の危険性が懸念されるようになった．

パルボウイルス科は脊椎動物に感染する ssDNA ウイルスの中で最も研究されている代表例である．このウイルスのゲノムは 4,100 〜 6,200 b の ssDNA からなる．複製は核で行われ，ゲノムの末端が二本鎖のヘアピン構造を作り dsDNA 複製形体（RF）を形成するという複雑なプロセスを経る．完成した ssDNA は mRNA 合成に用いられるか，あるいはさらに伸張して二本鎖の連鎖構造を形成する（図 3.8）．

パルボウイルス科はゲノムサイズが小さいために非常に限定された条件でしか複製できないウイルスである．このウイルスは宿主の DNA 合成を活性化する能力がないために，DNA 合成が盛んな細胞でしか増殖複製を行えない．そのために，このウイルスが複製できる細胞は，赤血球の前駆体分裂細胞などのように盛んに分裂している細胞に制限される．

RNA を中間体として使用する DNA ウイルス

ヒトに感染するウイルスの中で，RNA を中間体として複製を行うウイルスに，ヘパドナウイルス科の B 型肝炎ウイルスがある．これは植物に感染するカウリモウイルス科 *Caulimoviridae* のウイルスの複製と似た様式をとる．

B 型肝炎ウイルスのゲノムはウイルス粒子の中では部分的に二本鎖 DNA を形成している．ゲノムは約 3,200 b の長さで，その 50 〜 85％ の部分が二本鎖を形成している．二本鎖部分の長さはいろいろであるが，－鎖 DNA が長く，＋鎖が短い．ウイルスの**逆転写酵素** reverse transcriptase（ポリメラーゼ）は共有結合で DNA ゲノムに結合している．完全長の dsDNA を持つウイルス粒子が全体の 5 〜 20％ 存在するが，これは異常型であると思われる．

標的細胞に入り，部分的に二本鎖だったゲノムが複数の酵素（詳細はわかっていない）により完全な二本鎖になり，共有結合されて閉環二本鎖 DNA

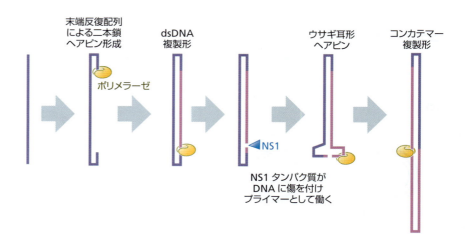

図 3.8 直鎖状 ssDNA ウイルスのゲノム複製
パルボウイルス科ウイルスはこの方法で複製する．DNA の複製過程でできる連環状 DNA はさらに伸長反応が進むか，または切断を受けて単位長ゲノム DNA になり，カプシドに取り込まれる．新たに合成された DNA はピンクで示し，DNA 合成の開始点を黄色で示した．

covalently closed circular DNA (ccc DNA) となる (図 3.9). 次にゲノム完全長よりも若干大きい (約 1.2 倍) プレゲノム RNA pre-genomic mRNA

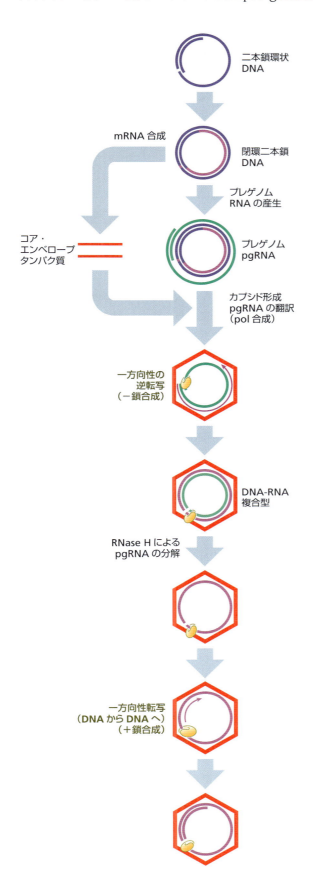

図 3.9 **RNA を中間体にする DNA ゲノムの複製**
B 型肝炎ウイルス (ヘパドナウイルス科) はこの複製過程をとる. 新たに合成された RNA はグリーンで示し, 新たな DNA はピンク, コアタンパク質は赤, pol を黄色の塊で示した.

（pgmRNA），複数の小さなサブゲノミック mRNA subgenomic mRNA が合成される．pgRNA はウイルスコアと逆転写酵素タンパク質をコードする mRNA となると同時に，完全長の－鎖 DNA を合成するための逆転写酵素の鋳型となる．ウイルス逆転写酵素がプレゲノム RNA と会合することが，ウイルス C（core）タンパク質からなる殻内に入り込む引き金になる．ウイルスのカプシド内で 1,700〜2,800 b 程度の長さの異なる＋鎖 DNA の形成が行われる．この＋鎖 DNA の伸張反応には，おそらくカプシド内に存在する利用可能な基質であるヌクレオチドが使われるが，それが消耗されることにより，完全長がコピーされる前に伸張反応が止まってしまう．そのために＋鎖の長さが一定にならない可能性がある．

　この小さなゲノムを持つウイルスがなぜこれほど複雑な複製様式をとるかについてはまだ解明されていない．ウイルスの逆転写酵素は，さらに DNA ポリメラーゼとしても機能するが，ウイルスゲノムの半分以上がこのタンパク質をコードする領域として使われている．ウイルスゲノムの複製に，ウイルスや細胞の DNA 依存性 DNA ポリメラーゼ（DNA を鋳型として DNA を合成する）は使われない．

　以下に見ていくように RNA の転写は忠実性が低いので，ウイルスに変異を生じさせる要因となる．これにより，様々な環境の変化にも対応できるウイルスが出現し，ウイルスの進化がもたらされているのかもしれない．

RNA 合成

　全ての細胞生物は RNA 合成を行う．RNA は一般的に不安定で分解されやすく，その機能や構造により**メッセンジャー RNA messenger RNA（mRNA）**，**トランスファー RNA transfer RNA（tRNA）**，**リボソーム RNA ribosomal RNA（rRNA）**と分類されている．ウイルスゲノムの多くは RNA からなる．また，実際にヒトに感染するウイルスには，RNA ゲノムを持つウイルスのほうが DNA ゲノムを持つウイルスより多いことからわかるように，RNA ゲノムの方が DNA ゲノムよりも一般的である（図 2.6 参照）．

　DNA と同じく，RNA には**＋鎖 positive sense**（mRNA に相当する配列を持っており，一般的に mRNA として機能する）と**－鎖 negative sense**（mRNA の相補鎖配列）がある．ウイルスの中には＋鎖，－鎖の両領域を有する**アンビセンスゲノム ambisense genome** を持っているものがある．

　DNA の場合と同じく，RNA は 5' から 3' に向けて合成される．ほとんどの RNA 合成には，DNA 合成時には必要なプライマーを必要としない．また前述したように，ウイルス DNA が完全長を複製する時には複雑な事前準備が必要だったが，RNA ゲノムをコピーする際にはそのような準備は必要ない．しかし，プライマーを用いる RNA ウイルスもある．たとえば，ピコルナウイルス科の ssRNA ゲノムの端についている VPg タンパク質がプライマーになる例である．

　RNA は糖環の 2' 位に余分に水酸基がついているため，DNA よりも反応性が高く，それゆえに不安定である（**図 3.10**）．ウイルス RNA の末端が壊れると RNA が不安定になる．そこで，多くの RNA ウイルスはゲノムの末端を保護する構造を取り，壊れるのを防いでいる（訳注：これ以外にも機能を持つことが知られている）．具体的には－鎖 RNA ゲノムでは，複雑な折り畳み構造をとり，あるいは＋鎖 RNA ゲノムの場合には，mRNA で見られるような 5' **キャップ構造 cap**（メチルグアノシン残基が 5'-5' 結合をした構造を持ち，

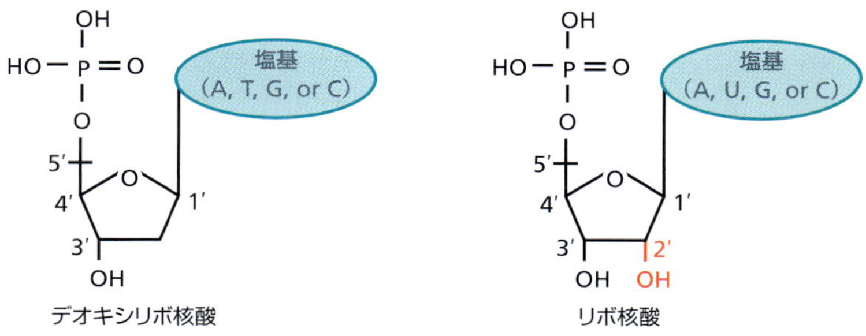

図 3.10 リボ核酸は 2′-水酸基（OH）があるためデオキシリボ核酸とは異なる

mRNA 翻訳に働く）や 3′ ポリ A 構造 polyadenylation を持つ（図 3.11）.

RNA ウイルスのゲノムは多種の形態を有する（表 2.1 参照）．ゲノムは二本鎖もしくは一本鎖構造（＋鎖，－鎖，もしくはアンビセンス）である．ゲノム RNA は 1 分子のものもあれば，2～12 分節のものもある．さらに複雑なことに，複製の過程で DNA を中間体として必要とする RNA ウイルスもある.

最も大きな RNA ゲノムはコロナウイルスの 33,000 b であるが，それでも最も大きい DNA ウイルスゲノムに比べはるかに小さい（40 分の 1 程度）．これには，RNA 複製の際の忠実性が低いことが反映されている（1.3 節参照）.

多くの RNA ウイルスが**分節ゲノム** segmented genome を持つのは RNA 合成の忠実性が低いことによるのかもしれない．その理由はひとつながりの長い分子だと有害な変異が入ってしまう危険性が高くなるからである．それに対して分節ゲノムなら，同じ細胞に複数のウイルスが感染した場合，ウイルスの間で分節の交換が行われる．このプロセスは新しい抗原変異の出現をもたらし，世界的流行を引き起こすインフルエンザウイルスが出現する原因の 1 つとなっている.

インフルエンザウイルス（オルソミクソウイルス科）は 7 分節（C 型インフルエンザ）から 8 分節（A 型，B 型インフルエンザ）の RNA でゲノムが形成されており，分節ゲノムを持つウイルスの中で最もよく研究されている．他に 2 分節（アレナウイルス科 *Arenaviridae*，ピコビルナウイルス科 *Picobirnaviridae*）から 12 分節（レオウイルス科 *Reoviridae* のコルチウイルス属 *Coltivirus*）を持つウイルスまでが知られている.

RNA ゲノムの複製には，RNA ウイルス固有の問題がある．ほとんどの DNA ウイルスが，細胞が持つポリメラーゼを利用する（自らポリメラーゼを産生するものもわずかにいるが）のに対し，RNA ゲノムの複製に細胞の酵素を利用できるウイルスはほとんどない．なぜならば細胞はウイルス RNA ゲノムが複製に利用できるほどの量の RNA 依存性 RNA ポリメラーゼ（RNA を鋳型にして RNA を合成する）を持っていないからである．これはつまり，非常に小さいゲノムの RNA ですら，自らポリメラーゼを産生する必要があるか，あるいはもともとは RNA 合成に関係のない細胞内の酵素を RNA 合成に流用する方法を見つける必要がある，ということである.

dsRNA ゲノムを持つウイルス

レオウイルスは二本鎖 RNA double-stranded RNA（dsRNA）ゲノムを持つが，dsRNA は通常の細胞にはほとんど存在しない．レオウイルスは dsRNA ウイルスのよいモデルである．ゲノムは 10～12 の分節を有し，末端に単鎖構造がなく，平滑末端構造を持つ．分節ごとに大体 1 つのタンパク

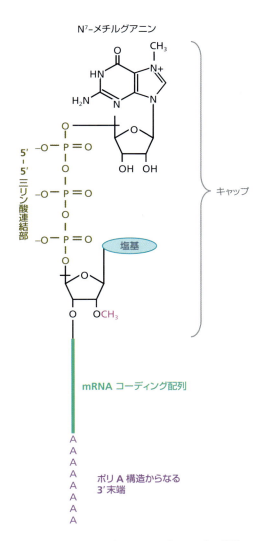

図 3.11 メッセンジャー RNA（mRNA）の構造
mRNA のタンパク質コーディング配列は長さが異なる．5′末端にキャップ構造（5′-5′ の向きに結合したメチルグアノシン酸構造），3′末端には異なる長さのポリアデニル酸が付加された構造をしている．2′ メチルグループ（訳注：厳密には 2′O-メチル）（ここでは最初の残基として示してある）は RNA のさまざまな箇所のヌクレオチドにも存在しうる．

質をコードしている．転写される＋鎖 RNA が mRNA として機能し，5′末端には RNA 合成の過程でウイルス酵素によりキャップ構造が付加されるが，3′末端に細胞の mRNA で見られるポリ A 構造はついていない．

　レオウイルスが転写活性型になるには，粒子が部分的に分解された核タンパク質からなるコア構造体になる必要がある．まずゲノムの−鎖が鋳型になり，キャップ構造のついた mRNA が合成されて細胞質に遊離する一方，元の RNA はコア構造体内に留まる．ウイルス mRNA の産生には 2 つの段階があり，2 段階目には細胞を不活化する後期タンパク質をコードする mRNA が合成されると考えられている．

　mRNA の量とその活性は制御されており，その結果作られる各ウイルスタンパク質の量を制御している．細胞質に遊離した mRNA はタンパク質合成に利用されるとともに，ウイルス粒子前駆体に取り込まれて粒子を形成する成分としても使われる．どのようにして分節 RNA の全てが正確に粒子に取り込まれるのかについてはわかっていないが，正確に粒子内にとりこまれているようにみえる．新しいウイルス粒子前駆体内部では，一段階目の転写として mRNA から−鎖 RNA が複製される．そしてこれらの−鎖 RNA はもっとたくさんの mRNA を作る．この 2 段階目の転写ではキャップ構造を持たない mRNA が作られる．このキャップ構造を持たない mRNA は感染後期に優先的に翻訳される．細胞性の mRNA は全てキャップ構造を有するため，結果的に細胞性タンパク質の合成が効率よく阻害されることになる．

一本鎖 RNA ＋鎖［ssRNA（＋）］ゲノムウイルス

　＋鎖 RNA ゲノムはそれ自体感染性を有し，ウイルスのタンパク質を産生する mRNA として機能する．この種類のゲノムを持つ多くのウイルスの中で，ポリオウイルス（ピコルナウイルス科）が最もよく研究されている．このウイルスはゲノム RNA が mRNA として機能するため，ウイルス粒子内に RNA 依存性 RNA ポリメラーゼを保持する必要がなく，細胞内に侵入した後でポリメラーゼとその他の必要な酵素を産生すればよい．このような単純な複製手段は非常に効率がいいので，この複製手段を有するウイルスは非常に多い．

　ポリオウイルスゲノム RNA からおよそ 220kD のタンパク質（ポリプロテイン）が産生される．このゲノムには翻訳開始のキャップ構造がない代わりに，internal ribosomal entry site（IRES）という特殊な構造を持ち，リボソームに直接結合する．ポリオウイルスは，キャップ構造を持つ mRNA の翻訳に必要な，eukaryotic initiation factor 4（eIF4）を構成する複数の因子を破壊することで，細胞のタンパク質合成を阻害する．

　220kD の大きなポリプロテインはタンパク質分解酵素の作用により繰り返し切断を受けて，ウイルス粒子を構成するタンパク質（構造タンパク質）と複製に必要な酵素（ポリメラーゼなど）になる（図 3.12）．

　このような単純な複製様式をとるウイルスの問題点は，1 つの mRNA が翻訳されて 1 つのポリプロテインを産生するために，全てのタンパク質を同じ量生産してしまうということである．たとえばポリメラーゼのような酵素はウイルスのカプシドを構成する構造タンパク質の量ほど必要ない．とはいえ，ペプチドの切断の過程をコントロールすることにより，産生されるタンパク質の量をある程度制御することはできる．

　ポリプロテインから切り出された，3D というウイルスタンパク質はポリメ

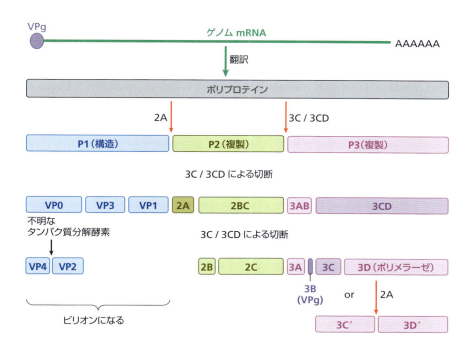

図 3.12 ポリオウイルスポリプロテインの切断
プロテアーゼ 2A と 3C/3CD の振る舞いを示した．タンパク質 VP0 を切断する機構はわかっていない．

ラーゼ活性を有し，これが完全長の－鎖 RNA を産生し，続けてそれを鋳型にして＋鎖 RNA の合成を行う．

ポリオウイルスの RNA 合成では＋鎖合成が－鎖合成の 30～70 倍になる．その結果，大部分の＋鎖 RNA は細胞質に遊離した状態で存在することになる．一方，－鎖 RNA は＋鎖 RNA と対合して二本鎖状態の複製型 replicative form（RF）になるか，もっと一般的な，複数の＋鎖 RNA が部分的に対合した状態で存在する複製中間体 replicative intermediate（RI）状態になる（**図 3.13**）．この状態では完全長の－鎖 RNA が鋳型になり，多数の＋鎖 RNA が合成される．鎖の対合した状態はポリメラーゼにより外されるまで維持される．

RI は複製複合体の一部であり，滑面小胞体（smooth endoplasmic reticulum）と会合している．一部の＋鎖 RNA は翻訳され，残りはウイルスゲノムとして新たに作られたコートタンパク質（図中 P1）の働きにより，粒子に梱包される．コートタンパク質はウイルス粒子が形成される過程でさらに切断される（図中 VP0～VP4）．

3B あるいは VPg と呼ばれる小さなウイルスタンパク質が 1 分子，＋鎖 RNA の 5' 末端に結合し，それがプライマーとして機能する．また，VPg はウイルス粒子複合体の一部となることでウイルス RNA 分子の機能制御にも関わっているが，その場合は mRNA としてではなく，ゲノムとして機能する．

この他の ssRNA（＋）RNA ウイルスの中には 2 つ以上の mRNA を産生するものが存在する．この種のウイルスはゲノム RNA を 1 つしか持たないものに比べて，個々のタンパク質を産生する際により精密な制御が可能である．また，複製サイクル中の異なる段階でそれぞれ初期タンパク質（複製に関連する）や後期タンパク質（構造タンパク質）を産生する時間的制御も可能である．

一本鎖 RNA －鎖［ssRNA（－）］ゲノムウイルス

mRNA の相補鎖である－鎖 RNA ゲノムは mRNA として機能することができない．したがって，感染が成立してウイルスタンパク質を産生する際に，事前に RNA ポリメラーゼにより mRNA がつくられる必要がある．このウイ

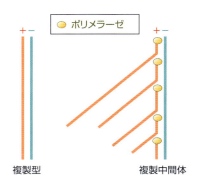

図 3.13 複製型 RNA の構造
＋鎖 RNA は赤で示し，ポリメラーゼは黄色で示した．

ルスのRNA依存性RNAポリメラーゼは，ウイルス粒子の核タンパク質の中に入っており，細胞の中に入ると，それがmRNAとゲノムRNAの両方を作る．この過程では，さまざまなdsRNA中間体が作られ（RFとRI，図3.13参照），そこから様々なウイルスmRNAを経てそれぞれのタンパク質が作られる．これはポリプロテインから複数のタンパク質が作られる過程とは対照的である．

ゲノムサイズが小さいほとんどのRNAウイルスは複雑性が低いため，増殖の制御機構も比較的単純である．とはいえ，感染細胞内でウイルスタンパク質が全て同じ量作られてはいないことから，なんらかの制御機構が働いていることがわかる．たとえば，パラミクソウイルス科 Paramyxoviridae とラブドウイルス科 Rhabdoviridae （いずれもモノネガウイルス目 Mono-negavirales に属する）のウイルスの複製においては，ゲノムに共通の3'末端に存在するプロモーターから転写が開始される（**図3.14**）．ゲノム内の各々の遺伝子の間にある塩基配列が，転写されたRNAの3'末端にポリA構造を，また5'末端にキャップ構造を付けるように働く．各遺伝子から産生される新しいmRNA合成の開始効率は100%以下［この方面の研究がよく行われているラブドウイルス科の水疱性口炎ウイルスvesicular stomatitis virus（VSV）の場合には，開始効率が70〜80%である］であるために，転写プロモーターから遠くにある遺伝子ほど，新しい転写開始効率が累進的に減衰することになる．そのため最も遠い場所に位置する遺伝子の転写効率は最も低くなる．ポリメラーゼをコードするLタンパク質はプロモーターから最も遠い位置にあるのに対して，ヌクレオカプシドタンパク質であるNタンパク質は最も近い位置にある．それゆえNタンパク質は必要とされる最大量のタンパク質を産生する．Lタンパク質の量に比べNタンパク質の量はおよそ50倍に相当する．

カプシドタンパク質がたくさん存在する状態では，作られたRNAにカプシドが会合する結果，転写反応の減衰が抑えられて完全長のゲノムのコピーができる．

インフルエンザウイルス（オルソミクソウイルス科）の場合，ウイルスは細胞のRNA合成を必要とする．その理由はウイルスが5'末端のキャップ構造を自ら作ることができないからである．インフルエンザウイルスはできてすぐの細胞のmRNAからキャップ構造を取り外し，自身のウイルスmRNAに結合するという特異な機構を持つ．似たような機構は，分節アンビセンスゲノムを持つブニヤウイルス科のウイルスにもみられる．

インフルエンザウイルスは核内でウイルスmRNAの合成し，キャップ構造の付加を行った後，翻訳のために細胞質に移動する．このいくぶん複雑な過程

図3.14 ssRNA（−）ウイルス（モノネガウイルス科）の mRNA 転写制御

Nタンパク質（Pタンパク質も）がRNAに結合することで，遺伝子間の連結部での転写が持続し，下記に示すような方法で，最終的には全ての個々の遺伝子に対する完全長のモノシストロニックmRNAが産生される．Pタンパク質とCタンパク質は同じmRNAから産生され，その差はリーディングフレームが異なることから生まれる．水疱性口炎ウイルス（ラブドウイルス科）の遺伝子間の連結部に存在する"ストップ-スタート"機構による制御を示した．この機構はモノネガウイルス科の他の種にも共通する．転写されたmRNAの遺伝子間の連結部においては転写酵素がUUUUUUU配列を行きつ，戻りつしてポリアデニル酸が付加される．転写酵素の中で次の遺伝子への転写を行うのは70〜80%のみで，残りの20〜30%は転写を終結させる．下流のmRNAのキャップ付加が起こると転写が始まり，次の遺伝子間連結部で終結することによりモノシストロニックなmRNAが産生される．

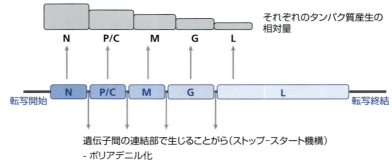

はインフルエンザ特有の機構であり，この機構が宿主細胞のタンパク質合成を抑制している可能性もある．インフルエンザウイルスのポリメラーゼはゲノムの完全長を複製し，そのRNAは子孫ウイルスのゲノムとして順次利用される．インフルエンザの別の特徴として，小さなゲノムを持つウイルスに共通に見られることであるが，リーディング・フレームの重複やスプライシングによって1つの遺伝子断片が複数のタンパク質をコードする（図1.11参照）．

脊椎動物に感染するssRNAウイルスの中で，インフルエンザウイルスは分節ゲノムを持つという特徴を持つ．ゲノムの分節化はmRNAの発現量を調節することを可能にする（遺伝的組換えの点からも重要である）一方，8本の分節を1つにまとめてウイルス粒子内に正確に組込む必要がある．

8本のRNA分節が正しく選別 sorting されて，ウイルス粒子に組込まれることを示す証拠はほとんどない．8本の分節が選別されるのではなく，RNAがランダムにカプシド内に取り込まれ，偶然8本全てがそろったものが感染性を有するのではないか，という仮説も提唱されている．

カプシドにランダムに取り込まれた分節の数が8本で，かつそれがRNAを構成する8分節全てを満たす可能性はたった0.24%しかない．しかし，カプシドに取り込まれた分節が12本の場合はその確率は約10%に，14本取り込まれた場合は約15%まで高まる．また，標的細胞に複数のウイルス粒子が侵入することがあり，これを利用して感染が成立する確率を高めるウイルスがいる．ブニヤウイルスは3つのゲノム分節が分散してカプシドに入り込んでいるために，たとえ分節数が少ないとはいえ複数個の粒子が同時に細胞内に入り込むことにより感染の確率を高めている．

アンビセンスゲノムを持つウイルスには，分節ゲノムを持つアレナウイルス科やブニヤウイルス科などがあるが，－鎖ウイルスとよく似た機構で複製すると思われる．ゲノムそれ自身がmRNAとして機能するのではなく，ウイルスポリメラーゼにより最初にmRNAが作られると考えられる．

DNA中間体の媒介により複製するssRNAウイルス

レトロウイルスはRNAゲノムからdsDNA中間体を経て最終的にRNAのゲノムを合成する．RNAからDNAへ情報が「逆に流れる」ことがレトロウイルスの名前の由来である（ラテン語の 'retro' は英語の 'backward' の意味である）．このような複製機構を持つウイルスの中でヒトに感染することが知られているのはレトロウイルス科だけである．他に植物に感染するカリモウイルス科 *Caulimoviridae* や主に内在性のメタウイルス科 *Metaviridae*，カビや無脊椎生物に感染するシュードウイルス科 *Pseudoviridae* などがあり，似た複製様式をとる．

レトロウイルスは逆転写酵素を粒子内に含んでおり，この酵素が複製の中心的な役割を担っている．レトロウイルスのゲノムは両端に長い繰り返し配列 long terminal repeat（LTR）を有した特有の配列を持ち，LTRに挟まれた領域に *gag*（コアタンパク質），*pol*（ポリメラーゼまたは逆転写酵素），*env*（エンベロープ糖タンパク質）を持っている．ヒトレトロウイルスは複合レトロウイルスと呼ばれる．この仲間には，フォーミーウイルス foamy virus も含まれる．複合レトロウイルスと呼ばれる理由は *gag*, *pol*, *env* に加えて，いくつもの小さなタンパク質（HIV-1の場合には，*vif*, *vpx*, *vpr*, *vpu*, *tat*, *rev*, *nef* など）を産生する複雑な機構を持っているからである．他にもこれらに類似したタン

パク質が存在する可能性はあるが，いまだに確認されていない．

レトロウイルスゲノムが細胞内に入ると，ゲノムは逆転写されdsDNA中間体になる．逆転写されたDNAは，細胞内に環状DNA分子（エピソーム）として存在するのではなく，ウイルスのインテグラーゼにより細胞内のDNAに組込まれる．その後はそこに留まり，宿主細胞の機能により転写・複製される．この状態のウイルスゲノムをプロウイルスという．プロウイルスDNAは効率よく転写され，増殖複製を行うか，あるいは"silent（沈黙）"な状態を維持する．この潜伏状態は免疫系による監視を免れる．その結果，組込まれたウイルスDNAは免疫の標的にはならない．しかし，たとえプロウイルスが不活性化状態を維持しているときでさえ，組込み部位に隣接する宿主側の遺伝子に影響を与え続ける．このような機構に加えて，ウイルスのがん遺伝子（4.8節参照）の発現によりレトロウイルスに関連したがんの発症を誘導する．

レトロウイルスのゲノムは小さいために，がん遺伝子はウイルスゲノム内の必須遺伝子の場所に入り込む（訳注：そのためにがん遺伝子を持つレトロウイルスは欠損ウイルスになる）．例外的なのはトリに感染するラウス肉腫ウイルスである．このウイルスは複製に必要な全ての遺伝子に加えて，がん遺伝子も持っている．このウイルス以外のがん遺伝子を持つレトロウイルスは複製に必須の遺伝子が欠失しているために，複製を助ける完全長の"ヘルパー"ウイルスが共感染しなければ複製ができない（2.4節参照）．このようにヘルパーウイルスがないと増殖できないウイルスは，研究室以外の場所で本当にがんを引き起こすのに寄与しているかどうかは疑わしい．むしろ，プロウイルスの組込みによるがん化の方が疫学的にはより重要であると考えられる．

プロウイルスDNAの活性化は様々な刺激（リンパ球に感染している場合には宿主免疫細胞の活性化などにより）により引き起こされ，ウイルスのmRNA，ゲノムRNA，タンパク質産生を開始する．ある種のレトロウイルス，特にフォーミーウイルス（スプマウイルス科 *Spumaviridae* のサブファミリー）は特定の細胞で増殖感染が起こるようになると考えられる．

レトロウイルスゲノムがいったん自分のコピーを作り，そこからウイルスmRNAが作られ，続いてウイルスタンパク質も作られると，これらのタンパク質は集合して粒子を形成する．

非常に特殊なことに，レトロウイルスのゲノムは二倍体であり，ウイルス粒子の中では2つのゲノムが5′末端で会合して存在する．完全長のウイルスゲノムの合成は転写酵素が粒子中に存在する2つのゲノム間を飛び越えて転写を続けることで行われると考えられる．これにより複製過程における変異が起こりやすくなると考えられる．レトロウイルス科のヒト免疫不全ウイルスhuman immunodeficiency virus（HIV）は特に変異を引き起こしやすく，それにより，免疫応答や抗ウイルス薬の活性を妨げる．

3.4　ウイルスによる細胞活動の制御

感染した細胞を子孫ウイルスの産生源にしたり，その結果時には細胞を死滅させたりする急激な感染細胞の変化作用よりも優れた，細胞を殺さずに正常細胞の活動を維持しつつウイルス複製を優先させる多くの戦略がある．

細胞がDNAを合成しないとウイルス複製に必要な酵素を調達できないウイルスがいる．その1つである非常に単純な構造を有するウイルス（パルボウイ

ルス科など)には，分裂中の細胞に感染して酵素をまかなうもの(パルボウイルスB19)や，酵素を供給するウイルス(アデノ随伴ウイルス)との共感染を行うものなどがある．これらはウイルスにとって，感染サイクルが成立する上での制限となっている．ポリオーマウイルス科やパピローマウイルス科などのパルボウイルス科よりわずかに大きいウイルスは，細胞をS期(DNA合成が盛んな分裂前の状態)に変化させる作用を持つ．これによりウイルスは複製に必要な酵素を利用できるようになるが，ウイルスが細胞を殺さない場合，このS期へ変化させる作用は結果的に細胞の無制限の分裂とそれにともなう細胞の形質転換，そしてがん化をもたらす(第4章参照)．

　細胞の代謝機能を破壊する方法の1つは，eIF-2やeIF-4などの翻訳制御因子の活性を変化させることである．これらの因子は自身のリン酸化状態によってタンパク質合成の翻訳開始を調節しているため，この方法は，アミノ酸からタンパク質をつくる細胞の機能に深刻な影響を与える．アデノウイルス科，ヘルペスウイルス科，オルソミクソウイルス科，ピコルナウイルス科，ポックスウイルス科，レトロウイルス科，ラブドウイルス科などの多くのウイルスがこの戦略を用いている．ピコルナウイルス科やラブドウイルス科のウイルスはeIF4を分解してより直接的に宿主の翻訳に影響を与える．

　ブニヤウイルス科とオルソミクソウイルス科のウイルスは細胞由来のmRNAのキャップ構造をウイルスmRNAに移して(キャップスナッチングcap snatching)それを使用するが，一方ではレオウイルスの感染後期に見られるように，感染細胞の仕組みを変化させて後期に合成されるキャップ構造を持たないウイルスmRNAが優先的に翻訳されるようにする場合もある．

　ヘルペスウイルス科のような，より複雑性を増したウイルスは，自ら多くのタンパク質を産生し，宿主細胞の活動に影響を与える．その一例として，単純ヘルペスウイルスのビリオンホストシャットオフ virion host shut-off (*vhs*)というタンパク質がある．この*vhs*はウイルス粒子のテグメント(ぶ厚いタンパク質様構造)に入り感染細胞へ運ばれて，*vhs*の持つエンドリボヌクレアーゼ活性によりmRNA分解を誘導して宿主タンパク質の合成を阻害する．ヘルペスウイルスの複雑な性質を念頭におくと，ウイルスタンパク質ICP27によりRNAスプライシングを邪魔したり，ICP0タンパク質により宿主タンパク質の分解を亢進させたりすることで，細胞が持つ本来の合成能を阻害していることも驚くに値しない．

　細胞の機能を阻害する効果はさまざまなレベルで存在する．たとえば，small interfering RNA (siRNA)の効果については，ウイルス感染においてさらに解明されるべきところであり，その作用は細胞にもウイルスにも及ぶ(**Box 3.3**)．

　せめぎ合いは一方向からだけではなく，細胞もさまざまな機構を展開させてウイルス感染を制御しようとしている．多くの場合，これらの機構はウイルス感染した細胞を殺してしまう．この細胞死は，プログラムされた細胞死(アポトーシス)やインターフェロンへの応答，免疫系との相互作用によってもたらされる．この細胞死が起こるシステムと，そのシステムをコントロールするウイルスの応答については第4章で説明する．このせめぎ合いにおいてウイルスと細胞は双方がさまざまな機構を同時に発揮しており，生命系の本質的な複雑性をみてとれる．以上のことはウイルスへの対抗手段を考える上で役立つだろう．詳しくは第6章で述べる．

Box 3.3　Small interfering RNA (siRNA)

　small interfering RNA (siRNA)は小さい二本鎖のRNA分子(主に20〜25b)で，様々な機能を有し，遺伝子発現の調節に特に関係が強いと考えられている．1999年に初めて，植物の転写後の遺伝子抑制に関与していることが報告された．さらに，RNA干渉 RNA interference (RNAi)の機構が解明され，この機構がより広く使われていることがわかった．RNAiは動植物中に存在する，遺伝子の発現を抑制するメカニズムで，特定の塩基配列を転写後に抑制する．これは抑制される遺伝子(mRNA)配列に二本鎖RNA部分を作らせることに基づくものである．この作用は今では重要な実験手段の1つとなっており，治療への応用についても現在研究中である．RNAiについては第6章で詳細に述べる．

3.5 ウイルスの形成と放出

一般に，ウイルスが複雑になればなるほど，その構造も複雑になり，また，いろいろなものをまとめることでできあがる粒子の形成過程も複雑になる．

ここでは，ポリオウイルスを単純なウイルスの一例として取り上げたい．ポリオウイルス粒子には5種類のタンパク質が存在し，そのうちの4種類はカプシドを形成する（1.2節参照）．5つ目のタンパク質（VPg）はウイルスゲノムと結合しており，RNA合成においてプライマーとして働く．無細胞系で翻訳させたとしても，4種のVP1～VP4タンパク質はそれらだけで集合してカプシドを形成する．感染細胞内では，これらのタンパク質は集合して前駆体（五量体）を形成し，それがウイルスカプシド形成に利用される．ゲノムRNAはあらかじめ作られたカプシドに取り込まれるか，あるいはカプシド形成過程にタンパク質と結合して集合する．これまでの研究結果から後者の可能性が高いと考えられている．アデノウイルスはポリオウイルスのカプシドの形態（正十二面体）と似ているが，ポリオよりも大きなゲノムと複雑な構造（1.2節参照）を持ち，粒子形成も複雑な経路をたどる．アデノウイルスの形態の形成には，**足場タンパク質** scaffolding protein（最終的に粒子タンパク質にはならないが集合過程で必要となる）が2つの過程で必要である．足場タンパク質の1つは100 kDのタンパク質で，六量体サブユニット（それ自身は三量体）を形成するときに必要になる．さらに少なくとももう2つの足場タンパク質はプロカプシド（カプシドの前駆体でその中にウイルスDNAが入る）の形成の際に用いられる．

ウイルスの形成が完了すると，ウイルスは細胞から離れる．単核生物に感染するバクテリオファージの場合，感染細胞を破壊してウイルス粒子を外に放出するという単純な方法をとることが多い．しかし，真核生物ウイルスの場合には事態はもっと複雑になる．

ウイルスタンパク質の合成は細胞質で行われる．また，大部分のウイルスは細胞質で集合する．ヘルペスウイルス科，オルソミクソウイルス科などのウイルスはウイルスタンパク質が核に移行して核カプシドに取り込まれる．

エンベロープを持つウイルスの場合，ウイルスの膜成分は細胞の膜成分に由来する．その際，種々の膜成分が利用される．なお，利用される膜成分は感染したウイルスによって異なる．ヘルペスウイルス科のエンベロープには核膜が用いられているようである．膜に覆われたウイルスは小胞に入って細胞表面に運ばれる（図3.15）．これと対照的なのはオルソミクソウイルス科のウイルスである．このウイルスの複数のヌクレオカプシドは核内で形成されるにもかかわらず，細胞表面に存在する原形質膜を必要とする．他のウイルスではゴルジ体の膜（ブニヤウイルス科），小胞体膜（フラビウイルス科）などが用いられるが，原形質膜の利用が一番多い．

パラミクソウイルス科のウイルスタンパク質は，形質膜にあるコレステロールとスフィンゴ脂質が豊富な**膜ラフト** membrane raftという特殊な場所に集合している．パラミクソウイルスの糖タンパク質は細胞膜上の膜ラフトと思われる修飾された箇所に蓄積する．ウイルスの糖タンパク質の端は細胞質に突き抜けており，ウイルスのMタンパク質と会合している．ウイルス形態形成のこの時期には，Mタンパク質は膜の内側に蓄積して存在しており，完成したヌクレオカプシドとの結びつきを介在している．形成された粒子の複合体が形

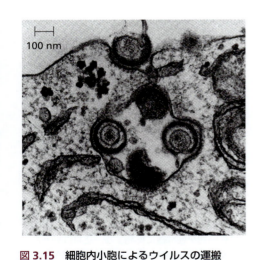

図 3.15 細胞内小胞によるウイルスの運搬
核膜から出芽したエンベロープを身につけ，小胞に溜まって細胞表面へ移動する成熟後期の水痘帯状疱疹ウイルス（ヒトヘルペスウイルス3，ヘルペスウイルス科）．Charles Gross, Dept Pediatrics, Univ. Iowa Hospitalの厚意により提供．

質膜を包んで，細胞外に出芽して放出される．

　レトロウイルスも，出芽という方法で細胞外へ放出される．ヌクレオカプシドは細胞質中または細胞膜上で（どちらかは種によって異なる）集合し，細胞膜の外に出芽する（図 3.16）．

　エンベロープを持たないウイルスは，細胞を溶解して放出されることが多い．しかし細胞を溶解せずに感染性ウイルスを放出するものもいる．恐らく，細胞膜に由来した小胞などがこの場合には関係していると思われる．また，死細胞の bursting（能動的でない細胞溶解）と，それによる感染性ウイルス粒子の生成も起こる．

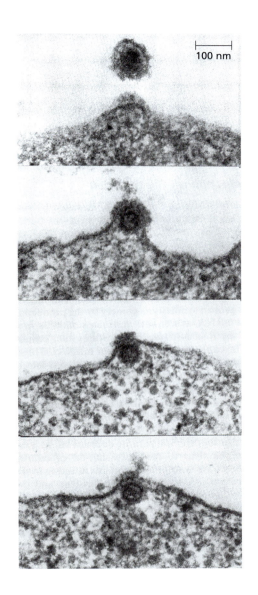

図 3.16　細胞表面からの出芽
レトロウイルス科のウイルスが，感染した細胞から出芽する過程を示した．ウイルスのヌクレオカプシドが変化した細胞膜に集合し，膜が外側に膨らんでいき，その後細胞外へエンベロープウイルス粒子が放出される．Ian Chrystie, St Thomas' Hospital, London の厚意により提供．

より理解を深めるための設問

設問 3.1：核-細胞質巨大 DNA ウイルス（NCLDV）とは何か，またこのウイルスはヒトに感染するか？

設問 3.2：アンビセンスゲノムとは何か？　ウイルス複製にどのような効果をもたらすか，また，ウイルスの分類にどのような影響をもたらすか？

設問 3.3：ヒトに感染するウイルスの中で分節ゲノムを持つのは RNA ウイル

Key Concepts

- ウイルスと宿主細胞との最初の相互作用は，ウイルス表面の（多くの場合糖鎖が付加された）タンパク質と宿主細胞上のタンパク質などの構造が媒介する．この相互作用が起きるか否かが，非常に正確な細胞指向性を作り出している．
- たった1つの受容体しか使わないウイルスもいるが，ほとんどのウイルスは複数の受容体を利用する．その中には複数の受容体が順次機能する必要があるものもあり，それにより特異性を高めている．
- 1度ウイルスが宿主細胞に結合すると，ウイルスは膜融合や小胞への封入などの様々な方法で細胞内に侵入する．また，ウイルスを含む小胞が細胞内に入れないようにする方法はあるが，その方法の多くは細胞内消化過程で行われる酸性化の程度に依存している．
- ウイルスは細胞内のいたる所で複製をすることができる．ほとんどのDNAウイルスは（NCLDVを除く）核で複製が行われ，ほとんどのRNAウイルスは細胞質で複製が行われる．
- 複製の各段階ではそれぞれ異なるウイルス遺伝子が発現される．早期に発現するものには，主に複製制御活性を持つものや複製時に使用する酵素に関するものがある．また，後期に発現するものにはウイルス粒子を形成する構造タンパク質などがある．
- ゲノムタイプは主に，基本となる7種類（dsDNA，ssDNA，dsRNA，ssRNA（＋），ssRNA（－），RNAからDNAになるもの，DNAからRNAになるもの）に分類されるが，これらの分類の中に一本鎖と二本鎖が混在しているものやアンビセンスRNA，分節を持つものなどの，7種に含まれないものがあり，分類は複雑である．
- 単純な構造のDNAウイルスは宿主細胞のDNA合成機構を使用する．そのため細胞DNA合成機能を誘導させたりするものもいる．一方より複雑な構造のDNAウイルスは複製に必要な酵素をコードする遺伝子をあらかじめ持っている．
- RNAウイルスは必要量のRNA依存性RNAポリメラーゼが宿主細胞内にないため，ポリメラーゼを自ら産生するか持ち込むことで複製する．ssRNA（＋）ウイルスはウイルスゲノムがそのままmRNAとして機能するので，細胞に入ってすぐにポリメラーゼを合成することができる．一方，ssRNA（－）ウイルスは，細胞に入ってもRNA（＋）に転写されなければタンパク質をつくれないので，ウイルス粒子内にRNAポリメラーゼを持っている．
- 分節ゲノムを持つウイルスは，完全なウイルスが合成されるのに必要となる分節が全て1つの粒子に入るようにするさまざまな戦略を持っている．レオウイルスはそのための特異的なパッケージングシグナルを持つ．またインフルエンザウイルスなどのオルソミクソウイルスはランダムに分節を取り込むが，必要な量より多く取り込むことでウイルスが完成するのに必要な分節が全て入った粒子ができる確率を高めている．
- ウイルスは，感染した細胞の機能を自身の複製に有利なように変化させる．また，そうした変化に対抗する細胞の機能や免疫系を阻害する．
- エンベロープウイルスは，宿主細胞の組織や細胞内の膜成分を自身のウイルス粒子の膜として利用する．
- エンベロープを持たないウイルスは能動的な細胞溶解や単純な細胞死による（受動的な）細胞破裂を経て細胞外に出る．

スだけであるが，それがなぜか説明しなさい．

設問 3.4：核膜孔とは何か，ウイルス感染にどのような意味を持つか答えなさい．

参考文献

Chandra R (1997) Picobirnavirus, a novel group of undescribed viruses of mammals and birds: a minireview. *Acta Virol.* 41, 59–62.

Fields BN & Howley PM (2007) Virology, 5th ed. Lippincott Williams & Wilkins, Philadelphia.

Gottwein E & Cullen BR (2008) Viral and cellular microRNAs as determinants of viral pathogenesis and immunity. *Cell Host Microbe* 3, 375–387.

Grassmann R & Jeang KT (2008) The roles of microRNAs in mammalian virus infection. *Biochim. Biophys. Acta* 1779, 706–711.

Harborth J, Elbashir SM, Bechert K et al. (2001) Identification of essential genes in cultured mammalian cells using small interfering RNAs. *J. Cell Sci.* 114, 4557–4565.

Harrison SC (2008) Viral membrane fusion. *Nat. Struct. Mol. Biol.* 15, 690–698.

Miller S & Krijnse-Locker J (2008) Modification of intracellular membrane structures for virus replication. *Nat. Rev. Microbiol.* 6, 363–374.

Nicholls JM, Chan RW, Russell RJ et al. (2008) Evolving complexities of influenza virus and its receptors. *Trends Microbiol.* 16, 149–157.

INTERNET RESOURCES

Much information on the internet is of variable quality. For validated information, PubMed (http://www.ncbi.nlm.nih.gov/pubmed/) is extremely useful.

Please note that URL addresses may change.

All the Virology on the WWW. http://www.virology.net (general virology site)

The Big Picture Book of Viruses. http://www.virology.net/Big_Virology/BVHomePage.html

ViralZone. http://www.expasy.ch/viralzone/ (general molecular and epidemiological information, along with virion and genome figures for all viral genus and families)

第4章
免疫応答と回避

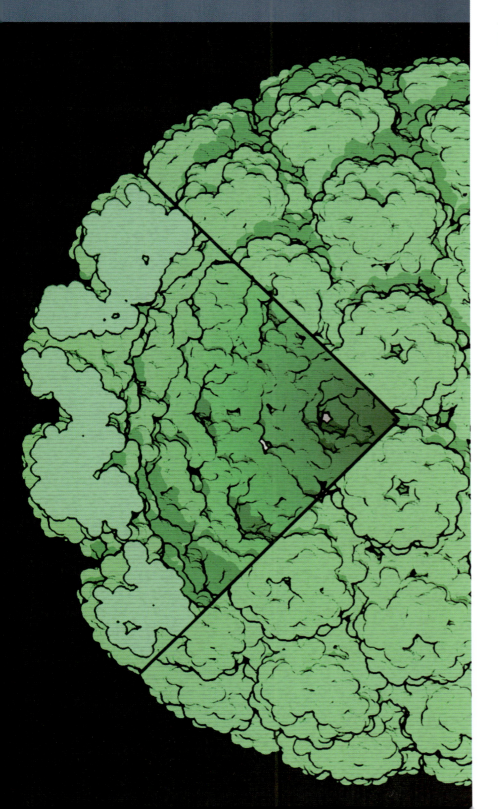

INTRODUCTION

ウイルスは宿主に出会い，感染する．感染の結果は宿主が開始する免疫防御機構により大きく影響を受ける．培養細胞への感染はこの重要な要素を欠くため，宿主内で起きる複雑な状態を反映していない．

Simian virus 40
Research Collaboratory for Structural Bio-informatics Protein Data Bank と The Scripps Research Institute, USA 所属 David S. Goodsell の厚意により提供．

ウイルス感染に対する免疫応答は感染した宿主を守る鍵であるものの,逆にウイルス感染による炎症や発熱,肺炎など多くの症状の原因にもなりうる.多くの場合,こうした症状は実際に感染の制御に役立っている.発熱はウイルスの増殖に適さない温度環境を作りだし,また炎症は免疫応答を感染部位へ集積する.たとえ免疫応答の作用が病気の一部分とみなされたとしても,免疫系によるウイルスの複製阻害は感染拡大を抑制し,病気の経過を変え,感染の制御に役立っている.

宿主による効果的な免疫応答がないと,多くのウイルス感染は最終的には致死的になるだろう.このことは,ウイルスが培養細胞を殺傷することから確認できるが,免疫系が強く抑制された患者においても見られる.この場合,通常の非病原性感染が重篤化する,あるいは死に至らしめることさえある.

ウイルス感染の帰結は様々である.感染ウイルスが完全に溶解・除去されることが宿主にとって最も理想的な転帰であり,これが一番確率が高い.一方,制御できないウイルス感染は宿主を殺すこともある.ハンタウイルス感染による呼吸器症状のように,不適切な免疫応答(宿主側の要因)が宿主に害をもたらすこともある(4.7節参照).新しい宿主に伝播する能力を高めるために,持続感染を成立させるウイルスもいる.ある場合には,感染細胞は増殖性を変異させることがあり,(第1章参照),そうした細胞が免疫系から逃れて増殖しつづけたとき,腫瘍を引き起こす(発がん性 oncogenesis).

ウイルス感染に対するヒトの免疫応答は大きく2つに分かれる.自然免疫系 innate immune system は宿主にはなく,かつウイルスに存在する**非自己 non-self** 分子を認識して,素早い包括的な応答を開始する.この迅速な応答は次に,適応免疫系 adaptive immune system に引き継がれる.適応免疫応答は開始するまでに時間がかかる応答であるが,病原体を特異的に認識し破壊することができる.適応免疫応答には2種類ある.1つはB細胞が産生する抗体により媒介される血清学的 serological もしくは体液性 humoral システムで,他方は,T細胞が介在するシステム T-cell-mediated system である.自然免疫と適応免疫の主な特徴を**表4.1**に示した.

自然免疫系の貪食細胞やB細胞,T細胞へ分化発達するリンパ系細胞など免疫応答を誘起し調節する細胞(**Box 4.1**)はすべて,骨髄中の多能性造血幹細胞に由来する(**図4.1**).

表4.1 自然免疫応答と適応免疫応答

免疫応答	タイプ	速さ	受容体	エフェクター	効果
自然免疫	非細胞性	速い	先在(遺伝子にコードされている)	サイトカイン(インターフェロン),補体	感染への局所応答,免疫応答全般の活性化
	細胞性	速い	先在(遺伝子にコードされている)	マクロファージ,その他の貪食細胞,NK細胞	病原体の貪食,サイトカインの放出
適応免疫	非細胞性	遅い(初感染時)	B細胞上,遺伝子再編成で生じクローン増殖で増幅される.B細胞受容体を介して抗原を結合し,MHC-Ⅱ経路を介して提示	抗体(IgG, IgM, IgA)	免疫応答の標的化,直接的中和,免疫記憶
	細胞性	遅い(初感染時)	T細胞上,遺伝子再編成で生じクローン増殖で増幅される.MHC-ⅠとMHC-Ⅱ経路で提示される抗原に結合	T細胞($CD4^+$, $CD8^+$)	細胞傷害,免疫活性化,免疫記憶

Box 4.1　細胞の名前の由来

T細胞は骨髄から胸腺に移動し，そこで成熟する．したがって，T（thymus：胸腺のT）細胞と呼ばれる．一方，B細胞は血中や脾臓で成熟するが，実はその名前は初期研究に使われていたニワトリに由来する．B細胞は，ほ乳類に相同器官のないファブリシウス嚢 Bursa of Fabricius という器官で成熟するのだ．

4.1　自然免疫応答

自然免疫応答 innate immune response には，細胞を介する部分と介さない部分の両方がある．自然免疫は，病原微生物に存在する典型的な非自己の分子構造を認識し，迅速な応答を誘起する．自然免疫は新たな標的には適応できないが，感染部位に限局した強力な免疫応答を惹起する．この局所的応答は引き続いて起こる適応免疫を形成する際に重要である．

認識：Toll様受容体

自然免疫系が最初に特定された頃から，自然免疫は非自己**抗原** antigen に応答すること，特定の病原体関連分子構造 pathogen-associated molecular pattern（PAMP）に反応することが明らかになっていたが，最近になり，特異的な活性化経路が同定された．その中で最もよく解析されているのは，**Toll様受容体** Toll-like receptor（TLR）の経路である．TLRは少なくとも10種類の膜タンパク質からなるファミリーで，昆虫で最初に同定されたToll受容体から命名された．TLRはそれぞれ特異的なPAMPを認識する．最初に同定されたTLR4はグラム陰性細菌のリポ多糖を認識するが，TLR2，3，7，8，9はウイルスの構成成分を認識することが知られている．たとえば，TLR3は二本鎖RNAを認識し，インターフェロン応答の活性化に関与する．

TLRは，ほとんどの多細胞生物に共通するNF-κB転写因子経路とつながっている．NF-κB経路は，適応免疫や炎症反応に関与する非常に多くの遺伝子の発現を誘導する．

シグナル伝達：サイトカインとインターフェロン

サイトカイン cytokine とはウイルス感染の多くの局面に関与する低分子の調節性タンパク質で，距離が少し離れている細胞間のシグナル伝達分子である．サイトカインは非常に多くの細胞種によって産生され，自然免疫と適応免疫の両方を調節する．今日までに50種類以上同定され，構造的，機能的に関連性がある4種類のグループ，ヘマトポエチン hematopoietin，腫瘍壊死因子 tumor necrosis factor（TNF），インターフェロン interferon，遊走因子 chemokine に分類されている（**図4.2**）．

感染の場において，特異的な一群のサイトカインがマクロファージにより産生される（以下を参照）．これらのサイトカインの作用には，局所の血管を拡張したり，透過性を高めたり，接着性を増加させたりすることなどがある．これにより，白血球は血中から組織に移動することができる．サイトカインによく似たグループのケモカインは感染初期に産生され，白血球の移動過程を助ける．その主な役割は，白血球を感染あるいは障害部位へ引き寄せることである．

サイトカインによって血液成分が組織へ漏出すると，約2000年前に

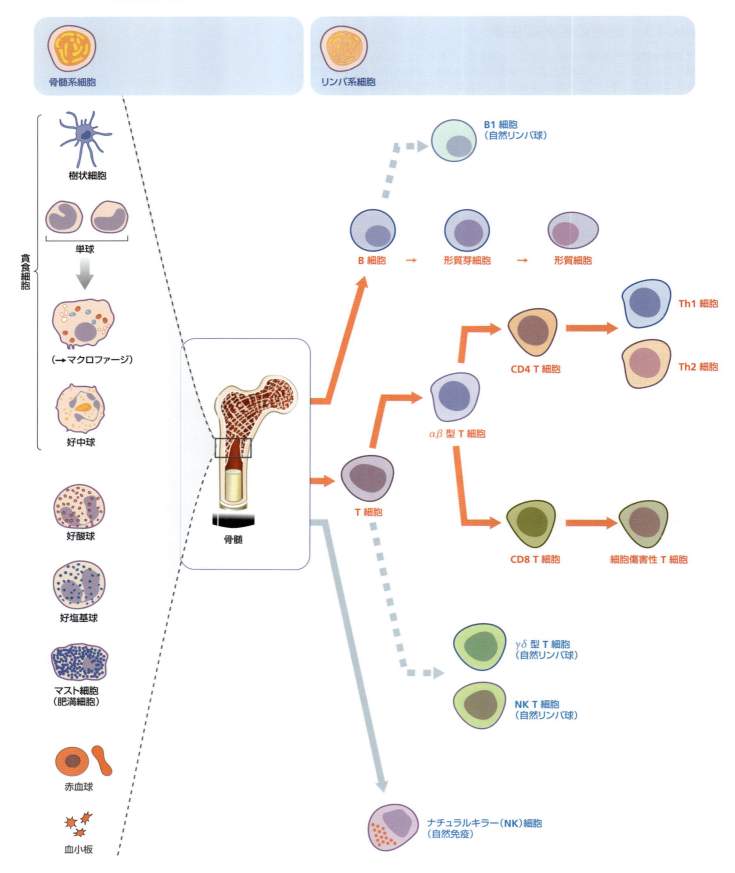

図 4.1 骨髄の多能性造血幹細胞に由来する細胞の主な系列

骨髄系細胞は樹状細胞，単球（マクロファージへ分化），好中球の3種類の貪食細胞を含む．樹状細胞とマクロファージは，適応免疫応答を統制するリンパ球へウイルス抗原を提示する細胞である．好酸球は寄生虫感染の防御に重要であるが，好塩基球やマスト細胞はアレルギー反応に関与するようである．血小板と赤血球には核がなく，免疫応答には関与しない．赤血球は血中での酸素運搬に，血小板は血液凝固に関与する．リンパ球系列では，NK細胞と自然免疫様リンパ球が感染初期の自然免疫応答の一部分を占める．適応免疫応答に含まれる細胞は赤色で示している．T細胞は免疫応答の統制や細胞の殺傷を行い，B細胞は抗体産生細胞へと成熟化する．

Celsusによって最初に記された古典的な炎症の兆候，すなわち発赤，発熱，疼痛，腫脹（*rubor, calor, dolor, tumor*）が生じる．これらは患者にとってはしばしばよくないことと見られているが，感染の場に免疫系のエフェクターを集めることから感染を排除する上で著しく重要であり，初期の免疫応答に重要な部分である．

ウイルス感染の状況において最も重要なサイトカインのグループは**インターフェロン interferon**である．インターフェロンは，1957年にIsaacsとLindenmannによって発見された．しかし，その3年前のNaganoとKojimaらの研究，すなわち彼らが名付けた"ウイルス干渉因子"の研究は，インターフェロンと同じ効果を別個に同定したものであると現在理解されている．インターフェロンは，その25年前に発見された細菌に効果がある抗生物質のように，ウイルス感染に対して効果がある最初の薬剤になるだろうと長い間考えられていた．しかし，免疫応答の複雑なフィードバックシステムにおけるインターフェロンの役割がわかるまでにかなりの時間がかかり，抗ウイルス化学療法として使用することが認可されたのは比較的最近になってのことである．

3種類の基本的なインターフェロン（α, β, γ）と，いくつかのマイナー種（イ

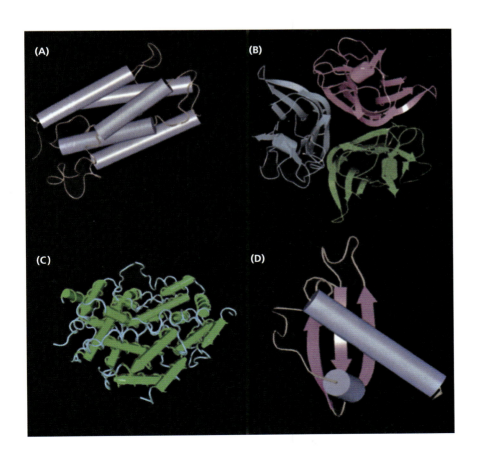

図 4.2 4種類のサイトカインファミリー

サイトカインは様々な細胞から産生される低分子制御タンパク質で，一般に遠く離れた細胞間のシグナル伝達に関与する．統一的な命名方法が未だ確立されていないが，今日までに発見された50種類以上のサイトカインは，構造的，機能的に関連した4種類のサブグループに分けられる．ヘマトポエチン，腫瘍壊死因子（TNF），インターフェロン，ケモカインである．この図は，4つのファミリーのなかの代表的なメンバーを示している．(A) インターロイキン4（ヘマトポエチン），(B) TNF（三量体），(C) インターフェロンγ，(D) CXCL8（ケモカイン）．(A), (B), (D) はJaneway CA, Travers P, Walport M & Shlomchik MJ (2005) Immunobiology, 6th ed. Garland Scienceから引用．(C) はcourtesy of Nevit Dilmen under GNU Free Documentation License, Version 1.2. より．

表 4.2 インターフェロンの基本的性質

インターフェロン	産生細胞	アミノ酸	誘導物質
アルファ（α）（Ⅰ型）*	樹状細胞	143／鎖（ホモ二量体）	dsRNA ウイルス感染
ベータ（β）（Ⅰ型）*	線維芽細胞	166（単量体）	dsRNA ウイルス感染 細菌成分 サイトカイン
ガンマ（γ）（Ⅱ型，免疫）	T 細胞 NK 細胞	166（単量体）	抗原 マイトゲン サイトカイン

*インターフェロンαはヒトでは少なくとも 15 の関連遺伝子から産生され，インターフェロンβは 1 つの遺伝子から産生される．他の種では異なっている．

ンターフェロンω, インターフェロンγ サブタイプ）が存在する．インターフェロン α と β（Ⅰ型インターフェロン）は特に抗ウイルス作用があり，様々な細胞から産生される．一方，インターフェロン γ（Ⅱ型インターフェロン）は後期に，異なる刺激に応答して免疫系細胞から産生される（**表 4.2**）．

インターフェロンは感染細胞に**抗ウイルス状態** antiviral state を誘導し（**表 4.3**），放出されると近くの細胞に感染性ウイルスの存在を警告し，ウイルス感染に続いて起きる応答と同様な効果を誘導してウイルス感染に備えさせる．インターフェロン応答は非常に迅速で，ウイルス感染の数時間以内に現れ，適応免疫の前段階の重要な要素である．インターフェロンの様々な作用により細胞をウイルス抵抗性にし，その結果タンパク質合成が止まる．インターフェロンはまたプログラム細胞死の誘導因子の発現を誘導する（アポトーシス，4.5 節参照）．

貪食

マクロファージ macrophage は貪食を専門にする細胞で，多くの病原体に対する防御の最前線である（**図 4.3**）．ウイルスなどの病原体に出会うと，それらを貪食して破壊し，断片化したウイルスタンパク質を MHC-Ⅱ分子を介して提示し，リンパ球を活性化する（4.3 節参照）．マクロファージはさらに，特徴的なパターンのサイトカインを産生し，別の貪食細胞である好中球が血中から組織へ移動するといった局所の免疫応答を開始させる．マクロファージはまた，酸化窒素のような化学物質を産生し，細菌やウイルスに対する防御機能を

表 4.3 抗ウイルス状態：インターフェロンで誘起される主要な反応

応答の型	エフェクター	機構	効果
細胞内（オートクリン）	2',5' オリゴ-A 合成酵素	リボヌクレアーゼ L の活性化	ウイルスおよび細胞の RNA を分解
	プロテインキナーゼ R Protein kinase R（PKR）	eukaryotic initiation factor 2（eIF-2）や他のタンパクのリン酸化	タンパク質合成の停止
	M_x タンパク	ウイルス機能の不活性化	RNA ウイルスの増幅阻害
	TRAIL や PKR など多数	アポトーシス	細胞死
細胞外（パラクリン）	MHC-Ⅰタンパク質合成の増加	細胞性適応免疫応答に対する抗原提示の増加	ウイルス感染細胞の殺傷の増加
	NK 細胞の活性化		ウイルス感染細胞の殺傷の増加

補助する．**貪食** phagocytosis は感染に対して迅速に反応する．この貪食に関わる他の細胞として，**樹状細胞** dendritic cell の複数のサブセットがあり，これらもまた適応免疫を活性化する．病原体の中には貪食の効果を減弱したり，あるいはそれを感染の過程で利用するものがいることに注意しなければならない．

NK 細胞

NK 細胞 natural killer cell は自然免疫応答の主要な細胞である．NK 細胞は T 細胞受容体（4.3 節参照）を欠く細胞傷害性リンパ球で，サイトカインによってウイルス感染の場に集められる．NK 細胞は，標的細胞膜を破壊するパーフォリン perforin や，標的細胞のプログラム細胞死（アポトーシス，4.5 節参照）を誘導するグランザイム granzymes（セリンプロテアーゼ）の遊離を介して細胞傷害機能を遂行する．普段の NK 細胞は弱い細胞傷害性しか示さないが，インターフェロン α または β やサイトカインの IL-12 存在下では NK 細胞の細胞傷害性（NK 活性）は強く増強される．NK 細胞はまた，結合した抗体を標的とし，抗体で標識された細胞を傷害する．この過程は抗体依存性細胞傷害 antibody-dependent cellular cytotoxicity（ADCC）という．NK 細胞は活性型受容体と抑制型受容体の複雑なバランスによって制御されている．重要な抑制シグナルは，標的細胞上に**自己** self の MHC-I 分子が存在していることである．一方活性型受容体には C 型レクチンホモログからなる NK 受容体複合体と killer cell immunoglobulin-like receptor（KIR）分子が存在する．

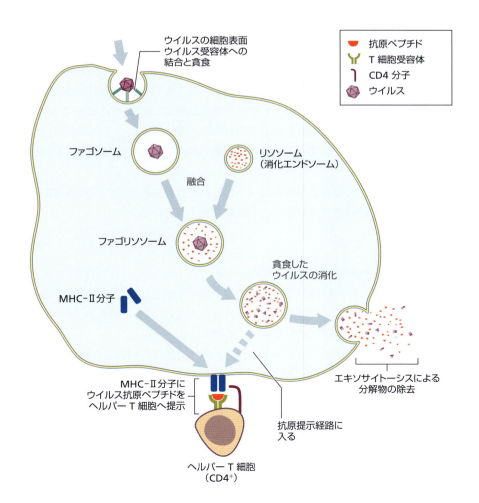

図 4.3 貪食の過程

ウイルスタンパク質は NK 細胞の機能に影響を与えることがあり，直接的に作用することもあれば，NK 細胞の細胞傷害活性に関連する MHC-I タンパク質の発現阻害を介して間接的に作用することもある．このような発現阻害作用を有するウイルスは細胞性免疫応答を制限しているように見えるが，しかし実際は MHC-I 分子を欠いている方が NK 細胞の細胞傷害活性は高くなる．しかし，この NK 細胞活性への影響はウイルス誘導性インターフェロンの二次的な影響，すなわち MHC-I 遺伝子の転写の活性化によって修飾されている．これにより，インターフェロンによる NK 細胞の活性化が調節されている可能性がある．NK 活性は，ウイルス感染後数日以内に，適応免疫応答が宿主に現れるにつれて消失する．NK 細胞は，T 細胞による適応免疫応答が発達する以前の進化的遺物であると示唆されている．

自然免疫様リンパ球

これまで述べてきたもの以外の適応免疫以前の免疫系として，リンパ球，特に自然免疫様リンパ球 Innate-like lymphocyte (ILL) がある．これには上皮系の γδ 型 T 細胞が含まれる．それらは受容体構造の違いによって名前が付けられており，正常な T 細胞受容体の αβ 二量体とは異なり，γ 鎖と δ 鎖からなる T 細胞受容体を持っている．それらは MHC タンパク質の関与なしで特異的抗原を認識する．これ以外の T 細胞の変異型として NKT 細胞がある．NKT 細胞は専門化された T 細胞亜集団で，受容体の可変部が非常に限定されており NK 細胞マーカーも持っている．NKT 細胞は脂質抗原を認識し，サイトカインの誘導細胞として機能するようだ．B 細胞の変異型もまた存在し，B1 細胞は受容体の多様性が限られており，T 細胞を媒介せずに IgM 抗体を産生する．

一般に，ILL は限られた多様性を持った受容体を発現するリンパ球の小集団で，そのため，その数は比較的多い．それらは多くの点において適応免疫のリンパ球と同じであるが，可変性が限定されていることにより，適応免疫のリンパ球に必要なクローン増殖という選択・増幅過程なしに働くことができる．ILL は適応免疫に至る進化の中間段階のものなのか，あるいは進化の中で特別なタイプの病原体を攻撃するよう特化した適応免疫の発展産物なのかは不明である．

抗体依存性の NK 細胞活性のように，ILL もまた異なる種類の免疫応答の間にはっきりした境界線を定めることの困難さを示している．

補体系

補体 complement は，血液中に存在する一連の複合タンパク質群に与えられた名称である．補体が発見された当初は，抗体が結合した対象を傷害することにより，抗体の機能を増強するものとみなされていた（4.2 節参照）が，補体系はまた自然免疫の重要な部分を担ってもいる．

補体系は 3 種類の方法で活性化される．1 つは，抗原に結合した抗体依存的経路で，古典経路 classical pathway と呼ばれる．2 つ目は，レクチンが細菌やウイルス上のマンノース糖鎖へ特異的に結合することで活性化される経路で，レクチン経路 MB lectin pathway と呼ばれる．3 つ目は，特定の病原体表面にある特異的構造により，活性化過程の最初の酵素を働かせるもので，代替経路 alternative pathway と呼ばれる．

これらの経路のいずれによって活性化されても，同じ酵素反応がはじまり，

1つひとつの酵素反応がカスケードを増幅する．このことは，最初の小さい反応が補体カスケードが完結するころには非常に大きい反応になることを意味する．活性化された補体は以下の3つの方法のいずれかにより機能する．
- 病原体表面に結合し，補体受容体を持つ貪食細胞の標的にする（オプソニン化 opsonization）
- 貪食細胞に対してケモカイン様（炎症誘発性）の遊走活性を与える
- 膜侵襲複合体により，膜に穴をあける（抗体で標識されていることが多い）

補体系の内在的な増幅を相殺するために，活性化した補体はカスケードが開始された場所に限局される傾向がある．これは，このような強力な破壊過程を制御する重要な機能である．

4.2　血清学的免疫応答

血清学的免疫応答 serological immune response は抗体，より正確にいえば**免疫グロブリン** immunoglobulin によって媒介される．抗体は血液循環に適合した糖タンパク質で，標的とする抗原に特異的な分子構造に結合することができる．

抗体 antibody は Y 字型構造をしており，先端に抗原と結合する**可変部** variable region を持つ（**box 4.2**）．他方，**定常部** constant region は免疫エフェクター機能をもたらすための信号を伝える．抗体は活性化 B 細胞，特に完全に分化した形質細胞によって産生される．形質細胞は大きく非常に専門化した細胞で，多量のタンパク質合成に適している．

抗体の構造

抗体（免疫グロブリン）の基本的構造を**図 4.4** に示す．2個の**軽鎖** light chain と2個の**重鎖** heavy chain からなる4個のポリペプチド鎖からなる．抗体は大部分が一定の（不変の）構造で，特異的抗原に結合できるよう先端に可変部を有している．結合活性は可変部内の3個の超可変部に集まっており，軽鎖と重鎖の対になった領域でそれぞれ形成される．これらの**相補性決定領域** complementary-determining regions（CDR）には CDR，CDR2，CDR3 の3つがあり，これらは集まって特有の抗原結合部位を形成する．その中でも CDR3 は特に重要である．大部分の抗原はタンパク質であるが，抗体は脂質や糖などの幅広い分子とも結合することができる．その結合は非共有結合である．

5種類の免疫グロブリン

ヒトの免疫グロブリンには5種類の基本的な型が存在する（**表 4.4**）．免疫グロブリン G（IgG）は血清中の抗体の中心である．高い親和性でより効果的に抗原に結合できる抗体を生み出すために，多種類の変異型産生を介して適応進

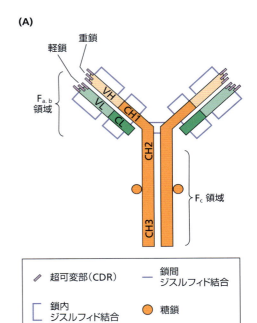

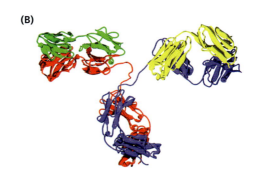

図4.4　免疫グロブリン IgG の構造
(A) 2本の重鎖（H 鎖，オレンジ色）と2本の軽鎖（L 鎖，緑色）からなる Y 字型分子．Y 字の中央の長い部分が定常部（F_c 領域），腕の部分が可変部（$F_{a,b}$ 領域）である．可変部内に3個の超可変相補性決定領域（CDR1, 2, 3）が存在する．(B) IgG2 抗体のリボン図．重鎖を青色と赤色で，軽鎖を緑色と黄色で示している．

Box 4.2　抗原と免疫原

抗原は抗体と結合する分子と定義されているが，より広く，免疫系に認識される分子構造という意味でも用いられる．抗原は通常タンパク質であるが，糖などの他の構造も含まれることがある．適応免疫応答を刺激する抗原は免疫原とよばれる．

表 4.4 免疫グロブリンの機能と性質

	IgG	IgM	IgA	IgD	IgE
主要な機能	体液性，血管外免疫，記憶応答	凝集，菌血症の防御，主要な免疫応答，B細胞表面上の受容体	分泌型による粘膜免疫の誘導	B細胞表面上の受容体	アナフィラキシー，アレルギー
分子量(kD)	146〜165	970（五量体）	160（二量体）	184	188
サブクラス	4	1	2，＋分泌型2量体IgA	1	1
糖含有量（糖分子の数）	3	8	12	13	12
鎖の種類					
重鎖	$\gamma_{1\sim 4}$	μ	$\alpha_{1\sim 2}$	δ	ε
軽鎖	すべての免疫グロブリンは κ 鎖と λ 鎖を持つ				
重鎖内のドメイン数	4	5	4	4	5
重鎖間のジスルフィド結合	2〜11	2	1	1	2
平均血清濃度（mg mL^{-1}）	13.5	1.5	3.5	0.03	0.00005
血清中の半減期（日）	7〜21	10	6	3	2
補体活性化					
古典経路	−〜＋＋＋	＋＋＋	−	−	−
代替経路	−	−	−〜＋	−	−
中和	＋＋	＋	＋＋	−	−
オプソニン化	±〜＋＋＋	＋	＋	−	−
胎盤通過	＋＋＋	−	−	−	−
抗体依存性細胞傷害（ADCC）	−〜＋＋	−	−	−	−

すべての抗体は膜結合型か分泌型で存在することに注意．膜結合型は短い膜貫通領域を持つが分泌型は持たない．

化を受ける．免疫グロブリン M（IgM）は適応進化を受けないが，互いに結合した5個の IgM 分子と1個の小さい J 鎖 joining chain からなる五量体として血中に存在する．免疫グロブリン A（IgA）は，血中に存在するが，小胞輸送によって上皮細胞を通過して粘膜表面へ分泌される．この IgA は J 鎖を持つ二量体で，粘膜免疫において重要である（4.4節参照）．免疫グロブリン D（IgD）は血漿中に少量存在するが，その主な機能は，抗原刺激に応答した B 細胞の増殖を活性化する受容体の成分の1つのようである．最後の免疫グロブリン E（IgE）は，血清中に非常にわずかしか存在せず，主にアレルギー反応やアナフィラキシー反応に関わっている．

B細胞受容体と増殖反応

ナイーヴ B 細胞は，単量体の膜結合型 IgD あるいは IgM からなる細胞表面受容体（B 細胞受容体 B-cell receptor，BCR）を持つ．B 細胞がその標的抗原と出会うと，抗原が BCR へ結合することにより受容体が凝集し，細胞内シグナル伝達経路が活性化されリン酸化が誘導される．強い増殖シグナルを発するには，ヘルパー T 細胞によって供給される副刺激がしばしば必要である（4.3節参照）．BCR に結合した抗原は，増殖刺激を与えるだけでなく，細胞内にと

りこまれてペプチドに分解され，MHC-Ⅱ分子との複合体となって細胞表面へ輸送される（図4.5，4.6）．この複合体はヘルパーT細胞上のT細胞受容体 T-cell receptor（TCR）によって認識される（MHC-ⅡとTCRシグナルの詳細は4.3節参照）．T細胞が産生するサイトカイン，特にインターロイキン-4 inter-leukin 4（IL-4）がさらに増殖刺激を与える．

このようにB細胞の増殖を誘導するためには副刺激の複雑なシステムが必要であるにもかかわらず，ある種の抗原はT細胞の援助なしで同様の作用を生み出すことができる．それらの抗原は細菌の細胞壁に見いだされるような高度な繰り返し構造を持っていることがほとんどである．

抗原の多様性の創出

抗原への結合の多様性は抗体が形作られる過程で生じる．自然免疫系では，あらかじめ決まった範囲の構造のパターン分子しか認識されない．しかしその抗体によって認識される標的抗原は非常に広範囲である．抗体分子の可変部は特異的な遺伝子によるコード（非常に多くのDNAを必要とし，新しい抗原に対応する柔軟性がない）ではなく，多くの小遺伝子断片によってコードされている．B細胞の成熟化の間に，複数の可変部断片が選択的に合体する．遺伝子

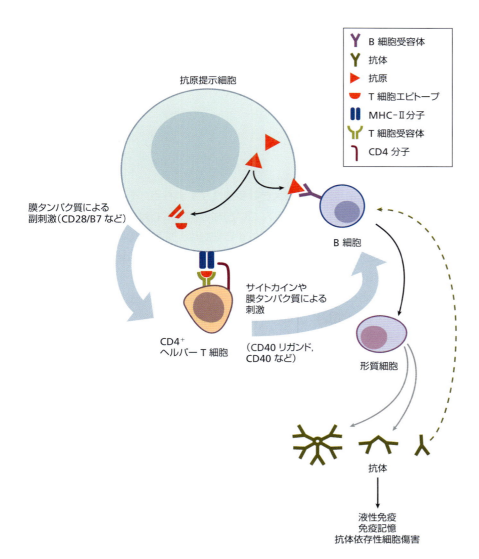

図 4.5　抗体応答の基本的特徴

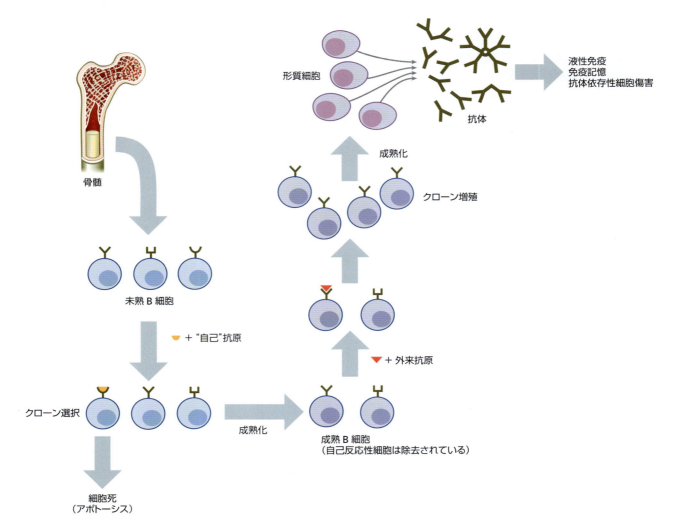

図 4.6　B 細胞の成熟
B 細胞は骨髄で生まれ，血中や脾臓に移動し，そこで成熟する．B 細胞はそれぞれ特定の抗原に対する特有の受容体をコードしている．自己抗原を認識する細胞は細胞死を受ける（アポトーシス）．受容体がその特異的抗原で架橋されると B 細胞は分裂し，同一の受容体を持つ娘細胞クローンをつくる．抗原を結合した B 細胞のみが活性化されて増殖する．

の構成要素を**表 4.5** に示した．

　こうした方法により可変部に大きな多様性が生まれる．それらは原則としてランダムに作られ，それゆえほとんどいかなる抗原にも対応する抗体ができる．宿主の自己分子を認識する抗体を産生する細胞は，成熟化の間に**クローン選択 clonal selection** と呼ばれる過程で排除され，自己に反応せず，外因刺激にのみ反応する抗体産生クローンのみが残る（図 4.6 参照）．

　B 細胞が抗原と出会い増殖した後でも，さらなる変異が生じ，より変化して親和性の高い抗体が生じる．免疫グロブリンの可変部の遺伝子に酵素誘導性の点変異（体細胞突然変異という）が生じることで，B 細胞の多様な変化が誘導される．そのほとんどは，低親和性で抗原に効果的に結合できない抗体を生じる．高親和性でより効果的に結合するわずかな抗体産生細胞を残して，それ以外の低親和性の細胞は除去される．これを**親和性の成熟 affinity maturation** といい，これにより効果的な抗体が産生できる．血中での抗体の親和性を測定することができ，低親和性の抗体が存在している場合には，免疫応答が初期の段階にあるということがわかる．

　親和性が成熟するにつれて，可変部をコードする遺伝子が，その近くに存在する異なる定常部をコードする遺伝子と融合することにより，産生される免疫グロブリンのクラスが変化する．IgM は最初に産生される抗体で，その後 IgG と IgA に変換される．IgG の 4 種のイソタイプと IgA の 2 種のイソタイプの

表 4.5　免疫グロブリン鎖をコードする遺伝子*

鎖の型	鎖	染色体	可変部断片	結合部断片	多様性断片	定常部断片
軽鎖	κ	2	40（重複）	5	—	1
軽鎖	λ	22	30	4	—	4
重鎖	全部**	14	40	6	25	2α 1δ 1ε 4γ 1μ

*個々の遺伝子断片のサイズは，ある多様性断片に対する 6 塩基からある定常部に対する 2,000,000 塩基まではなはだしく多様である．
**免疫グロブリンの型を決定する重鎖定常部は可変部の下流に位置する遺伝子断片の複合セットで産生される．結合する定常部はイソタイプ変換中，遺伝子スプライシングによって変わる．

うち，どれが産生されるかは，この変換反応を制御するヘルパー T 細胞とサイトカインの組み合わせによって正確に規定されている．この変換により抗体の抗原への結合特異性は変化しないが，産生される免疫グロブリンの種類が異なることにより，結合した結果生じる事象は変化する．このことは免疫応答の性質と有効性に大きく影響することに注意すべきである．特異抗体の存在は患者がウイルスに感染しているかを決定するのに使われることが多い．特異的 IgG は過去に感染歴があることで起きる免疫応答を，IgM は感染が最近起きたことを表す．

免疫グロブリン応答はシステムが非常に多岐にわたるため複雑である．それぞれの個人の間で，100 万個以上の異なる抗体分子が存在し，それぞれは一連の個人ごとに異なる経験に応じて生成され，異なる抗原に対して特異的である．抗体産生過程で生じる多様性はさらに 100 倍以上と推定されている．しかし，これらの抗体のほとんどは，あらかじめ決められた抗原に出会わず，したがってそうした抗原に対する受容体を持つ B 細胞は増殖する機会を持たずに終わる．

B 細胞記憶

親和性とイソタイプの成熟が終わると，完全に成熟した抗体産生形質細胞は骨髄へ移動する．一方，他の B 細胞は**記憶細胞 memory cell** となり，同一抗原の再刺激に応答して大量の高親和性の抗体を産生することができる．特異抗原の再出現に対する記憶細胞の強力，急速，かつ効果的な免疫応答が適応免疫の基礎となっている．

しかし，新しい抗原が以前免疫応答を生み出した抗原と同じではないものの類似している場合，記憶細胞が見覚えのある抗原に対し最適な効果を持たない抗体を産生することによって，新しい抗原に対する応答を非効率にすることがある．この「抗原原罪」"original antigenic sin" という過程は，新しい抗原に対する効果を制限することがある．同様の作用は T 細胞でも起きる．

B 細胞エピトープ

B 細胞は自然な状態の抗原を認識する．ウイルスの場合，エンベロープを持つウイルスの糖タンパク質のような，ウイルス粒子の外側のタンパク質がしばしばそれにあたる．そのようなタンパク質は，感染細胞の表面にも存在するこ

とが多い．免疫応答を惹起する性質を免疫原性という．一般的に，免疫原性があるタンパク質は，BCRが結合するいくつかの明瞭な異なる部位を持つ．これらの抗原部位のそれぞれは，抗原決定基もしくは**エピトープ** epitope と呼ばれる．

　B細胞エピトープは，短く連なったアミノ酸（連続エピトープ linear epitope）か，あるいはしばしば，抗原タンパク質の異なる領域に存在し，正しい3次元構造を取った時に互いに近くに存在するようなアミノ酸の集合で成り立っている（不連続エピトープ discontinuous epitope あるいは分散型エピトープ disperse epitope，さらに立体的エピトープ conformational epitope とも呼ばれる，**図 4.7**）．B細胞エピトープはまた脂質や糖のような非タンパク質分子を含んでいることがある．

　ウイルス感染に対する血清学的免疫において重要な概念は，エピトープへの応答の順番である．ウイルスはたくさんの抗原を持っているが，免疫応答はそれらの間に平等に分配されない．免疫を惹起する能力の高いエピトープは特別なタンパク質，特に細胞やウイルスの表面に発現しているタンパク質の比較的限られた領域に存在することが多い．これらの免疫原性の高い領域は，高濃度の異なる抗体産生をもたらし，タンパク質の免疫優勢領域と称される．

　全てのウイルス抗原の中で，どの抗原が効果的に免疫を誘導するかを予測する方法は，今のところ非常に少ない．その代わりに，個々の抗原への抗体反応を，典型的なウイルス感染患者から採取した血清と比較することで評価している．ウイルスタンパク質の中には，抗体ができても時間の経過とともに消失してしまうものがあるが，それ以外の抗体は長期間検出できる．こうした点は，特殊なウイルスに対する血清学的免疫検査を設計する時，あるいはワクチン生産や治療用抗体の作製の際に考慮される（第5章，第10章参照）．

　タンパク質を界面活性剤やその他の試薬で変性させたり，ウェスタンブロッティング［界面活性剤のドデシル硫酸ナトリウム（SDS）存在下で電気泳動した後，膜に転写して抗体と反応させる］のような処理をすると，立体的なエピトープは壊れるが連続エピトープは変性しない．生物学的に重要なウイルスエピトープは立体的であることが多く，これはすなわち，エンベロープを持つウイ

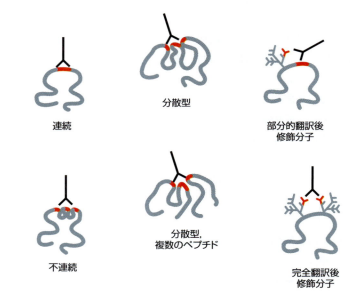

図 4.7　B細胞エピトープの種類
連続（エピトープがタンパク質の中の1つの連続したアミノ酸からなる），不連続（エピトープが近接してはいるが複数の異なる領域のアミノ酸からなる），分散（エピトープが複数の離れた異なる領域のアミノ酸からなる．同一タンパク質由来の複合エピトープと異なるタンパク質由来の複合エピトープがある．），翻訳後［一部分あるいはすべてのエピトープが翻訳後修飾（非ペプチド要素，通常ペプチド鎖に結合した糖）からなる］．

ルスの中和にはこの立体的なウイルスエンベロープが関わっている，ということである．このため，血清学的免疫応答を調べる際にはタンパク質が変性してしまうような過程をともなう検査を用いることができない．放射免疫沈降法のような，複雑ではあるが比較的変性が起きにくい系が立体エピトープを調べるのに用いられる．

抗体結合の影響

抗体によるウイルスタンパク質の特異的認識は，それがウイルス粒子上であってもウイルス感染細胞上であっても，もし重要なウイルス機能が抗体の結合によって妨げられるか物理的に阻害されるならば，ウイルス感染を直接的に阻害（**中和** neutralization）する結果をもたらす．タンパク質同士の相互作用はまた，抗体結合がウイルス内に阻害作用を及ぼすことを意味するだろう．しかし，抗体によるウイルスの特異的中和は基本的には研究室内での状況設定で起こる．なぜなら生体内では，結合した抗体のFc領域（定常部）は免疫系の特定の構成要素に対する目印として機能するからである．生体内での結合の影響には，以下のものがある．

- 抗体で覆われたウイルスを貪食，消化する貪食細胞による取り込みの増強（**オプソニン化** opsonization）
- 抗体依存性細胞傷害（ADCC）．NK細胞は膜上のFc受容体を介して標的細胞に近づき，抗体が結合している細胞を殺す．
- 抗体依存性の古典的経路による補体系の活性化．膜の抗体が適切に結合した箇所に致死的な穴をあける，膜侵襲複合体を形成するなど，複数の機能を有する．
- 炎症惹起と貪食細胞の呼び寄せ

血清学的応答の意義

血清学的免疫応答はある種のウイルス感染，特にポリオウイルスのような細胞外に大量に存在するウイルスの制御に非常に重要である．細胞性免疫応答は，感染細胞とその中のウイルスを攻撃できるので，ヘルペスウイルス科のように細胞内に存在するウイルスに対してより効果的である．ピコルナウイルス科のポリオウイルスは，腸管での分泌型IgA産生だけでなく，血中のIgGとIgM産生を含む液性免疫を誘導する．ウイルスを直接中和できるIgG応答は，個人の生涯を通じてずっと持続し，さらなる感染を防ぐ．抗体が感染した個人によって産生されるという能動液性免疫に加えて，用意された抗体の投与による受動液性免疫もまた可能である．

4.3 細胞性免疫応答

自然免疫系と抗体が媒介する免疫は，侵入した微生物の表面にある分子を認識することに依存している．それに反してT細胞は，細胞内でタンパク質が切断されて生じるペプチドが自己**主要組織適合遺伝子複合体 major histocompatibility complex (MHC)** 分子と結合して細胞表面に提示されたものを認識する．

提示する分子の性質により，T細胞への抗原提示の効果が決まる．抗原提示の主な2つの経路，MHC-IとMHC-IIは異なるエフェクター機構を持ち，異

なる応答を誘導する．MHC-Ⅰ経路は優先的に細胞傷害性T細胞 cytotoxic T lymphocyte（CTL）を活性化するが，MHC-Ⅱ経路は主に免疫応答を促進するヘルパーT細胞を活性化する．

細胞内の抗原あるいは細胞内に導入された抗原はそこで処理されてMHC-Ⅰ分子とともに提示され（図 **4.8**），これにより，抗原提示細胞や同じ抗原を提示している細胞が殺傷される．この経路を使う細胞は自身を感染細胞と認識し，その過程において，提示した抗原を標的とする特殊に専門化した細胞傷害反応を引き起こさせる（図 **4.9**）．免疫系はこうしてウイルスや病原体が宿主の細胞内に存在しても攻撃することができる．

対照的に，免疫系細胞によって細胞外から取り込まれた抗原は，分解力のあるエンドソームで処理され，MHC-Ⅱと結合して免疫活性化シグナルを伝達する．この経路を用いる細胞は，潜在的な病原体を認識する役割を持ち，それ自身破壊されることなく，病原体を運んで免疫系に警鐘を鳴らす．

T細胞による認識のために提示されうるエピトープは非常に広い範囲に及ぶため，両方のMHCタンパク質には多様性が必要である（**Box 4.3**）．

1つの分子構造に特異的に結合する抗体とは異なり，MHCタンパク質はペプチド収容溝の基本的性質に適合した一連の異なるペプチドと結合できる．抗体の場合，その結合部位はタンパク質，ウイルス，細胞いずれにおいてもその表面にあることが普通だが，T細胞の場合は，タンパク質内部のどこからでもT細胞に反応するペプチドが作られる．1つのタンパク質に複数のT細胞エピトープが存在し，それは抗体反応を誘導するB細胞エピトープと大きく異なる．

MHC-Ⅰ分子の構造を図 **4.10** に示す．深い収容溝 binding groove は特定の構造的な条件に適合した長さ8～10個のアミノ酸からなるペプチドと相互作用できる．これらのペプチドは細胞質に存在するタンパク質分解酵素複合体のプロテアソームで抗原タンパク質が分解されることで生じ，小胞体（ER）を

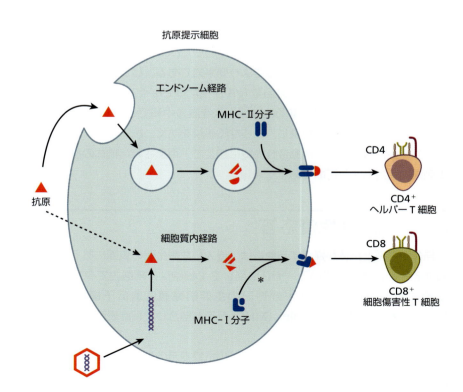

図 4.8　T細胞エピトープのプロセッシングと提示

細胞質で生じた抗原はMHC-Ⅰ複合体に結合して提示され，細胞傷害性T細胞を活性化する．エンドソーム経路で処理された細胞外抗原は，MHC-Ⅱ複合体に結合して提示され，ヘルパーT細胞を活性化する．

＊TAP依存性経路と非依存性経路がある．

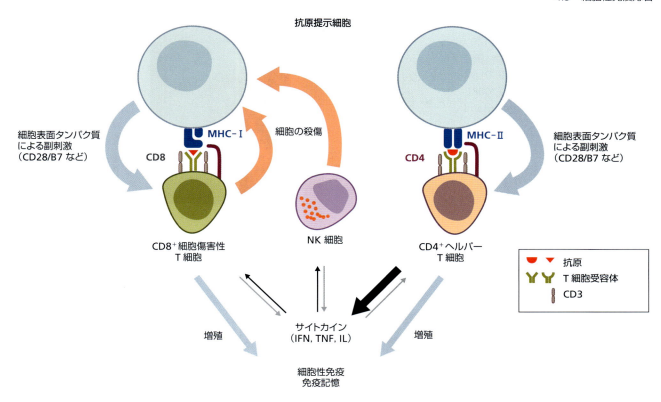

図 4.9　細胞性免疫応答の基本的な特徴

通過して MHC 複合体と出会う．MHC-Ⅰ経路に入るためには抗原は細胞内で作られなければならないと最近まで考えられていたが，今では，浸透圧ショックや融合性リポソーム，あるいはいくつかのワクチンアジュバント（第5章参照）によって細胞質に入った外来性抗原も MHC-Ⅰ経路を介して提示されることが明らかになっている．抗原と MHC-Ⅰ分子の複合体は細胞表面に提示される．

　MHC-Ⅱ分子で提示されるペプチドは，MHC-Ⅰ分子の場合より長く，またバラつきが大きい．なぜなら，MHC-Ⅱの収容溝は MHC-Ⅰと異なり端が開いているからである（図 4.11）．ペプチドは通常，長さ 13 個以上のアミノ酸からなるが，もっと長くともよい．しかし，長いペプチドは MHC-Ⅱに結合した後，最大 17 個のアミノ酸に切り取られる．MHC-Ⅰ経路と異なり，MHC-Ⅱ経路で提示される処理された抗原は，提示細胞内でつくられる必要はなく，また特殊な方法で細胞質に入る必要もない．むしろ，抗原は特化された細胞で取り込まれ，分解性のエンドソームで分解されたタンパク質であることがほとんどである．MHC-Ⅱは特殊な MHC-Ⅱ様タンパク質であるインバリアント鎖（Ii）に

Box 4.3　主要組織適合遺伝子複合体（MHC）タンパク質

　MHC タンパク質（図 4.10，4.11）は，第6染色体上のヒト白血球抗原 human leukocyte antigen（HLA）領域内に存在する高度に可変的な遺伝子ファミリーから産生される．この領域は 200 種類以上の遺伝子を含み，それらは可変性に富む細胞表面タンパク質をコードする．特定の HLA タンパク質は個人特有であるが，多くは遺伝的に類似した集団の中で共有されている．HLA タンパク質は細胞にとって一種の指紋のように機能し，非自己の細胞に対して自己の細胞を確認する中心的手段となっている．

　各個人において，MHC-Ⅰ分子と MHC-Ⅱ分子はそれぞれ基本的な3種類の遺伝子ファミリーから産生される．MHC-Ⅰの場合，HLA-A，HLA-B，HLA-C が可変性に富む α 鎖を産生する一方，MHC-Ⅰ複合体の成分であるインバリアント β_2 ミクログロブリンは第15染色体上の遺伝子から産生される．MHC-Ⅱでは，HLA-DP，HLA-DQ，HLA-DR 遺伝子が可変的な α 鎖と β 鎖を産生する．加えて，HLA-DR 遺伝子は余分な β 鎖を持つことが多いため，4種類の MHC-Ⅱ分子を産生することができる．

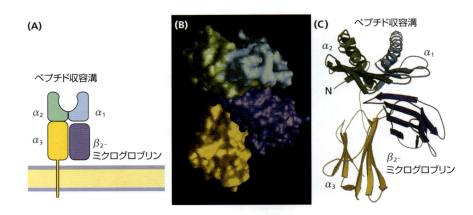

図 4.10　MHC-I分子の構造
(A) 模式図（各部の色はBとCに準拠している），(B) Space-filling 形式で表した3次元構造（膜結合部分を欠いたパパイン消化型），(C) Bのリボン図. Murphy K, Travers P & Walport M (2008), Janeway's Immunobiology, 7th ed. Garland Science より.

よって分解性のエンドソームに運ばれる．Ii は MHC-II に会合して，エンドソームに MHC-II が到着するまでペプチド収容溝にペプチドが埋まらないよう，ペプチドの結合を阻害する．

T 細胞活性化

　T 細胞による抗原提示細胞上のペプチド-MHC 複合体の認識は T 細胞受容体 T cell receptor（TCR）によって行われる（図 4.12）．TCR は構造が抗体の $F_{a,b}$ 領域（4.2 節参照）と似ており，抗体のように非常に可変性に富む結合領域を持っている．この可変性は複数の遺伝子再編成と TCR 分子生成の過程における翻訳機構の組み合わせで生じる．抗体のように 3 個の相補性決定領域があるが，TCR においてはこれらのうちの 1 個のみ（CDR3）が抗原結合に重要な役割を果たす．

　TCR は MHC-ペプチド複合体に結合して TCR を集合させ，細胞内シグナル伝達系を活性化する．しかし，この結合のみでは T 細胞に対して弱い刺激しか与えない．活性化シグナルは，TCR-MHC 複合体が T 細胞上の他の特定の受容体に結合することによって強く増幅される．その受容体は MHC-I の場合は **CD8** 分子が，MHC-II の場合は **CD4** 分子が担う．もう 1 つの重要な副刺激の要素はナイーブ（未刺激）T 細胞上の CD28 が抗原提示細胞の表面に存在する B7 タンパクと結合することで，これは，T 細胞が増殖するのに必要である．免疫系のフィードバック制御をみごとに示すのは，CD28 によく似た分子 CTLA-4 がこの過程で誘導され，B7 と CD28 より強く相互作用することである．CTLA-4 と B7 との結合は活性化シグナルを遮断し，無規律な T 細胞

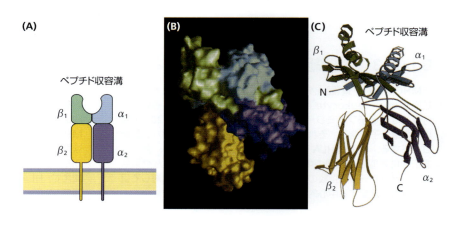

図 4.11　MHC-II分子の構造
(A) 模式図（各部の色はBとCに準拠している），(B) Space-filling 形式で表した3次元構造（膜結合部分を欠いたパパイン消化の結晶形），(C) Bのリボン図. Murphy K, Travers P & Wal-port M (2008), Janeway's Immunobiology, 7th ed. Garland Science より.

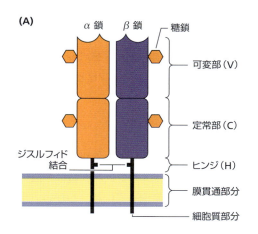
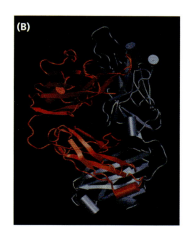

図 4.12　T 細胞受容体の構造
(A) 模式図 (各部の色は B に準拠している), (B) リボン図で表した 3 次元構造. Murphy K, Travers P & Walport M (2008), Janeway's Immunobiology, 7th ed. Garland Science より.

の増殖を防ぐ.

　TCR-MHC 複合体は直接 T 細胞にシグナルを伝達しないが, かわりに **CD3 複合体** CD3 complex と会合している. 一定の膜タンパク質の集まりである CD3 複合体は, 細胞内シグナル伝達分子の複雑なカスケードをリン酸化 (活性化) し, T 細胞へ活性化シグナルを伝達する.

　ある種のタンパク質は MHC 分子による提示を必要とせず T 細胞を直接刺激することができる. スーパー抗原は, すでに存在する MHC-II-TCR 複合体と相互作用することで非常に高度な T 細胞応答を誘導し, その結果高濃度のサイトカインが産生され, 免疫応答は大きく損傷する. スーパー抗原は典型的には細菌毒素だが, ラブドウイルス科の狂犬病ウイルスやヘルペスウイルス科のエプスタイン・バーウイルスのようなウイルスにも存在すると考えられている. しかしそれらの役割と性質は細菌のスーパー抗原に比べ不明な点が多い.

MHC-I 経路:細胞傷害性 T 細胞

　MHC-I タンパク質はほとんどすべての細胞上に存在しており, MHC-I 経路による抗原提示は多くの場合, 提示細胞内で実際に合成されるタンパク質に限定されている. それゆえ, MHC-I 経路は細胞が感染した時に T 細胞応答を発動する経路である.

　MHC-I 分子による抗原提示は, 発現している MHC-I 分子と適合する TCR を持った T 細胞のみを活性化する (MHC 拘束性 MHC restriction). 結合がうまくいくと, CD8 表面マーカータンパク質を持つ T 細胞 (CD8$^+$T 細胞), 主に**細胞傷害性 T 細胞** cytotoxic T lymphocytes (CTL) を活性化する. 活性化された T 細胞は, サイトカイン産生やパーフォリンの遊離, グランザイムタンパク質分解酵素によるアポトーシス誘導のような, NK 細胞が用いるのと似た方法で提示細胞を殺す (4.1 節参照). ほとんどの場合 CTL はウイルス感染細胞を殺すことによりウイルスの拡散を防ぎ, ヒトをさらなる害から守る.

　しかし, アレナウイルス科のリンパ球性脈絡髄膜炎ウイルス lymphocytic choriomeningitis virus (LCMV) のマウス脳内感染におけるように, T 細胞が直接傷害を引き起こす状況が存在する. 十分な T 細胞応答がない状態では, 持続的な非致死性 LCMV 感染が成立する. 反応性のある T 細胞が存在すると, 脳内 LCMV 感染は非常に有害でマウスを殺してしまう. ヒトの疾患では, T 細胞による細胞傷害はウイルス肝炎において重要であると考えられている. 細胞傷害性 T 細胞応答は非常に強力で, ウイルス感染制御に重要な役割を果たす.

それにもかかわらず，細胞傷害性T細胞は非常に破壊的なため，強く制御されている．具体的には，副刺激分子が必要であること，副刺激がないと発現する抗原の寛容を導くこと，T細胞応答の働きを修飾するフィードバックシステムの存在（訳注：制御性T細胞，IL-10，チェックポイントインヒビター）などによって制御されている．

MHC-Ⅱ経路：ヘルパーT細胞

ペプチド-MHC-Ⅱ複合体は，CD4表面マーカー分子を持つT細胞（CD4$^+$T細胞）にTCR-CD3複合体を介して認識される．MHC-Ⅱタンパク質は一般に，免疫系に密接に関わる限られた抗原提示細胞にのみ発現している．しかし，皮膚のケラチノサイトのように，ある特殊な環境下に置かれるとMHC-Ⅱを発現することができる細胞もある．MHC-Ⅱ経路によって抗原を提示する免疫系の細胞は，異物を貪食して他の免疫系細胞に提示する．それ自身感染細胞ではないので殺されるのは不都合である．それゆえ，CTLを誘導するかわりに，この経路によって**ヘルパーT細胞 helper T cell**を活性化する．ヒト免疫不全ウイルスによりヘルパーT細胞が選択的に破壊されると重大な免疫抑制が起こり，その結果感染に対して脆弱になることから免疫系におけるヘルパーT細胞の重要性は理解される（4.6節参照）．抗原刺激に応答してヘルパーT細胞は増殖し，免疫系の抗原提示細胞や他の細胞を活性化するサイトカインを産生する．ヘルパーT細胞とそれが産生するサイトカインは，NK細胞，CTL，B細胞などを含む免疫系の多くの細胞成分の活性化に不可欠である．ヘルパーT細胞が産生するインターフェロンγは，MHC-Ⅱを通常発現していない細胞も含め，細胞上のMHC-Ⅱの発現を上昇させる．しかしながら，すべてのサイトカインが刺激を与えるのではない．細菌感染した細胞を除去する役割を持つ腫瘍壊死因子β tumor necrosis factor β（TNF-β，別名リンフォトキシン）は，B細胞に対して抑制的であり，活性化T細胞を殺す．

ヘルパーT細胞によって産生されるサイトカインの主な活性を一覧にすることはできるが，それぞれが複数の機能を持つことに注意する必要がある．免疫系におけるサイトカインの相互作用は非常に複雑なため，この章で扱える範囲をはるかに超えてしまうだろう．

Th1とTh2

ヘルパーT細胞は大きく2つに分類される．炎症性T細胞（**Th1**）は，細胞傷害と免疫系の炎症応答に関連し，マクロファージの活性化に深く関わっている．Th1細胞はまた，マクロファージを活性化して貪食した病原体の破壊を促し，マクロファージの貪食を増強する機能（オプソニン化）を持つ特定のイソタイプの抗体産生を刺激する．Th2細胞はB細胞とさまざまな血清学的（抗体）応答を活性化する．しかし上述したように，Th1細胞が特定のタイプの抗体産生を調節している．

Th1細胞が活性化されると細胞性，炎症性の応答が優位となり，Th2細胞が活性されると血清学的応答が優位となる．Th1応答によって産生されるサイトカインとTh2応答によって産生されるサイトカインとは異なっており，しばしば応答の性質を決定するのに用いられる．たとえば，IL-12，IL-27，TNF-α，TNF-β，IFN-γの存在はTh1応答を，一方，IL-4，IL-5，IL-6，IL-9，IL-10，IL-13の存在はTh2応答を示す．これらのサイトカインは単純なマーカーで

はなく，両者とも自らが属する方の応答を刺激し，他方の応答を阻害する．

その他の関連因子は応答を刺激するペプチドの性質である．弱く結合する抗原ペプチドはTh2応答を刺激しやすく，高濃度の強く結合するペプチドはTh1応答を促進しやすい．

T細胞により産生されるサイトカインは遅延型過敏症にも関与する．これらのサイトカインは感染部位の毛細血管の透過性を増加させ，フィブリンのような血清タンパク質とともに，細胞性免疫応答の成分が必要とされる所へ移動できるようにする．これらの作用が感染部位における特徴的な組織の**局所浸潤** induration を生み出す．これは結核に対する局所反応として最初に見いだされ，遅延型過敏症と名付けられた．この局所の典型的な皮膚炎症反応は，水泡病変形成のようなウイルス感染に対する局所反応を誘導するのにも重要である．

T細胞：抑制と記憶

T細胞は骨髄で産生され，心臓上部の胸腔内に位置する胸腺で成熟する．この期間に，成熟しているT細胞はその適正を試される．自分自身，すなわち自己のMHC分子に結合しないT細胞は除去される．なぜならMHC結合はT細胞機能に必須であるからである．同時に，不適切な自己抗原に結合するT細胞も除去される．この段階で約98%のT細胞が除去される（図4.13）．

急性感染の間，特定のT細胞の量が数倍に増える．しかし，一度感染が収束するとそのような多量のT細胞はもはや必要でなく，それらの多くはプログラムされた細胞死（アポトーシス，4.5節参照）によって除去される．活性化T細胞は細胞表面にFasリガンドというタンパク質を発現する．これはT細胞タンパク質であるFasと結合する．FasリガンドがFasに結合するとアポトーシス経路が活性化される．免疫応答の初期段階でT細胞の割合が拡大する間は，T細胞はこの結合の影響に抵抗性になる．しかし，T細胞の活性化状態が長くなるにつれてFasリガンドの結合の作用に対する感度が高まっていき，アポトーシス経路（細胞死）へ向かう．しかしこれは単に免疫応答を制御するフィードバックシステムの別の側面を描いたにすぎない．

活性化T細胞が殺された後でさえ，いくらかのT細胞クローンは初感染以前の10〜1,000倍多い量で存在する．このサブセットは記憶T細胞 memory T cell を含んでおり，この細胞は活性化T細胞が発現しているマーカーを全てではないが発現しており，その中には細胞の生存を促すBcl-2タンパク質も含まれる．

記憶T細胞には，異なる再活性化の特徴を持つサブセットがある．エフェクター記憶細胞はサイトカインを産生する活性化T細胞に成熟し，感染組織に移動する．一方，中枢性記憶細胞はよりゆっくり応答し，リンパ組織へ移動するよう特化する．記憶T細胞の存在により，同一抗原への2度目の曝露に対して素早い，直接的な応答をすることができる．しかし，少なくともいくつかの場合においてだが，低レベルの感染あるいは持続的な抗原の存在による継続的な抗原刺激が重要な役割を果たすこともある．

4.4 免疫応答の区分

免疫応答は身体全体で一様というわけではない．全身性免疫と粘膜免疫という大きく分けて2つの明確な区分が存在する．全身性免疫はすべての免疫応

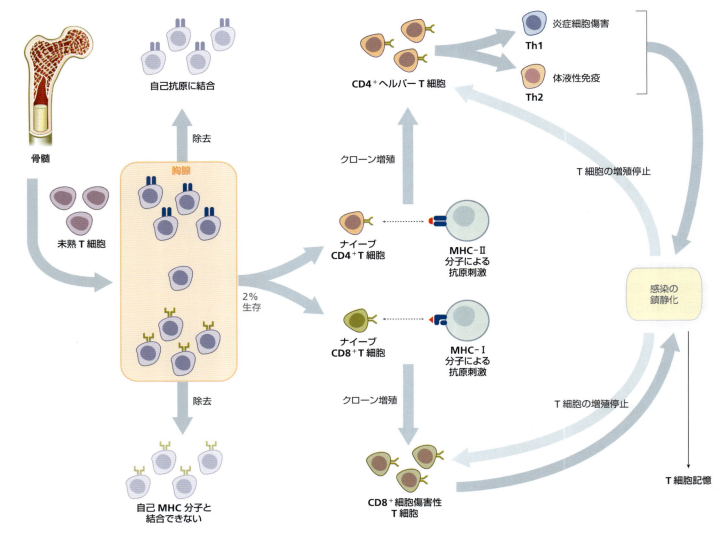

図 4.13 T 細胞応答の経路
T 細胞は骨髄で生まれ胸腺で成熟する．自己の MHC 分子に結合しない T 細胞は，不適当な自己抗原に結合する T 細胞と同じく除去される．抗原提示細胞に結合することによって活性化されたナイーブ T 細胞は増殖してヘルパー T 細胞や細胞傷害性 T 細胞になる．一度感染が収束すると，さらなる T 細胞の産生は停止する．ただし，同一抗原に将来出会うと再活性化する少数の記憶 T 細胞は産生される．

答を包含しており，全身の組織あるいは血中で広がる感染に直接対応する．これらの部位は通常無菌で，免疫系は全力でそのような病原体に対抗する．しかし体内にはそうした全般的な応答ではなく，特殊に専門化した応答が起きる部位があり，組織特異的なシグナルが働き，免疫細胞をその部位に向かわせる．その部位とは，体腔内の膜（腸を囲む腹膜や肺の周りの胸膜），皮膚，粘膜表面である．粘膜表面（粘膜）は特に重要で，この場所での免疫応答を特に粘膜免疫と呼ぶ．

粘膜免疫

　粘膜免疫は呼吸器，消化器，生殖器などの体表面に存在する全身性免疫とは異なる，より局所的な免疫応答である．それはしばしば感染に対する防御の最前線となるが，体の内部と比べ非常に多くの異物にさらされるため，その応答は非常に選択的なものとならざるをえない．抗原に対する応答が増強されるのではなく減弱する**免疫寛容** immune tolerance の機構がその選択性に重要な役割を果たしている．寛容は**アネルギー** anergy を含む複数の要因によって成立している．アネルギーとは T 細胞がある抗原に最初に出会った際，副刺激シグナルが欠如していると，続いてその抗原に刺激を与えられてもほとんど

応答しないことをいう．寛容は食物の中に含まれる無害なタンパク質に対する不要な免疫応答を起こさない上で重要である．

粘液が分泌され，体内に侵入しようとする小さい粒子を捕獲することで防御を行っている部位がある．ウイルスなどを含んだ粘液は繊毛の働きや咳，くしゃみなどの方法で除去される．この物理的な防御法が有効である例として，インフルエンザウイルス（オルソミクソウイルス科 *Orthmyxoviridae*）がノイラミニダーゼ（NA）を持つことが挙げられる．このウイルスは NA で粘液を分解して粘液に取り込まれるのを防ぐが，これは粘液の有効性を逆説的に示している．

粘膜免疫はまた適応免疫の構成要素とも関係している．粘膜表面はしばしば体が新規の病原体に出会う最初の部位であるため，粘膜表面はそうした病原体に対する免疫応答が進展する上で非常に重要である．小腸の下部に位置するパイエル板や盲腸，扁桃腺のようなリンパ組織の特殊な領域は，腸間膜リンパ節のような他のリンパ組織とともに，B 細胞，T 細胞（多量の自然免疫様リンパ球 γδ T 細胞を含む），好中球などからなる強力で柔軟な細胞性応答を作り出す．細胞は，細胞接着分子やケモカインなどの組織特異的シグナルにより正しい場所へ向かう．この細胞性応答とともに，抗体も存在している．二量体型の IgA は粘膜表面で直接産生される，粘膜免疫の中心的成分であるが，他のタイプの抗体，特に五量体の IgM も存在している．

粘膜免疫を強く活性化することはワクチン研究において長い間目標となっている．なぜなら，粘膜免疫は感染を完全に防御できる可能性があるからである．この方法は HIV（レトロウイルス科 *Retroviridae*）や単純ヘルペスウイルス（HSV，ヘルペスウイルス科 *Herpesviridae*）のようなウイルスに対して重要である．というのも，これらのウイルスは一度体内に入ると特定の組織内で持続感染し，その排除は現在の技術では実質的に不可能だからである．しかしながら，持続感染を完全に阻害すること（sterilizing immunity）ができる粘膜免疫を生み出すことは非常に困難なことである．

4.5　アポトーシス

アポトーシス apoptosis はプログラムされた細胞死で，死んだ細胞は主に貪食細胞によって除去される．これは不要となった細胞を安全に除去する方法で，ネクローシス（無制御な細胞破壊，**Box 4.4**）とは異なり，有害な作用を持たない．アポトーシスは，もはや必要でないか，あるいは危険だと考えられた細胞を破壊するために用いられる．ほとんどすべての細胞は適切なシグナルを受けてアポトーシスするよう定められている．多くの場合，アポトーシスが起きるのを防ぐには，サイトカインや複合的なシグナルのような外部からの刺激が必要である．アポトーシスは，細胞周期の破壊のようなウイルス感染に関連した多くの事象により引き起こされる．アポトーシスは細胞外からも誘導されるが，これは体内の悪性化前駆細胞を制御する主な方法である．アポトーシスは，細胞傷害性 T 細胞や NK 細胞が標的細胞を殺す時や，不要になった過剰な活性化 T 細胞を除去する重要な機構である．

これまでに判明したすべてのアポトーシス経路は，アスパラギン酸特異的システインプロテアーゼである**カスパーゼ** caspase 経路を介した共通のエフェクターシステムを使うようである．T 細胞上の Fas 分子による活性化はこれまでによく研究された活性化経路であり，4.3 節で述べた Fas リガンドとの結合

Box 4.4　アポトーシスとネクローシス

アポトーシスは細胞内部から細胞が壊れる死で，細胞の DNA を消化し，破片を除去するためのシグナルを貪食細胞に送るが，ネクローシスはそうではない．ネクローシスは，酸素の枯渇や毒素の影響など細胞が予期せず死ぬ時に起きる．ネクローシスの間，細胞内で起こる事象はアポトーシスの時と一見似ているが，あらかじめプログラムされた除去過程とは同じではない．その結果，炎症や強い毒性が生じ，広範囲に組織破壊が起きる可能性がある．

によって活性化されることがわかっている．Fas リガンドに結合すると，Fas は三量体を形成する．Fas 分子上の，印象的な名前のデスドメインとその他の結合タンパクが凝集するとカスパーゼ系を呼び寄せて活性化し，続いて DNA の消化を引き起こす．

アポトーシスは，細胞の収縮，核 DNA の凝集と切断（しばしば異なる大きさの断片からなる特徴的なラダーになる），核の分断，細胞膜の破壊を引き起こし，最終的に細胞は崩壊してアポトーシス小体になる．アポトーシス小体はアポトーシスの後期段階に発現する細胞性のシグナルに応答した貪食細胞によって除去される．いくつかの細胞性がん遺伝子は（4.8 節参照），アポトーシスに関連している．特に p53 がん抑制遺伝子産物は増殖を抑制してアポトーシスを誘導する．また，抗アポトーシス作用を持つタンパク質も存在する．たとえば，bcl-2 ファミリータンパク質はアポトーシス阻害系に含まれる．bcl-2 によるアポトーシス阻害効果は長期の免疫記憶の成立に重要な可能性があるが，一方で B 細胞リンパ腫でも見られている．副刺激タンパク質のような細胞外からの刺激もまたアポトーシス阻害に関連している．

アポトーシスは細胞増殖を制御して無制御な細胞増殖を防ぐ上で重要な機構である．一方，アポトーシスは大量の免疫系細胞をはじめとする過剰な細胞を体内から除去する主な手段であることも明らかである．アポトーシスはさらに正常細胞の発達と細胞分化の微調整の中心をなしている．

4.6 ウイルスによる免疫監視の回避

免疫応答から逃れる能力によってウイルスは宿主内でより効率よく増殖することができるため，この能力を持つウイルスが選別される．この領域はどうしても複雑な内容となるため，網羅的に解説するスペースがない．よく研究されているいくつかの系を**表 4.6** にまとめる．

積極的免疫回避

多くのウイルスは免疫応答の一部の機能を阻害することで免疫系を積極的に回避する．ウイルスが阻害する機能にはある程度共通性が見られ，これはおそらくウイルス感染制御に影響を与えるメカニズムの重要性を反映していると考えられる．そうした機構以外の機構は 1 種類のウイルスに対して報告されているのみである．

細胞傷害性ウイルスにとって重要なメカニズムは細胞のアポトーシスを阻害することのようである．なぜなら，この細胞死誘導はウイルス感染の共通の帰結だからである．アポトーシス阻害機構は，アデノウイルス科 *Adenoviride*，ヘルペスウイルス科，ポックスウイルス科 *Poxviridae* のウイルスで認められており，かなり広範である．これ以外のメカニズムには，感染細胞でタンパク質合成を阻害する PKR の干渉がある．このメカニズムは少なくとも 7 種類の科で見られる．

MHC-I への提示を様々な方法で阻害することで，細胞傷害性 T 細胞を制限する戦略がよく見られる．しかし，MHC-I の欠損はそれ自身 NK 細胞傷害を刺激するが，サイトメガロウイルス（CMV）はそれを阻止するために MHC-I アナログを産生する．サイトカインや補体の阻害もまたよく使われるメカニズムである．

表 4.6　ウイルスによる免疫回避の例

能動的	免疫細胞へ感染	ヘルペスウイルス科，パラミクソウイルス科，ピコルナウイルス科，レトロウイルス科
	補体機能に対する妨害	ヘルペスウイルス科，ポックスウイルス科
	MHC-Ⅰ提示に対する妨害	アデノウイルス科，ヘルペスウイルス科，パラミクソウイルス科，ポックスウイルス科
	MHC-Ⅱ提示に対する妨害	ヘルペスウイルス科
	MHC-Ⅰホモログを介してNK細胞を阻害	ヘルペスウイルス科
	Toll様受容体機能に対する阻害	ポックスウイルス科
	サイトカイン産生あるいは作用に対する妨害	アデノウイルス科，ヘルペスウイルス科，ヘパドナウイルス科，パピローマウイルス科，ポックスウイルス科
	インターフェロンの作用に対する干渉	アデノウイルス科，フィロウイルス科，ヘパドナウイルス科，ヘルペスウイルス科，オルソミクソウイルス科，パピローマウイルス科，ピコルナウイルス科，ポリオーマウイルス科，ポックスウイルス科，レオウイルス科，レトロウイルス科
	アポトーシスに対する妨害	アデノウイルス科，ヘルペスウイルス科，ポックスウイルス科
	炎症応答に対する干渉	ポックスウイルス科
受動的	抗原連続変異	RNAウイルス，特にオルソミクソウイルス科，レトロウイルス科
	抗原不連続変異（分節ゲノムのウイルスのみ）	オルソミクソウイルス科
	分子模倣	ヘルペスウイルス科，パラミクソウイルス科
	ウイルスの遮蔽	ヘルペスウイルス科，レトロウイルス科
	潜伏	ヘルペスウイルス科，パルボウイルス科，レトロウイルス科

上記リストは不完全で，報告されたウイルスの系統のみ記している．特に，動物に感染するウイルスでこれ以外の方法が知られている．

　これ以外のメカニズムは共通性が少ない．免疫抑制性ステロイドホルモンの産生を誘導して炎症を減弱する酵素の産生は，ポックスウイルス科に限られている．一方エプスタイン・バーウイルスは珍しく，免疫系の細胞へ感染するためか，MHC-Ⅱの提示を阻害する．

　免疫系への直接的な阻害の例は多すぎて全てを詳細に述べることはできないが，ヘルペスウイルスは述べるに値する．ヘルペスウイルスはBanksとRouseによって「免疫回避の芸術家」と記述されている．ファミリー内の異なるメンバーによってそれぞれ戦略が異なり，サイトメガロウイルスによるMHC-Ⅰの発現減少，単純ヘルペスウイルス（HSV-1）によるMHC-Ⅰへのペプチド輸送の阻害，エプスタイン・バーウイルス（EBV/HHV-4）によるMHC-Ⅱへの提示阻害とサイトカイン合成阻害作用を有するIL-10ホモログの産生，カポジ肉腫ウイルス Kaposi's sarcoma virus（KSV/HHV-8）によるアポトーシス阻害などがある．

　サイトメガロウイルスはMHC-Ⅰの発現阻害を徹底的に行う．サイトメガロウイルスはMHC-Ⅰの発現・機能・輸送をそれぞれ阻害する．具体的には，MHC-Ⅰ分子に提示されるペプチドを作る過程を阻害したり，MHC-Ⅰの機能を阻害するサイトカイン類似物質を産生したり，細胞タンパクを模倣したりする．そしておそらく最も注目すべきことはこのウイルスが自分自身を細胞タンパク質で覆っていることである．細胞タンパク質で覆っていることで免疫系から逃れられるだけでなく，MHC-Ⅰの抗原提示を阻害することができる．というのも，隔離しているタンパク質はMHC-Ⅰ分子に必須なβ_2ミクログロブリンだからである．

HIV と免疫系

　免疫系を直接的に阻害する最も極端な例はHIV（レトロウイルス科 *Retroviridae*）である．宿主への感染後，このウイルスはリンパ球が活発に産まれている組織を標的とし，CD4分子を最初の受容体に使う．HIVは，その増殖の一過程として，$CD4^+T$細胞へ感染して殺す．こうして，免疫系の活性を補助するのに中心的な働きをするヘルパーT細胞を失活させる．このヘルパーT細胞機能の欠損をはじめ様々な作用が免疫系の機能を徐々に破壊し，最終的には，後天性免疫不全症候群 acquired immune deficiency syndrome（AIDS）といわれる重篤な免疫抑制が生じる．$CD4^+T$細胞の破壊は，ウイルスによる細胞傷害の他にアポトーシスなどにもよる．他のウイルスで観察される抗アポトーシス機構とは逆に，HIVのプロテアーゼは抗アポトーシスタンパク質のBcl-2の切断に関与するようである．HIVはこれ以外にも免疫系に強い作用を及ぼす．たとえば，nefとtatという2つのウイルスタンパク質はMHC-Iの発現を減少させ，細胞の$CD8^+$細胞傷害性T細胞への抗原提示能力を低下させる．

受動的免疫回避

　多くのウイルスは免疫系を直接妨害する能動的方法を発達させてきたが，それ以外にも受動的な阻害機構が存在する．

　インフルエンザウイルスの場合，表面の糖タンパク質は急速に変異する．その結果エピトープが変化するため，免疫系がインフルエンザタンパク質として認識していた標的分子が，ウイルスの変異により欠失することがある．これを抗原連続変異 antigenic drift といい，RNAゲノムは変異が起こりやすいため，多くのRNAウイルスがこの戦略をとっている（第1章参照）．インフルエンザウイルスのように分節ゲノムを持つウイルスはまた，複数のウイルスが同じ細胞に感染した時に新しい遺伝子を獲得することができ，抗原不連続変異 antigenic shift という急速で劇的な変化をおこす．抗原不連続変異は免疫回避を可能にし，典型的な世界的インフルエンザの流行をもたらす．抗原連続変異と抗原不連続変異については第1章で詳しく述べた．

　もう1つの興味深い方法は分子の模倣で，ウイルス抗原が宿主タンパク質上のエピトープを模倣する．たとえば，麻疹ウイルス（パラミクソウイルス科 *Paramyxoviridae*）とサイトメガロウイルスのタンパク質がこれにあたる．自己のタンパク質と反応する抗体の産生は宿主にとって**自己免疫疾患 autoimmune diseases**のような重大な問題となるため，これを避ける多くのシステムが存在する（**Box 4.5**）．こうして，ウイルスは適応免疫が起動するのを防ぐため，宿主のシステムの助けを借りる．

　ウイルスの潜伏はウイルスにとって免疫系から隠れる方法の1つである（第1章参照）．潜伏感染の間ウイルスは増殖できないものの，潜伏能力によって宿主の免疫系が減弱するまで待つことができ，その後再活性化して生産的な感染ができる．この方法はヘルペスウイルスで使われており，再活性化した結果生じる症状は重篤で非常に感染性が高く，ウイルスは新しい宿主に伝播する．

　ピコルナウイルスは，ウイルス表面のキャニオン canyon という窪みの中に，ウイルス表面タンパク質が持つ細胞結合部位を隠す構造となっている．その窪みは小さいため，抗体のような巨大分子がその標的となるペプチド構造へ

Box 4.5　自己免疫

　免疫応答が侵入病原体でなく体内の細胞に向けられた時，自己免疫と称される．そのような応答は個体に強い傷害を与えることになるため，免疫応答に固有のフィードバック制御が存在する理由の1つとして，この自己免疫を防御することが挙げられる．多くのウイルス，特にヘルペスウイルスは，細胞抗原を模倣することが多いため自己免疫の原因になるといわれているが，詳細なメカニズムははっきり示されていない．

と到達するのを妨げている．

複合効果

　免疫回避の中には能動的手法と受動的手法の両方の要素を持つものがある．ヘルペスウイルスによるFc受容体の産生は，免疫グロブリンで覆うことによってウイルスを隠し，またその結果として免疫グロブリンの機能を妨害する．他の例では，HIVは補体系から制御タンパク質を吸着し，補体系の機能を阻害している．

　これまで述べてきたシステムの多くはウイルスに与える利益が限定されている．しかし，いくつかの系が組み合わさることで大きな効果を生み出すことがあることを覚えておくべきである．感染宿主において，わずかに有利であることが，免疫感受性ウイルスと増殖性で感染をおこさせるウイルスとを分けるかもしれない．

4.7　宿主の遺伝要因

　すべての個人に備わっている免疫系の基礎にあるのは，複雑な機構に基づく可変性であり，それゆえに1人ひとりが持っている免疫系はそれぞれに固有のものである．さらには，免疫系に関する遺伝的要素の差異により，感染に対する応答が変化することも知られている．本書の中でこの点について網羅的に取り上げることはできないが，全体を把握できる一例を代わりに紹介したい．

　ハンタウイルス肺症候群 Hantavirus pulmonary syndrome（HPS）は様々な変異型が北米，南米で見つかっている．それは齧歯類からヒトへ伝播するハンタウイルス（ブニヤウイルス科 *Bunyaviridae*）の変異種によって引き起こされる．HPSは傷害性の，そしてしばしば致死的な感染を生み出す．それは，ウイルスの増殖後に，感染に対する過剰な免疫応答が原因とみられる重篤な肺炎を生じる．しかし，ウイルスがどのように影響するかは住民集団ごとに大きな違いがあるようである．パラグアイの大流行では，17事例のうち1事例以外はヨーロッパ系メノー派教徒移民の間で生じている．この移民の数は，大流行した地域において，グアラニ語を話す原住民のネイティヴインディアンに比べて圧倒的に少数であるにもかかわらず，である．同じ現象はチリでのハンタウイルス大流行でも起こり，そこではほとんどの事例が，スペイン語を話す集団に集中し，同じ地域に住むマプーチ族には大流行はみられなかった．

　パラグアイの大流行の場合，グアラニ族も非常に高いレベルでウイルスに曝されていたことが血液サンプルで確認された．抗体検査で，グアラニ族は50％の割合でウイルスに曝露されているのに対し，現地のヨーロッパ人は2～6％であることが確認された．にもかかわらず，患者の94％はヨーロッパ人であった．

　2つの集団のHLA型（非常に多様性のある細胞表面の免疫マーカータンパク質の遺伝子集合体，Box 4.3参照）の研究でその説明がなされた．特別なサブタイプのHLA B35を持つヒトはハンタウイルスによって致死的となりうる．ヨーロッパ人はHLA B35を持ち，その多くがB35-01サブタイプである．一方HLA B35は原住民族の間でも一般的であるが，B35-01サブタイプを持つものは非常にまれである．これは致死的な局地的疾患に対する生命の適応的進化を示していると思われる．ある地域で数千年にわたり生活してきた原住民

は，彼らの HLA を環境に適応させる時間が十分にあった．北米地域では，同様な現象がナバホ族で見られる．彼らは別の種族であるホピ族と同じ地域に住んでいる．しかし，ナバホ族は 1350 年に移住してきたアサバスカ語族移民の一部で，ホピ族やプエブロ族が数千年その地域に居住しているのに対して，ほぼ 700 年しかその地域に住んでいない．この場合もまた，適応するための時間がまだ十分ではなく，適応度の低い HLA ハプロタイプを持っているため，ハンタウイルス感染のリスクが高いようだ．

4.8 ウイルス発がん

第 1 章で述べたように感染細胞の形質転換はいくつかの潜伏性ウイルスによる望ましくない作用であり，また，潜伏感染ウイルス以外のウイルス感染にもよくみられる副産物でもある．細胞が形質転換すると増殖に対する統制がなくなり，その結果形質転換した細胞が積極的に増殖する．形質転換は，ウイルスによって誘導された細胞の遺伝子変異やウイルスの**発がん遺伝子** oncogene（細胞の形質転換と**発がん性** oncogenesis に関連する遺伝子）によって生じる．

形質転換した細胞は，正常な増殖制限や抑制の喪失，異常な細胞表面タンパク質の発現，ウイルス遺伝子や遺伝子断片の挿入のようながんと関連した特徴を示す．

形質転換は発がんの最初の段階であり，形質転換細胞には実際に動物にがんを引き起こすことができるものがあるが，それ以外の形質転換細胞はがんを引き起こすことができない．これは，発がんには形質転換以外の多くの要因が含まれており，形質転換はがんの多段階発生におけるごく初期段階であると考えられる．さらなる要因は，普通なら確実に形質転換細胞を破壊する免疫監視システム，特に細胞傷害性 T 細胞応答である（4.3 節参照）．増殖をサポートするのに必要なハウスキーピング機能などもまた必要である．これら以外にもがん組織の増殖を支持する新しい血管の形成，血管新生を誘導する能力などが必要とされる．

多くの場合，形質転換や発がんに関係する特定のウイルス機能は同定されており，これらは表 4.7 にまとめられている．しかし，当然なことに，形質転換させるウイルスのすべてが発がん性ではない．ウイルスに感染した形質転換細胞には，免疫応答を回避させる特有のウイルス機能があるようだ（4.6 節参照）．そのような機能の主な目的はウイルスの増殖を助けることであるが，一方形質転換細胞を免疫応答から防御する効果もまた持っている．

細胞由来がん抑制遺伝子の機能

さらにこの段階で大変重要なことは，p53 や Rb 遺伝子のような宿主細胞の重要な**がん抑制遺伝子** tumor suppressor gene の活性である．たとえば，p53 は遺伝子の守護者 guardian of genome といわれており，DNA の安定と修復，細胞周期の制御，アポトーシスの開始における役割によって正常細胞機能を保証するのに非常に重要である．

p53 機能が喪失すると，異常な細胞機能を防ぐための多くの制御手段が失われる．プロリンに富む 393 個のアミノ酸からなる p53 タンパク質は細胞ストレスや傷害に応答して活性化される．過剰の p53 タンパク質は，ユビキチ

ン経路（**Box 4.6**）を介してタンパク質分解に向かわせる MDM2 タンパク質に結合することにより除去される．

　Rb タンパク質は細胞周期の調節に重要で，細胞分裂開始を制御する．p53 と同様に Rb 遺伝子の変異はがんの進展と密接に関連している．

ウイルスのがん遺伝子

　オンコルナウイルス属 *Oncornavirus*（レトロウイルス科 *Retroviridae*）のウイルスによる形質転換は形質導入によって生じる．すなわちウイルスゲノム内の**がん遺伝子** oncogene（がん関連遺伝子）が細胞から細胞へ移動することで生じる．がん遺伝子とはウイルス複製に関与しない細胞由来の遺伝子である．8 種のファミリーの少なくとも 30 の遺伝子は形質導入できるレトロウイルスによって運ばれることが知られている．ウイルスの機能を全く欠損せずにがん遺伝子を保持するウイルスは，ニワトリラウス肉腫ウイルスをはじめとしたごくわずかなウイルス種しかない．それ以外のすべてのウイルスでは，ウイルスゲノムの重要な領域が置き換わっており，複製するためには欠損した機能を補完するウイルスの同時感染が必要になる．このために，世界中で同定された形質導入できるレトロウイルスの多くは研究室外で複製することはできないことが示唆されており，それゆえ重大な感染は引き起こさない．

　これとは別に，ウイルス DNA が宿主の DNA に組込まれることにより，ウイルス遺伝子の制御が失われる，あるいは近くに位置する細胞の遺伝子制御が変化することで，同様の作用が生じる．このような形質転換は，ウイルス DNA が不活性の場合でも起き，安定的な遺伝子組込みと発がん性を有する遺伝子組込みとの差異は非常に少ないかもしれない．

　ここまで挙げてきた以外のウイルスもまた様々な作用によって形質転換や発がんをおこすかもしれない（**表 4.7**，**4.8**）．ヘルペスウイルス科，ポリオーマウイルス科，パピローマウイルス科，ヘパドナウイルス科 *Hepadnaviridae* のウイルスはすべて細胞の形質転換に関与する発がん性を有したウイルスである一方，アデノウイルス科 *Adenoviridae* は形質転換を起こすがヒトにおける発がん性は知られていない．アデノウイルス科，ポリオーマウイルス科，パピローマウイルス科のような多くの形質転換をおこすウイルスでは，ウイルスの初期に発現する制御タンパク質が細胞増殖に直接影響している可能性がある．これらの影響は表 4.7 にまとめられている．

　ウイルスはヒトや動物の幅広いがんに非常に重要な役割を果たすことは明らかであるが，多くの場合，既知あるいは未知のそれ以外の要因が発がんに必要であることも今では明らかである．しかしながら，ワクチンの使用などによってウイルス感染を防ぐことが可能になっているため，ヒトパピローマウイルスや B 型肝炎ウイルスなどが関わるがんの予防が期待される．

Box 4.6　ユビキチン経路

　ユビキチン経路はほとんどの真核生物の細胞で見いだされる．76 個のアミノ酸からなる小さいユビキチンタンパク質が 4 個以上他の標的タンパク質分子に結合することによって，細胞はそのタンパク質をプロテアソームに向けさせ，そこでユビキチン化された標的タンパク質は分解される．4 個より少ないユビキチンが結合した場合は他の処理経路が機能するようだ．

　ウイルスは細胞内経路の方向性を変える戦略をとることが多いが，このユビキチン化も例外ではない．たとえば，がん関連パピローマウイルスの E6 タンパク質は細胞の p53 タンパク質のユビキチン化とそれに続く分解を誘導し，この重要ながん抑制タンパク質を感染細胞から排除する．

表4.7　ヒトに感染するウイルスの形質転換／発がん性の機構

ウイルス系統	ウイルス	機構
アデノウイルス科（ヒトでは発がん性なし）	アデノウイルス	E1Aタンパク質がRbタンパク質を攻撃する，MHC-Ⅰ提示を阻害する E1Bタンパク質がp53がん抑制タンパク質を攻撃する ウイルスゲノム断片を宿主の染色体に組込む
ヘルペスウイルス科	EBウイルス（HHV-4）	EBNAs 2，LP，3A，3C，LMP-1によりc-mycなどのウイルスプロモーターが持続的に上昇し，TNF受容体結合因子を介してNF-κBなどの複数の細胞シグナルを活性化させる．補助因子はニトロソアミンを含む食事摂取（咽頭がん）あるいは熱帯熱マラリア Plasmodium falciparum 流行地域（バーキットリンパ腫）
ヘルペスウイルス科	カポジ肉腫ウイルス（HHV-8）	LANA（ORF 73タンパク質）によるp53や細胞キナーゼ（特にGSK-3β）との相互作用と同じくRbやRb調節分子との相互作用，および細胞の転写への影響 v-サイクリン（ORF 72サイクリン類似タンパク質）は細胞増殖を促進する ORF 71（v-FLIP）がアポトーシスを阻害する 形質転換を促進するカポシンタンパク質を生産する
ヘパドナウイルス科	B型肝炎ウイルス	pXタンパク質によるトランス活性 細胞のがん遺伝子への挿入効果（動物モデルにおけるc-mycを含む） 切断されたSタンパク質前駆体によるトランス活性 補助因子はアフラトキシンやニトロソアミンを含む食事摂取やHCV感染 慢性ウイルス感染がひきおこす炎症
フラビウイルス科	C型肝炎ウイルス	コアタンパク質による翻訳調節，p53との相互作用，細胞周期への影響 非構造タンパク質の細胞増殖への影響 慢性のウイルス感染がひきおこす炎症
パピローマウイルス科	ヒトパピローマウイルス16型，18型	E6タンパク質とp53タンパク質および少なくとも12個の他の細胞因子との相互作用 E7とp53タンパク質および少なくとも12個の他の細胞因子との相互作用 他の感染初期タンパク質による細胞周期への影響 細胞のがん遺伝子に対する挿入の影響（非発がん型はエピソームとして維持され，発がん型はゲノム断片に組込まれる） 補助因子は喫煙とHSV-2感染
ポリオーマウイルス科	メルケル細胞ポリオーマウイルス（JCウイルス，BKウイルス）	低分子と高分子T抗原（感染初期タンパク質）はp53，Rbなどの複数の細胞因子と相互作用し，細胞の形質転換に関係する挿入効果
レトロウイルス科	ヒトTリンパ球向性ウイルス（HTLV）1〜4型	HTLV Taxタンパク質によるトランス活性化 細胞のがん遺伝子に対する挿入の影響 ウイルス生活環に必須の部分としてウイルスゲノムの組込み 形質導入する（通常不完全な）レトロウイルスの場合，少なくとも8種類の異なる系統の宿主由来のがん遺伝子が別々のタイプのウイルスで運ばれる

EBNA, Epstein-Barr virus nuclear antigen; LMP-1, latent membrane protein 1; NF-κB, nuclear factor κB; LANA, latency-associated nuclear antigen; HTLV, human T-cell leukemia virus.

表4.8　がん関連ウイルス

ウイルス系統	ヒト腫瘍	動物腫瘍	腫瘍型	ヒト腫瘍に関連する病原体
Adenoviridae	−	＋	固形腫瘍	未知
Flaviviridae	＋？	−	肝細胞腫瘍	C型肝炎ウイルス（HCV）
Hepadnaviridae	＋	＋	肝細胞腫瘍	B型肝炎ウイルス（HBV）
Herpesviridae	＋	＋	リンパ種，がん腫，肉腫	EBウイルス（HHV-4） カポジ肉腫ウイルス（KSV，HHV-8）
Papillomaviridae	＋	＋	乳頭腫，がん腫	ヒトパピローマウイルス（HPV）
Polyomaviridae	＋	＋	固形腫瘍	Merkel細胞ポリオーマウイルス（JC，BKウイルス？）
Poxviridae	−	＋	粘液種，線維種	未知
Retroviridae	＋	＋	造血系腫瘍，肉腫，がん腫，白血病	ヒトTリンパ球向性ウイルス（HTLV）

Key Concepts

- 免疫系は感染の制御と体内からのウイルス排除を行う．発熱や炎症のようなウイルス感染に関連する多くの症状は，免疫系の働きに起因し，感染を収束させる．
- 免疫系は大きく2つのタイプ，自然免疫と適応免疫に分けられる．自然免疫系は，病原体関連分子 pathogen-associated molecular pattern（PAMP）を含む限られた数のシグナルに素早く応答する．一方，適応免疫系は数百万個の潜在的な抗原に応答できるが，初感染に応答するのに時間を要する．
- 適応免疫応答は大きく2つのクラスに分けられる．細胞性免疫応答はヘルパーT細胞と細胞傷害性T細胞からなり，主に細胞内に存在するウイルスの制御に重要である．体液性免疫応答はB細胞から産生される抗体を含み，血液中に存在するウイルスの制御に重要である．
- 抗体は特異的に1つの抗原と結合する．抗体は分化したB細胞で産生され，IgA, IgD, IgE, IgG, IgM の5種類に分類される．IgG は血清中で優位な抗体である．
- 抗原は処理されてペプチドとなり，MHC-Ⅱ分子に結合して提示されてヘルパーT細胞を刺激する．体細胞内で生まれた抗原は処理されてペプチドとなり，MHC-Ⅰ分子と結合して提示されて細胞傷害性T細胞を刺激することが多い．
- 免疫系は一連の非常に複雑な監視と恒常性の維持に依拠している．
- 特に，免疫系を活性化する大部分のシグナルは強い応答を産生するために確認の（副刺激）シグナルを必要とする．副刺激が存在しない場合，刺激は応答を弱め特別な抗原に対して寛容を誘導することもある．
- 免疫系，免疫応答の活性化と抑制は非常に複雑なシグナル伝達経路によって媒介される．シグナル伝達の中心はサイトカインである．サイトカインは幅広い細胞外指令分子で，ウイルス感染と特に関係するインターフェロンを含む4種類の系統に分けられる．
- 一度免疫系が感染を鎮静化すると，活性化エフェクター細胞はしばしばプログラム細胞死（アポトーシス）で除去されるが，再感染に対してすばやい強力な応答を提供できるよう特殊な記憶細胞が存続する．
- ウイルスは増殖するために免疫系の影響から逃れるか戦わねばならない．多くのウイルスはそのために複合的で強力な機構を進化させている．しかし，免疫系もまたそのような脅威を処理する機構を持っている．両者のバランスは常時変化している．
- ウイルスによる細胞の形質転換は細胞増殖の制御の破綻を引き起こし，発がん性から発がんに向かう最初の段階である．そのような細胞ががん化した組織を形成するためには，免疫系を回避し増殖をサポートするさらなる段階が必要である．

理解を深めるための設問

設問 4.1：なぜ我々は自然免疫と適応免疫の両方を持っているのか？

設問 4.2：なぜ自然免疫様リンパ球 innate-like lymphocyte は自然免疫と適応免疫という従来の分類に適合しないのか？

設問 4.3：なぜ抗体は，標的に結合する可変部の他に，定常部を持っているのか？

設問 4.4：MHC-Ⅰ提示と MHC-Ⅱ提示との違いは何か？

設問 4.5：もし細胞の形質転換が無規律な細胞増殖に向かわせるなら，それが必ずしもがん化を引き起こさないのはなぜか？

参考文献

Arrand JA & Harper DR (1998) Viruses and Human Cancer. BIOS Scientific Publishers, Oxford.

Banks TA & Rouse BT (1992) Herpesviruses—immune escape artists. *Clin. Infect. Dis.* 14, 933–941.

Biron CA & Sen GC (2007) Innate responses to viral infections. In Fields Virology, 5th ed. (DM Knipe, PM Howley eds). Lippincott Williams & Wilkins, Philadelphia.

Boccardo E & Villa LL (2007) Viral origins of human cancer. *Curr. Med. Chem.* 14, 2526–2539.

Braciale TJ, Hahn YS & Burton DR (2007) The adaptive immune response to viruses. In Fields Virology, 5th ed. (DM Knipe, PM Howley eds). Lippincott Williams & Wilkins, Philadelphia.

Campbell K (2010) Infectious causes of cancer: a guide for nurses and healthcare professionals, Wiley, Chichester.

Dayaram T & Marriott SJ (2008) Effect of transforming viruses on molecular mechanisms associated with cancer. *J. Cell. Physiol.* 216, 309–314.

Murphy K (forthcoming 2012) Janeway's Immunobiology, 8th ed. Garland Science, New York.

Vossen MT, Westerhout EM, Söderberg-Nauclér C & Wiertz EJ (2002) Viral immune evasion: a masterpiece of evolution. *Immunogenetics* 54, 527–542.

INTERNET RESOURCES

Much information on the internet is of variable quality. For validated information, PubMed (http://www.ncbi.nlm.nih.gov/pubmed/) is extremely useful.

Please note that URL addresses may change.

Immunology Link. http://www.immunologylink.com/ (a multifunctional immunology resource)

Inside Cancer. http://www.insidecancer.org/ (multimedia guide including basic biology)

Microbiology and Immunology On-line at the University of South Carolina. http://pathmicro.med.sc.edu/book/immunol-sta.htm (online textbook, open access)

第5章
ワクチンとワクチン接種

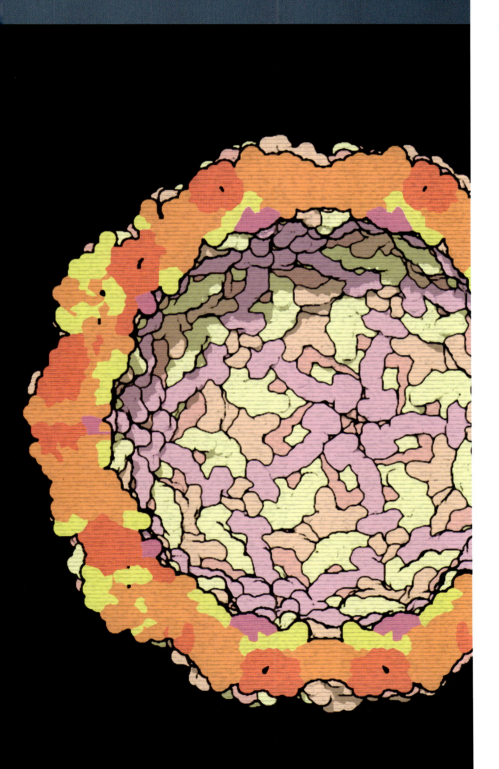

INTRODUCTION

ワクチン接種は，自然感染から身を守ることを目的として毒性を弱めた病原体を投与することを指す．ワクチンは，自然感染の一種の模倣であったり，低病原性の近縁病原体であったり，本来の病原体の一部分のみであったりする．免疫応答を高める増強剤，すなわちアジュバントと組み合わせて使用される場合もある．

ピコルナウイルス
Research Collaboratory for Structural Bioinformatics Protein Data Bank と The Scripps Research Institute, USA 所属の David S. Goodsell の厚意により提供．

ワクチン接種は，人類の健康に寄与した偉大な成功例の1つである．かつて天然痘は，「人類にとって最も恐ろしい厄災」であるといわれたが，すでに撲滅され，ポリオも次の撲滅対象となっている．それにもかかわらず，ワクチンとワクチン成分の両者にまつわる議論は続いている．ワクチンの優れた点を社会に納得させるには，科学は力不足である．ワクチン接種は，健常人を対象として行われるため，その恩恵は接種者にとって明瞭でないことが多い．それよりも副作用の可能性があるかどうかの方がはるかに重要である．それゆえ，ワクチンの開発には細心の注意を払う必要がある．しかし，効果のあるワクチンは，ワクチンを接種される個人と全人口の両方にとって利益となるのは確実である．ワクチン接種は，人類の主要疾患の原因であったウイルスを完全に排除することができた唯一の手段である．しかしながら，他にもHIVなどの難治性の標的ウイルスは数多く存在しているし，これらを駆逐できるのは，まだずっと先のように思われる．

5.1 ワクチン接種の起源

感染を防御するためにウイルスを最初に使用したのは，2000年以上前の古代中国でのことだとされている．当時は，天然痘のかさぶたの乾燥物を鼻腔に噴霧していた．それにより，軽度の天然痘が誘発され，はるかに重篤な症状を呈する天然痘の自然感染から身を守ることができた．

1700年まで，このやり方に基づいた様々な方法がオスマン帝国で行われた．症状が軽い天然痘患者から採取されたかさぶたを皮膚に接種することで，天然痘を発症しても軽症で済んだ．ヴォルテール Voltaire の記述によると，"inoculating in the Body of a Child, a Pustle taken from the most regular, and at the same Time the most favourable Sort of Small-Pox that could be procur'd."「罹患した天然痘のうち，最も穏やかで好ましい経過をたどった種によってできた膿の接種」と表現されている．

人痘接種

人痘接種 variolation というこの方法は，天然痘を接種者に直接与えることに基づいた方法であり，決して無害なものではなく，天然痘を防ぐ確実な方法をとらずに行われていた．実際に人痘接種者の1〜2％は天然痘により死亡した．この数字は，現代のワクチンでは全く許容されないだろう．そうであっても，当時，天然痘は非常に深刻な問題であり，人口の半数以上が感染し，20〜30％以上が死亡する病気であった．天然痘感染による死から免れても，痘痕が半永久的に残ることが多かったため，顔に痘痕のないことが真の美の象徴だとされていた．このような背景から，人痘接種で痘痕を残すほうが死ぬよりはましなことであった．

天然痘は，症状が軽い小痘瘡 variola minor と重篤な大痘瘡 variola major という別々の株に起因する2種類が存在した．この2種類のウイルスによる致死率は，大痘瘡が20％以上に対し，小痘瘡ではわずか1〜2％であり，明らかに異なっていた．ヴォルテールの記述によると，人痘接種で使用されたかさぶたは，症状が軽い小痘瘡に感染した患者から採取されるのが一般的であった．そのため人痘接種による致死率は，小痘瘡の自然感染と比べて大きく改善しなかった．

> INOCULATION
>
> Those who are desirous to take the infection of the SMALL-POX, by inoculation, may find themselves accommodated for the purpose, by applying to.
>
> Stephen Samuel Hawley
>
> Fiskdale, in Sturbridge.
>
> February 7, 1801
>
> N. B. A Pest-House will be opened, and accommodations provided by the first day of March next.

図 5.1 人痘接種を提供する内容の 1801 年の張り紙

CDC Public Health Image Library (http://phil.cdc.gov/) より.

オスマン帝国に駐在した英国大使の妻レディ メアリー Lady Mary Wortley Montagu がコンスタンチノープル（現在のイスタンブール）滞在中に人痘接種のことを知った．1718 年に彼女は息子に人痘接種を受けさせた．彼女は，イングランドへの人痘接種の導入に大きく貢献した．最初に 6 名の死刑囚で試された後，イングランドや他のヨーロッパの国々で多くのヒトが人痘接種を行うこととなった．

ほぼ同じ頃，アメリカ大陸にも人痘接種が導入されたが，ボストンのある牧師集団は，いち早く人痘接種への反対を表明した．これは「神に盾突くことであり，神の意志に反すること」であるといっていたという．同じように多くの反対者は，そのような行為を行うことが自然の成り行きを変えるものであるとして神学上の理由から反対していた．Lady Mary の専属医師は，「キリスト教の精神に反する行為であり，異教徒以外の成功はありえない」という理由で，彼女の息子への人痘接種に反対していたという記録がある．

宗教家のこのような反対姿勢は，ワクチン接種が人々に受け入れられた後でも続いた（後述）．パスツールが 19 世紀末に狂犬病ワクチンの有用性を証明したが，依然として聖遺物で治療されていた患者もいたとの報告がある．

人痘接種は，18 世紀から 19 世紀まで頻繁に行われた（図 5.1）．さらに長く続けられた地域もあった．人痘接種が行われた最後の記録が残っているのは，1965 年の中国の田舎であった．当時，天然痘ワクチンの供給はすでに中止されており，そこでは古い方法が用いられていた．人痘接種の材料は，1970 年代にもインドで発見された（図 5.2）．

ワクチン接種

人痘接種は一般的に行われていたが，危険であることから，より安全な別の方法が求められるようになった．牛痘への曝露が，特に乳牛の乳搾りを行う女性において，天然痘に対する感染防御に関連していることを示す数々の知見が得られた．1774 年，英国ドーセット州の農民ベンジャミン・ジェスティ Benjamin Jesty は，天然痘の流行時，治療のために彼の妻や子どもたちに牛痘を接種した．

このように限られた地域でのみ行われていた牛痘接種が広く行われるように

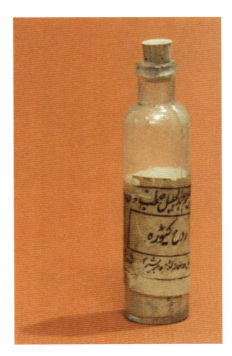

図 5.2 1970 年代のインドで人痘接種（生天然痘）に使われたもの，インド，1970 年代

CDC Public Health Image Library (http://phil.cdc.gov/) より.

なったのは，グロスターシャー州の医師であったジェンナー Edward Jenner が，一連の実験を行ってからであった．1796 年ジェンナーは，その土地の乳搾りの女性から採取した牛痘を 8 歳の少年に接種した．その少年は，後に人痘接種を受けても天然痘の症状を発症しなかった．そこでジェンナーは，さらに牛痘接種の症例数を 23 症例に増やし，1798 年に "An Inquiry into the Causes and Effects of the Variolae Vaccinae; a Disease Discovered in some of the Western Counties of England, Particularly Gloucestershire, and Known by the Name of The Cow Pox." という論文でその結果を公表した．この仕事は非常に注目され，今日においても少年（James Phipps）だけでなく，牛痘の供給源であった乳搾りの女性（Sarah Nelmes）と彼女が乳絞りをした乳牛（Blossom）の名前を我々が知っているほどである．

　ジェンナーは，ラテン語で牛痘を意味する *variolae vaccinae* と名付けた新しいワクチン接種を普及させ，注目を浴びた．その後，ワクチンという用語が病気に対して防御的に働く様々な薬剤，すなわち天然痘に対する牛痘のような類縁体，もしくは元株（野生型）ウイルスの弱毒型を意味するようになった．

　イングランドでは，ほぼ 50 年間にわたってワクチン接種が人痘接種と同時並行で実施された．ワクチン接種が成功したことは，1804 年にナポレオン Napoleon から Physician Extraordinary to King George Ⅳ という称号や特別な勲章が授与されるなどジェンナーに与えられた高い地位や賞が示すところである．さらに重要なのは，19 世紀の英国でのワクチン接種事業の下，強制的にワクチン接種が行われたことである．1805 年，ナポレオンはフランスの皇帝となっており，軍事上の利益を一番に考えていたため，フランス軍全隊にワクチン接種を行うよう命じた．

　ジェンナーは，ワクチン接種について，「この事業は，いずれ人類にとって最も恐ろしい厄災である天然痘を撲滅するに違いない」と述べたと伝えられている．ジェンナーは正しかったが，その撲滅には 200 年近くかかった（5.10 節参照）．

5.2　現代のワクチン

　初のワクチンである天然痘ワクチンは，何年もかかって開発されたが，19 世紀と特に 20 世紀には，数多くのワクチンが実用化されるに至った．ワクチン接種は，今やウイルス性疾患に対する一般的な対抗手段となっており，ヒトにとって深刻な病気の 1 つである天然痘を撲滅に追いやった（5.10 節参照）．最近の調査研究から，経済的見地から重要な牛疫もワクチン接種によって撲滅できたといわれている．

　しかし，ワクチン開発が成功したことに疑いの余地はないが，ワクチンが利用できないために残存している多くの重要なウイルス性疾患がある．それは，ヒト免疫不全ウイルス human immunodeficiency virus（HIV，レトロウイルス科 *Retroviridae*）や C 型肝炎ウイルス（フラビウイルス科 *Flaviviridae*）などであり，病気を防ぐために効果がありそうな候補ワクチンさえ存在しない．そのため，相当な数の開発研究が継続的に行われている．

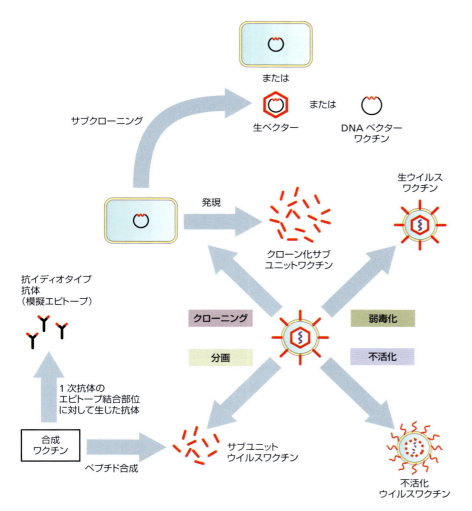

図 5.3 ワクチン製造の様々なアプローチ

ワクチンの種類

現在市販されているウイルスワクチンには，図 5.3 にまとめたように 4 つの基本型がある．すなわち，
・弱毒生ウイルス
・全粒子不活化（死滅）ウイルス
・ウイルスから精製した成分 subunit（タンパク質，特に糖タンパク質が多い）
・クローン化したウイルス遺伝子から合成したタンパク質精製物

現在，上記のいずれの手法で作製されたワクチンでもヒトに使用することができる．現在利用できるワクチンを表 5.1 に示した．全てのワクチンを完全に網羅しているわけではないが，現時点で使用されている主要な製品を示している．これらの手法の長所と短所を表 5.2 にまとめた．

ワクチンウイルスベクターもしくは DNA 発現ベクターにウイルス遺伝子を発現させるという新しい戦略は，ヒトで一般的に使用できるワクチンになるところまではいっていないが，獣医学領域では使用されている．こうした戦略に関連した非常に数多くの研究が行われており，近い将来，重要な手法となることが期待されている．これらについては，5.4 節で詳しく述べる．

生ワクチン

古くから使用されているのは，変異させることで病原性を弱めた生ウイルス

表 5.1 現在使用されているワクチン

弱毒生ウイルス	不活化ウイルス	精製サブユニット	クローン化サブユニット
アデノウイルス [1]	A 型肝炎	インフルエンザ	B 型肝炎
インフルエンザ	日本脳炎		ヒトパピローマウイルス
麻疹	ポリオ		
ムンプス	狂犬病		
ポリオ	ダニ媒介脳炎		
ロタウイルス			
風疹			
天然痘			
水痘			
黄熱			

[1] 現在は製造中止.

表 5.2 現在使用されているワクチンの長所と短所

ワクチンの種類	長所	短所
生ワクチン	開発と製造が容易 安価 細胞性（および粘膜）免疫を刺激することができる 強い免疫原性と長期間にわたる防御免疫（本来の病気を模倣）を誘導できる 他の方法よりも接種回数が少なくて済む	病気を起こす可能性がある（一般的には軽度） 復帰突然変異が生じ，毒性を獲得する可能性がある ウイルス排出による他者への感染の可能性がある 不安定であり，冷却装置が常時必要である（コールドチェーン） 他のウイルスが混入する可能性がある ウイルスゲノムを含有するため，病原性や発がん性を有する可能性がある
不活化ワクチン	開発と製造が容易 安価 ウイルスの復帰突然変異や拡散がない 安定しており，コールドチェーンが必要ない 生ウイルスの混入リスクが低い	大量にウイルスを製造するために培養系が必要 培養ウイルスは，野生型ウイルスと同一の構造をとっていない可能性がある 免疫原となるためには，免疫増強剤（アジュバント）を必要とする場合がある 頻繁にワクチン接種を繰り返す必要がある ウイルスゲノムを含有するため，病原性や発がん性を有する可能性がある
精製サブユニットワクチン	ウイルスの1部分のみに対する免疫応答を誘導することができる ウイルスの復帰突然変異や感染拡大がない 安定しており，コールドチェーンが必要ない 生ウイルスの混入リスクが低い	製造工程が複雑 費用がかかる 大量にウイルスを製造するために培養系が必要 免疫原となるためには，アジュバントが必要 頻繁にワクチン接種を繰り返す必要がある
クローン化サブユニットワクチン	ウイルスが培養できない場合にも使用可能 製造コストが低い 規模の拡大が比較的容易 抗原の最適化もしくは組み合わせての使用が可能 ウイルスの復帰突然変異や拡散がない 安定しており，コールドチェーンが必要ない 生ウイルスの混入リスクが低い	開発には費用がかかり，複雑 免疫原となるためには，アジュバントを必要とする場合がある 頻繁にワクチン接種を繰り返す必要がある

を用いたワクチンである．変異は半許容 semi-permissive もしくは異種 atypical，つまり本来の宿主とは異なる動物（細胞）および（または）特異な条件（通常は低温）でウイルスを継代することによって誘発される．そして，複製の最適条件が本来の宿主におけるものから変化したウイルス変異体が選別される．

変異体となっても，（効率は悪いかもしれないが）ウイルスは複製可能であり，免疫原性も有する．変異は偶然導入されたものであり，これまで作製されてきた弱毒化ウイルスはその表現型に基づいて選別されてきたもので，その変化の基になった遺伝学的な事象はほとんど明らかにされていない．一方，ウイルスゲノムの塩基配列を決定することで，ワクチン用ウイルスの遺伝的な変化を調べることはできるようになったものの，変化それ自身を分子生物学的な手法を用いて導入するには至っていない．

　生ワクチンは免疫原性が高く，MHC-IIを介した液性免疫およびMHC-Iを介した細胞性免疫のどちらも活性化することができる（第4章参照）．さらに，多くのウイルス感染を防ぐために重要となる粘膜免疫を誘導する（5.6節参照）．しかし，生ワクチンに問題がないわけではない．弱毒化ウイルスは，健常人において深刻な病気の原因とはならないものが選択されるが，全てのワクチン接種者が正常な免疫機能を持っているわけではない．それには個体差があり，また感染（たとえばHIV）や，免疫抑制剤の投与（たとえば移植患者やがん患者），さらには老化によっても免疫機能は抑制されうる．それゆえ，ワクチン接種を受ける場合は，生ウイルスワクチンを投与する前に許容される範囲内の免疫機能を有していることを確かめておくことが非常に重要である．たとえば，生水痘ワクチン（Oka）は，がん患者への使用を規定する厳密なルールがあるし，新しい生インフルエンザワクチン（FluMist®）は，49歳以上の者への使用が許可されていない（訳注：日本では未承認）．

　さらに問題となるのは，生ワクチンは活性のある状態で維持する必要があることである．生ワクチンが世界の隅々にまで輸送される際には，冷蔵保存状態を保つ運搬体系，すなわちコールドチェーンが必要になる．先進国では問題にならないことであっても，世界にはそれが難題である地域がたくさんある．この問題は，ワクチンウイルスのカプセル封入により解決するかもしれないが，臨床で有効かどうかはわかっていない．

実例：経口ポリオワクチン

　経口ポリオワクチン oral polio vaccine（OPV）は，古くから使用されてきた弱毒生ワクチンのよい例である．OPVは1950年代に開発されたポリオウイルスの3つの血清型（1，2，3型）の混合物であり，培養細胞における継代を繰り返すことによって弱毒化された．OPVは，耐性に優れており，長期にわたり免疫が持続し，そして感染防御の効率が高い．1963年以降世界中で使用されており，公衆衛生に大きく貢献している．しかし，全ての生ウイルスワクチンには多くの懸念がある（表5.2参照）．OPVがそのよい例である．

　ワクチン投与後，OPVに含まれている弱毒型ウイルスは毒性型に復帰 reversion することがある．復帰完全変異（復帰変異）したウイルスは，ワクチン接種を受けたヒトによって伝播され，感染が拡大する．ごくまれではあるが（100万例に約1例），OPVは，ワクチン関連麻痺 vaccine-associated paralytic polio（VAPP）を起こすことがある．

　ゲノム塩基配列の解析から，病原性の復帰が最も頻繁に起こる3型のワクチン株では，7,431塩基中でたった10塩基が変異しているのみであり，そのうちアミノ酸の変化をもたらす変異は3塩基のみであった．対して，1型のワクチン株は55塩基の変異が起こっており，21塩基がアミノ酸変異をもたらしていた．このことが，3型ウイルスワクチン株が復帰変異を起こしやすい理由

かもしれない．特に472番目のヌクレオチドの変化が，毒力の復帰に関係していると考えられるが，3型の復帰変異の分子基盤は今のところ完全には明らかにされていない．

バイオテクノロジーの進歩により，既存のワクチンの改良が可能となった．OPVに含まれるウイルスのゲノム塩基配列の解析から，1型，2型のウイルス株が復帰しないことに関連する変異が明らかとなった．それに基づき，培養条件を変更することによって偶然導入された弱毒化変異に加えてそれらの変異を3型ウイルスのゲノムに人為的に導入することができるようになった．他にも，復帰変異の問題の少ないポリオウイルス株のコアタンパク質をコードする遺伝子領域に，3型ウイルス抗原をコードする遺伝子をクローニングするという方法があり，生ワクチンの復帰変異を制限できる．詳細は，5.4節で述べる．一般的に生ワクチンにおいて，弱毒化の原因となる変異は1塩基の変化（点変異）であることが多く，野生型へと復帰しやすい．複数の塩基の欠失もしくは付加をともなう変異はまれにしか起こらないものの，復帰変異はしにくいようである．遺伝学的手法を用いて複数の塩基を特異的に欠失させることができるようになった今，さらに復帰変異を起こりにくくすることができるだろう．

ポリオウイルスはRNAウイルスであるため，比較的高い確率で変異する（第1章参照）．ワクチン用ウイルスの種株 seed stock に変異が起こる可能性は，常に懸念される．しかし，今や種株の全ゲノムをクローニングし，DNAコピー（**相補的DNA** complementary DNA，cDNA）として維持することができるため，種株が変異する可能性は著しく低くなっている．DNAコピーを細胞に導入すると，ウイルスを産生することができる．この方法を遺伝学的安定化という．

人為的な弱毒化

病原性に関わる分子を明らかにすることにより，どんなウイルスも**弱毒化** attenuation に好都合な遺伝子とその変異部位を同定することが可能になるだろう．たとえば，**DISCワクチン** disabled infectious single cycle vaccine は様々なウイルスで開発されている最中である．感染に必要な1つ以上の遺伝子を欠失させたウイルスは，失ったウイルス遺伝子を人為的に発現させた細胞内では増殖する．そして，そこから回収した感染性のあるウイルスをワクチンとして使用する．そのウイルスは，体内の細胞に1度は感染して複製できるので，野生型と全く同じ免疫応答を引き起こす．しかし，感染に必須の遺伝子を持っていないために複製したウイルスには感染性がなく，ウイルスがそれ以上拡散することはない．単純ヘルペスウイルス2型（HSV-2）DISCワクチンは，glycoprotein H（gH），ICP27，もしくはICP8遺伝子を欠失したものである．その有効性は評価の途中であり，まだ効果があることが証明されていない．ホイットリー Whitley とロイズマン Roizman は2002年に"有効性のヒント"となるとしてそれらのヘルペスウイルスワクチンを紹介した．

人為的な弱毒化の方法に基づいて作られた最初の市販ワクチンは，分節ゲノムを持つウイルスを用いたものであった．ゲノムが節に分かれていることで，使用許可を得るために面倒なプロセスを経なければならない遺伝子操作技術を使用することなく，別のウイルスの異なる分節を含むウイルス，すなわちリアソータントウイルスを作製することが可能となった．

リアソータントにより弱毒化した生ワクチンは，インフルエンザ（FluMist®,

MedImmune)とロタウイルス性下痢(ロタテック®, Merck)に対して使用できるようになっている. これらは, 細胞に同時感染させ, 自然発生した組換え体を選択することによって創出されたゲノムの混成物を用いる. FluMist® の場合は, 6つの遺伝子が弱毒型 B 型インフルエンザに由来し, 2つがワクチンの対象となるインフルエンザ株の表面糖タンパク質をコードする遺伝子である. これらは, 生育特性と免疫学的手法を組み合わせることによって選択された. ロタテック® の場合は, ヒトロタウイルス由来の免疫原性のある遺伝子に加えて, 大部分がウシロタウイルス由来の遺伝子を持つ5つのリアソータントウイルスが含まれている.

多くの研究者は, 弱毒生ワクチンの方がサブユニットワクチン［特定の抗原のみを含むワクチンのこと. 自然免疫の活性化成分(パターン分子)は普通含まれない. 成分ワクチン, コンポーネントワクチンともいう］よりも広範囲で防御力の高い免疫を誘導しやすいと考えているので, HIV などの他のウイルスにおける毒力決定因子を同定し, 改変することを目指した研究が精力的に行われている. 人為的操作による弱毒化は, 今後の生ワクチン開発における基本的な方法となるだろう.

不活化ワクチン

生ワクチンと同様に, 全粒子不活化(死滅)ワクチンも分子ウイルス学に基づいて作製されてきたものではない. 不活化ワクチンは, まずウイルスを培養し, 化学的操作により不活化して(死滅させて)作られる. このワクチンにより, 多くのウイルス性疾患を予防することができた. 不活化ウイルスは宿主体内で複製しないので, 生ワクチンよりも細胞性免疫を誘導しにくい. 感染防御に効果があるレベルまで免疫応答を誘導するためには, 投与量を増やすとともに追加免疫 boost を行う必要がある. 不活化ワクチンは増殖しないので, 十分量で追加免疫を行っても免疫が戻らない患者がおり, 問題となる. そのような患者は, 免疫機能の全てを発動することができず, 特に MHC-I を介した細胞傷害機構を働かせることができない(第4章参照). その場合, 不活化ワクチンの有効性は, 血清中の抗体応答が有効なウイルスに限定される. 非生ワクチンを用いて細胞性免疫を刺激する様々な方法が検証中であるが, 臨床現場で使用できるようになっているのはごく限られた方法のみである(5.3節参照). 不活化ワクチンの利点は, 感染が起こらないということであり, 感染の発症が問題になる場合には, このワクチンが適している.

不活化の過程では, 抗原の変性が起きないようバランスをとることが必要で, 決して過度になってはならない. なぜなら, 不活化の過程はワクチンの免疫原性を消失させ, その有効性を弱めてしまう可能性があるからだ. その一方で, ワクチンに含まれるウイルスの全てが不活化されているということが, 当然のことながら非常に重要なことである. 不活化が完全でなかったために, ワクチン製造が始まって間もない頃に重大な問題が起きた(5.10節参照).

不活化試薬(ホルムアルデヒドや β-プロピオラクトンなど)の濃度と性質は, 非常に重要である. ウイルスの凝集があるとその内側にいるウイルスが不活化されないため, ウイルスの調製を確実に行う必要がある. この問題は, ワクチン製造に弱毒化ウイルス株を用いることにより解決できるものの, いまのところ不活化過程を確実に行うことが求められている.

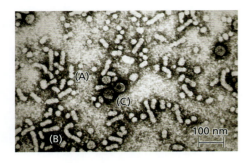

図 5.4　B 型肝炎患者の血液に存在する粒子
(A) 17〜25 nm の球状 HBsAg 粒子，(B) 伸長した管状 HBsAg 粒子，(C) 42 nm のウイルス粒子 (Dane 粒子). CDC Public Health Image Library (http://phil.cdc.gov/) より.

サブユニットワクチン

　全粒子不活化ワクチンは頻繁に使用されるが，含まれるウイルスタンパク質の全てに免疫原性があるわけではない．抗体は，ウイルスもしくはウイルス感染細胞の外部表面タンパク質に対してできることが多い．他のウイルスタンパク質が存在すると，防御抗原に対する免疫応答を弱らせてしまうことやウイルス内部のタンパク質が悪い影響をもたらすこともある．したがって，インフルエンザ（HA および NA タンパク質）や B 型肝炎ウイルス（HBsAg タンパク質）などのワクチンは，免疫原性のあるウイルス成分を精製することにより製造されている．

　B 型肝炎ウイルスの増殖は，培養細胞内では非常に効率が悪い．それゆえ，B 型肝炎表面抗原（HBsAg）を用いた最初のワクチンは，ウイルスが高濃度で存在するウイルス保有者の血液から精製されたものであった．HBsAg 粒子には 2 種類，すなわち小型（17〜25 nm）球体と伸長した形の管状体が存在する（図 5.4）．HBsAg 粒子は，最高で血液 1 mL あたり 10^{13} 粒子まで増えることがある．広範な精製過程と処理により大型（42 nm）の感染性のあるウイルス粒子が除去された後，ワクチンとして使用される．

クローン化サブユニットワクチン

　最初に開発された B 型肝炎ウイルスワクチンは，クローン化 HBsAg を用いたワクチン（Engerix-B®，GlaxoSmithKline および Recombivax HB®，Merck）に変更されている．これらは，ウイルス感染が起こる可能性が全くない酵母の発現系で産生される．これらのワクチンは，ヒトパピローマウイルスの予防を目的としたガーダシル®（Merck）およびサーバリックス™（GlaxoSmithKline）とともに，現在ヒトに適用できる数少ないクローン化サブユニットワクチンである．

　B 型肝炎ウイルスとパピローマウイルスは，どちらも細胞培養系では増殖の効率が悪いため，十分量のウイルスを調製することができず，従来のサブユニットを精製する方法は使えない．この 2 つのワクチンは両方とも酵母発現系（9.1 節参照）と，調製したタンパク質を混合すると，それらが免疫系によって認識されるウイルス様粒子を形成する性質を利用している．B 型肝炎のサブユニットワクチンは，血液中で観察される B 型肝炎ウイルスと類似した粒子状構造を形成し，またヒトパピローマウイルスワクチンは，ウイルスタンパク質の L1 タンパク質からなる．いずれも免疫応答を高めるためにアラム（アルミニウム塩）に吸着させる．サーバリックス™ のようにモノフォスフォリピド A monophosphoryllipid A という免疫賦活剤が添加されている場合もある．免疫応答を強めるこれらの添加物は，アジュバントと呼ばれる（5.3 節参照）．

　クローン化したワイルス遺伝子を異種細胞で発現させる方法を用いることによって，工業規模での免疫原の産生を簡単に行えるようになった．またこの方法により，タンパク質の免疫原性を操作したり，最適化することも可能となる．組織培養系では増殖しないか，もしくは非常に増殖が遅いウイルス，たとえばパピローマウイルスやエプスタイン・バーウイルスのワクチン開発において，クローン化されたウイルス遺伝子を用いる方法は唯一実行可能な手段となるかもしれない．

　クローン化したウイルス遺伝子を発現させることができても，得られたタン

パク質の全てがウイルスと同じように有効であるというわけではないことは重要である．原核生物もしくは真核生物の発現系で得られたタンパク質は，抗原として使用できないこともあり，原核生物系は比較的単純で利用しやすいが，特に溶解性や翻訳後修飾などの点がウイルス本来のタンパク質とは異なるタンパク質を産生する（第9章参照）．真核生物の系は原核生物系よりも複雑ではあるが，免疫原性が高い本来のウイルスと似たタンパク質を産生することができる．現在，真核生物の発現系には，単純な真核生物である酵母が使用されている．第9章でさらに詳しく述べられるように，酵母よりもさらに複雑な真核生物系を工業レベルでのワクチン製造にまで拡大するための技術開発が，継続して行われている．

通常，真核生物では，切断，切り出し，O-結合型およびN-結合型グリコシル化，硫化，リン酸化，アセチル化，脂肪酸アシル化などの多彩な翻訳後修飾が起こる．これらは，タンパク質の折りたたみ（その過程は非常に複雑で，特別なシャペロンタンパク質が必要）や，別のタンパク質，細胞膜，もしくは別の構造体との会合などと同時に起こる．本来はこのように複雑な過程を経るため，発現させたタンパク質が有用な免疫原となるかどうかは，まず最初に動物に使ってみて，どのような免疫応答が誘導されるか観察してから判断することになる．基本的な原理は解明されており，それによって単純に遺伝子配列から免疫原性を予測できるものの，他の因子がどのように影響するかということを予測するのはまだ不可能である．

HIV：注目の的

ヒト免疫不全ウイルス（HIV，レトロウイルス科）は，ワクチン開発において未だ解決できない課題を提起し続ける．ワクチンに効果があるというためには，ワクチンが誘導する免疫応答が感染そのものもしくは少なくとも感染により起こるダメージを防ぐことができなければならない．感染に対する防御免疫を誘導できなかったHIVワクチン候補の数は残念ながら増え続けている．このことは，比較的少数の「長期生存者」（その後，徹底的に研究された）を除いて，自然に誘導される免疫では感染の進行を防ぐことができないことを示している．

HIVは，免疫系を直接攻撃するだけでなく，宿主のゲノムに組込まれて保存される．それによって，免疫応答の標的として提示されることなく宿主内で自身を維持することができる．さらに，HIVは急速に進化するウイルスであり，地域別に多くのサブタイプ（クレードclade）が存在する．それゆえ，ワクチンの同一ターゲットであると見なすことでさえ困難な場合が多い．事実，HIVに対する広範な免疫応答を誘導するために，多くの臨床試験では様々なクレードに由来する抗原が使用されている．

HIVワクチン臨床試験ネットワークHIV Vaccine Trials Network（HVTN）によると，13の臨床試験が終了し，15の臨床試験が現在進行中とのことである．前者には，Merckが2007年に行った3000人規模の患者によるSTEP臨床試験の失敗が含まれる．HIVワクチン開発への関心の高さからすると，登録されているほぼ全ての試験がHIVに対する防御免疫応答が得られるかどうかという点に基づいて評価されていることや，HIVワクチン開発が2009年における抗ウイルスワクチン開発の代表的なものであることは当然であろう．

非常に多くの人々が落胆し，HIVワクチンの開発は前途多難であるように思

われた．あるニュースコメンテーターが，2007年の終盤にHIVのSTEP臨床試験が失敗したことについて記事にしており，ワクチンが"約2年間遠ざかった"という1984年の主張を記している．一方で，2007年の状況を次のように要約している．"この時点で，もしAIDSのよいワクチン候補が見つからないなら，ワクチン開発までは何十年もかかるだろう"と．しかし，最近の事例が示すように，この主張には何の根拠もない．

　2009年9月に行われたRV臨床試験の結果，単独で使用した場合には防御応答をもたらさなかった2種類のワクチンを，組み合わせて使用することでワクチンとして利用できる可能性が示された．米国政府とタイ政府が出資したこの治験には，16,000人以上が関わった．ワクチン接種者は，3種のHIVタンパク質を発現するALVAC組換え生ワクシニアウイルスを投与された後，クレードB型およびクレードE型ウイルスのgp120糖タンパク質とアラムアジュバント（5.3節参照）とを含有する多価ワクチンが投与された．この組み合わせ療法では，細胞性および液性（血清）免疫の両方を誘導することを意図して，6ヵ月間で6回のワクチン接種が行われた．治療群は，8197人中51人がその後の3年間でHIVに感染した．対して，ワクチンの代わりに薬効を示さないプラセボを接種されたグループの感染者は74人だった．これは，感染が31.2%減少したことを示しており，初めてHIVの候補ワクチンが大きな利益をもたらしたことになる．

　もちろん，ワクチンを接種した者のうち，2/3が接種をしていない者と同様に感染してしまうような（そして感染者の病気が緩和される兆候のない）治療法は，理想からは程遠い．しかし，HIVに対する効果的なワクチン接種の開発に向けた長い道のりにおける第一歩となった．

5.3　アジュバント

　精製したタンパク質から作られるサブユニットワクチンは，防御免疫応答を誘導するために（生ワクチンもしくは完全不活化ウイルスワクチンよりも），**アジュバント** adjuvant の添加が必要となることが多い．それは，可溶化した状態のタンパク質が免疫原性に乏しいからである．アジュバントは，次のようないくつかの特徴的な機能を有している．

・抗原が粒子状で存在する．それにより，抗原提示細胞による取り込みが促進される．
・免疫応答を直接刺激する．しばしばサイトカインや抗原提示細胞により仲介される．
・接種部位へ抗原を局在化する（滞留効果）．分散型の全身性刺激ではなく，強力な局所免疫刺激を与える．
・特定経路へ抗原をターゲッティングする．

　これらの効果1つひとつの重要性は，アジュバントごとに異なる．いくつかのアジュバントのうち，アラムと総称される一群のアルミニウム塩（水酸化アルミニウム微粒子，リン酸アルミニウム，硫酸アルミニウムカリウム）のみがヒトでの使用を承認されている．抗原タンパク質は，アラム粒子の表面に吸着される．滞留効果がアラムによる免疫原性の増強に重要であると考えられている．しかし，アラムは免疫応答を直接的に調節するとは考えられていない（アラムのアジュバント効果としては，NLR→インフラマソームを活性化する経

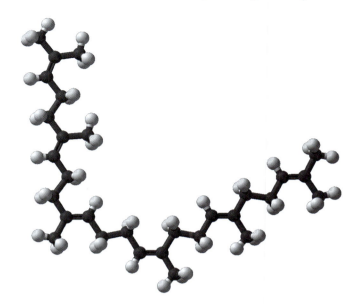

図 5.5 スクアレンの構造
(A) 化学構造.(B) X 線結晶構造解析により決定したスクアレン分子の構造.球棒モデルで表示.

路,プロスタノイドを誘導する経路,DNA センサー活性をかさ上げする効果などが報告されている.).アラムは抗体応答を誘導しやすい,一般的に弱いアジュバントだとされている.

スクアレンは,もともとはサメの肝臓から抽出された油脂で,アジュバントの成分として非常に注目されている(図 5.5).MF59 という,スクアレンオイルエマルジョンと界面活性剤ソルビタントリオレート,Tween 80 の混合物は,インフルエンザワクチンの成分の 1 つとしてヨーロッパの国々で認可され,何百万人の患者に使用された後,高い安全性とともに免疫原性を高める効果もあったと医学雑誌に報告されている.しかし,MF59 は,米国での使用は認可されておらず,MF59 を使用した試験ワクチンの結果報告は,大きな論争を招いている.MF59 の使用により自己免疫症状(ワクチンを受けた湾岸戦争の退役軍人の間に見られた毒性と MF59 が関連しているという主張を含む)が強く誘導されると主張されたが,その後の研究によって誤りであったことが証明されている.しかしながら,1 度そのアジュバントに対して抱かれた疑念を世論からなくすことは困難である.

そのような懸念があったものの,ブタインフルエンザとして知られるインフルエンザ H1N1(2009)のために開発されたワクチンに MF59 が使用された.新しいパンデミックが発生している最中で,ワクチンの製造が急務であると考えられたため,ある巨大製薬会社が MF59 を使用する決断を下した.しかし,それ以外のワクチン製造業者は使用しなかった.

最初の臨床試験の結果報告では,7.5 μg の(細胞培養により産生された)インフルエンザ表面タンパク質と一緒に MF59 アジュバントを投与したワクチン被接種者のうち 80% のヒトに対して 21 日以内に感染防御が可能な量の抗体を誘導した.しかし,アジュバントを使用せず,従来から使用されている感染鶏卵を原料として得られたインフルエンザタンパク質を 2 倍量用いた別のワクチンは,同じ 21 日の期間内で 98% のワクチン被接種者に感染防御が可

能な量の抗体を誘導することができたと報告された．MF59 アジュバントを添加したワクチンは，接種部位に強い痛みをともなうことから，MF59 の使用に対して，かねて数多くの反対意見が出ていた．この場合，使用に関して異論のあるアジュバントと培養細胞から得られた抗原とを組み合わせたハイテクワクチンの使用は，従来の方法が同程度またはよりよい結果をもたらす場合，製造業者にとっては問題があることを示すことになった．

その本質的な性質により，いかなるアジュバントも使用に際して危険をともなう可能性があることは明らかである．免疫系を刺激することは，必ずしも有益とならないことがある．なぜなら，活性化によるダメージを受けるリスク（たとえば TGN1412 臨床試験がある．詳細は 6.3 節を参照）が常にあるからだ．このことは，多くの科学的に興味深いアジュバントの臨床開発を妨げる要因となっている．

アジュバントの成分

抗体価を上昇させるために行う動物の予防接種には，マイコバクテリウム属菌の死菌を油中水滴型エマルジョンの中に含むフロイントアジュバントが従来使用されてきた．エマルジョンの水滴は，粒子性状を形成させるために必要で，マイコバクテリウム属菌の成分が強力な免疫活性化をもたらす．しかし，その力が強すぎ，強い毒性の原因となるため，ヒトへの使用が許可されていない．フロイントアジュバントは，まだ分子レベルでの解析がほとんど行われていない時代に開発されており，このアジュバントやその他の未精製なアジュバントの性質は，ほとんど明らかにされなかった．最近の研究により，未精製のアジュバントに含まれる，免疫活性化能を持った細菌由来成分として，ムラミルジペプチドとリピド A が同定された．これらは，ヒトに使用するにはやはり毒性が強すぎたが，ムラミルトリペプチドフォスファチジルエタノールアミン muramyl tripeptide-phosphatidylethanolamine (MTP-PE) のような，毒性の弱い誘導体が合成された．MTP-PE は，毒性が弱い一方で，免疫調節効果は保持していることが示された．しかし，これらでさえも，ヒトへの使用は認可されていない．

多くの試験的なアジュバントは，動物実験とヒトでの試験研究を行ってその効果が評価されてきた．一般に，アジュバントは 3 つの成分から構成される．すなわち，微粒子成分（スクワレンで作製されたようなエマルジョンなど），安定化剤，そして免疫活性化物質（MTP-PE など）である．しかし，アラムや限られた目的にのみ使用される MF59，モノフォスフォリルリピド A 以外には，今までのところ 1 つも臨床で使用できるものがない．ワクチン自身とともに，分子レベルの現象の理解が日に日に深まるにつれ，それらの知見に基づいた多くの有望なアジュバントの開発が行われているが，今のところ実用化に至ったものはない．

個々のサイトカインをアジュバントとして用いた研究は，自然免疫を調節する Toll 様受容体を対象とした研究に移行した（第 4 章参照）．しかしその仕組は，免疫系が非常に複雑なメカニズムを有していることからまだほとんど明らかにされていない．

リポソームとコクリエート

リポソームは脂質二重膜から構成される小胞であり，中心部分には水が含ま

れるため，広範囲の物質の輸送に利用される．たとえば，DNA の細胞へのトランスフェクションがある．ウイルス抗原を脂質二重膜に挿入し，複合粒子，すなわちビロソームを形成させることができる．リポソーム，ビロソーム，コクリエート cochleate（蝸牛状の）というロール状複合脂質は，ワクチン抗原のデリバリーシステムとして盛んに研究開発されている最中である．

T 細胞とアジュバント

いくつかの第二世代アジュバントの明らかな利点の 1 つは，細胞傷害性（$CD8^+$）T 細胞応答を刺激できることである（第 4 章参照）．細胞傷害性 T 細胞は，全ての細胞が発現する MHC-I 分子とともに提示される抗原によって刺激される．比較的最近になるまで，MHC-I/$CD8^+$ 経路を介して提示されるためには，そのタンパク質が抗原提示細胞の内部で合成されなければならないと考えられてきた．このことは，細胞性免疫が防御の上で重要である疾患（多くのウイルス性疾患を含む）に対する全ての非生ワクチン（サブユニットまたは不活化ワクチン）にとって重要な問題である．なぜなら，非生ワクチンの抗原は MHC-II 経路を介して $CD4^+$T 細胞にのみ提示され，細胞傷害性 T 細胞応答を大して誘導しないと考えられているからだ．いくつかのアジュバント（MF59 で使用されるスクアレンエマルジョンは含まれるが，アラムは含まれない）は，タンパク抗原を細胞質に直接運び込むことによって，MHC-I を介した経路に入れることが可能であるというエビデンスが得られている．それゆえ，樹皮由来の QS21 を含む免疫刺激複合体 Immune-stimulating complex (ISCOM)などにも大きな関心が持たれた．このような免疫系を利用することにより，効果的なサブユニットワクチンの開発が可能となると思われるが，そのようなアジュバントの使用が認可されたのは 1 度だけである．膨大な研究が行われたにもかかわらず，市場に出すことができたものはごくわずかである．市場に出たとしても，MF59 のように，ワクチンに関連した使用のみに制限されている．つまり，それらが一般的な用途ではなく，抗原 - アジュバント混合物の一部分としてのみ特別に使用を認可されているということである．このことは，アジュバント開発を行う企業が少なくなる原因となっている．

新規アジュバントが研究室から臨床に応用できていないことに，多くの人々は失望している．なぜなら，臨床開発の複雑さと制限事項に加え，現行の多くのワクチンが自然免疫を活性化する成分を含んでいるにもかかわらず，有効性がみられないためである．

5.4 ワクチン開発へのアプローチ

近年の抗ウイルスワクチン開発について考察するとき，感染や病気から保護するためのワクチンの開発を目的とした研究と，防御免疫の効果とメカニズムを深く理解することを目的とした研究とを分けて考えることが重要である．ワクチン開発研究は，企業の研究室内においてでさえ，2 つ目のカテゴリーに分類されるものが大半であり，それらの研究は将来の次世代ワクチンの開発基盤となるかもしれないが，臨床適用にはほど遠い．

開発中のワクチンには非常にたくさんの種類があるが，そのうちのいくつかの特性を**表 5.3** に示す．クローン化したウイルス遺伝子に由来する精製抗原タンパク質を用いるのは，B 型肝炎とヒトパピローマウイルスに対する市販ワク

表 5.3　現在開発中のワクチンの性状

ワクチンの種類	アジュバント要求性	細胞性免疫	多価ワクチン[a]
生（人為的弱毒化[b]）	−	+++	−
抗原タンパク質[c]	++	±[d]	+
ペプチド	+++	±[d]	+++
融合ベクター	+[e]	±[d]	++
抗イディオタイプ[f]	±	±[d]	−
生ワクチンベクター[g]	−	+++	++
遺伝子ベクター[h]	−	++	++
DNA ベクター[i]	−[j]	++	±

一般的な指標のみ表に示した．個々のケースによって異なる場合がある．[a] 単価ワクチンを混合すれば，全ての方法において多価ワクチンとして用いることが可能．[b] 1 回のみ複製可能な欠損ウイルス（DISC）を含む．[c] 精製またはクローン化された完全長もしくは断片．[d] アジュバントの種類に依存する．[e] アジュバント活性を持つキャリアータンパク質に結合させたペプチドもしくはタンパク質．[f] ウイルス抗原を模倣する抗体．[g] 別のウイルスもしくは細菌に発現させたウイルス遺伝子．[h] 複製不可能な別のウイルスもしくは細菌に発現させたウイルス遺伝子．[i] 真核細胞プロモーター制御下で発現するウイルス遺伝子をコードする精製プラスミド DNA．[j] DNA の取り込みを促進するための方法が使用される．

チンで用いられた方法である．これらは両方とも，他のアプローチと同様，ウイルスタンパク質は酵母発現系で作製され，その免疫原生を高めるためにウイルス様微粒子 virus-like particle（VLP，ウイルスの正常範囲内の大きさに調製された多くが球状の微粒子）を形成させる．非エンベロープ型ウイルスでは，この方法が確立しているが，HIV のようなエンベロープ型ウイルスではまだ開発途上である．このウイルスカプシド類似構造物は，**偽ウイルス粒子 pseudovirion** と名付けられた．エンベロープ糖タンパク質は，一般的にエンベロープ型ウイルスの主要な抗原であり，偽ウイルス粒子を用いた手法が有効かどうかは，まだ証明されていない．

　別のやり方は，クローン化した遺伝子から合成されたか，もしくは化学的に合成された既知のウイルス抗原エピトープに相当するペプチドを用いることである（5.8 節参照）．これは，細胞性免疫の誘導を目的とした場合，非常に興味深いアプローチである．なぜなら，T 細胞へのタンパク質の提示は，ペプチド断片の形で行われるのが普通だからだ．ペプチドは抗体の誘導にはあまり適していない．この場合，抗原性の強い連続エピトープに相当するペプチドを選択することはできるが，より複雑なエピトープを提示するには，このやり方では不十分であるし（第 4 章参照），翻訳後修飾は一切含まれない．他にも，ウイルスタンパク質の短いペプチド領域に対して起こる免疫応答には耐性となる可能性があるという問題がある．多くのペプチドを用いたアプローチではこのことが認識されており，1 つのワクチンで多種のペプチドを混合することによって（少なくとも部分的には）その問題に対処している．

　ペプチドそれ自身に免疫原性があることを示すいくつかのエビデンスが得られているが，ペプチドワクチンは，他のワクチンと同様に免疫原性を高める方法と組み合わせて使用される．免疫原性を高める方法とは，先進的なアジュバントを用いるか，もしくは免疫原性のあるタンパク質と融合させる，つまり融合ベクターを用いることである．融合ベクター発現系では，ペプチドをコード

する遺伝子は，キャリアータンパク質の遺伝子に融合される．このハイブリッド遺伝子により合成されるタンパク質は，キャリアータンパク質の1部分にペプチドを含む．頻度は高くないが，合成ペプチドを遺伝子融合を介さずに直接キャリアータンパク質に融合させることもある．臨床試験ではどちらの方法も使用されている．融合ベクターが使用される場合，キャリアーはアジュバント活性を持つものが選択される（5.3節参照）．

酵母発現系がその例である．ペプチドを酵母のTy p1タンパク質と融合させると70 nmのVLPに組込むことができるようになる．もしくは，より小さな合成ペプチドをkeyhole limpet hemocyanin (KLH) に融合させることが可能となる．後者においては，そのような不明瞭な材料に由来するタンパク質が使用されるようになった経緯を理解するのは困難なことであるが，実際のところ非常に有用なキャリアーである．抗体を誘導する場合と同じく，おそらくタンパク質を細胞質に入れることにより，これらのタンパク質はともにペプチドをMHC-I/CD8$^+$（細胞障害性T細胞）経路に乗せることができるのかもしれない（第4章参照）．

別のペプチドワクチンとして，抗ウイルス抗体の抗原結合部位に対して生じた抗体（**抗イディオタイプ抗体** anti-idiotypic antibody）を使用したものがある．抗イディオタイプ抗体は，ウイルス抗原のコンフォメーションを模倣する．この方法は，ウイルスワクチンの開発にただちにつながるものではなさそうだが，遺伝子クローニングの手法を用いた合成ができない抗原，たとえばある種のがん細胞を識別することができる多糖エピトープが付加した抗原などに有効となる可能性がある．

上記の方法は全て，タンパク質そのものを免疫系に提示させるものであり，投与したタンパク質は，その量よりも体内で増えることはない．もう1つ別のやり方は，ワクチン接種したヒトの体内で抗原を産生することができるウイルスや細菌に抗原をコードする遺伝子を発現させることである．研究中のバクテリアベクターには *Mycobacterium*, *Listeria*, *Salmonella*, *Shigella* などがある．また，次項で述べるように，多種類のベクターウイルスが検討されてきた．

ウイルスベクター

ベクターウイルス vector virus は，ランダムに変異が導入される古典的な方法，もしくはウイルス遺伝子の欠失や部位特異的な変異導入などの人為的な方法により弱毒化されている．挿入した遺伝子は，ワクチン接種者の細胞内でベクターウイルスの一部として発現される．このような方法で産生されたタンパク質は免疫原として働き，細胞性および液性免疫を刺激する．

ベクターとしての使用が可能かどうか評価されてきたウイルスの例を**図 5.6**に示す．ウイルスの大きさは多様で，ウイルスやウイルスゲノムはどちらも複雑である．

巨大なゲノムを持つウイルス（ポックスウイルス，アデノウイルス，ヘルペスウイルスなど）は，複数の遺伝子を挿入可能であり，したがって複数のウイルスに対する免疫を同時に誘導できる可能性がある．しかし，大きなウイルスはより多くの抗原を免疫系に提示する結果になることから，免疫系はベクター由来の抗原とクローン化抗原の両方に応答してしまう．ベクターに対する免疫が誘導されることは好ましくなく，クローン化した抗原に対する応答を弱める

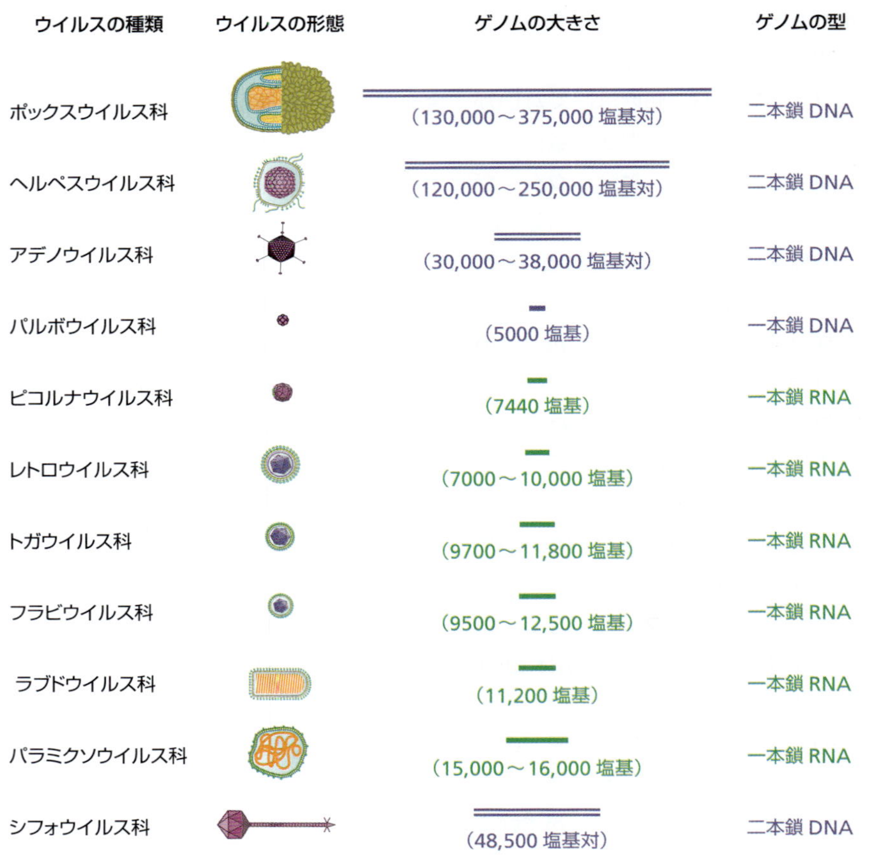

図 5.6 生ワクチンもしくは遺伝子ベクターとして使用されるウイルス

ウイルスの種類	ウイルスの形態	ゲノムの大きさ	ゲノムの型
ポックスウイルス科		（130,000～375,000 塩基対）	二本鎖 DNA
ヘルペスウイルス科		（120,000～250,000 塩基対）	二本鎖 DNA
アデノウイルス科		（30,000～38,000 塩基対）	二本鎖 DNA
パルボウイルス科		（5000 塩基）	一本鎖 DNA
ピコルナウイルス科		（7440 塩基）	一本鎖 RNA
レトロウイルス科		（7000～10,000 塩基）	一本鎖 RNA
トガウイルス科		（9700～11,800 塩基）	一本鎖 RNA
フラビウイルス科		（9500～12,500 塩基）	一本鎖 RNA
ラブドウイルス科		（11,200 塩基）	一本鎖 RNA
パラミクソウイルス科		（15,000～16,000 塩基）	一本鎖 RNA
シフォウイルス科		（48,500 塩基対）	二本鎖 DNA

ことにもなりかねない．小さいサイズのウイルスは，免疫系に提示する抗原は少ないものの，挿入できる遺伝子の数も少なくなる．免疫原性のある複数のペプチドをコードする遺伝子断片を挿入することが可能な String-of-beads 法という方法があるが，この方法は，誘導できる免疫に制限がある．

　もう 1 つの問題がある．研究中の何種類かの生ベクターは，かなりの人口がすでに曝露された経験のあるウイルスであることだ．そのため，そのようなベクターに対する免疫応答はすでに亢進しており，新規のワクチンであっても免疫応答がさらに亢進する可能性がある．そのベクターもしくは類似するウイルスに対する免疫がすでに成立していることによりブーストされるためである．そして，このことは，新規の（予防の対象である）抗原に対する免疫応答を無力化するという結果をもたらしかねない．免疫があらかじめ存在しない場合でも（多くの融合ベクターでみられるケースのように），将来，同じベクター系を使用したワクチンを使用した場合，2 度目のワクチンに対する応答を抑制するかもしれない．この可能性を考慮に入れていないか，免疫原性における増強効果があるとさえ考えている研究者もおり，この問題は未だ解決していない．

　図 5.6 に示したウイルスの中で，複製能力のないポックスウイルスとアデノウイルスが最も頻繁に使用されており，特に，HIV ワクチン候補に多くみられる．両タイプのウイルスは大型であり，そのことは多数の遺伝子の含有を可能とするが，これらをベクターとして用いる際の問題点は，"prime-boost 法"というブースターワクチンを接種する別の抗原提示方法を使用することにより軽減されうる．これは，戦略の異なるワクチンを使うことで，それぞれ異なる複数の免疫系の要素を刺激することを意図して行われるものであるが，ベク

表 5.4 使用不可能になったポックスウイルスワクチンベクター

名前	ウイルス	弱毒化の原理	許可された使用法	組換えベクターとして使用された臨床試験(対象例)
MVA	ワクシニア Vaccinia	トリの細胞で複数回継代され, ゲノムの10%を欠損したワクチン株	天然痘ワクチン	HIV, パピローマウイルス, がん
NYVAC	ワクシニア Vaccinia	ゲノムの6領域から18のオープンリーディングフレームを欠損	なし	HIV, 日本脳炎, マラリア
ALVAC	カナリア痘 Canarypox	哺乳動物細胞に感染しても増殖しないトリウイルス	なし	HIV, 日本脳炎, サイトメガロウイルス, 狂犬病, がん
TROVAC その他	鶏痘 Fowlpox	哺乳動物細胞に感染しても増殖しないトリウイルス	なし	HIV

ここに示したウイルスは全て, ヒトでは限られた複製しか経験していない.

ター由来抗原への応答を減弱させるという利点もある.

　ポックスウイルスベクターを用いた多くの研究は, 天然痘のワクチンとして用いられたワクシニアウイルスを使用している. しかし, ワクチンベクターとして初期の研究開発で使用された株は, 使用が許可されたワクチン株よりも病原性の高い(ワクシニア WR のような)株であった. 1990 年代, 研究の焦点は複製能力のない様々なポックスウイルスベクター(表 5.4)に移った. そしてこの研究により, 生ベクターを用いる方法に可能性があることが認められた. しかし生ベクターは全て, ベクター自身の免疫原性が高く, カナリア痘 ALVAC でさえ, キャリアーウイルスに対する強い免疫応答を誘導することが示されている. 上記のように, 生ベクターの高い抗原性はウイルスベクターを用いるにあたって大きな問題となる.

　アデノウイルスは大きなゲノムを持つ. また, 改変していなくても病原性は低い. それらは, 経口もしくは鼻腔内に投与可能でもあり, 特にアデノウイルスワクチンは, 米軍により広く使用されてきたので, 生ベクターの開発において注目されている. 複製不可能なアデノウイルスベクターが, HIV ワクチンの臨床試験で使用されている. アデノウイルスワクチンは安全なようだが, ベクターウイルスに対する免疫誘導が起こりうる点はやはり懸念される. 特に, STEP 臨床試験において HIV 感染率が上昇したこととアデノウイルスベクターが関係している可能性について報告されてからは顕著である. 現在行われている評価法の 1 つは, ヒトがこれまで曝露された経験がなさそうな 51 の血清型(株)の内の何種類かを用いたハイブリッド(混合型)アデノウイルスを作製することである.

　もう 1 つ別に研究開発されているベクターは, 水痘–帯状疱疹ウイルス varicella-zoster virus (VZV, HHV-3)の弱毒性(生) Oka ワクチン株である. 複数の遺伝子をこの系で発現させることができるが, いくつかの理由からこのワクチンの有効性が制限される. このワクチン株は古典的な弱毒化ウイルスであり, 現在その弱毒化の根拠は詳しくわかっているものの, ワクシニアウイルスの変異体である MVA 型や NYVAC 型ほど徹底的には弱毒化できていない. その上, ワクチン接種後に潜伏感染することが知られている. 米国や一部の国々では一般使用が許可されているにもかかわらず, 非改変型ウイルスでさえ全世界的には使用が認可されていない.

　ヘルペスウイルスベクターと同様に, レトロウイルスベクターにも重要な問

題がある．これらのベクターは，潜伏感染を確立することができるので，遺伝子を宿主のDNAに組込んでしまうのだ．この性質は遺伝子治療には理想的だが，ワクチンに理想的であるとはいいがたい．レトロウイルスには，発がんを誘導する懸念もある．遺伝子治療でレトロウイルスを使用した後に，白血病を発症した例が報告されている（第7章参照）．

ピコルナウイルス（ポリオ）ベクターは経口投与が可能であるが，ポリオウイルスゲノムが小さいことが問題であり，タンパク質抗原よりもペプチドの発現用に限られる．報告されている挿入されたタンパク質の最大サイズは，200アミノ酸である．

さらに小型のアデノ随伴ウイルス（AAV，パルボウイルス科）ベクター系でも同じ問題がある．この系では，もともとAAVがコードしているゲノムが全て挿入断片に置き換えられていて，ベクター内にウイルス遺伝子は1つもないベクターが使用される．このようなベクターを使用した場合は，宿主細胞内で染色体外遺伝因子として維持されることがわかったため，AAVが細胞のゲノムに組込まれることに対する懸念は少なくなっている．

複製欠損ウイルス：遺伝子ベクター

前述したように，生ウイルスベクターを使用する方法には，ワクチン接種者の体内で複製することが全くできない複製欠損変異株が一般に使用されている．重要な点は，強力な免疫応答を刺激するために十分な増殖を可能とさせる一方で，病気を起こすことはできないようにすることである．

ワクシニアウイルスのMVA型やNYVAC型，もしくはDISCヘルペスウイルスなどのウイルスは，ウイルス遺伝子を発現する細胞株内で増殖するか，ウイルスが機能を欠失していても増殖可能となるようにできている．そのような系で産生されたウイルスは，新たに細胞に感染することはできても，その後に感染性のある子ウイルスを産生することはできない．そのような系は，ワクチン接種者における複製が強く制限されているために，生ベクターではなく遺伝子ベクターと呼ばれることがある．事実，現在開発中の生ベクターの何種類かは，それらがワクチンベクターとして使用された場合に完全な複製が不可能であることから，このカテゴリーに分類される．たとえば，ALVACの本体はカナリア痘ウイルスであり，哺乳動物内では全く複製することができない．

これらのウイルスは全く複製できず，単一サイクルの感染しかできない一方で，ウイルス（および挿入断片）由来のタンパク質はワクチン接種者の細胞内で産生される．それゆえ，生ベクターおよび遺伝子ベクターは，細胞性免疫（たとえば，MHC-Ⅰ/CD8$^+$細胞が関与する免疫）を十分に刺激できる．

複製欠損ウイルスはベクターとして使用できる可能性だけでなく，組換え前のウイルスに対する免疫を誘導する目的にも使用できるかもしれない．これは，5.2節で概説されているように，人為的な弱毒化と本質的に同じである．

核酸ワクチン接種

ベクター系の毒性を軽減する最終形態は，目的の遺伝子を発現する純粋な（タンパク質を含まない）DNA分子を使用することである．しかし，この世界には至るところに核酸を分解する酵素が存在しており，それはウイルスがゲノムを取り囲むタンパク質の殻を持つように進化した理由でもある．それゆえ，インフルエンザ核タンパク質 nuclear protein（NP）遺伝子を発現するプラスミ

ドをマウスに接種することによって，マウスを感染から守るのに十分な免疫応答を惹起できたと1993年に報告されたことは，大きな衝撃であった．

この研究領域は，操作が簡単であることと，この技術が広い汎用性を持つ可能性があることから急速に発展した．強力なプロモーター（たとえば，CMV最初期プロモーター）のコントロール下で抗原をコードするプラスミドが使用された．プラスミドは筋肉組織に通常導入されるが，それによってベクターに関連した全ての応答を避けることができる一方で，完全な免疫応答を誘導することができる可能性が高いとみられている．なぜなら，余計な免疫応答を誘導するタンパク質を1つも持たないからだ．DNAが免疫原性のあるタンパク質を直接産生することができるという発見は，タンパク質ベースのワクチンの場合には，DNAの混入を避ける必要があることを強調するものでもある．

核酸は通常，生体内で急速に分解されるため，100万個のうちのたった1個のプラスミドが細胞内に入り，ウイルス遺伝子を発現すると当初は考えられていた．DNAワクチンの使用は，ワクチン学においての革命であるといわれていて，以前に比べて遺伝情報から候補ワクチンの作製段階への移行が素早くできるようになったと思われる．従来型の注射を行ったり，ヘリウムの力を利用した遺伝子銃（図5.7）で小型の金ビーズを撃ち込んだり，DNAを粘膜表面に直接塗布するなど，複数のデリバリーシステムが検討された．

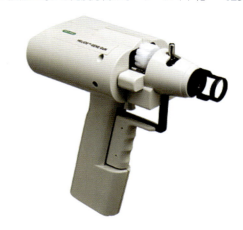

図5.7　Bio-RadのHelios Gene Gun
Bio-Rad Laboratories, Inc.の厚意により提供．

しかしながら，先進技術に基づいたワクチン学の多くの領域でみられるのと同じく，これまでの結果は，当初期待されたほど素晴らしいものではなかった．マウスでは高成績であったものの，ヒトでの免疫原性は落胆する程度でしかなかった．2つのDNAワクチンは承認されたが，その1つは，西ナイルウイルス（フラビウイルス科）から馬を守るためのものであり，もう1つは，感染性の伝染性造血器壊死症ウイルス（ラブドウイルス科）から養殖サケを守るためのものであった．HIVに対するDNAワクチンは開発が続けられ，インフルエンザに関しては前途有望な結果が報告された．しかし，革命的変化は今のところ起こっていないし，ヒトで使用できるDNAワクチンは，まだ上市には至っていない．

現在検討中の興味深い1つの方法は，目的の抗原をコードするDNAを（必要な真核生物プロモーターと一緒に）もともと細菌に感染するウイルス（バクテリオファージ）に挿入するやり方である．バクテリオファージは，患者に投与された後，ウイルスとほぼ同じサイズの粒子として存在することにより，免疫細胞によって取り込まれ，挿入DNAが発現される．バクテリオファージDNA自身は真核細胞では発現されることがないため，この方法は遺伝子ベクターを用いた究極の手法となる．バクテリオファージλ（シフォウイルス科 *Siphoviridae*，図5.8）を用いた最初の研究が現在行われている最中である．

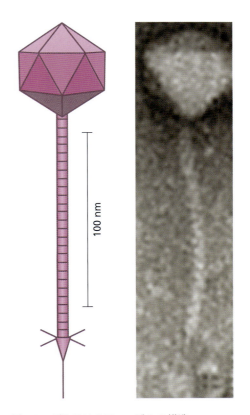

図5.8　バクテリオファージλの構造
BigDNA Ltd, UK.の厚意により提供．

5.5　ワクチン接種に対する免疫応答のオーダーメイド化

様々な種類の感染は，免疫系の個々のシステムそれぞれのバランスによって制御されることは明らかである（第4章参照）．ある場合には抗体応答が効果的であるが，多くの場合，さらに別の免疫システムが必要となる．1つの感染が1つの明確な応答を引き起こすことはあまりないことが，生体系を観察していればわかる．感染に対する免疫応答は，複雑かつ非常に変化しやすいもの

である.

　たとえば，ヘルペスウイルスの再活性化は，血液中に高濃度の中和抗体が存在していても症状を起こすことがある．このような特別なケースでは，細胞と密接に関連したウイルスの性質［巨大な細胞へと融合していくこと，すなわちシンシチウム形成（シンシチウム syncytium は合胞体と訳されるが，免疫学領域では一般的ではないため，カタカナ表記とした．ウイルスの融合タンパク質を発現した細胞同士が細胞融合を起こすことを指す）による細胞から細胞への直接的な拡散］が免疫系の細胞傷害機構によって感染を制御するために必要であると考えられている．

　逆に，血液中に単体で存在する B 型肝炎ウイルスのようなウイルスは，抗体による直接的な防御機構に感受性があるかもしれない．このように考えると，ワクチンによって誘導される免疫応答の種類は，それぞれの病原体に適したものでなくてはならないようである．

　ウイルス性疾患やその他の病気のそれぞれに有効な免疫応答を同定することを目的とした膨大な量の研究が行われている．それらは，ある特定の免疫応答を刺激すること，あるいは，病気を防ぐために最適な複数の免疫応答を正しい組み合わせで活性化することを目的としている．

　そのようなワクチンを開発の方法は，HIV ワクチンに関する最近の研究によって最もよく例証されている．防御免疫を誘導可能かもしれないいくつかの患者のグループでは，自然に免疫が誘導されているという興味深い手がかりがあるにもかかわらず，未だに HIV は非常に難しいワクチンターゲットである．そのため，最近の研究では最初のワクチン接種（感作 "prime"）とその次のワクチン接種（増強 "boost"）のためのデリバリーシステム（生ベクター，DNA ベクター，遺伝子ベクター，サブユニットワクチンなど）を組み合わせて使用することが多い（5.4 節参照）．HIV ワクチン臨床試験ネットワークに登録されている過去および現在の HIV ワクチン臨床試験 28 件のうち 12 件は，この prime-and-boost の手法を用いている．しかし，免疫系が非常に複雑であることには注意が必要であるし，効果的な組み合わせを同定しようとすることは，特に HIV のような迅速に変化するターゲットに対しては，困難な問題であることがいずれ判明するだろう．

　免疫応答のオーダーメイド化が可能であるという楽観的な予測に反して，ある先導的なワクチン学者の見解を示しておかなければならない．英国国立生物研究所の Dr. Phillip Minor は，生命科学百科事典 Encyclopedia of Life Sciences に次のように記している．「免疫学もしくは病理学の範疇でワクチン接種による感染防御の基礎を理解できていると考えることは，共同幻想である．著者が考えるに，これは完全に間違っており，ワクチンの効果はそれらが使用されてきたことから経験的に理解されているに過ぎない」．Dr. Minor は大事なポイントを突いていると著者は考える．

5.6　注射以外のワクチン投与法

　ワクチンは注射により投与されることがほとんどだが，ポリオウイルスの自然感染経路を模倣する生ポリオワクチンは，経口投与の方がずっと容易であることを示している．

ワクチンの経口投与

　経口による投与は，腸管における粘膜免疫を刺激する点で効果的であり，多くの感染に対する防御において非常に重要であると考えられている．

　サブユニットワクチンの場合は，特別な投与法が必要である．なぜなら，消化管は免疫応答を誘導するよりもむしろ，タンパク質を消化することに最適化されているからである．しかし，ウイルス様粒子（5.2節参照）に組み上げられたE型肝炎ウイルス（経口的にウイルスが取り込まれて拡散する）のタンパク質は，経口接種されると抗体応答を誘導することが報告されている．サブユニットワクチンが経口投与で効果を示したという予想外の発見には，重要な意味がある．

　経口摂取により防御免疫を誘導するための多くの方法が開発中である．たとえば，生ポリオウイルスを基にしたベクターを使用するやり方（合理的ではある）などがある．ワクシニア（ポックスウイルス科）とアデノウイルス（アデノウイルス科）は，どちらも経口経由では病原性感染を引き起こさないが，それらに対するワクチンは経口投与が有効かもしれない．ワクシニアを使った例には，被包性の組換え狂犬病／ワクシニアウイルスワクチン（訳注：ワクシニアウイルスに狂犬病ウイルスの表面抗原を組込んだ経口生ワクチン）がある．このワクチンを，キツネやアライグマなどの野生動物向けの餌に，口に傷がつくような罠とともに仕込み，口の傷からウイルスを感染させる．アデノウイルスを使用した例としては，米軍のみに限られたワクチン接種計画において，凍結乾燥（フリーズドライ）されたウイルスを含む腸溶錠が使用された（この計画はすでに終了している）．その腸溶剤は腸でウイルスを放出し，防御免疫応答を誘導する無症候性の疾患を引き起こす．

　最近開発されたのは，鼻内噴霧により投与するインフルエンザワクチン（FluMist®, MedImmune）である．これは自然感染のプロセスを模倣した経路により投与するワクチンを使用する傾向が増えてきていることを示している．この背景にある考え方は，自然感染の経路に従って投与されたワクチンは，感染してきたウイルスを迎え撃つにあたって最適な場所で防御免疫を誘導するだろうというものである．

粘膜免疫

　粘膜免疫は，ワクチン接種の究極の目的，つまりウイルスが体内に侵入することさえ防ぐ（sterilizing immunity）ことができる可能性があるため，精力的に研究されている領域である．

　粘膜表面での免疫応答では，血液中から抗体や細胞が浸潤する程度が低いのとともに，IgAの分泌をともなう（第4章参照）．生ワクチンは粘膜免疫を刺激できるが，不活化ワクチンはその作用が弱い．

　ほぼ全ての粘膜表面（口腔，呼吸器，生殖器領域など）にワクチンを接種することで，粘膜免疫を直接刺激することができる．粘膜を介して感染するウイルスに対する防御を強く誘導するためには粘膜免疫が必要であることが明確に証明されている．しかしこの場合，接種した部位のみでしか免疫が誘導されないことも示されている．おそらく感染のリスクがあるそれぞれの部位に別個のワクチンを接種することが必要となるだろう．これらがもし臨床で使われた場合，はなはだ不評であると思われるが，ほぼ全ての粘膜表面を介したワクチンデリ

バリーを最適に行うための研究が，全身的なワクチン接種と組み合わせたかたちで行われている．興味深いことに，ベネズエラウマ脳炎ウイルス Venezuelan equine encephalitis virus（VEE，トガウイルス科 Togaviridae）ベクター系は，注射で投与された場合でも，粘膜免疫を強く刺激することが報告されている．そのメカニズムはよくわかっていないが，このベクターの使用に関連した別の問題が解決されたら，粘膜免疫の誘導方法として確実なものとなりうるだろう．

徐放性

徐放性システムもまた，ワクチン投与のために研究されている．これらは，アジュバントによりもたらされる滞留効果をさらに延長するものである．そのようなシステムを用いると，初回のワクチン接種の部位に移植された生物分解性のあるインプラントの内側から数週間にわたって抗原を放出するので，複数回にわたるワクチン接種が必要なくなる．しかし，この方法には，体液により還流された状態にある温暖な環境下での抗原の安定性や，局所免疫応答が強くなり過ぎてしまう可能性があるなど，多くの問題が残っている．

個々の病原体による特定の感染経路に対して最大限の防御をもたらす免疫を誘導するために，現在開発中の多くのワクチンがオーダーメイド化して使用されることになるのは間違いないだろう．そのためには，複数の抗原，ベクター系，アジュバント，投与経路を注意深く選択し，評価する必要がある．それを行うためには，感染の全ての過程で起こる事象をもっと完全に理解する必要がある．現時点で，我々の理解がそこまでのレベルに達しているかどうかは，5.5節で述べたように議論の余地がある．

5.7 治療的ワクチン接種

伝統的に，ワクチン接種は病気を防ぐための方法（**予防法** prophylaxis）と考えられているが，ワクチン接種を行うことで，すでに存在している病原体による症状を緩和（治療）することができる．狂犬病ワクチンなどのいくつかのワクチンは，ウイルスに曝露された後に使用することができるが，効果があるかどうかは感染が成立する前に免疫応答が確立されているかどうかよって決まるため，こうしたワクチンは正確には治療的ワクチンではない．

病原体が少数もしくは不活性型で存在し続けた後で症状を引き起こす病気は，数多く存在する．たとえば，ヘルペスウイルスの感染やパピローマウイルスが起こす子宮頸がんなどである．さらに，HIV 感染による AIDS 発症のような，感染してから長期間経った後に症状が現れる"遅発性"感染も多く存在する．

このような病気の場合は，いずれも免疫をブーストするためにワクチンを使用することが，感染の進行や病気の重症度，もしくは再発症の頻度を抑えるのに役立つ可能性がある．ワクチン接種により，ウイルス排出や別の個体への感染の可能性を低くできるかもしれない．その結果，全ての人々に利益がもたらされることになる．ワクチン接種の利点は，極端な場合，ワクチン接種した個人の軽症化という利益ではなく，コミュニティ内での感染が抑えられるということであるかもしれない（利他的なワクチン接種）．このことにはもちろん倫理的な問題があり，特に接種者へのワクチンの副作用が懸念される．

単純ヘルペスウイルス（HSV）や HIV，多くのパピローマウイルスはその感

染の様式ゆえにワクチン開発が難しいが，それらに対するワクチンの使用が，病気の再発を抑制することが報告されている．HSVに対するワクチン候補として研究中のDISCワクチン（5.2節参照）は，この方法で効果を示す有力候補である．

この方法に古典的なワクチンを使用することも可能である．帯状疱疹（VZVの再活性化が原因となる）の感染を防ぐことを期待して，免疫をブーストするために高齢者に水痘生ワクチンを使用する方法に関する研究が数多く開始された．Zostavax®というワクチンが，50歳以上の患者での使用に限ってFDAによる認可を受けている．

将来的に，治療的ワクチン接種は，疾病管理上重要な役割を果たすと思われる．

5.8 ワクチン開発におけるエピトープ構造

タンパク質の全ての部位に等しく免疫原性があるわけではないことは，古くから知られている．免疫系によって認識される部位はエピトープと呼ばれ（第4章参照），ワクチン開発のターゲットそのものである．

B細胞エピトープは抗体の産生を誘導するが，それらは本来の構造をとっているタンパク質に対して生じていると思われる．抗体の検出には，多くの場合，変性した抗原が使用されている．そのために，連続エピトープが優先的に検出されることになる．抗原を固相に結合させることによっても，いくつかの不連続エピトープが消失してしまうことになる．

ウイルスに対して，B細胞エピトープは中和作用がある場合とない場合がある．中和活性のあるエピトープは，感染の過程（受容体への結合，侵入，脱殻）を直接阻止し，抗体がそのエピトープに結合すれば，ウイルスの感染が妨げられる．中和作用のないエピトープは，ウイルスの感染を直接阻害することはできない．その場合は，ウイルスタンパク質に結合している特定の抗体サブクラスのFc領域（第4章参照）を認識する別の免疫エフェクター機構（NK細胞，活性化した貪食作用，補体系が関与する抗体依存的な傷害機構など）が担うことになる．

T細胞エピトープの場合は少し異なっている．細胞内で起こるT細胞への提示に必要な抗原プロセシングにより，タンパク質は免疫系に提示される短いオリゴペプチドにまで消化されるからである（第4章参照）．それゆえ，T細胞エピトープは，ウイルス表面だけでなくウイルス内部のタンパク質やウイルスタンパク質の内部領域にも由来しうる．このことから，大規模なペプチドアレイ解析系を使った，短い合成ペプチドを用いたエピトープマッピングがT細胞エピトープの同定に特に適していることがわかる．

エピトープの同定

生もしくは不活化全粒子ウイルスを使用する伝統的なワクチンは，もともと複数のエピトープを含んでいるが，バイオテクノロジーを用いて開発中の新規ワクチンはそうではない．新規ワクチンには，ウイルス抗原の断片のみを含有させることができる．そうしたワクチンを作るには，抗原内の免疫原性のある領域もしくはエピトープを同定する必要がある．同様に，クローニングまたは合成によりますます多くの抗原が作られ，免疫診断検査で使用されている．**表**

表 5.5 エピトープマッピング

	エピトープのタイプ			
	連続[a]	不連続型[b]	分散型[c]	翻訳後修飾[d]
アミノ酸シークエンスからの予測[e]	+	±	±	±
タンパク質構造からの予測	++	+	±	±
タンパク質分解断片の免疫学的アッセイ	+++	+	−	++
部分的クローンの免疫学的アッセイ	+++	+	−	−〜++[f]
合成ペプチドを用いた Pepscan マッピング	+++	−	−	−
抗原−抗体複合体の結晶構造解析	+++	+++	+++	+++

[a] ペプチド鎖上の隣接する位置にあるアミノ酸残基によって形成されるエピトープ（T細胞エピトープを含む）．[b] 局所的なタンパク質の折りたたみによって形成されるエピトープ．立体構造依存型エピトープとも呼ばれる．[c] タンパク質の様々な領域もしくは複数のタンパク質から，複雑な折りたたみにより形成されるエピトープ．[d] グリコシル化やタンパク質分解などの翻訳後修飾に基づくエピトープ．[e] 親水性などの分子性状が，免疫応答性に必要な表面を露出している可能性を示す．[f] 使用した発現系において起こる翻訳後修飾の程度に依存する．

5.5 にまとめたように，様々な手法によりエピトープの位置を同定することができる．

これらの手法のうち，X線構造解析のみが非連続エピトープもしくは分散型エピトープの発見に最適である．しかし，この技術は手間がかかるとともに，高いレベルの技術を要求するため，代わりに in silico モデリング，すなわちコンピューターベースのシミュレーションに基づいた手法がよく用いられる．

エピトープが明らかにタンパク質の特定の領域に集中している場合があり，たとえば HIV の糖タンパク質である gp120 の V3 ループ領域でみられる（図 5.9）．それは，短くて（34〜36 アミノ酸）高度に多様性のある領域で gp120 の主要な中和決定基を含む．そこには強力な中和活性を有する B 細胞（すなわち抗体）エピトープに加えて，ヘルパー T 細胞と細胞傷害性 T 細胞，さらには性状が詳しくわかっていない決定基のエピトープが含まれる．

このように免疫原性のある部位が集中して存在しているため，1990 年代には，V3 ループをワクチン対象とした研究が強く推し進められるようになった．実際，HIV ワクチンの開発を目指して検討された初期の手法の中には，単一のベクター上に多重の V3 エピトープを提示させたもの（「V3 オクトパス」と呼ばれる）が用いられたものがあった．しかし，高度に変化しやすい性質や，変化しやすいグリコシル化のパターン（"glycan shield" と呼ばれる），成熟型 gp120 タンパク質（最初の受容体結合が起こるまで，重要な細胞結合領域を隠した状態で存在する）の折り畳み形状を考慮した場合，V3 ループは非常に困難なターゲットであるといえる．

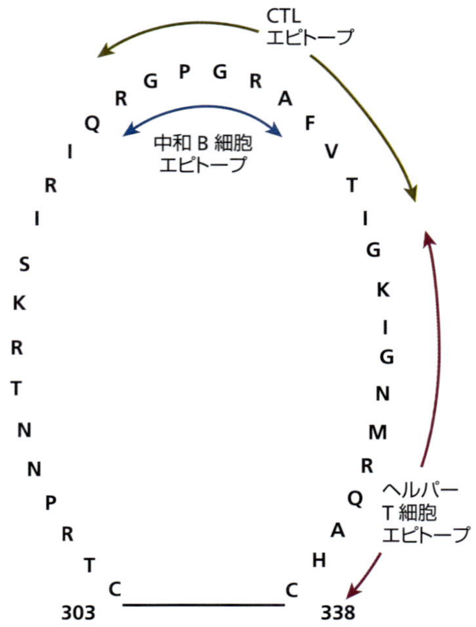

5.9 ワクチン接種に対する社会の反対

ワクチン接種は侵襲的な医療手技であり，通常は病気を治療するというより，将来の病気のリスクを低くするために健常人が受けるものである．そのため，ワクチン接種に対してとられる姿勢はしばしば複雑なものとなる．

ワクチン接種が始まって最初の何年かは，かなりの論争が起こった．19 世紀のヨーロッパと米国にはワクチン接種に反対する運動や団体が数多く存在した．この状況は，英国などで強制的に行われた天然痘ワクチンの接種により悪

図 5.9 HIV gp120 V3 ループエピトープの略図

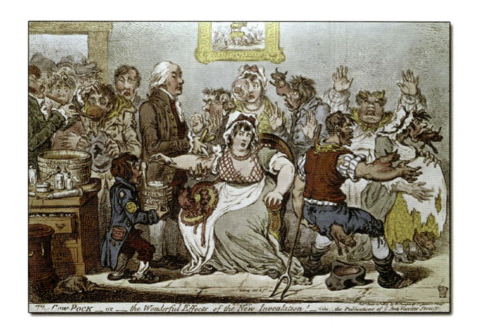

図 5.10　ジェームス・ギルレーの風刺漫画
1802 年に描かれたこの風刺漫画は，ジェンナーが天然痘に対して牛痘ワクチンを使用することに対する当時の風潮を反映している．

化することとなった．1802 年の James Gillray's memorial cartoon（**図 5.10**）のように，劇作家 George Bernard Shaw は，ワクチン接種を "a horrible reversion to the most degraded and abominable forms of tribal ritual"「忌まわしい部族的儀式への無意味な逆もどり」と述べたとされる．「世界的な厄災」である天然痘が撲滅された後である今の視点では，そのようなワクチンに対する姿勢は奇妙に思えるかもしれない．しかし，そのような考えは今日でも根強く残っている．

19 世紀にみられた反ワクチン団体と同様のものが，ワクチン接種に反対する団体や個人のウェブサイトをみれば見つかる．個々のワクチンに特定の有害作用があると信じているか，あるいは様々なワクチンに広く使用されている成分に反対しているかという理由の違いはあれど，反ワクチン運動のウェブサイトは簡単に見つかる．

ワクチンに含まれるもの

米国での MF59 アジュバントに対する反対運動（5.3 節参照）は，ワクチンの成分に関する懸念の一例である．米国での試験に加えて，ヨーロッパでインフルエンザワクチンが広く使用されていることが，安全上の問題がないことを示していても，そして，同じアジュバントが 2009 年の Novartis のブタインフルエンザワクチンで使用されていたとしても，懸念されている．

同様に，米国食品医薬品局 Food and Drug Administration（FDA），米国疾病管理予防センター Centers for Disease Control and Prevention（CDC），世界保健機関 World Health Organization（WHO）が，その安全性を支持しているにもかかわらず，ワクチンの保存剤と抗菌剤としての有機水銀化合物のチメロサールは，大きな混乱を招いた．そのような化合物を過量に摂取することは，もちろん毒性の原因となるが，ワクチンが保存剤を含有することには理由があるということも忘れやすいものである（**Box 5.1**）．

先進国の国々は，今はもう保存剤を入れなくても安全に使用できる（より高価な）1 回投与分のワクチン容器を使用するように切り替えている．しかし，

Box 5.1　保存剤の必要性

Sir Graham S. Wilson は，彼の著書 The Hazards of Immunization の中で保存剤が使用されなかった事例について以下のように記している．

"1928 年 1 月，ジフテリアに対する予防接種運動の初期段階で，バンダバーグの軍医官 Ewing George Thomson 医師は，毒素と抗毒素の混合物を子どもに接種した．10 mL の TAM ワクチン（ジフテリア，百日咳，破傷風混合ワクチン）は天然ゴム製のキャップで蓋をされた瓶に保存されていた．1 月 17 日，20 日，21 日，そして 24 日に Thomson 医師は，総勢 21 人の子どもに皮下投与したが有害作用はなかった．27 日にさらに 21 人の子どもに接種した．その 21 人の子どもの中で 11 人が 28 日に死亡し，1 人が 29 日に死亡した．"

英国審議会の調査により，"バンダバーグでの死亡に関わるすべての可能性を考慮した結果，ブドウ球菌の生菌が死亡の原因である" ことがわかった．

彼らはさらに以下のように結論付けた．"病原菌の増殖が可能な生物製剤は，細菌の増殖を阻害するために十分な濃度の防腐剤（保存剤）を入れなければ，繰り返し使用することを目的とした容器に入れた状態で供給すべきではない．"

開発途上国では，やむにやまれぬ事情により，保存剤が引き続き使用されている．

決定的な点

先進国の世界では，ワクチン接種にかかる費用も問題である．2009 年に米国の保険会社がワクチンにかかる費用の全てを支払っていなかったことを懸念して，それまで通例となっていた幼少期でのワクチン接種の提供を一部の医療提供者が中止した．ワクチン接種の提供を中止したある地域健康管理医は，以下のようにいっていると報じられた．「ワクチン接種をしても，私には何もよいことはない．私はお金をとられただけだ」．つまりは「利益無くして，果たせる使命なし」ということである．このような例では，ワクチン接種が結局のところ公共の診療所に委ねられることになるが，公共診療所に委ねられることなく，ワクチン接種の機会が失われることもある．CDC の報道官は，同様の状況が 1989 年から 1991 年の間に起こったために多くの親が子どもにワクチン接種を受けさせなかったと指摘している．その結果，55,000 症例の麻疹が起こり，11,000 人が入院し，123 人の子どもが死亡するという結果を招いたと報じられた．単純な金銭上の決断が，個人の健康と公衆の衛生にとって重大な結果を招きうる．もちろん，この結果には他の理由も含まれているはずである．

ポリオワクチン陰謀説

ポリオの撲滅は，1988 年に決定された世界保健機関の目標である．2003 年にはポリオが活発に伝播している国は，6 ヵ国を残すのみとなり，その中で最も件数が多いのは，ナイジェリアであった．国の北部にいる宗教的指導者は，"開発途上国の人口を減少させようとする陰謀" の一環として，ポリオワクチンが避妊薬を含有していると言明した．ナイジェリアで行われた試験がそうでないことを示していても，カノ州政府はワクチン接種プログラムから離脱した．禁止令は，インドネシアからのワクチン供給を受け入れるということが宣言されるまで 11 ヵ月続いた．しかし，その比較的短い中断でさえ，ポリオの症例が増加するという結果をもたらした．すなわち，ナイジェリアでは 2004 年に 789 症例だったのが，2005 年に 830 症例，2006 年に 1,129 症例となり，ナイジェリア内部や他の国々で感染拡大が始まった．撲滅は再び阻止され，麻痺性のポリオはさらに多くの犠牲者を出すこととなった．

天然痘に対するワクチン接種が行われた当初，宗教的指導者たちは，その治療を止めさせようとした．300 年近く経っても，ポリオで同じことが起きたのである．

ある小規模調査

ワクチン陰謀論は，開発途上国に限られたものではない．1998 年に 12 人の患者で行われた調査に基づく論文が一流の英国医学雑誌 The Lancet に発表され，麻疹，おたふく風邪，風疹の三種混合ワクチン measles−mumps−rubella triple vaccine（MMR）と小児期自閉症との間に関係性があることが示唆された．ワクチンを接種した患者グループで突然起こった劇的な変化に基づいてこうした主張が行われた．同じ号の社説では，この小規模調査の妥当性が疑問視された．この論争は，1970 年代に英国で百日咳ワクチンの副作用に対する懸念が広がっていたことからもたらされたものである．ワクチン接種の

効果を得るためには，複数回接種する必要があるが，この論文の存在により，麻疹，おたふく風邪，風疹に対する単回接種が望まれ，その結果，子どもたちを感染しやすい状態に放置することになってしまった．

しばしば持ちだされた指摘は，MMRワクチンが3つの生ウイルスワクチンを1度に用いるため，免疫系を"使いすぎる"のではないかということであった．しかしこれは，3つのウイルスが持つ抗原は，1種類の細菌よりもはるかに少ないという事実を無視している．また，MMRワクチンが投与される年齢は，通常，自閉症が診断される年齢と同じであることにも注意されるべきである．同時期に起こる2つの独立した事象は，しばしば関連があると考えられる．特に，両親が自閉症の診断のように重大な問題の原因を探しているときはなおさらである．

複数の研究結果を結びつけて行う大規模なメタ解析などに関する多くの科学論文が，最初のLancetの報告の後に続いた．それらの研究調査は，はるかに多くの患者数を対象としたものであったが，MMRワクチンと自閉症との関連性はみられなかった．英国の新聞のある欄では，反ワクチン団体による後援により，MMRによる副作用についてより強い主張が掲載された一方で，別の欄では，小規模調査で行われた研究そのものや，その方法，背後の動機についての詳細な批評文が掲載された．2004年に，Lancet論文の12人の原著者のうち10人がその論文の正式な取り下げを発表した．

2010年5月25日，ロンドンタイムズ紙は，Lancetの論文の筆頭著者であるAndrew Wakefield博士が医師登録を末梢されたと報じた．タイムズ紙は，「3年近くにわたる医学総会議（General Medical Council, GMC）による公式調査の結果，Andrew Wakefield博士に，ワクチンが腸疾患ならびに自閉症と関連があるという事実無根の不安の火種を撒き散らす非倫理的な研究調査の上に重大な職業上の違反行為にあたる罪が認められた」と報じた．

これほどのことがあっても，今でも世論はMMRワクチンを自閉症などの有害作用と結びつけている．麻疹は致死的な疾患であることと，ワクチン接種が導入されてから症例数が80%以上減少したという事実は世間には知れ渡っていないないようだ．

百日咳ワクチン接種に対する懸念が広がった1970年代に百日咳の増加が見られたのと同様に，英国における麻疹の件数が上昇し始めた．BBCヘッドラインは，「麻疹のアウトブレイクに取りつかれている」として英国における14年ぶりの死亡者の存在を報じた．麻疹の件数が増加している根底には集団免疫の消失があり（**Box 5.2**），集団免疫の存在は，麻疹において特に重要である．しかし，非常に限られた症例数しかなかったLancetの論文が，さまざまなエビデンスに基づいて却下されたにもかかわらず，世論は容易には収まらなかった．最初のパニックから10年経った頃には，ワクチン接種の件数は再び増加していたが，それはこの危険ではあるが予防可能であった病による，本来なら避けることができた死と，多数の無用な症例を止めるには遅すぎた．

科学者は，現代の聖職者であるとよくいわれる．その肩書きに聖職者の古い習慣がついてまわるようだ．そして，先進国の国々でさえ，急所を突いた恐怖心を煽る物語には，非論理的に反応しうるようだ．

Box 5.2　集団免疫

当然ながら，人々はワクチンが自分を守ってくれるかどうかを重要視する傾向がある．一方，疫学者は，部分的にでも防御するワクチンであれば，重要な効果があることを知っている．集団における免疫（集団免疫）レベルの全体的な向上により，ウイルスが感染した個体から排出された時，新たな宿主を見つけられないような確率に調整することができるからである．このようにウイルスの伝播を妨害することは，いずれ時間とともにウイルスがその集団から排除されることを意味する．たとえば，ポリオが西半球から撲滅されたのは，このような集団免疫の向上の結果である．

このことはまた，宗教的，社会的，その他の理由にかかわらず，ある大きな集団がワクチン接種を受けないと決めることによって，その集団だけに影響が起こるというわけではないことを意味している．もし，全体的な免疫レベルが感染の危険があるレベルを下回ったら，ウイルスは再び循環し始めるだろう．これが，ワクチン接種が全てのヒトに効果のあるものではないにしても，ワクチン接種のレベルを高く維持しておくことが必要となる理由である．

5.10　ワクチン接種の実践的な問題と成果

ワクチンの使用が論争の的になる一方で，これが命に関わる病気の制圧に効果的であると認められることはまれである．そうした評価が下されるのは，その病気に対する恐れがほぼ完全に払拭された時のみである．

病気の撲滅

18世紀初頭の状況は，今日とはかなり異なっている．1733年にヴォルテールが記したところによると，"概算して100人のうち60人は天然痘にかかっている．それら60人のうち，20人は人生の最も旬な時期に病気のせいで死ぬ．残りの者達は，彼らが生き続ける限りその顔に不快な残存をまとう"．1/5が死に，別の1/5には重い傷跡が残る．

当時，最もよい予防策は人痘接種であった．天然痘による致死率が20％以上であるのに対し，人痘接種のそれは1〜2％であった．より安全な方法（ワクチン接種）が利用可能になってからは，もはやそのような致死率にはならなくなった．しかし，牛痘（ワクシニア）は，人痘接種による症状と比べるとマイルドであるが，臨床上はやはり重大な，水痘に似た症状を引き起こすことがある．

歴史上，ワクシニア天然痘ワクチンの接種者100万人のうちの14〜52人が，重篤な副作用を経験し，1〜2人は結果的に死亡した．一方，1900年から1978年の間に5億人が天然痘により死亡したと推定される．そのような背景では，ワクシニアウイルスを用いたワクチン接種は意味がある．

1966年，世界保健機関は，ワクチンを使って天然痘を撲滅するために挑戦することを決定した（**図5.11**および**Box 5.3**）．これは一大事業であり，当時は前代未聞であった．非常に限られた予算のなか，ワクチンを辺境の地や戦場に持ち込むといった挑戦がなされた．1975年にバングラデシュの少女が最後の大痘瘡患者となり，1977年のソマリア人料理人の小痘瘡で本当に最後となった．

これらが本当に最後の自然感染の症例であったかどうかが確かめられるのに，さらに3年かかった．その自然感染は，1978年の英国バーミンガムで，研究室から天然痘ウイルスが流出するという複雑な状況で起こり，最後の天然痘による死亡者（バーミンガム大学の医療用写真スタッフ）が出た．

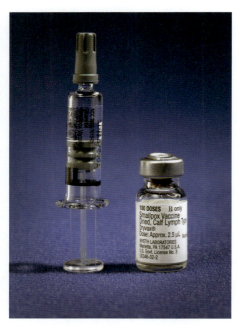

図5.11　天然痘ワクチン（Dryvax®, Wyeth）
CDC Public Health Image Library（http://phil.cdc.gov/）より．

Box 5.3　未知のウイルス

　天然痘を撲滅したワクチンは，牛痘ではなかった．ジェンナーが行ったワクチン事業の後，20世紀に分子性状を明らかにするツールが利用可能になったが，その前に牛痘ウイルスは，何か別のものに入れ替わっており，長年にわたって使用されてきたワクシニアウイルスは，牛痘ではなかった．実際のところ，それが何であるのか誰にもわからない．明らかなことは，そのウイルスがポックスウイルスであり，天然痘ウイルスと密接に関連した効果的なワクチンとして働くものであるということであり（図1を参照），天然痘に対する防御に有効な免疫応答を刺激するものであることだ．ワクシニアウイルスがバッファローに由来している可能性を示すいくつかのエビデンスがある．しかし，馬痘であることを示唆するエビデンスもまた存在する．もし，新しいワクチンが承認を受けなければならないことになった場合，ワクシニアウイルスは，その由来がわかっていないために不認可になることはまず間違いない．しかし，天然痘を撲滅したのは，このほとんど理解されていないウイルスなのである．

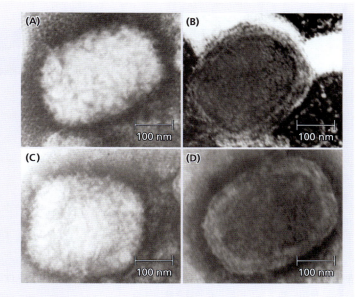

図1　天然痘とワクシニアウイルス
（A）M型天然痘（痘瘡 variola）．表面タンパク質を可視化．（B）C型（皮膜で覆われている）天然痘（痘瘡 variola）．
（C）ワクシニア，M型．（D）ワクシニア，C型．CDC Public Health Image Library (http://phil.cdc.gov/) より．

　概算すると，20世紀だけで5億人が天然痘によって亡くなった．そのような致死的な病気が撲滅されたことは，ワクチン接種に利益があるということの強力なエビデンスであり，医学史上に残る最も偉大な成功例の1つである．"人類にとって最も恐ろしい厄災である天然痘の根絶は，この事業の最終的な結果となるに違いない"というしばしば引用されるジェンナーの予言は真実であったことが，ついに証明された．

　天然痘での成功に続いて，WHOは1988年にポリオを次のターゲットとし，2000年までに撲滅させることを目指した．実際にはこの目標は失敗したが，ポリオが蔓延している国の数は125ヵ国から4ヵ国（ナイジェリア，インド，パキスタン，アフガニスタン）に減った．世界中の症例数は，1988年の350,000件から2006年の1,997件へと減少した．ポリオの主要な3株のうちの1つはすでに撲滅されており，1999年に起こった2型ポリオウイルス感染が最後の症例である．社会的な要因が邪魔しなければ，撲滅は可能と考えられる（5.9節参照）．

　ウイルスによる病気をワクチン接種によって撲滅させるためには，ウイルスはある特徴を持っていなければならない．表5.6からわかるように，多くのウイルス感染症は，現代の技術を用いて撲滅できるウイルスの特徴に合致していない．天然痘が撲滅された一方で，ポリオの撲滅は，予想されたよりも困難であることがわかってきている．ポリオウイルスは無症候性感染が多いので，感染サイクルを断ち切るために多くのワクチン接種を必要とし，このことは，いくつかの地域では困難であることがわかっている．そのようなケースでは，ウイルスがもはや効果的に循環できないようなレベルに達するまで，集団の免疫レベルを押し上げる必要がある（集団免疫，Box 5.2参照）．

　麻疹もまた撲滅対象となっている．しかし，近い将来において天然痘以外の多くのウイルス性疾患，たとえば水痘，インフルエンザ，HIVなどの疾患が撲滅されるという現実的な見通しはない．

表 5.6 ウイルス感染のワクチンを使用した撲滅が可能かどうかの指標

	天然痘（1977年に撲滅）	ポリオ（現在進行中）	麻疹（撲滅対象）	水痘（使用された場合，ワクチンにより制御可能）	インフルエンザ（ワクチンにより症状緩和）	HIV（ワクチンなし）
ウイルス保有者（キャリア）がいない[1]	○	?	○	×	○	×
不顕性感染がない[2]	○	×	?	?	○	×
ウイルス抗原が安定[3]	○	○	○	○	×	×
ウイルスを媒介する動物がいない[4]	○	?	○	○	×	○
有効なワクチン[5]	○	○	○	○	?	×
自然免疫による制御が可能	○	○	○	○	?	×

[1] ウイルスが急性症状を引き起こした後，体内から排除される．[2] 不顕性感染により発見されずに感染拡大に至る．[3] 抗原の多様性がワクチンの効果を弱める．[4] ワクチン接種が宿主動物に対して行われなければ，ウイルス保有動物からヒトへの再感染によりワクチンによるウイルス排除が妨げられる．[5] 長期にわたって持続する免疫を誘導する．

ワクチンのリスク・ベネフィット

ワクチン接種の利益について現在知られていることを考慮すると，個人と一般社会の両方にとって，非常に重要な健康上の利益があることを疑う余地はない．しかし，ワクチン接種が絶対的に安全であるとはいいきれない．利益について考える際には，ワクチンを接種されることのリスクと，接種されないことのリスクを比較することが極めて重要である．

天然痘が撲滅された今日では，ワクシニアワクチンの使用にともなうわずかなリスクでさえ受け入れられないものとされており，集団でのワクチン接種は中止された．しかし，ワクチン接種を受ける集団は未だ存在する．たとえば，米軍においては，バイオテロに対する予防策として接種が行われる．接種された集団では，ワクシニアワクチンは副作用を引き起こし，またワクチン接種者からまわりの者へ感染が広がる可能性がある．ワクシニアがこの「人類にとって最も恐ろしい厄災」を撲滅した今現在では，より安全な代替法が探し求められている．

ポリオワクチンでもよく似た状況が起こっている．最初に開発されたのは，"ソーク Salk"不活化ポリオワクチン（IPV）であるが，1960年代から主に使用されているのは，"セービン Sabin"経口生ワクチン（OPV）である．OPVは，約100万人に1人の割合で麻痺性のポリオを引き起こす．これに対して，ポリオは，1988年に350,000人の世界中の人々を麻痺させ，流行した1952年には米国だけで58,000人近くの人々を麻痺させた．生存者の多くは自力で呼吸することができなくなり，外部から圧力をかける人工呼吸器（鉄の肺と呼ばれた）の補助があってはじめてその後の人生を送ることができる（図5.12）．かつては，ポリオに対するワクチン接種に意味はあった．今やOPVは西半球でポリオを排除し，さらに世界中で排除される日が目の前に来ているように思える．ポリオ感染が根付いている endemic 場所では，100万のリスクが1になることは意味がある．しかし，米国で"野生"のポリオの最後の症例は1979年に起こったが，OPVの使用によって起こったワクチン関連麻痺性ポリオ（vaccine-associated paralytic polio, VAPP）は，その年以降ほぼ毎年5

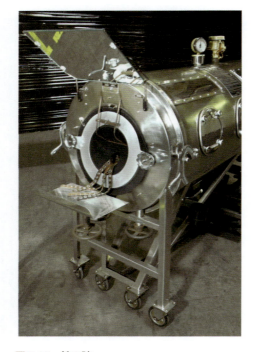

図5.12 鉄の肺
通常"鉄の肺"と呼ばれる Emerson 人工呼吸器は，病気により呼吸が困難となったポリオ患者に使用された．この特別な機械が，約50年間ポリオ患者に使用された．CDC Public Health Image Library（http://phil.cdc.gov/）より．

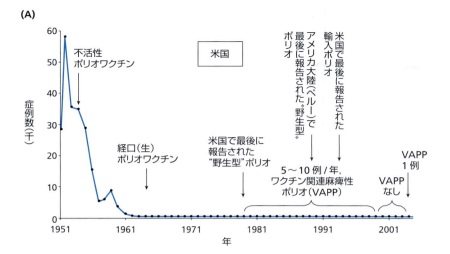
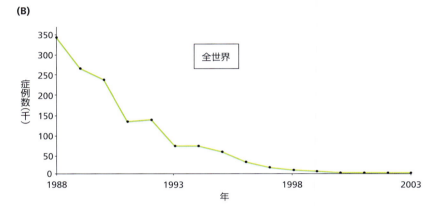

図 5.13　報告されたポリオ（ポリオウイルス感染症）症例数
（A）米国での症例数．（B）世界での症例数．

〜10 症例起こった（**図 5.13**）．2000 年以降，米国が不活性型ワクチン（IPV）のみを使用するように変更したことは，驚くことではない．IPV は免疫原性が低く，経口よりも注射で接種する必要があることは一般的に容認されている．しかし，米国での 20 世紀の第四半期でのポリオ感染の主なリスクはワクチンそれ自身であったことは，まぎれもない事実である．

幼少期のワクチン接種

　高齢者や免疫抑制状態にあるヒトに接種すべきではないワクチンがある（ほぼ生ワクチン）．その理由は，それらの人々は免疫系が全般的に減弱しているために病気が起こる可能性があるためだが，幼児のワクチン接種はもっと複雑な問題である．幼児のワクチン接種は，病気を防ぐという観点から，生後なるべく早く行うことが望ましい．しかし，生後 2，3 年間は，免疫系のいくつもの機能がまだ成熟途中である．そのような幼い時期の子どもは，ワクチンに対する免疫応答が様々であることに加えて，母親から受け継いだ抗体も持っている．抗体は，子宮内胎児に移行し，幼児がワクチン接種後に免疫応答を誘導するのを制限する．これらの母親由来の抗体は，生後 1 年間は持続して存在し，その間に受けたワクチン接種の効果を制限する．これらのことから幼児へのワクチン接種は，エビデンスに基づいて決められたスケジュールのもと，効果的に使用できるよう厳密にコントロールされるべきである．

製造上の問題

　傷害性が非常に強い疾患を予防するためのワクチンを使うのにともなう避けられないリスクとは別に，製造工程における失敗に由来するリスクがある．不活化ポリオワクチンの初期のロットは，製造工程での不具合により，病原性のある生ウイルスを含んでいることが判明した．残念ながら，それがわかったのは 100,000 人の子どもが感染した後だった．これは，カッター事件として知られている（**Box 5.4**）．

　カッター事件は，製薬業界全体にかなりの影響を与えることになった．このとんでもない失敗（とこれに端を発する 60 の訴訟）は，無過失責任の考え方を生み出した．そして，ワクチン製造は小さい企業にとって，リスクが高すぎる事業となった．1957 年には，26 の会社が米国で 5 種類のワクチンを製造していたが，2004 年にはわずか 4 つの会社が 12 種類のワクチンを製造するようになってしまった．カッター事件は，わずかな数の巨大製薬企業が市場を独占するという今日の体制が築かれる大きな要因となった．そしてその後，ポリオワクチンの別の問題が明らかとなった．

内因性の増殖

　生ワクチンは動物もしくはヒトの細胞で増殖するので，混入した，もしくは内因性（文字通り細胞内で産生される）ウイルスが問題となりうる．ポリオワクチンの初期ロットでは，ポリオウイルスを増殖させるために使用したサルの細胞から高い形質転換活性を持つウイルス，すなわちシミアンウイルス 40 simian virus 40（SV40，ポリオーマウイルス科，**図 5.14**）が同時に産生された．ポリオウイルスを不活化するための処理方法では SV40 は不活化されなかったため，不活化ポリオワクチンの多くの初期ロットは，生きた SV40 を含むこととなった．それ以降，SV40 は他の生ウイルス（OPV）製剤にも含まれていたと考えられている．

　1955 年から 1963 年の間に，ワクチンを受けた 9,800 万人の米国人のうち 1,000 万～ 3,000 万人が SV40 混入ワクチンを接種されたと見積もられている．SV40 の特性（発がん性）を考えると，このことに対する懸念は非常に大きかった．しかし，長期にわたる調査の結果，混入ワクチンを受けたヒトで

> **Box 5.4　カッター事件**
>
> 　地域におけるポリオ感染数の増加を受けて，不活化ポリオワクチンが 1955 年に使用許可された際，集団でのワクチン接種計画が直ちに実施された．2 週間以内に 500 万単位のポリオワクチンが 5 つの製造所から送り出された．後にワクチンを接種された子どもにポリオが発症し始めたが，そのほぼ全てはカッター社製のワクチンを受けた子どもであった．正しい製造ガイドラインに従っていたにもかかわらず，生ポリオウイルスは不活性化の工程後も生き延びていた．現在では容認されないだろうが，材料は強毒株であった．不活性化されていなければ，強度の麻痺性疾患を引き起こす可能性があった（そして実際に起こした）．結果として 100,000 人の子どもが感染し，70,000 人に筋力低下，164 人に重度の麻痺が現れ，そして 10 人が死亡した．カッター事件は，惨事として頻繁に取り上げられるが，その時代の状況を汲み取る必要がある．原因は，現在とは全く異なる初期の製造工程にあった．それは，ポリオが流行している最中に無理やり押し通されたものだった．その 3 年前の流行がピークの時，米国だけで麻痺性ポリオが 58,000 症例あったことを忘れてはならない．

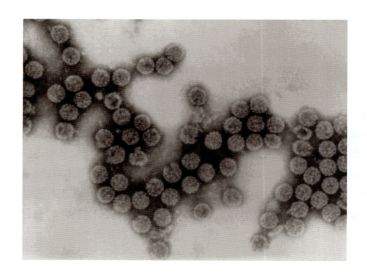

図 5.14　初期のポリオワクチンに混入していた SV40 ウイルス
CDC Public Health Image Library（http://phil.cdc.gov/）より．

SV40 が原因とみられる病気は起こっていない．SV40 の DNA は，いくつかのがん，特に脳腫瘍で発見されているが，ヒトの発がんとの因果関係はないといわれている．この件では，問題を（おそらく）回避することができた．

このような広く使用されるワクチンへのウイルスの混入は，ワクチン製造に動物細胞を使用するにあたってかなりの注意が必要であることを示している．核酸に関連する検査技術などの進歩により，このような事故がかなり防げるようになり，また現在では，使用される多くの種類の細胞のモニタリングが，関係当局によってかなり厳密に行われている．これ以来，ワクチン開発における多くの問題点が早い時点で明らかにされるようになったといわれている．多価ロタウイルス（レオウイルス科 *Reoviridae*）ワクチン内に（おそらく無害の）ブタサーコウイルス（サーコウイルス科 *Circoviridae*）の成分が見つかるなど，そのような事例は残念ながら現在でもみられる．

望ましくない免疫応答

1969 年，不活化 RS ウイルス（RSV，パラミクソウイルス科 *Paramyxoviridae*）を含む試験的ワクチンが，その後に起こった感染による症状を悪化させたと報告された．RSV の場合，ワクチン製造過程において行われたホルマリン処理によって，ウイルス糖タンパク質の免疫原性が変化してしまった．その結果，免疫応答が変化し，中和活性はなく，RSV の病状を悪化させるような炎症応答を誘導することになった．

望ましくない免疫応答により症状が悪化することは，麻疹（パラミクソウイルス科 *Paramyxoviridae*），エプスタイン・バーウイルス（EBV，ヘルペスウイルス科 *Herpesviridae*），SARS（重症急性呼吸器症候群 Severe Acute Respiratory Syndrome），コロナウイルス（コロナウイルス科 *Coronaviridae*），デングウイルス（フラビウイルス科 *Flaviviridae*）など多くの他のウイルスでもみられる．Fc（抗体）受容体を表面に発現する免疫細胞にウイルスが感染する場合，特に注意が必要であると思われる．なぜなら，ウイルス中和活性のない抗体が結合すると，ウイルスが標的細胞の中に入り込むのを助けることになるからだ．

近年行われた STEP 大規模 HIV ワクチン試験では，プラセボ接種者（33/922）よりもワクチン接種者の方がより多く感染した（49/914）．これはそれほど大きな差ではないが，気がかりなことである．なぜなら，使用したアデノウイルスベクターに対する反応性の強さと関連がありそうだからである．

直接効果

ワクチン接種が，直接的に病気の原因となる可能性もある．1 つの重大な懸念は，HIV gp120 糖タンパク質に基づくサブユニットワクチンに関するもので，このタンパク質が免疫細胞のアポトーシス（プログラムされた細胞死）の誘導に関わっているということだ．このことは，ワクチンの性質としては明らかに好ましくない．このように，使用される全ての抗原が起こしうる影響を考慮する必要がある．

より臨床と関連した事例には，Rotashield® に関するものがある．それは，ロタウイルス（レオウイルス科 *Reoviridae*）に対して最初に認可されたワクチンであったが，FDA によって 14 ヵ月後に承認が取り消された．このワクチンは，サルロタウイルスにヒトのロタウイルス遺伝子を発現させた組換えウイル

スからなる4価の生ワクチンであった．使用許可がおりた後，150万人のワクチン接種者の中で，15症例の腸重積症が報告された．さらなる調査の結果，腸重積症になるリスクは1/5,000であることが明らかになった．このリスクの高さは，許容範囲外であると考えられた．いくつか示唆されてはいるが，このワクチンが腸重積症の原因となるメカニズムは証明されてはいない．より詳細な解析により，最初に考えられていたよりもそのリスクは低いことが示唆されているものの，そのワクチンは米国ではもはや使用されていない．

安全性のモニタリング

上述の問題点からわかるように，ワクチンは安全性に関して徹底的に評価される必要がある．臨床試験では，対象となる疾患に対する効果が考慮される以前に，安全上の問題がないかが問われる．抗原としての有効性に加えて，試験的なアジュバントやワクチン成分すべてに関連した毒性も考慮される必要がある．新規のワクチンの場合，その組成を注意深く試験する必要性を改めて強調しておく．

安全性のモニタリングは，ワクチンの使用が承認された後にも継続して行われる．Rotashield®の事例では，FDAとCDCが共同して実施しているワクチン有害事象報告制度Vaccine Adverse Event Reporting System（VAERS）によって問題が報告された．副作用は，大規模な臨床試験においてでさえ，あまりに低頻度であるために検出できないことがある．したがってVAERSは，ワクチンの使用により生じる問題を観測することに特化した制度としてつくられた．

将来の可能性

ヒトのワクチン接種の将来を考える際には，家畜用のワクチンが参考になる．この領域では，進歩したテクノロジーがすでに使用されている．北米では，従来の生ワクチンおよび不活化ワクチンと並んで，2つのDNAワクチンと9つの組換えウイルスワクチンベクターの使用が許可されている．動物での使用が必ずしもヒトでの使用に結びつくものではないが，将来においては使用できる可能性がある．しかし，ワクチン開発における科学的に興味深い領域について考えた時，前世紀から多くの命を救い，世界的な殺人ウイルスの1つを撲滅させ，別の殺人ウイルスを封じ込めつつあるのは未精製の弱毒生ワクチンであったことは心に留めておかなくてはならない．獣医学領域で現在牛疫を撲滅したのも，従来型のワクチンである．

されどもワクチンはつくられ，近代医療の偉大なサクセスストーリーの1つであり続ける．

Key Concepts

- ワクチン接種は，自然感染を防御するために毒性を弱めた状態の病原体を投与することであり，2000 年の歴史がある．近代のワクチン接種は，1796 年のジェンナーの研究が発端となった．
- 現在使用されているワクチンには，以下の 4 つの基本型がある．生ワクチン（野生型ウイルスの弱毒株），不活化全粒子ワクチン（死滅させたウイルス），サブユニットワクチン（ウイルスから精製したタンパク質），クローン化サブユニットワクチン（培養系などの別の系を用いて発現させたウイルスタンパク質．酵母細胞がよく使用される）．
- 多くの先進的なバイオテクノロジーを駆使した手法が開発中であるが，今現在も従来型のワクチンが最も広く使用されている．
- HIV は，感染防御に必要な免疫のタイプが明らかにされていないため，現在の（そしておそらく今後も）ウイルスワクチン開発の大きな到達目標となっている．
- 免疫応答を高めるために同時に投与される化学物質，すなわちアジュバントによって確実にワクチンの効果を高めることができると考えられているにもかかわらず，認可されているものは非常に少数である．
- 感染防御に有効な免疫応答の基礎的な理解は必要となるものの，ワクチンの投与経路や投与方法を変えることによって免疫応答を望む方向に調節できる可能性がある．ただしそれは免疫系が複雑であるため困難な研究分野となっている．
- 選択した抗原を発現する裸の DNA 分子である DNA ワクチンは，迅速かつ簡便なワクチン開発の方法となることは確実だろう．しかし，まだヒトでは実用化されていない．
- 治療を目的としたワクチン接種（新たに起こる病気を防ぐのではなく，すでに起こっている病気を制御するためのワクチン接種）や，免疫調節薬と抗体の調合剤を抗ウイルス剤として使用することは，ワクチンと抗ウイルス薬の境界をあいまいにさせている．
- ワクチン接種は，深刻な病気である天然痘を撲滅させるためにとれる，唯一の人為的介入である．さらに，ポリオと麻疹という 2 種類のウイルス性疾患が撲滅の標的とされている．
- ワクチンの使用は，今日に至るまで議論され続けてきた．その大きな理由は，ワクチンが病気を治療するためではなく，病気を防ぐために健常人に与えられるものだからである．そのため，ワクチン接種者の利益はいつも明確なものであるとは限らない．

理解を深めるための設問

設問 5.1：ワクチン接種は，ヒトの病気をコントロールすることにおいて実際に成功しているのにもかかわらず，なぜ賛否両論あるのか？どうしたらこの状態を変えられるのか？

設問 5.2：全てのワクチンは副作用を有するが，その副作用は予防の標的となる本来の病気にかかるリスクに勝るものでなければならない．どの程度の副作用であれば許容できるか？

設問 5.3：アジュバントとは何か？なぜアジュバント開発が予想よりも遅れているのか？

参考文献

Dyer C (2010) Wakefield was dishonest and irresponsible over MMR research, says GMC. *BMJ* 340, 593.

Gerber JS & Offit PA (2009) Vaccines and autism: a tale of shifting hypotheses. *Clin. Infect. Dis.* 48, 456–461.

Graham BS & Crowe JE Jr (2007) Immunization against viral diseases. In Fields Virology, 5th ed. (DM Knipe, PM Howley eds). Lippincott Williams & Wilkins, Philadelphia.

Minor PD (2007) Viruses. In Encyclopedia of Life Sciences. John Wiley & Sons, Chichester. http://www.els.net/

Whitley RJ & Roizman B (2002) Herpes simplex viruses: is a vaccine tenable? *J. Clin. Invest.* 110, 145–151.

INTERNET RESOURCES

Much information on the internet is of variable quality. For validated information, PubMed (http://www.ncbi.nlm.nih.gov/pubmed/) is extremely useful.

Please note that URL addresses may change.

CDC Vaccines & Immunizations. http://www.cdc.gov/vaccines/

DNA Vaccine. http://dnavaccine.com/

Encyclopedia of Life Sciences. http://www.mrw.interscience.wiley.com/emrw/9780470015902/els/article/a0003386/current/abstract (article on disease eradication)

HIV Vaccine Trials Network. http://www.hvtn.org/ (details of activities in the development and testing of HIV vaccines)

National Institute of Allergy and Infectious Diseases Vaccines Research Center. http://www.niaid.nih.gov/about/organization/vrc/Pages/default.aspx

United Kingdom Health Protection Agency Vaccination Immunisation. http://www.hpa.org.uk/infections/topics_az/vaccination/vacc_menu.htm

VaccinePlace. http://vaccines.com/

World Health Organization Vaccines. http://www.who.int/topics/vaccines/en/

第6章
抗ウイルス薬

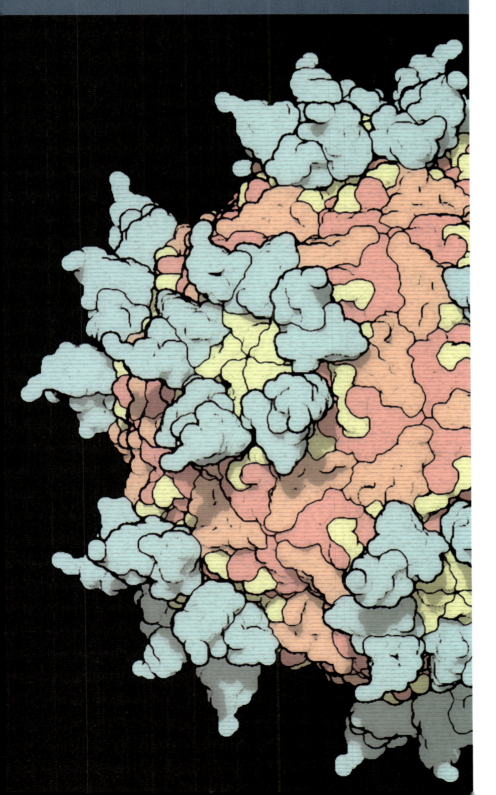

INTRODUCTION

抗ウイルス薬が最初に発見されて50年，その研究は大きな変遷を重ねてきた．技術革新により，作用が弱く毒性が強い初期の薬剤の開発から，現在ではウイルスの機能を特異的に阻害するよう精密に設計された薬剤開発が可能となるに至った．また，基礎研究においては，抗ウイルス作用を持つ化合物の単純なスクリーニングから，ウイルス性薬剤標的を詳細に理解することへと変化してきた．これまでに米国で認可された抗ウイルス薬は40種類以上，大きく11系統に分類され，8つの科のウイルスに対するものが存在する．しかしながら抗ウイルス薬開発には古くからの課題が今なお残されている．それは，ほとんどの薬剤は1種類またはごくわずかな近縁のウイルス種にしか効果がないこと，現在使用されている多くの薬剤にも副作用があること，どの新規薬剤候補も，認可まで至る可能性が低いことなどである．新しく薬を開発しても，すぐに耐性ウイルスが出現してしまう，という点も挙げられる．これらの諸問題にどう対処するかを理解することが，抗ウイルス薬開発分野の主眼の1つである．

ライノウイルス
Research Collaboratory for Structural Bioinformatics Protein Data Bank と The Scripps Research Institute, USA 所属 David S. Goodsell の厚意により提供．

6.1　初期の抗ウイルス薬開発

　最初の抗ウイルス薬は1950年代はじめにスルホンアミド系抗生物質から開発された．ここではチオセミカルバゾン系化合物がポックスウイルスに有効であることが示された．これにより，当時まだヒトの疾患の主な原因であった天然痘（ポックスウイルス科）に対する抗ウイルス化学療法の可能性が開けた．その後の解析により合成チオセミカルバゾンであるメチサゾンが天然痘予防およびワクシニアウイルス生ワクチン合併症のコントロールに有効であることが示唆された．しかしチオセミカルバゾンは毒性用量と治療用量の比（**治療指数 therapeutic index**）が小さく，またその当時ワクチンが天然痘制御にはるかに有効であることが証明されていた（第5章参照）．

　その後，他の抗ウイルス薬が発見されたが，多くはその毒性のため使用が限られたものであった．たとえば抗ヘルペスウイルス薬トリフルオロチミジンやイドクスウリジンは単純ヘルペスウイルス（HSV）によって引き起こされる角膜炎に用いられたが，全身に用いるには毒性が強すぎた（**表6.1**）．したがって全身投与ではなく，眼の表面に直接投与する方法で使用され，これにより必要な場所に高濃度で投与することができ，範囲を限局できた．このようにこれらの薬は感染局所に直接アクセスできる場合にのみ使用可能であった．許容できる安全域内で体内の感染に対応するには，全身投与できる抗ウイルス薬の開発を待たねばならなかった．単純ヘルペスウイルスは生死にかかわる脳炎を引き起こすが，この治療に使用できた最初の抗ウイルス薬はビダラビン（アデノシンアラビノシド）であった．これは静脈投与されるが，一度投与されると急速に体内で代謝（そして不活化）される．ビダラビンはその後，より抗ウイルス活性が高く経口投与できるアシクロビル（ゾビラックス®）にとって代わられた．しかしながらアシクロビルは標準投与量が高く，一定の間隔をおいて投与する必要がある．その結果，アシクロビルは経口での生物学的利用能が改善された，アシクロビルのバリンエステルであるバラシクロビル（バルトレックス）がとって代わり，広く用いられるようになった．以上は初期の薬剤の限界とそれを克服するための抗ウイルス薬開発，という一般的な流れを示すよい例である．

6.2　毒　　性

　毒性に関する問題は抗ウイルス薬のみに特有のものではないことを注意しておかなければならない．多くのがん治療は現在でもこの問題をはらんでいるし，

表6.1　単純ヘルペスウイルス感染に対して臨床で用いられる抗ウイルス剤の進展

時期	薬剤	投与経路	毒性	効果	特異性
1960年代	イドクスウリジン トリフルオロチミジン	外用のみ	高	中	低
1970年代	ビダラビン	注射　外用	低	中	中
1980年代	アシクロビル ペンシクロビル	外用 注射 経口（低効率）	低	高	高
1990年代	バラシクロビル ファムシクロビル	経口用に最適化（高効率）	低	高	高

The method of fumigation has gained favor in the treatment of syphilis, particularly in institutions on the Continent. Lane recommends that calomel (ℨiss—6.0) be put in a china bowl about half filled with water; a spirit lamp is placed under this, and the patient, "sitting above it wrapped in a cloak, has a deposit of mercury settle all over his body as the calomel is sublimed." He should remain wrapped in the cloak for one hour, take a fumigation once daily, and remain indoors. From six weeks to three months are necessary to effect a cure.

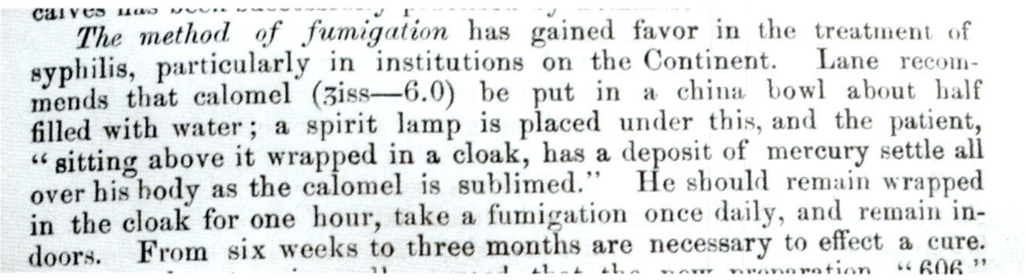

図 6.1　水銀を用いた梅毒の燻蒸療法
Anders JM(1911) a text-book of the practice of medicine, 10th ed. WB Saunders, Philadelphia.

過去には抗生物質発見前の細菌感染症治療でも比較的毒性の高い化合物を用いていた．1911 年の教科書の 1 つには，梅毒の治療に患者の「全身に水銀を塗布する」という記述が見られる(**図 6.1**)．これは 1 ヵ所に高濃度の薬が蓄積するために起きる毒性を回避するために行われた．水銀が毒性を持つという現在の知識からするとこれは奇妙にも思えるが，これは当時なしうる最良の方法であった．我々の現在の治療法も 100 年後からすると等しく不十分なものでありうることを心に留めねばならないであろう．

抗ウイルス薬の毒性の多くはウイルスと細胞の代謝に共通部分があることに起因する(**図 6.2**)．ウイルス複製の多くの過程は細胞が持つ経路や酵素を利用する．ウイルスには必須であるが宿主細胞には存在しない，あるいは必須ではない特定の機能を発見するために多くの努力がこれまでになされてきた．ウイルスに特異的な標的が存在するとしても，ウイルスと細胞の代謝に類似性があると細胞活動の阻害により毒性が出るかもしれない．よい例の 1 つがヒト免疫不全ウイルス(HIV，レトロウイルス科)に対して用いられるヌクレオシドアナログである．この抗ウイルス薬はヌクレオシドに似ているが，次のヌクレオチドが結合する糖鎖中の 3′-OH 基が欠失している．そのためこれは DNA 鎖に取り込まれると DNA 合成を停止させる．ウイルスの RNA 依存性 DNA ポリメラーゼ(逆転写酵素)は細胞の DNA ポリメラーゼに比べてはるかに効率よくこれを取り込むため，ウイルスに特異的に作用する．しかし，以上の選択性は核内ポリメラーゼに対しては当てはまるものの，細胞内のミトコンドリアが独自に有するポリメラーゼ(DNA ポリメラーゼ γ)に対しては当てはまらず，選択性が低い．この薬剤がミトコンドリアポリメラーゼに取り込まれることが，ヌクレオシドアナログに見られる毒性の主な原因である．これは細胞環境の複雑性をあらわしており，ここでは *in vitro* の生化学研究では自明でない多くの要素を考慮しなければならない．

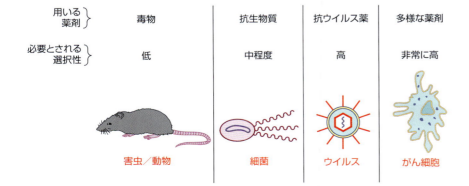

図 6.2　抗ウイルス薬や他の薬剤に必要とされる選択性の比較

6.3 抗ウイルス薬開発

抗ウイルス薬開発には多くの方法があるが，研究の早期段階で候補分子を同定するには2つの基本的アプローチがある．候補化合物の大規模ライブラリーを用いたハイスループットスクリーニングと，既知標的構造と相互作用するよう分子を最適化する合理的薬物設計である．注意すべきは，この2つのアプローチは互いに独立して行うものというよりは互いを補い合うものであり，効果的な薬剤を生み出すために，組み合わせて用いられるのがほとんどだということである．

一度候補が同定されると，すべての候補化合物は研究室での実験から in vivo 実験系，さらにはヒトでの臨床試験へと至る厳密な試験プログラムを通過する必要がある．時間と費用を要するこの高度に制御された過程は，薬が広く使用されるにあたって，安全性と薬効の双方において確固とした証拠を提供するためのものである．

開発の道のり：前臨床，臨床，その後

新薬として開発されるすべての化合物は同じ開発の道のり（図 6.3）をたどらなければならない．

まず標的同定とコンピュータモデリング法により多くの候補分子が得られる．たとえばヒトゲノムプロジェクトのみからでも 300 万以上の潜在薬剤標的が存在すると見積もられる．

一次試験では多くの場合ハイスループットテクノロジーが用いられるが，これによりさらに少数の候補に絞られる．典型例では特定の酵素あるいは経路が標的として選定され，これらに対する阻害剤が同定される．この段階では，以

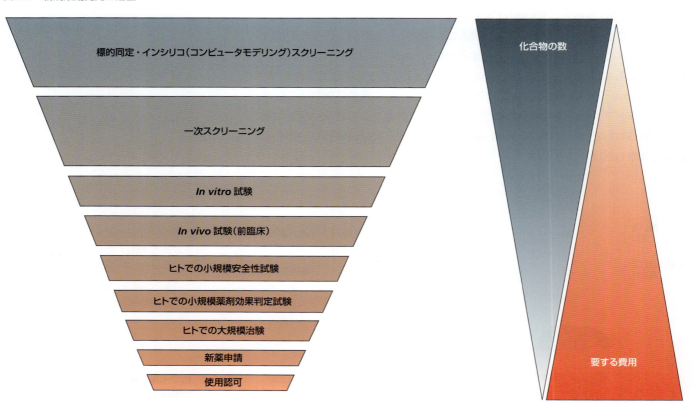

図 6.3　新規薬剤開発の道程

後の試験に進める**リード化合物** lead compound を同定するために多大な労力がかけられる．

in vitro 試験でリード化合物が同定された後は *in vivo* 試験が行われる．培養細胞などの系を用いた明らかな研究の進展があったとしても，この段階においては通常実験動物が用いられる．そのようなデータは監督行政局に求められ，また（たとえば免疫系が働いている）完全な個体内での効果を検証する必要があるからである．有用な実験動物が存在しない場合は（たとえばヒトと同様の疾患を引き起こす唯一の動物がゴリラである水痘・帯状疱疹ウイルスなどでは）*in vitro* の結果で代用可能なこともあるが，これはまれなケースである．

ヒト以外の動物での試験からは有用なデータが得られるが，そこからヒトへの効果を予測するには限界があるのが普通である．そのため次の前臨床試験と**臨床試験** clinical trial は，新薬候補のヒトにおける安全性と薬効を評価するために行われる（**Box 6.1**）．米国ではヒトにおける最初の試験は非常に小規模の "first in human" 試験が低用量の薬剤で行われ，これは臨床第 0 相試験と呼ばれることも多い．しかしながら通常の最初の段階は臨床第 1 相試験であり，ここでは健常人ボランティアを対象にした小規模試験が行われる．通常 20 人あるいはそれ以上の人が参加するが，場合によってはこれよりもはるかに少ない人数の場合もある．ここでは安全性および薬剤代謝（吸収，分布，代謝，排泄を示すいわゆる ADME）が調べられるが，どの程度薬剤が効果を持つかに関してはデータを出さない．対象となる病態や感染症を持った患者がまだ参加していないためである．参加人数は通常この段階では少ない．場合に応じてより大規模な安全性試験が必要とされ，これは臨床第 1b 相試験と呼ばれる．試験結果から安全性および薬剤代謝が許容範囲内であることが示されると，新薬候補は次の段階に進むことができる．

臨床第 2 相試験は小規模（通常 20 〜 100 人）の対象患者が参加する，薬剤効果を判定するための試験である．前段階で健常人ボランティアでは意味のある結果が得られない明確な理由がある場合には，この段階は第 1 相試験と一緒になされることがあり，第 1/2 相試験と呼ばれる．しかしながらこれは通常のものとして行われるわけではない．第 1 相試験の場合と同様に薬剤の有効性に関するさらなるエビデンスを得るために，さらに大規模な臨床第 2b 相試験が行われることもある．

臨床第 2 相試験が成功すると，次に患者を対象とした大規模な（通常 500 〜 1,500 人だが場合によってはさらに多くの患者が参加する）臨床第 3 相試験に入る．ここでは対象疾患を持つ患者における薬剤の有効性の検証を行うが，同時にそれまでの少数患者を対象とした臨床試験では観察されなかったよりまれな副作用のデータを得るためにも行われる．

臨床第 3 相試験が成功すると（通常 2 回行うことが求められる）薬剤を開発した企業は市販承認の申請を行う（米国では New Drug Application あるいは NDA，EU では Marketing Application Approval あるいは MAA と呼ばれる）．これは薬剤の生産，広告，マーケティングなど多方面に関する，長期にわたる手続きである．さらに英国では英国国立医療技術評価機構 National Institute for Health and Clinical Excellence（NICE）などによる審査を経て，州立国民保健サービス National Health Service（NHS）に承認されるなどの付加的審査がある場合がある．

新薬が市販された後も，もし新薬使用により何らかの問題が考えられた場合

Box 6.1　臨床試験のプロセス

臨床第 0 相試験
米国で行われている比較的新しい用語．少人数の患者に対し，低用量の薬剤投与を行う．まだ一般的ではない．

臨床第 1 相試験
"first in human"（ヒトにおける最初）の安全性と薬剤代謝に関する試験．少人数の健常人ボランティア（通常 4 人以上）に対して行う．

臨床第 1b 相試験
臨床第 1 相試験の規模を拡大した試験（前段階の試験を臨床第 1a 相試験と呼ぶこともある）．

臨床第 1/2 相試験
安全性と有効性の両方の判定を行う "first in human" 試験．少人数の対象患者に対して行われる．

臨床第 2a 相試験
少人数（通常 20 人以上）の対象となる疾患あるいは感染症の患者を対象として薬剤の有効性を調べる試験．

臨床第 2b 相試験
規模を拡大し（通常 100 人以上），対象となる疾患あるいは感染症の患者を対象として薬剤の有効性を調べる試験．

臨床第 3 相試験
大規模で（通常 500 人以上で，場合により 10,000 人を超えることもある）対象となる疾患あるいは感染症の患者を対象として安全性および薬剤の有効性を調べる試験．

NDA/MAA
米国では New Drug Application（NDA），EU では Marketing Application Approval（MAA）と呼ばれる，新薬の市販承認申請*．

臨床第 4 相試験
新薬が認可された後に，問題となっている点や新たな適用の可能性に関して試験が行われる．

---

*日本では新薬は薬事審議会の承認申請を通して認可される．認可まで 10 年以上の長期にわたるのが普通である．最近，厚生労働省がこのステップを速やかに行うため PMDA などの組織作りを進めている．

や，新適用の可能性がある場合にはさらなる臨床試験の実施を要求されることがある（臨床第 4 相試験）．

薬剤生産が問題となる場合もある．ある時期（第 2 相試験完了後が多い）に薬剤生産は研究室から工場で行われるようになる．生産量のスケールアップには異なった技術が必要であり，そこに多くの落とし穴がある．たとえばオセルタミビルは，当時トウシキミから抽出される原料化合物（シキミ酸）から長い合成行程を経て生産されていた．トリインフルエンザ流行の可能性を考えて多くの国はオセルタミビルを備蓄し，その結果 2005 年に生産業者は収穫可能量の 90% を使い果たし供給不足が起こった．これらの備蓄品はその後 2009 年広まった新型インフルエンザ H1N1 流行の際に使用された．

ハイスループットスクリーニング

古典的な薬剤開発手法として，膨大な分子の中から求めている活性を持つものを選抜する方法がある．このようなスクリーニングは現在ではしばしば専門ユニットあるいは大規模化合物ライブラリーを有する企業により，ナノリットル（あるいはさらに小さなスケール）単位を操作できる全自動機械を用いて行われる．これにより数十万あるいは数百万の化合物ライブラリーを短時間で試験できるようになるが，同時に必要な条件を満たすためにその試験は必然的に限定的なものとなる．たとえば，溶媒を変えると化合物の活性が有意に変化するとしても，液体を操作する技術の問題から，化合物を単一の溶媒に溶かさなければならないことがある．ハイスループットスクリーニングでは活性を有する理由にかかわらず，活性を持つ化合物が同定され，海洋生物や陸生無脊椎動物など天然物から抽出される全く新しい化合物もこの技術により同定される可能性がある．

合理的薬物設計

もう 1 つのアプローチは対象とする標的分子をモデル化し，コンピュータソフトウェアを用いて望ましい活性を持つと推定される分子を同定する方法である．コンピュータモデリングによる理論的構造同定試験は *in silico* 試験と呼ばれ，想定される活性や問題点を調べるためにより進んだ薬剤開発段階でも用いることができる．

このデザインの最初の段階は通常 **X 線結晶構造解析** X-ray crystallography などの高解像度技術を用いた標的分子の構造決定である．X 線回折により結晶試験物質内の原子の配列を決定するのである．生物学的物質の結晶は，（初期 DNA 研究で見られたように）様々な異なる構造をとることがあるため，このような研究の結果は注意して解釈しなければならない．しかしながらこの手法により，たとえば標的分子に結合した時の，正確な立体構造の詳細を知ることができる．これにより 1 つひとつ分子との相互作用の可能性を描出することができ，標的と適合するよう設計されたさまざまな分子を得ることができる．阻害剤候補はいわゆる **遷移状態模倣薬** transition state mimetic と呼ばれる酵素−触媒反応の基質中間体分子を基に作られることがあり，HIV プロテアーゼ阻害剤リトナビルなどがその一例である．

しかしながらその標的に完全に結合する分子であってもそれを治療目的に最適化するためにさらに適切な開発過程が必要である．これには以下のようないくつかの要素がある．

- 特異性を高める(活性を高め,毒性を低める)
- 分子を安定化する(分解を最小化する)
- 細胞への透過性を高める
- 目的投与経路による取り込みを最適化する
- 体内標的部位への移行性を高める

阻害剤から薬剤へと開発していく長い過程においては,上記すべての,また各薬剤に特有のさまざまな問題を解決していかなければならない.このような方法によってデザインされた分子の例としては,プロテアーゼ阻害剤(表6.2に示す抗HIV薬および開発中の他のウイルスに対する阻害剤),ノイラミニダーゼ阻害剤(インフルエンザに対するオセルタミビルおよびザナミビル),および結合阻害剤(臨床試験中のライノウイルスに対するプレコナリル)などがある.

このような合理的薬物設計の秀逸な例として抗HIV薬であるプロテアーゼ阻害剤の設計が挙げられる.HIV複製の分子機構解析により,ウイルス代謝の様々な側面が明らかになった.中でも感染性成熟ウイルス粒子形成に必須なプロテアーゼの機能が明らかにされたことは大きい.そのプロテアーゼは,その構造からも,活性部位におけるアスパラギン酸残基の重要性からも,特殊な酵素であることが同定された.このようなプロテアーゼは通常の細胞には滅多にないことから,その機能を阻害しても細胞の代謝機能を阻害する可能性は低いため,これが抗ウイルス薬開発において有望な標的になると考えられた.

このHIVプロテアーゼによって切断される標的ペプチドに基づいて阻害剤が開発され,化学修飾による改良の後,高い活性を持つ特異的阻害剤が作られた.図6.4にHIV-1の本来の基質ペプチドと,HIV治療薬として初めて認可されたプロテアーゼ阻害剤サキナビルとの構造比較を示す.化学修飾により阻害剤とウイルスプロテアーゼとの相互作用を強化し,それによって機能阻害を高め,薬剤としての適合性を高めた.現在ではこのような薬剤が10種類臨床で使用されていることからも,このようなアプローチが非常に価値あるものであることがうかがえる.

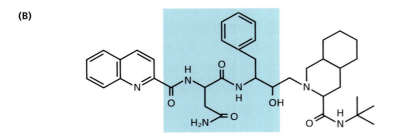

図6.4 HIV-1プロテアーゼの本来の基質の構造(A)とプロテアーゼ阻害剤サキナビル／インビラーゼの構造(B)
類似する領域を水色で示した.

すべてのウイルス性標的が同様に有用であるとは限らない．ヘルペスウイルスの成熟化プロテアーゼを標的とした同様な薬剤の開発が失敗に終わった例がある．これはこのプロテアーゼが活性中心にセリン残基を持ち，宿主細胞内のプロテアーゼの構造と類似していることによる．

インフルエンザ感染治療におけるノイラミニダーゼ阻害剤の開発も同様のアプローチで進められている．しかしながら，このような考え方が常に成功すると考えてはならない．風邪（普通感冒）に対する特効薬としていくつかのメディアにもてはやされたプレコナリルは 1997 年から 2002 年に臨床試験が行われた．これはウイルス表面に存在する受容体との結合ポケットを阻害するように合理的に設計されて作られた．このポケットは，受容体との結合部位を宿主免疫による認識から回避させており，低分子薬剤の有望な標的とみなされた．プレコナリルはこのような方法で開発され，米国の食品医薬機構（FDA）に申請された初めての薬剤である．しかし，風邪の症状自体に対する効果が限定的なものであり，さらに分子的研究では予想できなかった，経口避妊薬との相互作用が明らかになったことから申請を却下された．2010 年時点でプレコナリルは改良され再度臨床試験が行われているものの，未だ成功の保証はない．

既存薬からの開発

抗ウイルス薬を含む多くの薬剤の開発は，ある領域で活性を持つことがすでに知られているものを，関連する別の領域へ拡張することで行われることもある．この例として，現行の薬剤では抑制効果が低いヘルペスウイルス（CMV，EBV，VZV）に対して，より高い活性を有するヌクレオシドアナログを開発する試みが挙げられる．

この開発法はリスクが低いアプローチに見えるものの，成功する保証は一切ない．VZV には，開発が確証的とされていた 2 つの薬剤（**図 6.5**）があったが，重大な問題に直面した．この 2 つの薬剤の差異をみていくことで，薬剤開発が失敗に終わる道筋をいくらか理解できるだろう．

ネチブジンは VZV に対してアシクロビルの 10 倍以上高い活性を有していたが，その開発はひっそりと失敗に終わった．齧歯類を用いた長期的な前臨床毒性試験の結果から問題が明らかとなり，ヒトでの臨床試験を行う前に取り下げられたのである．

ソリブジンは，VZV に対してアシクロビルの 10,000 倍の活性を有していた．しかしながらこの薬剤の代謝物は，デヒドロピリミジン脱水酵素によるフルオロピリミジンの代謝を妨げる．フルオロピリミジンは合成化合物であるためこの事象は通常は問題とならないのだが，日本で行われた臨床試験において，ソリブジンを投与された患者の一部はフルオロピリミジン系薬剤の投与も受けていた．フルオロピリミジン系の抗がん剤 5-フルオロウラシルが**適用外 off label**（一般的な認可薬としてではなく特に必要とされる個々の患者に対して投与される）でパピローマウイルス感染患者に用いられていたものである．ソリブジンの毒性は臨床試験を受けた患者の内 3 名が死亡するという結果であったが，薬剤相互作用の機序が明らかであることもあり，日本で認可を受けた．しかし認可の後，さらに 16 人の死亡を含む 23 例の深刻な毒性が確認された．この状況に加え，フルオロピリミジン系抗真菌薬フルシトシンとの相互作用も重大な懸念として浮上し，日本で販売停止となった．その後の FDA への認可申請もこれらの相互作用への懸念から却下された．そしてソリブジン開発は中

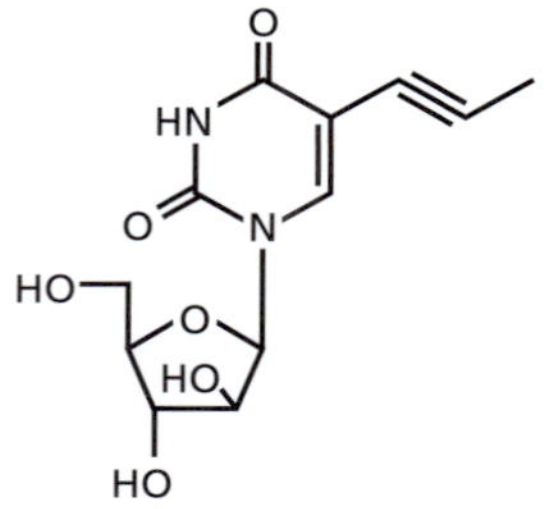

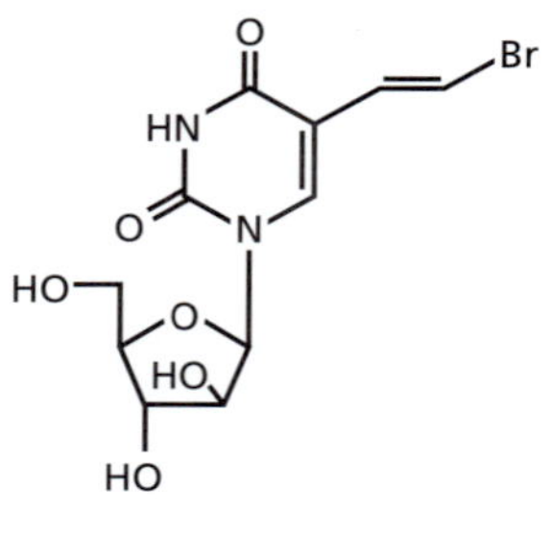

図 6.5 開発中に頓挫した VSV に対する薬効を高めたヌクレオシドアナログの例
（A）ネチブジン：1-[β-D-アラビノフラノシル]-5 プロピニルウラシル　（B）ソリブジン：1-β-D-アラビノフラノシル-E-5-[2-ブロモビニル]ウラシル

止となり，予定されていた臨床試験は全て取りやめられた．これは大きく期待され，費用をかけたにもかかわらず後期段階で失敗した薬剤の実例となった．

一方，成功した発展的アプローチの例としては，核酸伸長を終結させるヌクレオシドアナログやプロテアーゼ阻害剤といった，現在抗 HIV 薬として用いられているものである．これらはそれぞれ 7 種類と 10 種類の認可薬剤を送り出した．いずれも最初に認可された薬剤（ジドブジンとサキナビル）が未だ使用されており，またより望ましい性質を持つ新規薬剤がさらに生み出されているというものである．

既存薬剤の活性を高めるもう 1 つの方法は，これらの薬剤の化学構造に修飾を加えることで，経口摂取により感染局所に到達する量を増やす（経口による生物学的利用能を高める）ことで効果を高める試みである．抗ヘルペスウイルス薬のこういった例（図 6.6）にはバラシクロビル（アシクロビル由来），ファム

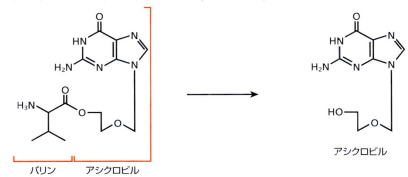

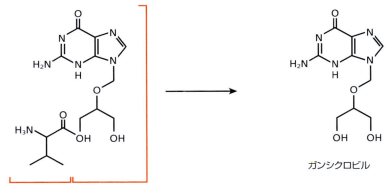

図 6.6 経口摂取での生物学的利用能がより改善された（血清レベルと経口摂取レベルの比較において）抗ヘルペスウイルスヌクレオシドアナログプロドラッグの例

左側に示すプロドラッグはある構造が除かれ，右側に示す活性型となる．ファムシクロビルはペンシクロビルと比較し（構造の差異は水色で示してある）経口摂取による生物学的利用能が 50 倍に上昇した．バラシクロビルは，そのバリン残基が体内で除去されることによりアシクロビルと比較し 4 倍の経口摂取時の生物学的利用能を有する．バルガンシクロビルは同様にバリン残基が体内で除去され，ガンシクロビルに比較し，11 倍の経口摂取時の生物学的利用能を有する．

*2-アミノ-9H プリンの 9 位の水素（H）が，4-アセトキシ-3-（アセトキシメチル）ブト-1-イルで置換されたもの．

図 6.7 新規薬剤開発の成功確率およびコスト
the Report of the Pharmaco-Economics Working Group of the Rockefeller Foundation Microbicide Initiative (2001) より.

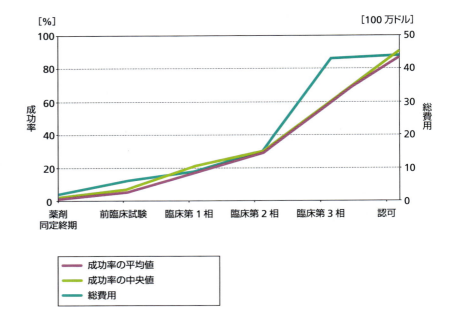

シクロビル（ペンシクロビル由来），およびバルガンシクロビル（ガンシクロビル由来）がある．

バラシクロビルおよびバルガンシクロビルでは，付加されたバリン残基により経口的生物学的利用能が非常に高まるが，体内でバリン残基が除去されるため実際に送達される抗ウイルス薬はそれぞれアシクロビルおよびガンシクロビルとなる．つまりこれらは**プロドラッグ prodrug**（薬剤の前駆体であり，活性を持つ薬剤に変換される）である．元の薬剤であるアシクロビルおよびガンシクロビルもまた伸長中の DNA 鎖に取り込まれる活性型三リン酸化物のプロドラッグである．ファムシクロビルもプロドラッグであり，これは 6-デオキシペンシクロビルのジアセチルエステルで，体内でペンシクロビルに変換される（そしてさらに三リン酸化物に変換される）．やはりペンシクロビルそのものは経口摂取ではほとんど吸収されないが，ファムシクロビルは高い経口生物学的利用能を有する．

薬剤開発の費用

新薬が上市されるまでの道程は長く，また非常に費用がかかるものである．2001 年のある調査によると，*in vitro* 試験の後期段階にある化合物が実際に上市へ至る確率は 2% 未満であり，販売認可に至るまでに平均 5,000 万ドル以上を要し（**図 6.7**），その費用のほとんどは開発後期段階の大規模臨床試験に費やされる．

薬価の高さを問題にする人々は，薬剤の成功により得られる莫大な収入に注目するが，一方製薬会社は開発にかかる高いコスト（あるいは失敗に終わった際のさらなるコスト）を指摘する．

薬剤開発ではどの段階においても中止に追い込まれる可能性がある．たとえば，動物試験における結果が必ずしもヒトに適応できないということは特筆すべきであろう．このような例で最近注目を浴びたものとして，免疫賦活剤である TGN1412 が挙げられる．（**Box 6.2**）

> **Box 6.2 「TGN1412 第 1 相事件」の顛末**
>
> TGN1412（ヒト CD28 抗体）はヒト化されたモノクローナル抗体であり，B 細胞性白血病と関節炎の治療に用いられるべく，ウサギとサルを用いた動物実験を経て，2006 年 3 月にヒトでの安全試験に入った．これはヒトの免疫活性化を担う T 細胞受容体との架橋を標的とし，強く免疫を刺激するものであった．しかしながら動物実験で得られたような満足のいく結果はヒトでは得られなかった．最初の試験では 6 人のヒトに対してごく低用量の投与が行われたにもかかわらず，非常に強い免疫活性化を引き起こし，莫大なサイトカイン産生とそれにともなう深刻な損傷効果を見ることとなった．薬剤に対する反応は激しく，6 人の参加者全員が長期の集中入院を余儀なくされた．彼らの長期にわたる健康被害はこの試験によるものと考えられた．
>
> この結果は動物試験で得られた結果からの単純な推定は必ずしも信頼できるものではないことを示している．これにより新薬開発行程の見直しが行われ，この種の薬剤候補物質に対してはさらなる予防措置となる試験を行うことが定着した．TGN1412 を開発したドイツの会社テジェネロは，この試験結果を受けて廃業した．

6.4 現在の抗ウイルス薬

図 6.8 に，抗ウイルス薬の標的となりうるウイルス感染の各段階と，それぞれの段階に効果のある薬剤の例を挙げる．現在入手できる抗ウイルス薬の詳細については表 6.2，6.3 に示す．抗ウイルス薬の多くはヌクレオシドアナログ（核酸アナログ）であり，ウイルス酵素によって DNA 構成要素と誤って認識されることにより，ウイルスの DNA 合成を阻害する．この薬剤は現在多種に分類されている．

非ヌクレオシド系逆転写酵素阻害剤 non-nucleoside reverse transcriptase inhibitor（NNRTI）は DNA ポリメラーゼのポケットと呼ばれる酵素活性部位と異なる場所に結合し，その活性を阻害する．この作用機序は，ヘルペスウイルス DNA ポリメラーゼの活性部位ではなくピロリン酸結合部位に結合して酵素活性を阻害するホスカルネットという薬剤と類似している．

プロテアーゼ阻害剤 protease inhibitor は核酸ではなくペプチドの類似体

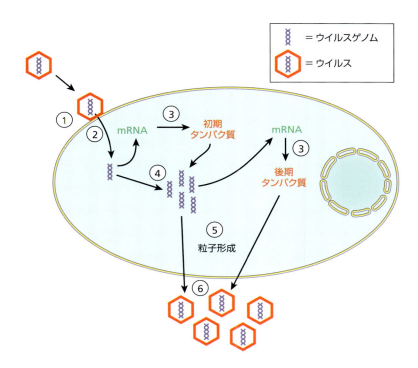

	段階	例
1	ウイルス受容体への結合	プレコナリル，パリビズマブ
2	細胞膜の透過	アマンタジン，エンフビルチド，n-ドコサノール
3	mRNA の機能発現	インターフェロン
4	DNA 合成 または ゲノム RNA 合成	ヌクレオシドアナログ，ヌクレオチドアナログ，NNRTI リバビリン
5	ウイルス粒子形成	プロテアーゼ阻害剤
6	ウイルス粒子の輸送と放出	ノイラミニダーゼ阻害剤（インフルエンザ） アマンタジン（数種のインフルエンザ株）

図 6.8　現在抗ウイルス薬により阻害が可能なウイルス感染段階

表 6.2 現在用いられている抗ウイルス薬：ウイルス科ごとの標的および種類

薬剤の種類	アレナウイルス科（ラッサ熱）	フラビウイルス科（C型肝炎）	ヘパドナウイルス科（B型肝炎）	ヘルペスウイルス科（HSV, VSV, CMV, HHV-8）	オルソミクスウイルス科（インフルエンザ）	パピローマウイルス科（HPV）	パラミクソウイルス科（RSV）	レトロウイルス科（HIV）
ヌクレオシドアナログ		1	2	9			1	7
ヌクレオチドアナログ			1	1				1
リボヌクレオシドアナログ	1	1		1			1	
NNRTI								4
プロテアーゼ阻害剤		1*						10
融合阻害剤				1				1
受容体拮抗薬								1
インテグラーゼ阻害剤								1
イオンチャネル阻害剤					2			
ノイラミニダーゼ阻害剤					4			
免疫修飾剤		1	1	2		3		
オリゴヌクレオチド				1				
モノクローナル抗体							1	
糖鎖付加阻害剤				2				
計	1	3	4	17	6	3	3	25

上記の薬剤には複数種のウイルスに対して活性を持つものがあり（表 6.3 参照），したがって 2 回以上カウントされているものがあることに注意.
* 原書にはないが追加した．日進月歩で抗ウイルス薬が上市されている点に注意.

であり，プロテアーゼによる成熟タンパク質の切断を阻害することにより，非感染性のウイルスが産生される．NNRTI と同様に非ペプチド類似体のプロテアーゼ阻害剤も開発中であり，特に，ベツリン酸誘導体でありタンパク質成熟過程のプロテアーゼ活性を阻害する，ベビリマット（PA457）が知られている．

ここ最近では，ウイルスの細胞内への侵入を標的とした**融合阻害剤 fusion inhibitor** が開発されている．ドコサノール（抗ヘルペスウイルス薬），エンフビルチド（抗 HIV 薬）の両者はこの機序を持つ.

インフルエンザウイルスを標的とした抗ウイルス薬は上記のどのカテゴリーにも当てはまらない．アマンタジンとリマンタジンはウイルスの脱殻（時には成熟）に必要なイオンチャネルを阻害する．**ノイラミニダーゼ阻害剤 neuraminidase inhibitor** は細胞表面からのウイルス放出を妨げ，宿主の糖タンパク質のシアル酸（ノイラミン酸）残基にウイルスが結合したままに保持する．現行のノイラミニダーゼ阻害剤オセルタミビル（タミフル）およびザナミビル（リ

表 6.3 現在用いられている抗ウイルス薬の種別(詳しくは付録参照)

標的ウイルス	薬剤の種類と作用機序	薬剤
ヒト免疫不全ウイルス(レトロウイルス科)	ヌクレオシドアナログ, 逆転写酵素阻害剤	アバカビル, ジダノシン, エムトリシタビン, ラミブジン, スタブジン, ザルシタビン, ジドブジン
	ヌクレオチドアナログ, 逆転写酵素阻害剤	テノホビル
	非ヌクレオシド系逆転写酵素阻害剤(NNRTI)	デラビルジン, エファビレンツ, エトラビリン, ネビラピン
	プロテアーゼ阻害剤(成熟過程を阻害する)	アタザナビル, ダルナビル, ホスアンプレナビル[*1], インジナビル, ロピナビル, ネルフィナビル, リトナビル, サキナビル, チプラナビル
	融合阻害剤(ウイルス侵入を阻害する)	エンフビルチド
	ケモカイン受容体阻害剤(ウイルス侵入を阻害する)	マラビロク
	インテグラーゼ阻害剤(宿主ゲノムへの組込みを阻害する)	ラルテグラビル
単純ヘルペスウイルス(ヘルペスウイルス科)	ヌクレオシドアナログ(DNAポリメラーゼを阻害する)	アシクロビル, ファムシクロビル, ペンシクロビル, バラシクロビル
	ヌクレオチドアナログ(DNA合成を阻害する)	イドクスウリジン, トリフルオロチミジン
	リボヌクレオシドアナログ(DNA合成を阻害する)	ビダラビン
	融合阻害剤(ウイルス侵入を阻害する)	ドコサノール
	免疫修飾剤(免疫系を刺激する)	イノシンプラノベクス
	非ヌクレオチド系DNAポリメラーゼ阻害剤	ホスカルネット
	糖鎖付加阻害剤(糖鎖付加, 侵入, 脱殻を阻害する)	トロマンタジン
水痘・帯状疱疹ウイルス(ヘルペスウイルス科)	ヌクレオシドアナログ(DNAポリメラーゼを阻害する)	ブリブジン, ファムシクロビル, バラシクロビル
サイトメガロウイルス(ヘルペスウイルス科)	ヌクレオシドアナログ(DNAポリメラーゼを阻害する)	ガンシクロビル, バルガンシクロビル
	ヌクレオチドアナログ(DNAポリメラーゼを阻害する)	シドフォビル
	オリゴヌクレオチド(ウイルス遺伝子発現を阻害する)	ホミビルセン
ヒトヘルペスウイルス8(ヘルペスウイルス科)	免疫修飾剤(細胞と全身に作用する)	インターフェロンα
パピローマウイルス(パポバウイルス科)	免疫修飾剤(免疫系を刺激する)	イミキモド, イノシンプラノベクス
	免疫修飾剤(細胞と全身に作用する)	インターフェロンα
B型肝炎ウイルス(ヘパドナウイルス科)	ヌクレオシドアナログ(逆転写酵素を阻害する)	エンテカビル, ラミブジン
	ヌクレオチドアナログ(逆転写酵素を阻害する)	アデフォビルジピボキシル
	免疫修飾剤(細胞と全身に作用する)	インターフェロンα
A型インフルエンザウイルス(オルソミクスウイルス科)	イオンチャネル阻害剤(ウイルス侵入と脱殻を阻害する)	アマンタジン, リマンタジン
A型・B型インフルエンザウイルス(オルソミクスウイルス科)	ノイラミニダーゼ阻害剤(細胞外ウイルス放出を阻害する)	オセルタミビル, ザナミビル, ラニナミビル, ペラミビル
RSウイルス(パラミクソウイルス科)	モノクローナル抗体(中和抗体, 取り込みを阻害する)	パリビズマブ
C型肝炎ウイルス(フラビウイルス科)	免疫修飾剤(細胞と全身に作用する) プロテアーゼ阻害剤[*2]	インターフェロンα, リバビリン テラプレビル[*2]
複数のRNAウイルス(パラミクソウイルス科, アレナウイルス科, フラビウイルス科)	リボヌクレオシドアナログ(作用機序は未だ確定していない)	リバビリン

[*1] アンプレナビルのプロドラッグであり, これにとって代わった
[*2] 原書にはないが追加した. 日進月歩で抗ウイルス薬が上市されている点に注意.

レンザ）に加えて，新たに2つのノイラミニダーゼ阻害剤（ラニナミビル，ペラミビル）が，米国では未認可であるものの，日本では認可されている．ラニナミビルは噴霧投与剤であり，体内に持続的に貯留するため，他の薬剤を複数日投与する代わりに単回投与で効果がある．一方ペラミビルは静脈投与剤であり，深刻な病状の患者にも使用できる．

　初期の抗ウイルス薬は特定の分子を標的として設計されたのではなく，実験結果から同定されたため，作用機序があまり明確になっていないものもある．抗ヘルペス薬であるイドクスウリジンおよびトリフルリジンは核酸中に取り込まれるが，その際核酸鎖の合成を停止させるわけではなく，これらの薬剤は取り込まれた後に鎖の形成を破壊する機能を持つと考えられている．ビダラビンおよびリバビリンといった他の薬剤の作用機序はまだ特定されていない．リバビリン（広汎なRNAウイルスに対して効果を有する）に関しては，ウイルスのRNAゲノム複製に際して変異を誘導すると予想されており，遺伝子の複製（元来RNAウイルスではエラーを生じやすい．第1章参照）で**エラー蓄積 error catastrophe** を引き起こすともともとは考えられていたが，現在ではそう考えられてはおらず，細胞内での核酸代謝を阻害することが鍵であると考えられている．

　抗ウイルス薬には，免疫系に影響を及ぼすものもあるが，これらは必然的に複雑な機能を持つことになる．こういった薬剤にはイミキモド（Toll様受容体7のリガンドと同定された），イノシンプラノベクス，そして当然ながら自身が自然免疫系に関わっているインターフェロンが含まれる．パリビズマブはヒト化モノクローナル抗体（6.6節参照）であり，RSウイルスの表面糖タンパク質F（fusion）に結合し，ウイルスの細胞内への侵入を阻害するとともにウイルスそのものへの免疫惹起も行う．しかしながら，この薬剤は治療に用いられるのではなく，感染前に投与（予防投与）する必要がある．パリビズマブはウイルスを標的とした最初に認可されたモノクローナル抗体であるが，他にもモノクローナル抗体による治療が現在では行われており，たとえば，乾癬には様々なこの種の薬剤が使われている．モノクローナル抗体およびインターフェロンについては6.6節で詳しく述べる．

　最後にホミビルセンは，核酸分解を阻害するフォスフォロチオ酸（リン酸基の酸素が硫黄になっている）修飾を有する21残基の相補オリゴヌクレオチドである．これはサイトメガロウイルス（CMV）の前初期遺伝子の発現を阻害するために設計された．眼に直接注射して投与することにより，その分子の巨大さのための体内取り込みの効率が低いという弱点を克服している．しかしこの薬剤の作用機序については確かな論拠がある一方で，最近の結果から，これ以外の機序も介在している可能性が指摘されている．

　新たな抗ウイルス薬の開発へ向けて，ウイルス特異的そして（少ないが）ウイルスにとって重要な細胞機能について，現在でも研究が進められている．

ヌクレオシドアナログ：分子機構の理解

　アシクロビル（9-[2-ヒドロキシエトキシメチル]グアニン）はDNA構成要素であるグアノシンに類似した構造であるが，非環式の糖を持つ**ヌクレオシドアナログ（核酸アナログ）nucleoside analog** である（**図6.9**）．このような薬剤がどのように作用するかについて詳細に解析することは，抗ウイルス薬の作用機序を普遍的に理解するために有用である．

図 6.9 ヌクレオシドとヌクレオシドアナログ

ヌクレオシド（DNA 構成因子）
- 2'-デオキシグアノシン
- 2'-デオキシチミジン

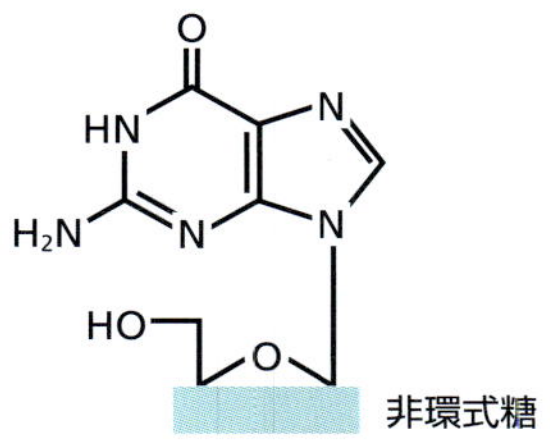

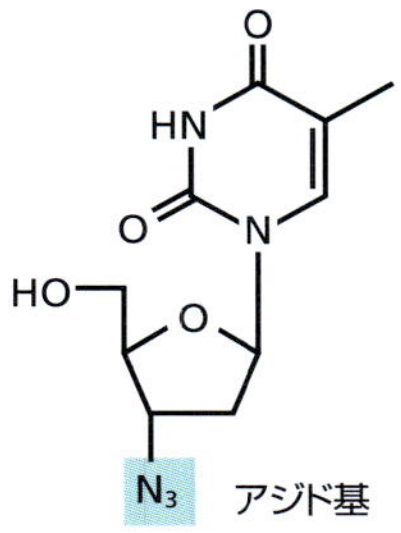

ヌクレオシド アナログ（DNA 鎖伸長停止剤）
- アシクロビル 9-(2-ヒドロキシエトキシメチル)グアニン（非環式糖）
- ジドブジン 3'-アジド-3'-デオキシチミジン（アジド基）

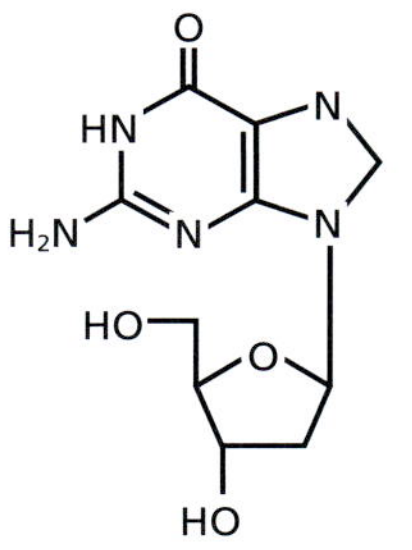

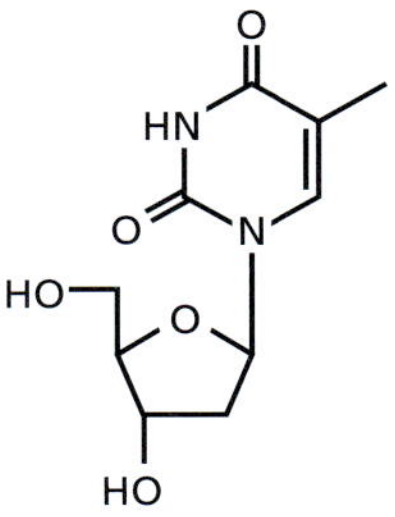

アシクロビルは，口唇および性器ヘルペスの原因となる単純ヘルペスウイルスに効果的であるが，水痘や帯状疱疹の原因となる VZV には効果が薄い．前述したようにアシクロビル自体はプロドラッグであり，体内で活性型，この場合三リン酸化物に変換される．アシクロビルは，ヘルペスウイルスに感染した細胞内に存在するウイルスの酵素チミジンキナーゼ（TK）によってリン酸化されて一リン酸化物になるが，この過程が薬剤の選択性を決定している．生成した一リン酸化物を細胞内のキナーゼがさらにリン酸化し，アシクロビル三リン酸化物が生成する（図 6.10）．細胞性チミジンキナーゼは選択性が強く（およそ 3,000 倍），アシクロビルはこれによってほぼリン酸化されず不活型のままである．さらに，細胞性チミジンキナーゼは細胞周期の特定の段階でしか産生されないが，ウイルスのチミジンキナーゼは細胞の酵素なしにウイルスが複製できるよう常に産生されている．そこでアシクロビル三リン酸化物はウイルスの DNA ポリメラーゼにより伸長中の DNA 鎖に取り込まれる．細胞内の DNA ポリメラーゼがアシクロビル三リン酸化物を DNA 中に取り込む確率はウイルスの約 100 分の 1 である．アシクロビルの毒性の低さはこの 2 段階の選択性（あわせて 30 万倍の選択性となる）によっている．アシクロビルが DNA 鎖に取り込まれると，デオキシリボースの大部分が欠落する（特に次のヌクレオチドが加えられる，環状の糖の 3'-OH 基が欠けることにより）ことによって，それ以上の塩基が加えられなくなり，DNA 合成が終結する（図 6.10）．すなわち，3'-OH 基を欠くアシクロビルおよび他の多くのヌクレオシドアナログは全て伸長終結剤である．アシクロビルについては，次のヌクレオチドを加えようとするウイルス DNA ポリメラーゼが不活性複合体に捉えられるという別の効果も有する．ウイルスの酵素によって活性化されて取り込まれるという点で，アシクロビルは非常に効果的であると同時に非感染細胞に対する毒性は非常に低い．

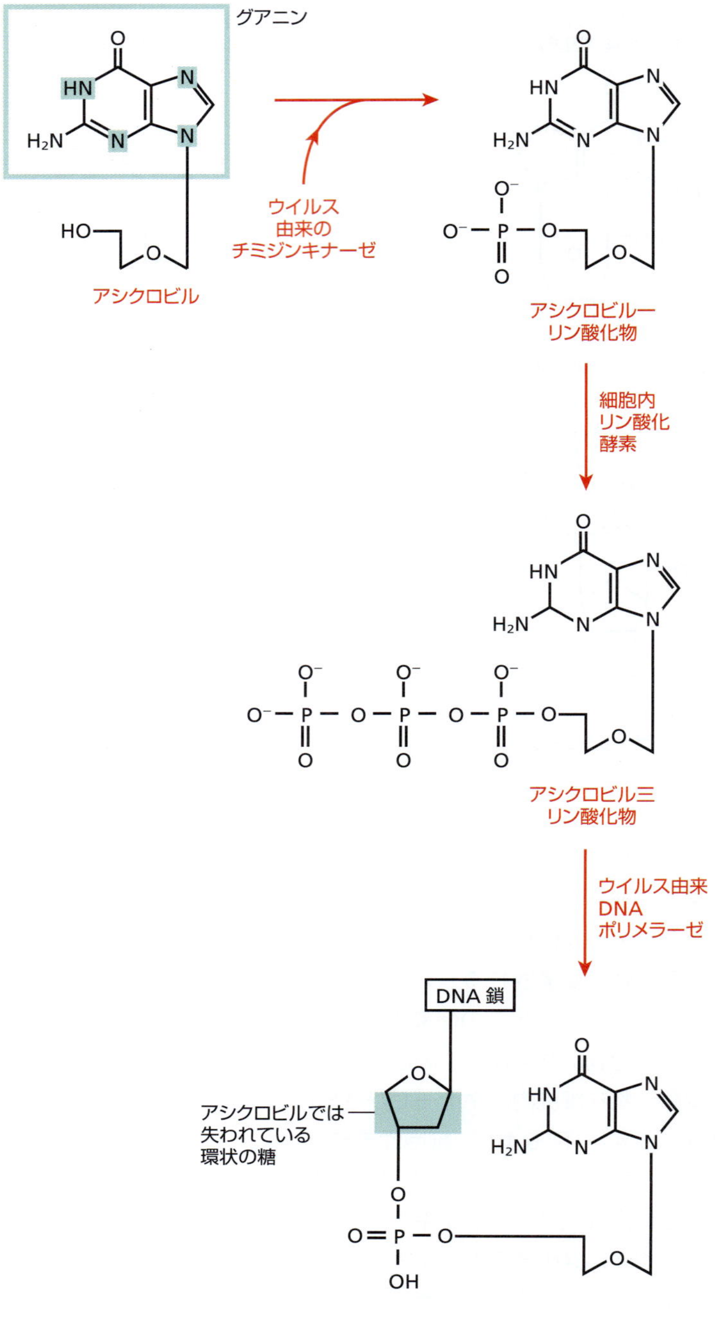

図 6.10 アシクロビルの活性化
連続的なリン酸化を経て合成中の DNA 鎖に取り込まれる．

この原則に則っている別のヌクレオシドアナログ薬剤には抗 HIV 薬であるジドブジン（3' アジド-3'-デオキシチミジン，アジドチミジン，AZT，図 6.9 参照）がある．アシクロビルとは異なり，ジドブジンは細胞性リン酸化酵素によってリン酸化される．6.2 節で触れたように，細胞性 DNA ポリメラーゼのほとんどはリン酸化されたジドブジンを伸長中の DNA 鎖に取り込まないが，ミトコンドリアの DNA ポリメラーゼ γ はこれを取り込むようである．これまでの研究によって，ジドブジンは他のヌクレオシドアナログ，特にジダノシンやザルシタビンと比較すると，ミトコンドリア DNA への取り込みがかなり低いことがわかってきたが，それでもミトコンドリアに対する毒性は依然問題となっている．HIV の逆転写酵素はより選択制が低く，高い効率でリン酸化されたジドブジンを取り込む．通常の DNA 伸長時についているデオキシリボース

糖環の水酸基の代わりにアジド（N_3）基がつくことで，DNA鎖へのさらなる核酸添加が阻害され，DNA合成が終結する．しかしながらHIVの逆転写酵素（RNA依存的DNAポリメラーゼ）には校正機構が備わっており，取り込まれたジドブジンを除去することができるため，これは薬剤耐性につながることになる．この校正活性は抗HIV薬（NNRTI）ネビラピンによって阻害され，これはこれらの薬剤を組み合わせた治療が効果的である理由の1つである．

6.5 核酸をベースとしたアプローチ

核酸に作用する抗ウイルス薬は特異性が高いと同時に製造行程が比較的単純である．遺伝子配列がわかっていれば，理論上は1，2日以内に特異的阻害剤が生産可能である．高い関心を持たれるもう1つの理由は，この薬剤の効果がウイルス代謝活性に必ずしも依存しないためである．つまり，これらは非活性型のウイルスをも標的とすることが可能であり，こういったアプローチを対象とした研究が長らく行われている．しかしながら，この試みは当初考えられていたような期待を実現するには至っていない．全体で12億ドルの市場であるにもかかわらず現在のバイオ医薬品基準の中ではこれらの薬剤が占める割合は非常に限られている．だが，この系統の薬剤の可能性はこの業界では依然として関心を惹き続けている．

オリゴヌクレオチド

治療に用いられるオリゴヌクレオチドは合成した後細胞外から導入されるか，あるいは発現ベクター（ウイルスの配列を含むDNAで，導入された細胞内で挿入遺伝子の発現を誘導する．第9章で詳述する）から産生される．しかし後者の方法は遺伝子工学の操作と遺伝子治療の双方を必要とするため，非常に実験的な手法である．合成オリゴヌクレオチドを用いる場合，活性を高めるため修飾を加えられることが多い．一般的に用いられる修飾の1つに，リン酸基の酸素原子を硫黄原子に置換する，**フォスフォロチオエート修飾** phosphorothioate modification と呼ばれる方法がある．これは，常にヌクレアーゼによる分解の可能性にさらされているオリゴヌクレオチドを安定化させるものである．図6.11に主な3種のアプローチをまとめて示す．

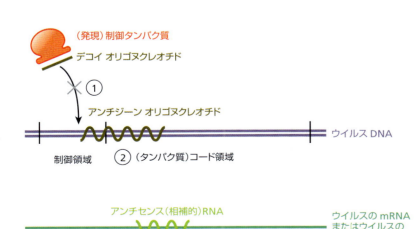

図6.11 抗ウイルス薬開発における，核酸をベースとするアプローチ
（1）デコイオリゴヌクレオチド　（2）アンチジーン阻害　（3）アンチセンス阻害．siRNAとmiRNAはさまざまなレベルで機能する．特にsiRNAの結合を介して標的mRNAを分解する．

- 一本鎖の核酸（mRNA またはウイルス RNA）を標的とした**アンチセンス阻害** antisense inhibition
- 二本鎖の DNA を標的とした**アンチジーン阻害** antigene inhibition
- 制御性タンパク質を標的とした**デコイオリゴヌクレオチド** decoy oligonucleotide

アンチセンス阻害の戦略は，ウイルスの RNA（ゲノム RNA，複製中の RNA，そして大抵は mRNA）に対して相補的な RNA を感染細胞に導入し，ウイルスのゲノム RNA あるいは mRNA と二本鎖を形成させるものであり，単に二本鎖の状態で固定するだけでウイルス RNA の機能を阻害することが可能である．また，この RNA 二本鎖は，二本鎖 RNA 特異的な細胞内のヌクレアーゼによって切断され，siRNA（後述）が生成する．二本鎖 RNA は局所的なインターフェロン応答を惹起する能力もあり，細胞内で抗ウイルス効果を誘導しうる．

アンチジーンオリゴヌクレオチドも同様の経路で産生されるが，それ自体が DNA に結合し，古典的な二本鎖が三本鎖に置換される．この三本鎖はオリゴヌクレオチド内の異常な塩基あるいは挿入剤（二重らせんの鎖間に滑り込む）による化学的連結により安定化される．このような構造は，遺伝子の転写のみならず制御性タンパク質との相互作用までをも阻害しているようである．こういった戦略はいくつかの系では非常に高い効果を挙げているものの，依然大部分が実験的レベルに留まっている．

デコイ RNA はゲノムまたはゲノム転写物内の機能制御に重要な領域を模倣する RNA であり，発現量が限られている制御性タンパク質に結合してその機能を抑制する．HIV の TAR（trans-activation response element）や RRE（Rev-response element）といった領域に研究の焦点が当てられている．ウイルス性転写活性化因子 Tat は TAR に結合して転写終結を阻害し，同じくウイルスタンパク質 Rev は RRE に結合して mRNA の輸送を促進する．これらの機能はともにウイルス複製に必須であるため，実験的には阻害により強い抗ウイルス効果が得られている．

リボザイム

リボザイム ribozyme の発見は核酸の治療的利用に新たなアプローチをもたらした．リボザイムは酵素活性を持つ RNA であり，タンパク質の存在なしにその特異的配列により RNA を切断する．

この名前は，リボ核酸 ribonucleic acid と酵素 enzyme をつなげた造語であり，原生動物テトラヒメナの RNA から最初に発見された．その後，植物のサブウイルス病原体であるウイロイド（複雑な構造をとり，自身を切断する RNA のみからなる）を用いてさらなる研究が進められた．ウイロイドはタンパク質を産生しないことから研究に利用された．リボザイムによる切断は，1 つの RNA 分子にそれ自身を切断させたり，あるいは，2 本の RNA 鎖を含む構造内のうち 1 本の RNA を切断することができる．リボザイムが切断する配列は厳密に決まっており（塩基配列が対応することが必要なため），標的ウイルスの特異的な遺伝子配列を切断する人工リボザイムを設計することが可能であることから，高い選択性を実現することが可能である．基質が RNA に限定されている（DNA には反応部位の 2′-OH 基がないため．図 3.10 参照）一方で，リボザイムは複製中のどの段階のウイルス RNA でも阻害できる．多くのウイ

ルスは RNA をゲノムとして持つが，リボザイムはそれらのゲノムそのものを不活化することが可能である．DNA ウイルスであっても複製中間体として mRNA を産生するため，リボザイムの標的となりうる．

リボザイムは EBV やパピローマウイルスによって形質転換した細胞の特徴を抑制することが示されており，1990 年代の HIV に対するごく初期の臨床的研究も含め，広汎なウイルスに対する活性が研究されてきた．しかしながら，その大きさからドラッグデリバリーに際して重大な困難が生じること，および大部分の結合領域が標的 RNA のフォールディングにより遮蔽されていると現在では信じられていることが問題である．

RNA 干渉：siRNA と miRNA

RNA 干渉 RNA interference（**RNAi**）は，1990 年代初頭に植物で，その後線虫 *Caenorhabditis elegans* において見出された，核酸阻害研究分野における画期的進展である．二本鎖 RNA が細胞内の酵素によって分解されうることが知られていたが，二本鎖 RNA がダイサー Dicer と呼ばれる特定の酵素の標的となり，20 〜 25 ヌクレオチドの断片に切断されることが明らかとなったのである．切断片はその後一本鎖に変換されて **RNA 誘導型サイレンシング複合体** RNA-indused silencing complex（**RISC**）と呼ばれるタンパク質 - 核酸複合体に取り込まれる．これらの**干渉小分子 RNA** small interfering RNA（**siRNA**）分子はより大きな RNA 分子中の同一配列を認識して対合し，RISC による RNA 分解を誘導する．その結果，特定の mRNA の発現が遮断される．RNAi は，転写後の遺伝子抑制，トランスジーン抑制やクエリング quelling といった数多くの異なる遺伝子発現阻害に関わっており，また，多くのアンチセンス分子の強い活性の基礎ともなっている．そして，siRNA 自体がさらに大きな分類である**マイクロ RNA** micro-RNA（**miRNA**）に属していると考えられている．早期の研究はこの現象をふまえて軌道修正が必要となっており，核酸医薬品の開発一般，特にアンチセンス技術において既存の概念の多くが再考を余儀なくされている．

RNAi は現在，A 型・B 型肝炎ウイルス，HIV，インフルエンザウイルス，麻疹ウイルス，RS ウイルスといった広汎なウイルスに対する抗ウイルス薬として研究が進んでいる．将来的に治療へ応用できる可能性が少なからずあるが，有効な薬剤デリバリーが可能であるかどうかは未だに証明されていない．

認可された薬剤

長年の研究開発の中で，使用が認可された核酸医薬品は唯一，ホミビルセンのみである．このフォスフォロチオエート安定化修飾されたアンチセンスオリゴヌクレオチドは，サイトメガロウイルス（CMV）の前初期遺伝子を特異的標的としている．ホミビルセンは核酸医薬品の持ついくつかの制約を考える上でよい例であろう．

1 つ目の問題は，分子量が大きく，極性を有することから，経口投与ができず，また全身投与も不可能なことである．標的となる感染症は CMV による網膜炎であるため，この薬剤は眼に直接接種するという投与法をとる．CMV 網膜炎は比較的一般的な感染症であり，AIDS 流行の初期においては非常に重大な問題となったが，現在では抗 HIV 多剤療法の成功（6.8 節参照）によりまれな疾患となり，この投与経路もその性質上大変過酷なものとなっている．

2つ目の問題は，ホミビルセンはまさにCMVの特定の遺伝子を標的とした合理的薬剤設計の産物であったにもかかわらず，この薬剤が実際に予想された機序通りに振る舞うのか，あるいは他の効果がその作用に関与するのかについて今なお議論がある点である．

6.6 免疫療法

ヒトの免疫グロブリン（**受動免疫** passive immunity）の予防・治療的利用は長い歴史を持ち，初期の抗ウイルス療法にはこれらを用いたものがあった．現在もその他の治療法がないエボラウイルスを含むいくつかのウイルスに対して，曝露後の予防法として用いられており，疾病そのものの予防はできなくとも，症状を和らげることが可能である．しかしながら，十分量の免疫血清を得ること（非常に高価でもある）が常に問題となっており，現在では十分量の材料を得ること，および検出不能な（そして存在さえ未知の可能性もある）病原性ウイルスが混入している可能性があることの両点から，ヒト由来の材料を用いることを避ける傾向にある．とはいえ，麻疹，A型・B型肝炎，水痘，ポリオ，狂犬病などの広汎なウイルス感染症に対してヒト免疫グロブリンを用いた治療法が今でも利用されている．

抗血清の生産にはいくつかのアプローチが存在するが，そのアプローチは応用バイオテクノロジーの技術に基づいたものが増えてきている．

特異的抗体の生産

ある標的に対する抗体を作製するにあたっての最初のアプローチは，単一の特異的抗血清を生産することであった．これは分子的技術にさほど頼らず，選択した抗原と適切なアジュバントを接種し，免疫した動物の体内で生産された抗体を回収する方法である．完全に単一特異的な応答を得るためには抗原は単一のタンパク質を用いる必要がある．

免疫された動物（通常はウサギやモルモットが用いられるが，より大きいものを用いることもある）から採血をし，その抗体反応を測定する．高力価の抗体が検出された場合，単一特異的な抗血清を回収する．別のアプローチとして，ニワトリを免疫した場合，卵黄から"IgY"抗体を回収するものもある．

単一特異的な抗血清は単一のタンパク質に対するものであるが，当然ながら抗原（およびキャリア）の複数のエピトープに対する多種の抗体を含んでいる．その結果，検出系において高いノイズが出現しうる．モノクローナル抗体の技術の確立により初めて単独のエピトープに対する抗体を生産することが可能になった．

モノクローナル抗体

図6.12に，1975年にKöhlerとMilsteinによって最初に開発された**モノクローナル抗体** monoclonal antibody 生産の古典的方法を示す．この試みでは，動物を免疫する点においては単一特異的抗血清生産の場合と実質的には同じであるが，使用するのがマウス（またはラット）という点が異なる．

抗体が産生されていることは血清採取によっても確認できるが，一般には脾臓を摘出して抗体産生活性化B細胞（形質細胞）を用いて測定する．これらは短期間ではあるが培養液中で増殖する．しかし，ミエローマという形質がん細

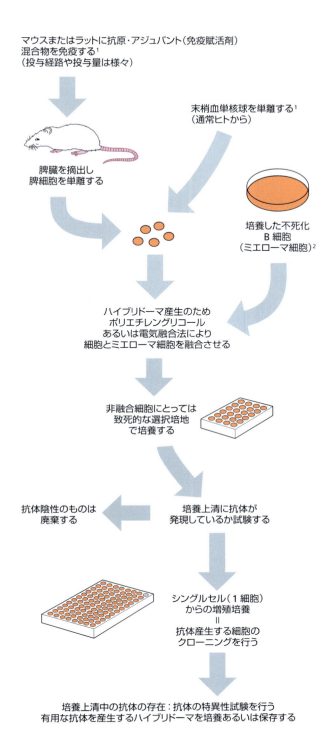

図 6.12　モノクローナル抗体の産生（古典的手法）

[1] このステップは，マウス脾細胞またはヒト単核球細胞のうちいずれか一方を利用する．

[2] マウス脾細胞を利用した場合はマウスの，ヒト単核球を利用した場合はヒトのミエローマ細胞を用いる．

胞からは増殖制限の制御がなくなった形質細胞が得られる．

　Köhler と Milstein によって開発された方法では，免疫動物から得られた形質細胞をマウスやラットのミエローマ細胞と融合することにより，ハイブリドーマという長期的に生存可能な抗体産生細胞を得る．抗体産生ハイブリドーマは 1 細胞へと希釈分離培養され，それぞれの 1 細胞から増殖した各クローン集団を得る．結果として 1 度に複数の抗原を免疫しそれぞれの抗原由来の抗体を得ることも可能である．ひとたび目的のモノクローナル抗体を産生するハイブリドーマを樹立すると，**表 6.4** に示す多数の手法のうち任意の方法に

表 6.4　モノクローナル抗体の産生

手法	利点	欠点	備考
腹水：マウスやラットにハイブリドーマで腫瘍を形成させ，腹水を回収する	低コストで高活性が得られる	低容量しか生産できない 生きている動物を利用するので倫理的問題が生じる 腹水を生じないハイブリドーマもある 不純物を含む可能性がある 収量が一定しない	当初用いられた手法であるが，欧米では現在はほとんど使われない（日本では動物の倫理規制がゆるいため，研究にはよく使われる）
培養液：ハイブリドーマの培養液を回収する	低コスト，単純な方法	抗体濃度が低い場合に精製を要する	研究利用のみ
バイオリアクター：バイオリアクターを用いてハイブリドーマを培養する	持続的に産生可能で，高い収率・大量が得られる	高価であり，高い技術力を要する 準備に費用がかかる ハイブリドーマに環境適応が必要である可能性がある	大容量の産生に一般的に使用される
組換え：バイオリアクターで抗体遺伝子の組換え発現を行う	柔軟性が高い，持続的に生産可能で，高い収率・大量が得られる	複雑，高価であり高い技術力を要する 準備に費用がかかる ハイブリッド抗体の活性が限られる可能性がある	遺伝子組換え物質

よって有用な量の抗体を調製することができる．

　科学分野ならびに医学分野においてモノクローナル抗体は今や欠くことのできない存在である．その技術はウイルス学に限らず科学の多数の分野において革新的なインパクトをもたらした．この重要性は 1984 年のノーベル医学生理学賞が「免疫の発達及び制御における特異性理論とモノクローナル抗体産生原理の発見」により Jerne，Köhler，そして Milstein に授与されたことがよく示しており，この技術の応用例は現在も増え続けている．

抗体のヒト化

　モノクローナル抗体は効率的にかつ量的に制限なく，そしてほぼ望み通りの特異性で生産可能である．しかしながら，モノクローナル抗体は現在では調製用，診断，そしてイメージング領域で大変貴重である一方，治療への使用には制限がある．モノクローナル抗体はマウス（あるいはラット）由来のタンパク質であることから，ヒトの免疫系はこの抗体を外来抗原と認識し，強い応答を示して血中循環から排除し，その利用を妨げるのである．

　マウス抗体への免疫応答に対してはヒト抗体にマウス抗体の結合領域を挿入した，**ヒト化モノクローナル抗体** humanized monoclonal antibody を使用することで対応可能である．図 6.13 に示すように，途中段階にはマウス-ヒトのキメラ抗体もある．

　キメラ抗体では，マウス抗体の F_c がヒト抗体のものと置き換えられている．このキメラ分子は，完全なマウスの抗体よりも免疫原性が低いが，それでも免疫を惹起する可能性のある $F_{a,b}$ 領域を保持している．

　完全にヒト化された抗体では，非常に小さい抗原結合領域（相補性決定領域 complementarity-determining region，CDR）のみがマウス種として保持され，免疫原性がかなり軽減されている．この行程はもちろん非常に複雑であり，どのヒト抗体を基本構造とするかを決定するだけでも様々な制約がある．

　完全ヒト化した後であっても抗体中のヒト由来の部分がレシピエントの免疫系に完全に適合する訳ではないため，ある程度の免疫原性は存在するが，マウス由来の材料を非常に限られた量にすることで，実際に使用可能になるまでに

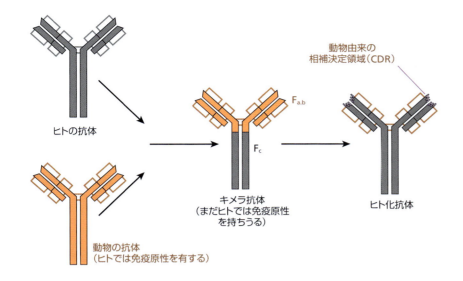

図 6.13 抗体のヒト化

免疫原性を抑えることができる．

　キメラ抗体とヒト化抗体の双方が現在市場に出回っているが，ヒトに用いた際の結果が必ずしも動物実験での結果と一致する訳ではないため，使用に際しては細心の注意を払う必要がある．この理由の一部には，ヒトの F_c 鎖は免疫応答の中で特異的役割（抗体に結合するため他の免疫細胞と結合するなど）を担っており，これが異なる種の動物において同じ様には働かない可能性があるからである．この相違が，TGN1412 治験における悲劇的な事件（Box 6.2 参照）の原因である．

　市場に出回った最初のヒト化抗体の例に MedImmune よりシナジス® として発売されたパリビズマブがある．パリビズマブは RS ウイルス（RSV，パラミクソウイルス科）の表面糖タンパク質 F（fusion）に結合してウイルスの侵入を阻害するとともにウイルス自体に対する免疫応答も惹起する．がんや乾癬，免疫不全といった疾患に対する他のモノクローナル抗体も用いられている．これらの中には，注目を集めた薬剤ハーセプチン® があり，これはある種の乳がんに見られる上皮成長因子 epidermal growth factor（EGF）の受容体 HER2 に結合する．治療に用いられるモノクローナル抗体の全市場規模は 2006 年で 160 億ドルと見積もられており，さらに急速に成長している．

ヒトモノクローナル抗体

　さらなる研究により，血中に循環している B 細胞からハイブリドーマを形成させる直接的な生産方法が可能となった（図 6.12 参照）．これによりヒト由来のモノクローナル抗体を直接生産可能になり，当初は非常に見込みのあるアプローチと見なされた．しかしながら，ヒトのミエローマ細胞はマウスのそれとは異なり，不死化の性質を持たず，マウス由来のミエローマと融合した際は不死化した細胞ができるが，このハイブリッドからはヒトの染色体が欠落する傾向にある．ヒトの細胞を EBV（ヘルペスウイルス科）感染処理することにより，不死化は可能であるものの，この過程で特異性が失われる．効果的にヒト細胞を不死化させる方法を開発する研究は続いているが，現在の市場ではヒトモノクローナル抗体ではなくヒト化抗体の方が支配的である．

組換え抗体

　もう1つのアプローチとして，マウスの脾臓やハイブリドーマから精製した免疫グロブリンのmRNAを用いる方法がある．これは組換えベクターにより発現可能である．好例として，線維状ファージ，特にM13やfdファージを用いる例がある．この方法は組換えファージ抗体系recombinant phage antibody system（RPAS, Pharmacia Biotech）として市場に出回っており，動物や真核生物の培養細胞を一切使用していない．組換え技術を用いることで，非常に膨大な抗体のライブラリを生産可能としており，RPASの場合，抗体を表面に発現したバクテリオファージが産生される．これらは免疫感作していないナイーブな供給源（通常の範囲内の抗体の存在量を反映する）からも，免疫後，あるいは疾患罹患後の供給源からも産生可能である．後者の場合，結果として"バイアスのかかった"ライブラリが得られ，免疫応答を生じた抗原に結合する抗体が豊富なものになる．結合強度に問題が生じる可能性があるが，抗体遺伝子に変異を加えたり組換えたりすることで自然の免疫応答中に生じる抗体親和性の成熟化を模倣し，より親和性の高い抗体を選択することも可能である．

マイクロ抗体

　最後に，既知の結合領域の構造に基づいて抗体断片を化学的に合成するというアプローチについて述べる．技術的な制約により，抗体全体，あるいは$F_{a,b}$断片のみであっても合成することはできないが，CDR領域に相当するペプチドは抗ウイルス活性を持つことが示されている．当然このペプチドは完全な抗体が機能するようには免疫系を標的とできないが，適切なエピトープを標的とすれば，たった17アミノ酸のペプチドで，ウイルスを中和することも可能である．

モノクローナル抗体による標的指向化

　モノクローナル抗体単独であっても免疫系を標的とすることができるが，生物活性のある物質を特異的抗体に組み合わせることにより受動免疫の効果を高めることができる．こういった物質には毒素，放射性化合物，サイトカインや抗ウイルス薬といったものがある．抗体結合部位にのみ効果的な濃度が供給されるため，比較的有毒な物質でも用いることができる．たとえば，細菌毒素やリシン（ヒマ毒，トウゴマ由来のレクチン）が用いられてきた．これらの毒素のもともとの細胞結合能力は低下あるいは欠失されており，標的細胞にのみ結合するように抗体と共役している．毒素–抗体共役体は細胞に取り込まれ，その細胞を死滅させる．薬剤の前駆体（プロドラッグ）を活性化する酵素を抗体につなげることも可能である．この際酵素は標的抗原が抗体–酵素複合体に結合する場にのみ存在し，プロドラッグはこの場でのみ活性状態に変換される．これを抗体指向性酵素プロドラッグ療法antibody-directed enzyme prodrug therapy（ADEPT）という．

インターフェロン

　インターフェロンは細胞内の免疫系の様々な因子を活性化するタンパク質であり，ウイルス感染に対して抵抗性を生じるいわゆる抗ウイルス状態へ細胞を誘導する（第4章参照）．主な3種のタイプ（α, βおよびγ）はそれぞれ独特の

性質を持ち，異なる治療法に用いられる．インターフェロンは自然免疫の一部であり，ウイルス感染に対して重要かつ強力な作用を持つ．自然免疫系の他の因子や熱ショック応答といった他の細胞防御反応も研究対象であることを明記しておく．

インターフェロンの直接的な抗ウイルス効果は，有効な抗ウイルス薬が利用可能になる以前から報告されており，抗ウイルス薬としての有用性が期待されていた．精製したインターフェロンを用いて研究は進められたが，インターフェロンは自然にはごく少量しか産生されず，十分量を得るには困難を極め，かつ高価であった．詳細な研究および予測された治療への利用を可能にするために，インターフェロン遺伝子のクローニングと発現に多大な労力が払われた．

残念ながら，インターフェロンが期待されたような治療あるいは予防薬でないことはまもなく明らかとなった．呼吸器ウイルスの研究により，インターフェロン投与は感染前に行わないと効果を現さないことが示された．これは実際にはウイルス感染の危険がある際には定期的に投与せねばならないということである．予防的利用法の問題点を示すものとして，インターフェロンそのものが鼻の粘膜上皮を刺激しダメージを与えるという，ウイルス感染と類似の症状を引き起こすことも示された．つまり，複雑で高価な薬剤が，実は予防しようとしていた症状そのものをもたらしたのである．

インターフェロンは実際にはウイルス複製の直接的阻害剤ではなく強力な免疫制御因子であることを考えると，上記の事実は驚くべきことではない．インターフェロンはこのような反応の元になる広汎な効果を持つのである．

このような結果が失望を与え，抗ウイルス薬としてのインターフェロンへの興味は大部分が失われた．とはいうものの，特にがん治療など他の疾患に対しての利用では成功を収めた．また東ヨーロッパにおいては，活性を有すると考えられるよりかなり低用量のため実際の効果は明確ではないものの，呼吸器感染症に対して，予防に用いられていたと報告されている．

インターフェロンの抗ウイルス用法への興味は，B型・C型肝炎ウイルスに対して効果を現したことから再燃した．これらのウイルスは名前は似ているが（その時代は，実際それらが何であるかということではなく症状によって命名されたため），B型肝炎ウイルスはヘパドナウイルス科に属するDNAウイルスで，逆転写酵素とRNA中間体を有するのに対し，C型肝炎ウイルスはフラビウイルス科に属するRNAウイルスで，複製時にDNAの状態をとらない．ここでインターフェロンは細胞内で免疫系を活性化し，抗ウイルス状態を誘導することを思い出して欲しい．すなわちウイルス代謝の相違による影響は，ヌクレオシドアナログやプロテアーゼ阻害剤といったウイルスへの直接的阻害剤に比べて少ないのである．

B型肝炎の治療には通常インターフェロンとヌクレオシドアナログの薬剤を併用し，C型肝炎の治療にはインターフェロンとリバビリンを併用する．リバビリンを用いることにより，臨床的にインターフェロン治療を行い始めた初期には15〜20%であった応答率が50%以上にまで増加した．

インターフェロン治療の効果が上昇したもう1つの理由はペグ化インターフェロンの開発であり，これは，インターフェロンをポリエチレングリコールと混合することにより，血中に留まる期間を延ばしたものである．この方法により，週3回（毎日のこともあった）の注射回数は週1度にまで減った．市場に出ているインターフェロンには6種あり，その内3種がペグ化されている．

上市されている非ペグ化インターフェロンはイントロン A（ビラフェロンにとって代わった）とロフェロン A であり，ペグ化したものはペガシス，ペグイントロンおよびビラフェロンペグである．

パピローマウイルスに対するイミキモドのような他の免疫刺激剤も，インターフェロン応答を利用していることも覚えておかねばならない．

インターフェロン療法は，ウイルス感染一般に対する予防・治療薬として広く用いるという初期の希望には到達しなかったものの，現在ではこのように確立された有用な役割があり，がん治療やその他の様々な分野でも用いられている．

6.7　抗ウイルス薬に対する耐性

最初に抗生物質が開発された 1930 年代，40 年代においては，抗生物質は細菌感染に対する完全な対抗策と考えられていた．この考えは 50 年間続いたが，1990 年代までに，細菌はその制御に用いられる抗生物質よりも速く変化することが明らかとなった．抗生物質耐性の強力な細菌は現在ではどの病院でも大きな問題であり，これらの感染を制御するさまざまな新技術を開発しなければならなくなっている．抗ウイルス薬は開発からさほど時間を経ていないものの，すでにこういった多剤耐性が問題として挙げられている（図 **6.14**）．

抗 HIV 薬耐性

薬剤耐性の問題が最も明らかなのは HIV においてであり，このウイルスは非常に高い適応能力がある．抗 HIV 薬に対する耐性は臨床の現場において初めて薬剤が用いられた時点から明白な問題であった．

ヌクレオシドアナログであるジドブジンに対する耐性は，ウイルスの逆転写酵素中の広汎な変異の結果であると考えられている．こういった変異の多くは一塩基置換による変異であり，代表的な例にポリペプチド鎖の 41 番目のメチオニンがロイシンになる（アミノ酸の一文字表記を用いて M41L と書かれる）ものがあるが，これによりジドブジンへの耐性は 4 倍に上昇する．逆転写酵素活性の完全な欠失はウイルスにとって致命的であるため，変異した酵素は活性レベルが落ちたとしても機能を維持している．異なる変異が互いに補強しあうこともある．T215Y（215 番目のスレオニン残基がチロシンに変異する）が M41L と同時に存在する場合，ジドブジンへの耐性は 60 倍に上昇する．

対照的に，異なるヌクレオシドアナログへの耐性により，耐性が阻害される

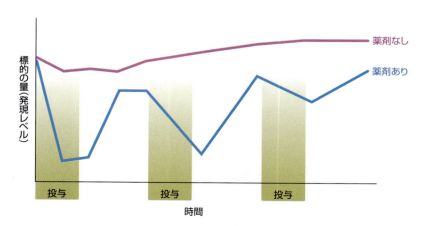

図 6.14　耐性の出現
様々な過程による，当初は効果的であった薬剤の効能低下．

場合もある．たとえば，ジダノシンへの耐性変異（L74V）やラミブジンへの耐性変異（M184V）はジドブジンへの耐性を阻害する．

　ヌクレオシドアナログのリン酸化が阻害されたり，形成中のDNA鎖へのヌクレオシドアナログ取り込みが阻害される，あるいは校正活性の上昇により取り込まれた薬剤を除去できるようになる，といった薬剤耐性により，薬剤の選択性が変化することがある．

　NNRTIはヌクレオシドアナログとは異なり，NNRTIポケットという部位と結合するが，これは酵素活性部位とは離れた箇所である．この箇所の変異は，酵素活性部位の変異（ほとんどの変異によりポリメラーゼ活性が消失する）に比べてウイルスにとって重大でないため，NNRTIへの耐性ははるかに迅速かつ強力に出現し，他の薬剤と併用せずに用いた場合効果的に阻害される．複数の薬剤の使用により，AIDS流行初期には避けられなかった，AIDSへの進展を広く予防するに至った．

抗ヘルペスウイルス薬耐性

　抗ヘルペスウイルス薬において臨床的な薬剤耐性はほとんど問題にならないが，ある程度の頻度で生じてはいる．アシクロビル耐性にはチミジンキナーゼ（TK）遺伝子の保存された領域中の変異がほとんどに共通して見られ，この変異によりTKの機能は完全に消失する．ウイルスのDNAポリメラーゼとは異なり，TKは複製時に機能を果たすが必須ではない．しかしながら，TKはアシクロビルのリン酸化を開始する際には必須である（図6.10参照）．チミジンキナーゼ活性を欠失した変異体（TK$^-$）HSV（単純ヘルペスウイルス）は，病原性が低く，免疫障害が著しい患者においては問題となるが，少なくとも免疫が正常に保たれている患者においては広範な疾患を起こさない．感染個体におけるTK$^-$変異HSVの割合はとても低い（0.01〜0.1％）と見積もられており，これは，野生型のTK$^+$ウイルスに比べて変異体は複製時に不利であるためである．アシクロビルは正常なTKを有するウイルスの複製を抑えることで，変異体を選択しているのであって，ウイルスが新たに変異を獲得したわけではない．これ以外の，頻度の低いアシクロビル耐性変異にはTKの基質特異性を上昇させるものや（これによりアシクロビルのリン酸化を防ぐ），アシクロビル三リン酸化物のDNA鎖への取り込みを防ぐようなDNAポリメラーゼ内の変異（とはいってもこの変異はウイルスにとって致命的になるような，DNAポリメラーゼ活性の完全な消失にはつながらない）が見られる．DNAポリメラーゼ変異は非ヌクレオシド系ポリメラーゼ阻害剤であるホスカルネットにも耐性を生じることがあり，これがアシクロビル耐性変異ウイルスに用いられる主な薬剤であることから，問題となることがある．アシクロビル耐性には他のウイルスタンパク質の変異が関わっているということも証明されている．アシクロビル耐性かつTK$^+$の表現型を示すような変異は生体内ではあまり生じないようであり，これはおそらくTKの機能消失を防ぐためにはかなり特異性の高い変異を要するためである．しかしながら，TKの機能が保たれているこのような変異では変異ウイルスの病原性はより高くなるため，将来的に問題となりうる．同様の傾向の耐性はVZVやサイトメガロウイルスにおいても見つかっており，やはりこれらのウイルスでも，阻害剤のリン酸化消失やDNAポリメラーゼの変質が耐性に関わっている．

　インフルエンザウイルスには，用いられる全ての薬剤に対して耐性が見つ

かっており，これは 2009 年の H1N1 大流行の際の重大な懸案事項であった．ヒトに感染した際に高い致死率を示し，ヒトにおける大流行の徴候の可能性と考えられたトリインフルエンザウイルス中にも，耐性は見られた．

耐性を最小限に抑える試み

細菌の抗生物質への耐性と同様，ウイルスの薬剤耐性は明らかに避けられない問題である．しかし抗生物質の使用で犯してきた多くの誤りを回避することは可能である．耐性が生じる可能性がある場合は複数の薬剤の併用投与を行い，臨床的に必須である場合にのみ使用を制限し，またヒトの治療に用いられる薬剤を広く家畜に使用することを避けるようにすれば，ウイルス集団中での耐性出現を遅らせることができる．米国で導入されている手段の例として，認可されている抗インフルエンザ薬を家畜へ使用することが，FDA により 2006 年に禁止された．しかしながらこれらの薬剤の家畜への使用は依然他の国では報告されている．利用できる抗ウイルス薬の数は抗生物質のそれに比べてはるかに少ないので，耐性ウイルスの出現は可能な限り制限し，理想的には避けねばならない．抗生物質の危機で学んだ苦い教訓を忘れてはならない．

6.8 併用療法

複数の薬剤を同時に投与することは何も目新しいものではなく，抗生物質は長年にわたってこのように使用されてきた．細菌において HIV に相当するものを挙げるとすれば結核菌で，結核菌は極度薬剤耐性 extremely drug resistant（XDR）を生じ，通常少なくとも 3 種類の抗菌薬で治療を行う．

アシクロビル耐性ヘルペスウイルスについては，大部分の薬剤耐性株は病原性が低下しており，耐性への対策をとる臨床的必要性は限定的で，ホスカルネットのような他の薬剤の代用で対処できる．しかし，HIV の状況は大きく異なっている．

ヌクレオシドアナログであるジドブジンは 1987 年に認可された最初の抗 HIV 薬（抗ウイルス薬としての認可は七番目）であった．その同じ年ジドブジン処理をしていた HIV 感染培養細胞株における耐性ウイルスの出現が論文で報告された．1989 年までに臨床で見られたジドブジン耐性 HIV についての詳細な報告が複数発表された．1 年後には，ジドブジン単独投与の臨床的効果は薬剤耐性ウイルスの出現により低下することが示された．ネビラピンのような非ヌクレオシド系薬剤においては耐性出現はより速かった．

このように併用療法の概念は耐性出現の際の明らかな解決策ではあったものの，より多くの薬剤が認可される 1990 年代までは多分に理論上のみの可能性でしかなかった．もう 1 つの問題は，1996 年までは認可された薬剤の全てが似た作用機序を有するヌクレオシドアナログであったことである．これらを併用して使用し，ある薬剤への耐性が別の薬剤への耐性を覆すこともあることが示されたが，作用機序が全く異なる薬剤が認可されて初めて併用療法は十分な進化を遂げたのである．最初は非ヌクレオシド系逆転写酵素阻害剤，その後プロテアーゼ阻害剤と併用することによりウイルス生活環の複数の段階を標的とすることが可能となった．

高活性抗レトロウイルス療法

　HIVに対する薬剤の併用療法は次第に高活性抗レトロウイルス療法 highly active anti-retroviral therapy（HARRT）と呼ばれる治療法へと進化した．これは，感染患者の大多数（少なくとも抗ウイルス薬を入手できる人々）においてHIV感染を制御するとともにAIDS発症を予防することができる，複数の薬剤を組み合わせた併用療法である．典型的には少なくとも2種の異なる分類から3種（あるいはそれ以上）の薬剤が用いられる．これらは単剤療法の際より低用量で用いるのが一般的であり，結果的に薬剤の毒性を低減することが可能である．

　初期のHAART療法は非常に高価なものであり，患者1人あたり，1年につき，4万ドル以上を要し，裕福な国の人々以外にとって手の届かない治療法といわれた．1997年のある論文では「持続的にウイルスの複製を抑制するためには用量，服用時間，頻度および食事制限をほぼ完璧に守ることが必要である」と記述されている．これは毎日20錠以上の薬を，あるものは食前，あるものは食事とともに，またあるものは食後に，そしてあるものは夜中に，正確な時間に服用する必要があった．当然のことながらコンプライアンス（そして遵守に失敗した際の疾患の進行の心配）が主な問題となった．しかしながら適合性の高い薬剤系統の開発により，HAART療法はHIV陽性患者において感染を制御する主要なアプローチとなった．

　抗HIV薬のいくつかは現在合剤として市販されている（**表6.5**）ことから，併用療法はより簡便になりつつある．実際にプロテアーゼ阻害剤の1つであるロピナビルは，合剤の形でのみ市販されている．

拮抗作用，相加作用，相乗作用

　薬剤の複合使用は，1つあるいは双方の薬剤の効果を最小化，あるいは失効させるような負の相互作用を生じる可能性を含んでおり，これは**拮抗作用**

表6.5　HIVを標的とする抗ウイルス薬の合剤

商品名	合剤の内容	作用剤
アトリプラ	エファビレンツ	非ヌクレオシド系逆転写酵素阻害剤
	エムトリシタビン	ヌクレオシドアナログ
	テノホビル	ヌクレオチドアナログ
コンビビル	ラミブジン	ヌクレオシドアナログ
	ジドブジン	ヌクレオシドアナログ
カレトラ	ロピナビル	プロテアーゼ阻害剤
	リトナビル	プロテアーゼ阻害剤
キベクサ／エプジコム	アバカビル	ヌクレオシドアナログ
	ラミブジン	ヌクレオシドアナログ
トリジビル	アバカビル	ヌクレオシドアナログ
	ラミブジン	ヌクレオシドアナログ
	ジドブジン	ヌクレオシドアナログ
ツルバダ	エムトリシタビン	ヌクレオシドアナログ
	テノホビル	ヌクレオチドアナログ

図 6.15 併用療法
2種の薬剤（AとBとする）をともに投与した場合，相加作用（併用の効果＝Aの効果＋Bの効果），相乗作用（併用の効果＞Aの効果＋Bの効果）および拮抗作用（併用の効果＜Aの効果＋Bの効果）の3種の作用がある．

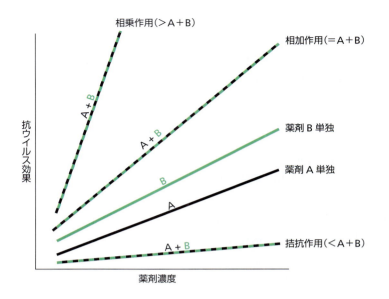

antagonism といわれる（図 6.15）．ほとんどの薬剤は特定の他の薬や食物を避けるよう指示している．HIV のプロテアーゼ阻害剤であるインビラーゼの場合，ハーブからニンニクまでを含む 20 以上の併用注意リストがある．これらはその組み合わせにより生じると予測される悪影響を避けるためである．時にこういった効果は非常に深刻であり，フルオロピリミジン系薬と VZV 阻害剤ソリブジンを併用すると死に至る可能性もある．

しかしながら，併用により感染に対する効果を増す薬剤を同定することができる．薬剤の併用療法は 2 つの主な理由で明確な利点を有する．どの変異体も 2 つ（あるいはそれ以上）の薬剤に対して同時に耐性を発現せねばならず，これは起こる確率が低くなることに加え，薬剤の組み合わせのいくつかは，その薬剤の双方がウイルスを阻害することで，有効作用が増強することがある（**相加作用 additive effect**）．

薬剤の効果を増強し，その抗ウイルス効果をさらに高める組み合わせ．これは**相乗作用 synergistic effect** と呼ばれ，それぞれの薬剤単独の効果を足し合わせたよりも大きな効果が得られる（図 6.15 参照）．そうした効果は細菌感染症に対しての抗生物質を使用した治療法でも認められる．相乗効果をもたらすような組み合わせは，様々な薬剤を細胞内で培養したウイルスに対し単独あるいは組み合わせてあらゆる濃度で処理するという膨大な試験の中で発見され，その根底にある分子的な事象についての詳細な理解を重視せず用いられていた．しかし，現在ではこのような相乗効果の分子的メカニズムについての理解が深まってきた．例を挙げると，NNRTI であるネビラピンはヌクレオシドアナログ，ジドブジンが DNA 鎖へ取り込まれた後，ウイルス逆転写酵素の校正により除去されるのを阻害する．プロテアーゼ阻害剤であるリトナビルの場合は同じ系統に属する薬剤に併用すると明らかな効果があり，これはリトナビルがチトクロム P450 3A4 アイソザイムによる薬剤の分解を阻害し，体内での活性を持続させることによる．これは抗生物質ピペラシリンの体内での分解を阻害するためにタゾバクタムを併用して組み合わせたタゾシンに類似しており，抗生物質と抗ウイルス薬の類似点をさらに強調するものである．

薬剤の併用療法は多くが HIV に対して用いられるものの，他のウイルスに

対しても使用されている．ヌクレオシドアナログとインターフェロンの組み合わせをB型肝炎ウイルスに対して，インターフェロンとリバビリンの組み合わせをC型肝炎ウイルスに対して用いることにより，インターフェロン単独の際と比較し，著効を示す患者数は3倍になった．しかしリバビリン単独投与を行ってもほんの限られた効果しか見られない．この例は異なる機序の薬剤を一緒に用いることによる相乗効果の臨床的意義を明確に示している．

6.9 抗ウイルス薬の限界

抗ウイルス薬開発に向けた大きな努力とその使用により，とりわけHIVに対して，致死率を減少するという恩恵をもたらした反面，これらには大きな限界もある．

まず，ほとんどの抗生物質とは異なり，ほぼ全ての抗ウイルス薬は1種，またはせいぜい2，3の近縁種のウイルスしか標的とできない点である（表6.2参照）．例外としてヌクレオシドアナログのラミブジンはHIVとB型肝炎ウイルスの双方（これらは近縁種ではないが，ともに逆転写酵素を複製の際に用いる）に効果的であり，RNAアナログのリバビリンは広汎なRNAウイルスに効果を示す．この広汎な効果は，リバビリンがウイルス自身よりも細胞内のプロセスを標的とすることによるのではないかと考えられている．免疫系や細胞の防御反応を活性化するインターフェロンのような物質は，多種のウイルスに対して活性を示す可能性は持つものの，未だ臨床的には確立されておらず，現段階ではインターフェロンの使用はかなり限られたウイルスに対してのみとなっている．

2点目は，使用されている薬剤の多くが標的としている感染症そのものを治癒することはできないということである．ヘルペスウイルス，HIVそしてパピローマウイルスの全てが細胞内で長期感染を確立できるが，現在使われている薬剤の標的は複製中のウイルスであるため，これらの感染症を抑えることは可能ではあるものの，完全に治癒することは難しいのである．

3点目は，薬剤を使用する頃には，患者にとって深刻な症状はウイルス複製のみによって起きているのではなくなり，薬剤の効果はかなり限られたものになるということである．このような症状の大部分は感染を排除しようとして活性化される免疫系によるものであり，発熱，過剰量の鼻汁，発疹，肺炎などが含まれる．非常に危険なハンタウイルスによる肺疾患では，極度の浸潤性（そしてしばしば致死性の）肺炎といった最終段階に特徴的な症状を患者が起こす頃にはウイルスはすでに排除されているのである．

単純疱疹 cold sore（HSV-1によって引き起こされる）では，これ自体が感染に対する免疫応答である．ウイルスを阻害するためには，疱疹を形成する前の，ウイルスが皮膚上で複製して特徴的な痒みを引き起こしている時に治療をするのが最も適切なのである．インフルエンザの場合は，効果を生むためには感染の最初の段階で投薬を行う必要がある．患者が症状に気づいて医者を訪れる頃には感染治療効果はかなり薄れてしまっていることが多い．

実際，多くの薬剤は治療（すでに確立してしまった感染を治すものとして）にではなく予防的に（感染予防として）用いられることで最上の効果を発揮する．最初に抗ウイルス治療に用いられたモノクローナル抗体であるパリビズマブはまさに予防的な使用のみを想定し，標的ウイルスの感染が生じそうな時期に毎

月注射するものであった．もちろん，長期の予防的療法にはそれ特有の問題，たとえばコストや長期的投与による副作用の可能性，そして患者へのコンプライアンス（患者は，明らかな利益が認められるときには適切な薬剤摂取を行う傾向にあるため）などがある．

対症療法

単純疱疹の場合，ウイルスのみならず症状そのものに対する治療が望まれているという認識が広まってきている．アシクロビルやペンシクロビルは軟膏はいくらか効果があるものの炎症に対してではなくウイルスそのものに対する効果が主である．最近になってヨーロッパでは，ウイルス阻害能は全くなく，疱疹の保護と治癒にのみ絞った治療法が上市された．しかしながらウイルス阻害にもやはり意識が注がれ，5％のアシクロビル（ウイルスを阻害する）と1％のヒドロコルチゾン（抗炎症作用を有するコルチコステロイド）を混合したXerese™が現在市場に出ている．ヒドロコルチゾンを単独で使用すると疱疹の治癒に効果があるものの，ウイルス量も増加させるということが報告されており，ウイルス複製を抑制する点で炎症は価値があるものであるということを示している．結果として感染を拡大させる可能性があるため，単独使用は認められないであろう．感染症に対して，症状と原因の双方を抑える，これら2つの薬剤を組み合わせるという解決策がとられている．

どんな薬剤併用療法にも，各成分の分布や持続時間に関する適合性の問題がある．この問題への回答の1つは，抗ウイルス作用と抗炎症作用の双方を持ち合わせている開発初期段階の化合物だが，これらが市場に出るまでの道のりは未だ遠い．

結論

抗ウイルス薬開発は複雑で費用のかかる行程である．それにもかかわらず，認可された薬剤の数は著しい上昇を見せており，1987年には6種だったものが，今日では40種以上となった．1983年まで同定されていなかったHIVでさえ，現在では治療可能であり，5種の異なる分類から20以上の抗ウイルス薬が存在する．

抗生物質の危機で学んだ教訓およびウイルス性疾患への対抗策の進歩を持続することが望まれる．

理解を深めるための設問

設問 6.1：製薬会社は，その価格に占める製造上のコストの割合が極めて小さく，残りは開発コストの回収に占められる高価な薬剤を開発する．仮に，ある人々の望みどおりに製薬会社の利益を減少させた場合，法的・費用的制約のある試験プロセスを経て新たに薬剤を開発するには，他にどのような方法があるだろうか？

設問 6.2：現在の薬剤が標的としていないウイルス感染段階が多く存在する．これらの機能のうち将来的な治療法開発として最も有望な標的はどれか．理由もあわせて考えなさい．

設問 6.3：抗生物質の場合と異なり，広汎なウイルスを標的とできる抗ウイルス薬が少ないのはなぜか？

Key Concepts

- 抗ウイルス薬は1950年代に出現し，1970年代後半のアシクロビルの開発により，発展段階に達した．初期の薬剤は膨大な数の化合物の試験から発見されたもので，比較的毒性が高いものであった．
- ウイルスと宿主細胞の代謝機構が類似あるいは重複していることは抗ウイルス薬の毒性が共通することを意味する．近年開発された薬剤は毒性が低く，使用が簡便である．
- 標的の既知分子構造に適合させたコンピューターによる薬剤設計が現在好んで用いられている．
- 新薬はいくつもの段階の臨床試験を通過し，複雑で困難な過程をくぐり抜けて市場に出る．薬剤開発においては失敗例が成功例よりはるかに多く存在する．
- 現在の抗ウイルス薬の主な分類は，ヌクレオシドアナログ，ヌクレオチドアナログ，非ヌクレオシド系逆転写酵素阻害剤，プロテアーゼ阻害剤，融合阻害剤，イオンチャネル阻害剤，ノイラミニダーゼ阻害剤，免疫修飾剤，オリゴヌクレオチド，モノクローナル抗体である．
- 受動免疫療法は抗体を用いてウイルス疾患を制御する治療法であり，有用であると考えられている．最初の抗ウイルスモノクローナル抗体パリビズマブの認可により，この治療法の価値は飛躍的に高まった．
- 受動免疫療法および免疫系を刺激する薬剤の使用により，ワクチンと抗ウイルス薬の境界が曖昧になりつつある．
- 当初の期待に反し，核酸を基礎としたアプローチは有用な薬剤開発が遅れ，現段階で用いられている薬剤は1種のみである．RNA干渉により，この系統の薬剤開発に拍車がかかることが期待されている．
- 抗ウイルス薬に対する耐性の出現は全てのウイルスにおける問題点であるが，最も顕著なのはHIVにおいてであり，これはウイルスの変異が非常に速いためである．
- ほとんどの抗ウイルス薬は活性スペクトラムが狭く，1種かせいぜい近縁の数種のウイルスに対してしか活性を示さない．
- 同じウイルスに対して複数の薬剤を同時に用いる治療を併用療法といい，異なる作用機序の複数の薬剤が利用可能になったことから始まった．HIVに対する高活性抗レトロウイルス療法（HAART）は併用療法の成功を物語る例である．

設問6.4：抗体のヒト化という非常に複雑なプロセスが実行されているのはなぜか？

設問6.5：インターフェロンが抗ウイルス薬として当初期待されていた程の効果を示さなかったのはなぜか？

参考文献

Bennasser Y, Yeung ML & Jeang KT (2007) RNAi therapy for HIV infection: principles and practicalities. *BioDrugs* 21, 17–22.

Blair E, Darby G, Gough G et al. (1998) Antiviral Therapy. Bios Scientific Publishers, Oxford. (Dated, but still useful in context and as a historical review.)

Coen DM & Richman DD (2007) Antiviral agents. In Fields Virology, 5th ed. (DM Knipe, PM Howley eds). Lippincott Williams & Wilkins, Philadelphia. (Excellent overall review.)

De Clercq E (2004) Antiviral drugs in current clinical use. *J. Clin. Virol.* 30, 115–133.

Diasio RB (1998) Sorivudine and 5-fluorouracil; a clinically significant drug-drug interaction due to inhibition of dihydropyrimidine dehydrogenase. *Br. J. Clin. Pharmacol.* 46, 1–4.

Rottinghaus ST & Whitley RJ (2007) Current non-AIDS antiviral chemotherapy. *Expert Rev. Anti Infect. Ther.* 5, 217–230.

Schubert S & Kurreck J (2006) Oligonucleotide-based antiviral strategies. *Handb. Exp. Pharmacol.* 173, 261–287.

INTERNET RESOURCES

Much information on the internet is of variable quality. For validated information, PubMed (http://www.ncbi.nlm.nih.gov/pubmed/) is extremely useful.

Please note that URL addresses may change.

DrugBank. http://www.drugbank.ca

Encyclopedia of Life Sciences (subscription required for full article). http://www.mrw.interscience.wiley.com/emrw/9780470015902/els/article/a0000410/current/abstract

Medline Plus drug information. http://www.nlm.nih.gov/medlineplus/druginfo/drug_Aa.html

Wikipedia. http://en.wikipedia.org/wiki/List_of_antiviral_drugs (although Wikipedia is open to editing by any user, the antivirals pages are generally of a very high standard)

第7章
ウイルスの有効利用

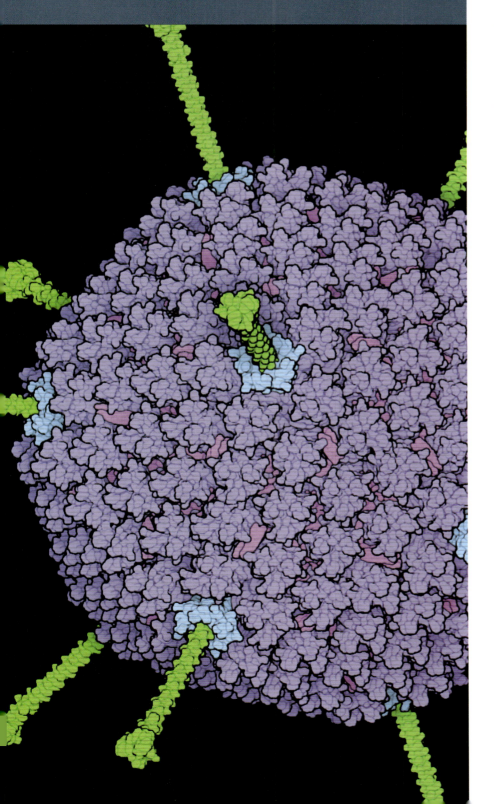

INTRODUCTION

ウイルスはヒトに害を及ぼす病原微生物であるが，逆に，ウイルスを有効利用することも可能である．たとえば，科学者はウイルスを利用して研究したことで，生物学研究を飛躍的に進展させることができた．最初に塩基配列が決定されたゲノムは，ウイルスゲノム（RNAバクテリオファージM2，DNAバクテリオファージφX174）である．遺伝子工学の基本的な手技はバクテリオファージの研究から生まれており，現在もウイルスは研究に利用されている（第9章参照）．また，RNAからDNAへと遺伝情報が逆に伝えられる現象もレトロウイルスの研究から得られた．

アデノウイルス
Research Collaboratory for Structural Bioinformatics Protein Data Bank と The Scripps Research Institute, USA 所属 David S. Goodsell の厚意により提供．

ウイルスの有効利用法は数多く存在する．最も知られているのは，第5章で紹介されているワクチンや，ウイルスベクターとしての利用法である．ワクチンは，使用したウイルスに対する感染を防ぐだけではなく，病原性の低いウイルスを使用することで，病原性の高いウイルスの感染を防ぐことができる（たとえば，ワクシニアウイルスを用いることで天然痘ウイルスの予防ができ，ショープ線維腫ウイルスはウサギ粘液腫の予防に使用される）．そしてウイルスベクターは，自然界に存在するウイルスによる病気やウイルス以外の病気に対するワクチン開発にも利用することができる．

この章では，上記以外のウイルス利用法として以下の3つについて解説する：

・遺伝子治療
・がんの予防と制御
・農業と医療における有害な生物の制御

7.1 遺伝子治療

ウイルスは研究の対象となるモデル生物の遺伝子改変に頻繁に利用されている．遺伝子導入した作物や動物の作製はこれまでに多く実施されているが，ヒト生殖細胞の遺伝子改変は技術的問題と倫理的問題から実施されていない．しかし，ヒト体細胞の遺伝子改変はすでに実施されており，これは**遺伝子治療** gene therapy として知られている．

遺伝子治療の重要なポイントは，機能を持つ遺伝子を患者の細胞に導入し，その機能を細胞に持たせることや，失われた遺伝子の機能を回復させることである．遺伝子治療はもともと遺伝性疾患の患者への治療法として考えられたが，現在では，がんの治療に最も多く使用されており，遺伝子治療全体の3分の2を占める（7.2節参照）．遺伝子治療は，感染症対策としても使用することができ，アンチセンスRNAやsiRNAなどを使って感染を抑えることも可能である（第6章参照）．

遺伝子治療が効果を発揮するのは，1つの遺伝子で病気を治療することが可能な場合であり，数多くの遺伝子を導入するのは難しい．そのため，多くの遺伝子が関与する病気には適用できない．また遺伝子治療をする上で重要なのは，病気の原因となる遺伝子が同定されており，その正常な遺伝子が判明している場合（つまり，欠損した遺伝子の欠損前の状態が判明している場合）であり，それを目的の細胞へと運ぶ方法が必要となる．

遺伝子治療では，目的とする細胞へ遺伝子を運ぶ仕組みが必要である（図7.1）．生体外遺伝子治療法 ex vivo gene therapy では，患者から細胞を採取し遺伝子を導入した後，患者の体内へ戻す．生体内遺伝子治療法 in vivo gene therapy はより難しく，生体内の目的の細胞へ直接遺伝子を運ぶ必要がある．最近の例としては，イオン輸送タンパク質の欠損により過剰な粘液の分泌や肺表面の障害を引き起こす嚢胞性線維症の患者に対し，その肺の細胞へ遺伝子を導入した例や，リンパ球の分化に欠損を持つために重篤な免疫抑制状態にある複合免疫不全症の患者に対し，その造血幹細胞へ遺伝子を導入した例がある．造血幹細胞の場合，患者から細胞を取り出し，遺伝子治療をした後，患者に戻す方法（生体外遺伝子治療法）が採られたが，肺の細胞に遺伝子を導入するのは容易なため，嚢胞性線維症の患者は生体内遺伝子治療法が採られた．い

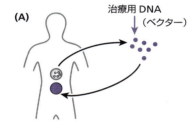
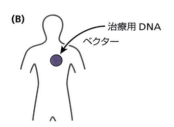
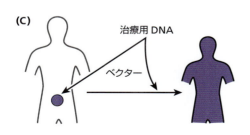

図7.1 遺伝子治療のアプローチ
(A) 体外：体外で遺伝子を細胞に導入し，再び患者へと戻す．
(B) 体内：体内で細胞に遺伝子を導入する
(C) 生殖系：遺伝子を生殖細胞へ導入する．この方法は，ヒトの治療としては現在使用されていない．

ずれの場合も，細胞への遺伝子導入には，DNA を包んだリポソームを細胞膜に融合させる方法を用いることが可能である．この方法で細胞内に入ったDNA は，低頻度ではあるがゲノムに組込まれる．

ウイルスベクターシステム

ウイルスベクターは生体外遺伝子治療法にも用いられ，生体内遺伝子治療法において，生体の届きにくい部位に遺伝子を導入する際に特に有効である．ウイルスを使用することで，外来の核酸を細胞へと効率よく運ぶことができ，また体内での核酸の分解を防ぐこともできる．実際に，遺伝子治療ではウイルスは古くから使用されてきた．

ウイルスには細胞指向性 cell tropism があり，ウイルスが特定の受容体（第3章参照）に結合することで，特定の細胞にのみ感染する．遺伝子治療に使用される多くのウイルスは，様々な細胞に感染することができるが，ウイルスを選定することで（適切な遺伝子改変も含む），治療に使用する遺伝子を体内の特定の場所に運ぶことが可能である．

遺伝子治療の臨床試験に使用された主なウイルスを**表 7.1**，**7.2** に示す．アデノウイルスは頻繁に使用されるウイルスベクターであり，改良して特異性を高めたり好ましくない効果を除くことができる．細胞特異性を向上させるためには，ウイルスの膜タンパク質を変化させたり，細胞特異的に発現誘導できる遺伝子のプロモーターを使用する．ヨーロッパでは，2011 年に最初の遺伝子治療薬（Colybera® 膵炎）が承認されようとしている．これはアデノ随伴ウイルスベクターを使用したものである．

表 7.1　遺伝子治療の臨床試験に使用されたウイルスベクター

ベクター	ウイルス科	臨床実験例
アデノウイルス	アデノウイルス科	372
フラビウイルス	フラビウイルス科	8
単純ヘルペスウイルス	ヘルペスウイルス科	51
麻疹ウイルス	パラミクソウイルス科	3
ニューカッスル病ウイルス	パラミクソウイルス科	1
センダイウイルス	パラミクソウイルス科	2
アデノ随伴ウイルス	パルボウイルス科	67
ポリオウイルス	ピコルナウイルス科	1
SV40 ウイルス	ポリオーマウイルス科	1
ワクシニアウイルス	ポックスウイルス科	95
ポックスウイルス	ポックスウイルス科	64
レンチウイルス	レトロウイルス科	21
レトロウイルス	レトロウイルス科	326
水疱性口炎ウイルス	ラブドウイルス科	2
セムリキ森林ウイルス	トガウイルス科	1
ベネズエラウマ脳炎ウイルス	トガウイルス科	2
複数のウイルス		37

残り 483 回の臨床試験ではウイルス由来でないベクターを用いている．

表7.2　各ウイルスベクターの特徴

ウイルス	利点	欠点
アデノウイルス5型とその他（アデノウイルス科）	核への効率よい運搬，高発現が可能，特化したベクターを使用できる，組込みサイズは8 kbpまで（36 kbpまで可能なものもある）	細胞毒性がある可能性あり，アデノウイルスに対する免疫により阻害される，宿主範囲が狭い，以前の臨床実験から安全性への懸念がある
アデノ随伴ウイルス（パルボウイルス科）	ヘルパーウイルスがいなければ病原性がない，様々な細胞に感染する，ウイルスの一本鎖ゲノムDNAを容易に改変できる，免疫原性が低い，長期期間発現できる（ベクターが複製する必要がない），ゲノムの特定の箇所に組込める	組込む遺伝子長の制限（5 kb），ウイルスに対する高い免疫応答がある可能性あり
ヘルペスウイルス（ヘルペスウイルス科）	よく研究されている，ウイルスサイズが大きい，ウイルスゲノムへの組み込み箇所の選択性が広い，挿入断片は10 kb（複製因子または染色体外ベクターとしては大きい）	病原性を有する場合あり，細胞毒性，潜伏感染の懸念，細胞を形質転換する可能性，ベクター選択の制限
ワクシニアウイルス（ポックスウイルス科）	遺伝子挿入箇所の選択性が広い，大きな遺伝子断片を組込み可能（25 kbp），いくつかのベクターでは高発現が可能，広い有用性	ヒトへの病原性の可能性，遺伝子の発現が早期に終わる可能性，イントロンが問題となる
モロニーマウス白血病ウイルス，レンチウイルス（レトロウイルス科）	遺伝子導入効率が高い，効率よく宿主ゲノムに組込める，複数のシステムが利用可能	安全性と発がん性への懸念（臨床実験での白血病の発症を含む），ゲノムの様々な箇所に組込まれる，挿入遺伝子サイズの制限（最長で8〜10 kbp），活発に複製している細胞が必要（レンチウイルスを除く）
シミアンウイルス40（ポリオーマウイルス科）	安定した高発現，免疫原性が低い，様々な細胞に感染する，偽ウイルス粒子（ウイルスのDNA配列を使用せずにウイルス粒子を試験管内で作製したもの）を使用すれば18 kbpまで組込み可能	小さなゲノムが挿入断片長を制限する場合がある，形質転換や発がん性の懸念（ウイルス由来の配列がある場合）
RNAウイルス（コロナウイルス科，フラビウイルス科，パラミクソウイルス科，ピコルナウイルス科，レオウイルス科，ラブドウイルス科，トガウイルス科）	特定の細胞に感染させることができる，遺伝子を高発現させることが可能	ゲノムが小さいため挿入遺伝子長の制限がある，RNAをゲノムにするため変異頻度が高い，宿主ゲノムに組込まれない

課題

　ウイルスを用いた遺伝子治療の原理は簡単であるが，遺伝子治療を成功させるにはいくつかの課題がある．1つは，細胞特異性（または分化段階特異性）により発現量が変化する問題である．たとえば，嚢胞性線維症の治療の対象となる肺は非常に細胞特異性が高い．また，細胞が入れ替わる早さ（早さは細胞ごとに大きく異なる）の問題も重要である．なぜなら，分化した細胞に遺伝子を導入し，治療効果のあるタンパク質を発現するようになったとしても，幹細胞から新たに分化した細胞とすぐに入れ替わってしまうためである．肺では細胞の入れ替わりが早いが，遺伝子治療の効果が現れるには問題のない程度の早さである．しかし，リンパ球では細胞の入れ替わりが早いために遺伝子治療を行う際には大きな問題となる．この問題を解決するには，血液中のほとんど全ての細胞へと分化できる造血幹細胞に遺伝子を導入し，遺伝子治療を施した細胞の比率を上げることが必要である．そのため，造血幹細胞は遺伝子治療の重要なターゲットである．

　生殖細胞へ遺伝子治療を行えば，臓器内の分化した細胞に遺伝子治療をする際に生じる上記の問題を解決することが可能である．しかし，たとえ技術的にヒトの生殖細胞に遺伝子改変を施すことが可能であっても，それが遺伝子治療

を施したヒトの子孫のゲノムへと伝わることを考えると，非常に注意深く考えなくてはいけない．このような遺伝子治療の手法が受け入れられるかどうかについては，近年発達してきた生命倫理の領域で議論されなくてはならない．

単一の遺伝子の欠損が重大な疾患を引き起こし，これが遺伝子治療により治療可能な場合は，生殖細胞に対する遺伝子治療法の，ヒトへの応用の最初のケースとなるであろう．しかし，遺伝子治療の効果が長期間続く場合にどのような影響があるかは，ほとんど解明されていない．遺伝子治療の方法が確立され，様々な遺伝子導入マウスが作製されている 2010 年の時点においても，ヒトの**生殖細胞系への遺伝子治療** germ-line gene therapy の実現可能性については真剣には議論されていない．

治療に使用される遺伝子が細胞に入るとすぐに，その遺伝子は適切な程度に発現する必要がある．繰り返しになるが，これはウイルスを利用することで可能になる．レトロウイルス（レトロウイルス科）や，アデノ随伴ウイルス（AAV，パルボウイルス科）などの多くのウイルスは，ウイルスの生活環の中で宿主のゲノムにウイルスゲノムを効率よく組込む．そのため，ウイルスのゲノムに組込んだ遺伝子は，ウイルスの生活環を利用して細胞のゲノムへと組込まれ，安定的に発現することが可能である．しかし，こうしたゲノムを組込む方法はレトロウイルス科の持つ問題点（後述）と切り離して考えることはできない．また，アデノ随伴ウイルスのゲノムサイズの小ささが利便性を制限することにもなっている．

その他のウイルス（ヘルペスウイルス科，ポリオーマウイルス科）の場合は，染色体外 DNA として比較的安定的に遺伝子発現が維持されるが，アデノウイルスなどの他のウイルスの場合は，一過性の発現になる．

問題点

遺伝子治療の可能性は非常に大きく，早期実現可能であると当初は思われていたが，遺伝子操作技術の進展は，当初の予想を裏切って非常に緩慢である．ある有識者は次のように述べている「遺伝子治療が医療に革命をもたらすという予測はまったくの間違いであった……遺伝子治療技術の進展に対する過度な楽観と，未解決の問題への過小評価があった」

1999 年に，オルニチントランスカルバミラーゼ欠損症の患者にアデノウイルスベクターを用いた遺伝子治療を施したところ，多臓器不全で死亡した．病理解剖の結果，使用したアデノウイルスに対する反応が原因であることがわかった．同様の治療をした他の 3 人の患者でも深刻な副作用があったと報告されている．

その後，英国とフランスの X 連鎖重症複合免疫不全症（X-SCID）の患者に対してマウスレトロウイルス由来のベクターを用いた臨床試験でも問題が生じた．フランスの 11 人の患者中，9 人は治療効果が観察され，その内 7 人には，効果が長期間持続した．しかし数年後，4 人の患者が白血病を発症した．英国の 10 人の患者のうちの 1 人も白血病を発症した．これらは，レトロウイルスベクターがヒトゲノム中に挿入されたことによる変異が原因であった．白血病を発症した 5 人の患者のうち 4 人において，レトロウイルスベクターががん原遺伝子の LMO2 プロモーター領域に挿入されており，これが成熟 T 細胞の異常な増殖につながった．白血病を発症した患者のうち 4 人の患者には治療が奏効したが，1 人が死亡した．

X連鎖重症複合免疫不全症は重篤で致死的な疾患であることから，アデノウイルスベクターを利用した危険性の高いこの治験がある程度は正当化されうるが，それでもこのアデノウイルスベクターを用いた研究は米国では中止された．さらなる問題点として，カリフォルニアのソーク研究所での研究から，治療に使用した遺伝子（IL2RG：インターロイキン2受容体γ鎖）それ自身が白血病を引き起こす可能性が，マウス実験から示唆された．この実験データはさらなる検証が必要であるが，未だに遺伝子治療の懸念材料とされている．

これらの結果をふまえて，遺伝子治療の研究はより慎重に行われるようになった．アデノウイルスベクターは複製しないように改良され，一方，レトロウイルスベクターは使用法の制約が強くなった．上記のような事例により，遺伝子治療研究が大きく後退したことは否めない．

さらに遺伝子治療研究を大きく後退させることにつながる報告が2009年にあった．治療に用いられたマウスレトロウイルス由来のベクターと似た異種指向性マウス白血病ウイルス関連ウイルス（XMRV）が慢性疲労症候群や前立腺がんと関連があると指摘された（訳注：この報告は実験の不備により後に撤回されている）．

現状

これまで述べてきたことから，組換えDNAを使用する全ての実験は，リスクとベネフィット，そして関連する様々な倫理的な問題について十分に評価した上で行う必要がある．そのため，遺伝子組換え実験を行う上での行動規範とその監督機関が多くの国に作られた．ヒトにDNAを導入し発現させようとする遺伝子治療は，多くの論争を呼ぶ領域の1つである．これらの規制の中で，2009年までに，1,537回の遺伝子治療が世界で実施された．1989年には1回だった遺伝子治療は，2006年には117回実施された（**図7.2**）．このうち米国では975回実施され，ヨーロッパでは348回実施された．

これらの遺伝子治療の3分の2以上でウイルスベクターが使用された（表7.1参照）．これはウイルスベクターが遺伝子治療で中心的役割を果たしていることを示している．

これらの実施回数は多いようにみえるが，後期段階の臨床試験である承認に向けた大規模な第3相試験はこのうち65回（全体の4.2%）だけである（臨床試験の解説はBox 6.1参照）．さらに残念なことに，がんに対する遺伝子治療薬は1つ（Gendicine，後述）しか承認されておらず，それも中国においてのみである．Gendicineと同様にp53遺伝子をアデノウイルスベクターで導入するAdvexinは米国での開発が非常に遅れ，最終的には承認されなかった．

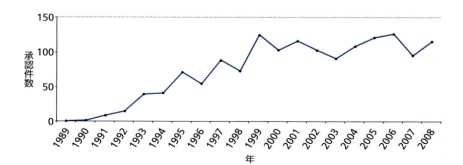

図7.2 承認された遺伝子治療の数（1年あたり）

遺伝子治療には理論的にまだまだ解決されなくてはならない医学的な問題が存在する．遺伝子治療への期待はあるがまだ達成されていない．

7.2 がんの予防と制御

ヒトでは多くのウイルスががんに関係するが（第4章参照），これらのウイルスに対するワクチンを使用することでがんを予防することがまず考えられた．一方，ウイルスをうまく利用すればがんを制御することもできる．ウイルスの中には，もともとがん細胞を標的として壊すものが存在する一方，特別な治療のためにウイルスベクターの仕組みを利用する方法もある．**表7.3**に現在使用されている方法と，使用が検討されている方法を示している．

ワクチン

がんを予防するためにウイルスを利用する方法の中で最も直接的な方法は，がんを引き起こすウイルスに対するワクチンを使用することである．B型肝炎ウイルス（ヘパドナウイルス科，肝がんを引き起こす）や，パピローマウイルス（パピローマウイルス科，子宮頸がんを引き起こす）に対するワクチンはすでに入手可能であり，広く使われている．どちらのワクチンもウイルスタンパク質を使用している（サブユニットワクチン，第5章参照）．多くの研究がこれまで実施されてきたが，米国食品医薬品局（FDA）で承認されているがんに対するワクチンはこの2つのみである．これはもちろん，ウイルスに起因するがんが少ないことにもよる．

がん細胞に対する免疫を活性化させることでがんを退縮あるいは制御することをめざす免疫治療ワクチンも現在開発中である．がん細胞は正常な細胞から生じるため正常な細胞と似ており，がん細胞に対する免疫を活性化することで，正常な細胞をも攻撃してしまうことを避けなくてはいけない．治療をする上で有利なのは，多くの悪性のがん細胞では，がん細胞特有のタンパク質を発現していることである．このようなタンパク質は通常の細胞表面で発現しているタンパク質が過剰発現されたものであったり，変異したタンパク質であったり，あるいは，分化した細胞特有の分子や，もともと胚で発現するタンパク質であったりする（**表7.4**）．ウイルスが原因でがんになる場合，ウイルスタンパク質や

表7.3 がんを抑制するために使用されたウイルス

アプローチ	作用機構	例
予防的ワクチン*	特にウイルス感染によるがんに対してがんを抑制する免疫系の刺激	B型肝炎ウイルス，パピローマウイルスのサブユニットに対するワクチン
治療的ワクチン*	すでにあるがん細胞に対する免疫を活性化する	アデノウイルスベクターやパピローマウイルスDNAの使用（現在は実験段階）
複製能力を有するウイルス	ウイルスによりがん細胞が特異的に殺傷される	アデノウイルス，ニューカッスル病ウイルス
遺伝子改変複製能力を有するウイルス	上記のウイルスの殺傷能力を高めたもの	受容体への結合能を高めたアデノウイルス
複製しないウイルス由来ベクター	がん細胞に細胞毒性を持つ遺伝子を導入する	レキシン-G（細胞毒性を持つサイクリンG遺伝子を持った無毒化したレトロウイルス）
ウイルス由来酵素プロドラッグ療法（VDEPT）	全身へのプロドラッグの投与とウイルスによる酵素の運搬	単純ヘルペスウイルスの酵素を遺伝子改変アデノウイルスにより導入し，ガンシクロビルを投与する

* ワクチンは，第5章で述べられた生きたウイルス，サブユニット，ベクター，DNAを含む

表 7.4　がん細胞抗原

表面抗原	型	場所
複数のがん種で観察される		
がん胎児性抗原（CEA）	糖タンパク質	胎児組織といくつかのがん，例：乳がん，大腸がん，膵臓がん，胃がん，肺がん
がん/精巣 抗原（例：NY-ESO-1）	複数のタンパク質	精子，メラノーマ，脳，乳房，大腸，肺，子宮，咽頭，舌のがん
ガングリオシド（例：GM3 and GD2）	糖脂質	メラノーマ，神経芽腫，肉腫，いくつかの肺がん
HER2/neu タンパク質（ERBB2）	過剰発現タンパク質	乳房，子宮，その他のがん（ハーセプチンのターゲットになる）
Mucin-1（MUC-1）	糖タンパク質	粘液を出す上皮細胞，乳房，大腸，膵臓，前立腺のがんといくつかの肺がん
p53 タンパク質	変異したがん抑制遺伝子	全ての細胞腫
特定のがんでのみ観察される		
イデオタイプ（Id）抗体	特異抗体	B 細胞がんにより分泌される（複数のミエローマとリンパ腫を含む疾患のマーカーとして使用される）
変異した上皮成長因子受容体（EGFRvIII）	変異したタンパク質	多形性膠芽腫
メラノサイト/メラノーマ分化抗原（例：gp100, MART1，チロシナーゼ）	複数のタンパク質	分化したメラノサイトとメラノーマ
前立腺特異抗原（PSA）	糖タンパク質，タンパク質分解酵素	精液と血中（微量）への放出，正常な前立腺細胞よりもより多く前立腺がん細胞から放出され血中濃度が上昇する（前立腺がんのマーカー）

Cancer Vaccines-National Cancer Institute. http://www.nci.nih.gov/cancertopics/factsheet/Therapy/cancer-vaccines より改変．

MHC 分子に結合したペプチドが細胞表面に提示される．がん細胞のマーカーを選び，それをウイルスベクターや他の方法を使用することで，免疫応答を引き起こす標的とすることは可能である．

全ての種類のがんは，がんができる過程で免疫系の標的となり，この免疫を逃れた場合にのみ成長する．したがって，がんを免疫で制御することは容易ではない．これまでに多くの研究が実施されたが，2009 年の段階でがんに対する免疫治療ワクチンとして米国食品医薬品局に承認されたものはない．

ウイルス療法

免疫を利用するのではなく，ウイルスが直接細胞を殺す能力を利用することもある．これまでにもいくつかのウイルスが，がん細胞を殺す目的で使用された．このようなウイルスを利用してがんを治療する方法を総称して**ウイルス療法 virotherapy** とよんでいる．ウイルス療法が有効だと期待されたのは，がん患者がウイルス感染したことで，自然免疫応答が活性化し，がんの治療に有利に働いたとみられたことがきっかけであった（第 4 章参照）．最近の研究からウイルスががん細胞に感染すると自然免疫系と適応免疫系の両方を活性化することが明らかになっている．適応免疫の場合，ウイルスに対する応答とがん抗原に対する応答の両方により効果が現れていると考えられている．

ウイルス療法では単離されたままのウイルスや，遺伝的改変を施したウイルスやウイルスベクターを使用する．これらにはもともとがん細胞を特異的に殺す能力がある（腫瘍細胞溶解能）．ウイルス療法では一般に，ウイルスをがん組織へと直接投与する方法がとられている．全身へのウイルスの投与は検討され

ているものの，免疫系がウイルスを排除してしまうことが問題となっている．

多くの RNA ウイルスががん細胞に対する高い細胞障害活性を発揮することで抗がん作用を有している．これまでに，レオウイルス（レオウイルス科），水疱性口炎ウイルス（VSV，ラブドウイルス科），ニューカッスル病ウイルス Newcastle disease virus（NDV，パラミクソウイルス科）などの RNA ウイルスをウイルス療法に使用することが検討されてきた．たとえば，NDV はニワトリに重篤な症状をもたらすが，ヒトには限定的で局所的な症状しか引き起こさない．さらに NDV は，正常なヒト細胞と比較してヒトの腫瘍細胞でよく増殖する．このような理由から，抗がん作用を高めることが期待され，ウイルス療法の多くの臨床試験で NDV が用いられた．また，がん細胞由来の細胞に対して特に強い細胞障害活性を示すことから選ばれたウイルスも使用された．しかし，いずれの RNA ウイルスも抗がん療法への使用はまだ承認されていない．

DNA ウイルスの場合，遺伝的に改変されたウイルスがこれまでに使用されている．ウイルスの複製能の抑制，がん細胞に対する特異性の向上，あるいは，細胞障害活性の向上を目的として遺伝的改変が行われている．これまでに，アデノウイルス（アデノウイルス科），単純ヘルペスウイルス（ヘルペスウイルス科），ワクシニアウイルス（ポックスウイルス科）などが用いられた．Onyx-015 アデノウイルス（下記参照）を使用したいくつかの例では，0 ～ 14% の局所的な腫瘍退縮率という限定的な効果が観察されている．抗がん剤を併用することでこのようなウイルス療法による効果が増強するという報告がある．

ウイルスに対する多くの遺伝的改変が試された．中国ではこのような方法を用いた 2 つの治療薬が承認されているが，承認は時期尚早であるという意見もある．

Oncorine（H101）（2005 年 11 月承認）は，E1B-55 と E3 領域を除いたアデノウイルスである．これによりウイルスはがん細胞特異的に増幅するようになる．

Oncorine（と Onyx-015）の特徴の 1 つは，ヒトの p53 タンパク質を抑制するアデノウイルスの E1B-55K タンパク質を除いている点である．これにより，p53 が正常な細胞ではアデノウイルスの複製が抑制されると期待される（多くのがん細胞では p53 が変異しているので，このウイルスはがん細胞特異的に増えることになる）．しかし，最近の研究から，この改変したウイルスががん細胞特異的に作用する理由は，p53 の抑制とは関係ないことが示されており，がん細胞に対する特異性が生じる機構は不明である．

Gendicine（2003 年 10 月承認）は，複製能を失わせるためにウイルスの E1 タンパク質を除き，さらに野生型の p53 がん抑制遺伝子を発現させたアデノウイルスベクターである．このウイルスには腫瘍細胞溶解能はないが（しかし，このウイルスに感染した細胞に対する免疫系による攻撃は残る），遺伝子治療効果を発揮する．治療効果がある理由は，がん抑制遺伝子の p53 が変異している腫瘍細胞に活性のある p53 遺伝子を導入することになるためである．

この他の遺伝的改変としては，がん細胞特異的に治療効果を発揮する遺伝子を発現させる遺伝子プロモーターを導入する方法，がん細胞特異的に感染するように受容体を改変する方法，あるいは，IL-18 や CD40 リガンドなどの抗がん効果のあるエフェクター遺伝子を導入する方法などがある（第 4 章参照）．アデノウイルスだけでは限定的な効果しか期待されないことから，これらの方

法は重要であると考えられている．

　免疫不全の患者に生きたウイルスを使用することは危険をともなうので，複製能を有するウイルスを全く使用しない方法もある．これはウイルスの機能を持つ核酸を除いたベクターである．たとえば，臨床試験中の Rexin-G は，マウス白血病ウイルスのコアを使用して，細胞致死効果のある G1 サイクリンタンパク質を運ぶ．

ウイルス指向性酵素プロドラッグ療法（VDEPT）

　ウイルスは**ウイルス指向性酵素プロドラッグ療法** virus-directed enzyme prodrug therapy（VDEPT）にも使用される．これは，細胞障害能のある薬の前駆体（プロドラッグ）をあらかじめ全身投与し，ターゲット細胞にその前駆体を活性型にする酵素を導入する方法である．この方法では，細胞障害能のある薬剤は，それを活性型にする酵素を持つ細胞でだけ作られる．たとえば，ヘルペスウイルスのチミジンキナーゼ thymidine kinase（TK）を発現するアデノウイルスがある．ガンシクロビルを全身に投与すると，このアデノウイルスに感染した細胞内でだけ，TK によりガンシクロビルが活性型に変わる．6.6 節で述べたように，抗体指向性酵素プロドラッグ療法（ADEPT）という方法もある．これと関連した方法として，遺伝子指向性プロドラッグ療法 gene-directed enzyme prodrug therapy（GDEPT）では，複製できないウイルス由来のベクターを使用する．

7.3　生物学的防除

　有害な小動物をコントロールするために生物を利用する方法は，**生物学的防除** biological control として知られている．伝統的にこの方法は農業で用いられてきた．しかし，この方法はヒトの健康にとって重要な因子を制御するためにも用いられる．生物学的防除には 4 つの基本的な方法がある．

- 特定の種を狙う捕食者を使用する方法
- 寄生虫や擬寄生虫（宿主に卵を植え付ける昆虫）を使用する方法
- 病気を引き起こす病原体を使用する方法
- 競合種を使用する方法

　自然界でこの条件に該当する病原体はウイルスのみである．生物学的防除全体の中での比率は少ないものの，ウイルスは様々な昆虫（ダニなどの節足動物を含む）や，ウサギの駆除に使用される（**表 7.5**）．

　生物学的な方法は，長期間効果を持続させることが可能であり，標的とした集団全体に効果が広がることもある．米国環境保護局によると，従来の農薬よりも，世代を超えた影響は少ないと考えられている．しかし，生物学的な方法

表 7.5　害虫駆除に使用されるウイルス

ウイルス型	使用回数	標的
バキュロウイルス（様々な型）	13	ケムシ，ハバチ類
タイワンカブトムシウイルス	1	カブトムシ
ミクソーマウイルス	1	ウサギ
ウサギ出血熱ウイルス	1	ウサギ

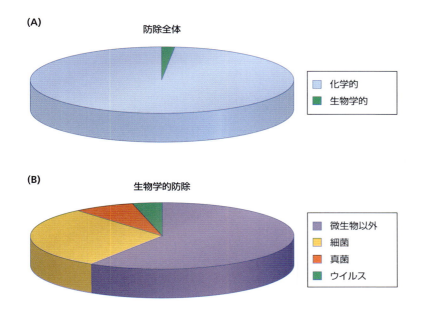

図 7.3　生物的防除法の使用率
(A) 生物的防除法 (緑) の全防除法中の割合.
(B) ウイルス性防除法 (緑) の全生物的防除法中の割合.

は，農薬全体の使用量の 2% にも満たず，従来の農薬が，250 億ドルの売り上げに対し，生物学的な方法の売り上げは 500 万ドル程度である (**図 7.3**). 生物学的方法の使用が (増えつつあるものの) 限定的な理由として以下のような多くの理由がある

- 特異性の高さ. 駆除できる昆虫の種類が限定され，使用前に有害な昆虫を同定しなくてはいけない.
- 効果の遅さ. 化学物質と比較して，散布してから効果が出るまでに害虫が発生し，作物に被害がでてしまう.
- 効果は長く続くが初期費用が高い.
- 環境中での安定性の低さ. 特に太陽光に弱い.
- 大規模農薬業者のような使用に対するサポートがない.

　微生物を利用した方法は，生物学的防除の使用量の 40% 程度を占める. 生物学的防御の中で，最も使用されているのは，作物に対する害虫の抑制に対してである. 最もよく使用されている微生物は，*Bacillus thuringiensis* (BT) である. この BT は，様々な昆虫を殺す毒性を持つ結晶性タンパク質をつくる. いくつかの BT の亜株は力に対しても用いることが可能であり，ウイルス性の病気を抑制することもできる.

　カビやウイルスも使用されるが，農業の分野において微生物を使用する場合のほとんどで BT が使用されており，ウイルスの使用は 10% 以下である. それゆえ，農業分野で，ウイルスを利用した生物学的防除のマーケットは非常に小さく，全体でも，1 年あたり数十万ドル以下しかない. この小さなマーケットに 20 以上の製品がある.

　この節では，バキュロウイルスを使用した昆虫駆除について説明する (**表 7.6**).

ウイルスによる害虫駆除

　バキュロウイルス (バキュロウイルス科) というカテゴリーには，昆虫やその他の節足動物に感染するさまざまなウイルスが含まれる. 個々のバキュロウイルスは，特定の昆虫にしか感染しない. バキュロウイルスは環境中で安定的に

表7.6 流通しているバキュロウイルス殺虫剤

株	商品名*	標的昆虫
アナグラファ・ファルシフェラ NPV	*CLV LC*	セロリ・シャクトリムシ
オウトグラファ・カリフォルニカ NPV	Gusano Biological Pesticide	アルファルファルーパー(その他鱗翅類)
ヨトウガ幼虫 NPV	Mamestrin	アメリカオオタバコガ, ヨトウガ, コナガ, ハマキガ, ジャガイモガ
コドリンガ GV	*Carpovirusine*, *Cyd-X*, *Madex*, *Granupom*, *Virosoft CP4*	コドリンガ
アメリカタバコガ NPV	(*Biotrol VHZ*), *Gemstar LC*, *Elcar*, *Heliothis NPV*, *NPH*, *Stellar LC*, *Viron H*	オオタバコガ, ニセアメリカタバコガ
オオタバコガ NPV	Ness-A	オオタバコガ
マイマイガ NPV	(*Gypchek*, *Gypsy moth NPV*)	マイマイガ
マツハバチ NPV	Lecontvirus	マツハバチ
マツノキハバチ NPV	(*Neochek-S*, *Preserve*)	マツノキハバチ
ドクガ NPV	*TM Biocontrol 1*, *Virtuss*	ドクガ
ノシメマダラメイガ NPV	*Nutguard-V*, *Fruitguard-V*	ノシメマダラメイガ
シロイチモジヨトウ NPV	Ness-E, *Spod-X LC*	シロイチモジヨトウ
エジプトヨトウ NPV	Spodopterin	エジプトヨトウ

* イタリックで書かれた商品名は米国環境保護庁に記録されている．株名は感染能力を持つバキュロウイルスである核多角体病ウイルス(NPV)や，顆粒病ウイルス(GV)といった型(属)名の前に，標的となる虫の名前をつける命名法に従っている．

存在する．これはバキュロウイルスが，ウイルス DNA を含むヌクレオカプシドのまわりに，**オクルージョンボディ** occlusion body (OB) と呼ばれる厚いタンパク質でできた殻を作るからである(図7.4)．バキュロウイルス科のウイルスは大きく2つの属に分かれる．1つは，核多角体病ウイルス nucleopolyhedrovirus (NPV) であり，これはウイルスのポリヘドリンタンパク質でできている OB の中に，1つあるいは複数のヌクレオカプシドを含む．もう1つは顆粒病ウイルス granulovirus (GV) であり，それぞれの OB に，1つのヌクレオカプシドのみを含み，ウイルスのグラニュリンタンパク質でできている．

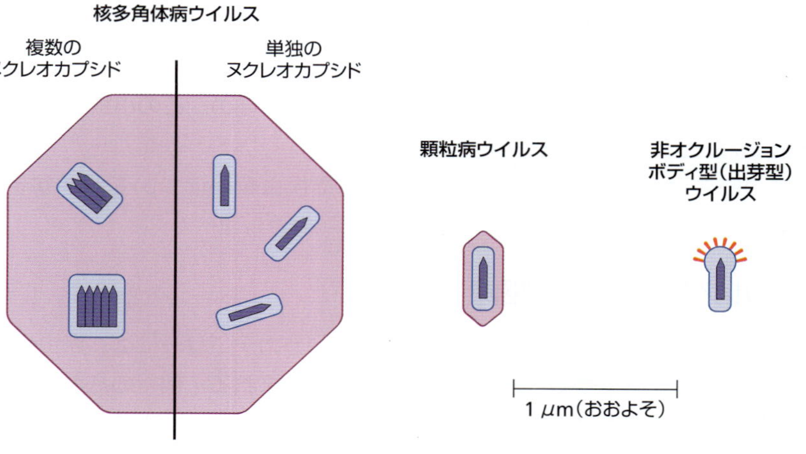

図7.4 バキュロウイルスの構造
核多角体病ウイルスは，1つのオクルージョンボディ(OB)を持ち，この中には複数の感染ユニットがある．一方の顆粒病ウイルスの個々のオクルージョンボディには1つの感染ユニットしかない．宿主への感染の際には，くるまれていない，あるいは出芽したオクルージョンボディを持たないウイルスが形成される．
Harper D (2006) Biological control by microorganisms. In Encyclopedia of Life Sciences. より John Wiley & Sons, Inc. の許可を得て転載．

OBに包まれていないウイルスは，出芽型ウイルスと呼ばれ，宿主の昆虫に感染した時に現れ，細胞から細胞へと感染していく．OBも炭水化物に富んだ殻に守られており，特に大きな動物に捕食された時に分解されるのを防ぐ．

バキュロウイルスの生活環では，まず，ウイルスが幼虫に食べられると消化管の細胞に感染して増殖する．ウイルスは感染した細胞から幼虫の全身へと広がり，幼虫を殺す．そして，増幅した多数の新たなウイルス粒子が，死んだ幼虫の中に多数存在する状態になる（図7.5）．

実験室実験においては，チョウやガといった鱗翅類などの幼虫に，上記のような感染が起きた場合4〜5日で死亡する．一方の自然環境下ではこれよりも少し時間がかかるが幼虫は同じように死亡する．ハバチ（ハバチ亜目）の幼虫も感染により死亡するが，感染は消化管にとどまり，ウイルスは排泄や嘔吐により除かれる．ウイルスの放出量は少ないが，より迅速にウイルスは放出される．

タイワンカブトムシウイルス（OrV）は，熱帯における破壊的な害虫であるココナッツカブトムシに感染するウイルスである．このウイルスはもともとバキュロウイルスと考えられていたが，OBを形成しないため，現在ではバキュロウイルスとは区別されている．カブトムシの成虫の中腸でのみ細胞に感染し，多量のウイルス粒子を形成する．この状態となったカブトムシは，空飛ぶウイルス工場と呼ぶべき存在で，これにより害虫のコントロールに利用することができる．ウイルスは幼虫の全身に感染し，9〜25日で死亡する．このウイルスはOBを形成しないので，環境中ではOBを形成するウイルスと比較して不安定であるが，成虫の中腸でウイルスが生成されることから自然界で長く存在することが可能である．これは1967年から使用され，長期間効果を上げている．野外実験では，OrVは2年間カブトムシの数を減らしつづけ，その後の2年間もカブトムシの数は回復せず少ない数のまま効果を保った．

エントモポックスウイルス（ポックスウイルス科）と細胞質多角体ウイルス（レオウイルス科）も昆虫に感染しOBを形成する．しかし，これらのウイルスは生物学的防除法としてまだ商品化されていない．実験的には（野外実験も

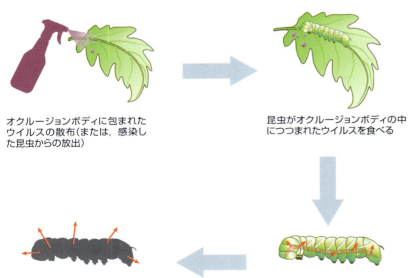

図7.5　一般的なバキュロウイルスによる殺虫効果

Harper D (2006) Biological control by microorganisms. In Encyclopedia of Life Sciences. より John Wiley & Sons, Inc. の許可を得て転載．

含む），パルボウイルス科，ピコルナウイルス科，テトラウイルス科のウイルスの使用も検討されている．これらのウイルスは農業への使用を目的とするよりも，都市型の害虫であるゴキブリ，アリ，シロアリなどへの使用が検討されているが，まだ開発は初期段階である．

ウサギを駆除するウイルス

ウイルスにより防除可能な生物は昆虫だけではない．ウイルスによる防除が最も成功したのは，オーストラリアで繁殖したヨーロッパウサギに対してである．

ヨーロッパウサギは初期の開拓者達により1859年にオーストラリアに持ち込まれたが，生態系を大きく破壊したことで知られている．天敵がなく，競合する動物もいなかったため，ヨーロッパウサギはまたたく間に有害な動物として繁殖してしまった．ヨーロッパウサギを抑制するいくつかの試みは失敗に終わり，生物学的防除を目的として持ち込まれたネコもさらなる環境破壊に繋がった．

ミクソーマウイルスはポックスウイルス科のウイルスで，もともと，19世紀後半，アメリカウサギ（ワタオウサギ属）の皮膚に軽度な病気を引き起こすウイルスとして知られていた．しかし，ヨーロッパウサギ（アナウサギ属）に対しては，おそらく免疫応答の違いにより，非常に重篤な全身感染を引き起こす．感染したヨーロッパウサギの90〜100%が感染により死亡し，これをウサギ粘液腫と呼ぶ．

1938年からミクソーマウイルスをオーストラリアのヨーロッパウサギに対する生物学的防除として使用することが検討された．1950年に実際に使用されて非常に高い効果を上げ，2年で5億匹（全体の約85%）を減少させた．これは，ウイルスを生物学的防除に使用した場合に集団全体に広がることを実証する非常によい例となった．

しかし，オーストラリアでは，ミクソーマウイルスはカが媒介する．冬には，病気を運ぶ適切な虫がいなくなってしまい，ウサギを速やかに殺すウイルスが死滅してしまう．一方で，ウサギを速やかに殺さないウイルスは，ウサギの体内にとどまり冬を越し，再びカが現れる季節まで生き残るため，進化的に有利であった．これに加え，ウイルスに抵抗性を示すウサギがいたことから，ウイルス抵抗性のウサギが増えることにつながった．これらの進化的な圧力により，数年以内にウサギの数が再び上昇してしまった．1957年までには，オーストラリアでは，25%のウサギしかミクソーマウイルスにより殺されなくなり，現在では，ウサギの体内で長期間生存するウイルスが存在する証拠もでてきた．これは，宿主と病原体が，お互いの関係を変化させながらともに進化する，拮抗的な共進化の典型的な例である．これは，生態系における生物学的制御の限界を示してもいる．

このウイルスはフランスのある土地でウサギを減らす試みとして1952年にヨーロッパに持ち込まれた．予想されるように（当時は予想されていなかったが），ウイルスは（ウサギをベクターとして）大陸全土に広がり，現在もウイルスは存在している．

抵抗性の進化もあったが，ミクソーマウイルスは，オーストラリアで最もウサギの数を減らした代表的な成功例である．その後，ウサギに対する新たな致死的な病気（カリシウイルス科のウイルスによるウサギ出血病）が，1984年に

中国で発見され，同様の実験をする動きがあった．オーストラリアの南海岸から3マイル離れたウォーダン島で試験をして，オーストラリアの野生生物に有害かどうかを試そうとした．しかし，試験の間に，ウイルスは本島に広がってしまった．これは，島までの距離が近かったことを考えれば驚くに値しない．ウイルスが拡散した理由は確定されていないが，空を飛ぶ昆虫により媒介されたと推測される．

　ウイルスが拡散してから3ヵ月の間に，2,000万羽のウサギが死亡した．ウイルスはオーストラリアの在来種には害を与えていないようであったが，肉食の動物はいつもの餌がなくなってしまったために，他の在来種を食べるようになってしまった．ウイルスが広がってしまったことを受けて，オーストラリア政府は，計画的なウイルスの放出を行った．ウイルスは全土に広がり，乾燥地帯では90%にいたるウサギが駆除されたが，一方湿地帯では効果はそれほど高くなかった．

　1997年に，ウイルスは非合法的にニュージーランドに持ち込まれた．ある識者は，これを「生物兵器」と呼んだ．ウイルスが放出されてしまったという事実を受け，ニュージーランド政府もまたその使用を公式に認めた．しかし，繁殖周期のよくない段階でウイルスを放出してしまい，最大の効果を上げることはできず（幼いウサギはウイルスによる影響がないため），現在ではウサギの数は再び上昇している．

　ミクソーマウイルスの時と同様に，ウイルスと宿主の適応によりウイルスの毒性が減少している兆候がみられた．オーストラリア本島での偶発的なウイルスの拡散から3年もすると，より効果的な方法の開発が求められるようになった．

抵抗性

　ウサギがウイルスに対する抵抗性を獲得するのとは異なり，昆虫がウイルスの殺虫能に対する抵抗性を獲得することはまれである．これは，昆虫がより限定的な免疫系しか持たない（適応免疫を持たない）ことに起因するのかもしれない．多くの昆虫は年を経るごとに抵抗性が高まり，成虫では強い抵抗性を持つ．これは，成長にともなう抵抗性と呼ばれ，昆虫の体が成熟したことを反映しており，この抵抗性は次の世代の幼虫には受け継がれない．

　昆虫は殺虫剤に対しては容易に耐性を獲得するが，ウイルスに対して抵抗性を獲得するのは非常にまれであることから，昆虫に対しては生物学的方法が非常に有効である．

総合的病害虫管理

　総合的病害虫管理 integrated pest management (IPM) とは，効果が大きくない方法も含めて複数の制御方法を用い，害虫の数を許容できる数まで減らすことである．IPMの一部として生物学的な方法が導入されることも多い．この生物学的方法としては，害虫の好む環境や餌となる植物を減らしたり除去したりする方法や，害虫の天敵が増えるように，生け垣や適当な植物などの生息地を導入して維持する方法がある．このような生物学的方法を用いると，害虫自身がウイルスの感染を広げてくれることもある．バキュロウイルスが消化管の中で効率よく増えることでウイルスが維持され，ウイルスを含んだ糞を介して感染が広がる．複数の微生物を同時に用いた生物学的防除法もある．たと

えばカには，カビと細菌の両方を同時に使用することが可能である．

もし，生物学的防除法として用いられる微生物が殺虫剤に抵抗性である場合は，化学的な殺虫剤と生物学的防除とを併用することが可能である．ウイルスは化学的な殺虫剤に対して影響を受けることが比較的少ないことから，このような併用に適しており，ウイルスと化学的殺虫剤との相加的効果はこれまでに観察されている．

この用語と似た総合的病原管理 integrated pathogen management とは，生物学的な方法と他の方法を同時に使用し，感染症を抑制することである．

7.4 バクテリオファージ療法

ヒトに病気を引き起こす病原体が細菌のように「細胞」であれば，その病原体に感染する微生物も存在する．つまり，理論的にはそのような病原体に感染する微生物は，病気の治療に用いることができる．これまでに最も成功している方法は，細菌に感染するウイルスを使用した方法である．

バクテリオファージ

バクテリオファージ bacteriophage は病原性のバクテリアに対し，（適切に選択されていた場合）非常に高い特異性を示して感染し殺傷する．抗菌活性は，1896 年にアーネスト・ハンキンにより，ガンジス川とジャムナ川の水から発見された．抗菌活性を生みだすものは 1915 年にフレデリック・ツボルト，1917 年にフェリックス・デレルにより別々に発見された．その原因となるものをバクテリオファージ（バクテリアをむさぼり食うもの）と名付けたのはデレルであり，彼は，最初の発見を基に，現在のウイルス学の基礎となる多くの技術を確立した．

バクテリオファージは，地球上に存在する 10^{31} のウイルスのほとんどを占める最も数の多いウイルスであると考えられている．バクテリオファージは水中で高濃度に存在することもあり，1 mL 中に 10^8 個発見されたこともある．これまでに同定されたバクテリオファージの 90％以上はカウドウイルス目に分類されている（**図 7.6**）．カウドウイルス目は尾を持つバクテリオファージで，33,000 〜 170,000 塩基対，あるいはそれ以上の大きさの二本鎖 DNA をゲノムに持つ．他の科のバクテリオファージも存在し，それぞれ，形態学的な違いやゲノムの違いがあり，ゲノムサイズが異なる（**表 7.7**）．

1940 年代以降，バクテリオファージは分子生物学の基本的な道具になった．細胞の理解が進むにつれ，バクテリオファージの性質と活性に関する理解も大

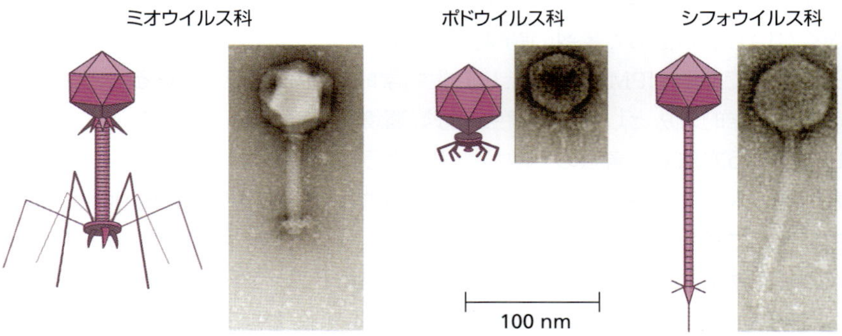

図 7.6 尾を持つバクテリオファージ（カウドウイルス目）
Biocontrol Limited の厚意により提供．

表7.7 バクテリオファージの種類

ウイルス科	遺伝子型	ゲノムサイズ (kbp)	構造	例
カウドウイルス目				
ミオウイルス科	二本鎖DNA	33.6〜170	膜を持たない，正二十面体の頭 (50〜110 nm, 時にそれ以上) と長い収縮する尾	エンテロバクテリオファージ T4
ポドウイルス科	二本鎖DNA	40〜42+	膜を持たない，正二十面体の頭 (60 nm) と短い収縮しない尾	エンテロバクテリオファージ T7
シフォウイルス科	二本鎖DNA	48.5	膜を持たない，正二十面体の頭 (60 nm) と長い収縮しない尾	エンテロバクテリオファージ l
その他の科				
テクティウイルス科	二本鎖DNA	147〜157	正二十面体，脂質を持つ，20 nm のスパイクを持ち，全長 63 nm	エンテロバクテリオファージ PRD1
コルチウイルス科	二本鎖DNA	9〜10	正二十面体，脂質を持つ，60 nm +	シュードアルテモナス PM2
プラズマウイルス科	二本鎖DNA	12	膜を持つ，球状/多形成，80 nm	アコーレプラズマファージ L2
イノウイルス科	一本鎖DNA	4.4〜8.5	膜を持たない，糸状，6〜8 nm × 760〜1950 nm	エンテロバクテリオファージ M13
ミクロウイルス科	一本鎖DNA	4.4〜5.4	膜を持たない，正二十面体，25〜27 nm	エンテロバクテリオファージ FX174
レビウイルス科	一本鎖RNA	3.4〜4.2	膜を持たない，正二十面体，26 nm	エンテロバクテリオファージ MS2
シストウイルス科	二本鎖RNA (分節)	13.4 (3分節)	膜を持つ，球状，8 nm のスパイクを持ち 86 nm の大きさ	シュードモナスファージ F6

同定された全バクテリオファージの90%がカウドウイルス科である．他のウイルス（ミオウイルス科とシフォウイルス科など）は古細菌に感染する．

きく進んだ．

バクテリオファージが非常にたくさんいることや，その多くが1つの宿主種にしか感染しないこと（さらに通常その種のいくつかの限られた株にしか感染しないこと）がすぐに明らかとなった．多くのバクテリオファージは宿主の細胞を素早く溶菌させるが（図7.7），この他に宿主のゲノムに組込まれて溶原性という潜伏状態になるものもいる．この宿主ゲノムに組込まれたバクテリオファージ DNA をプロファージと呼ぶ．プロファージの再活性化は様々な刺激により誘導され，これは，真核生物の細胞内レトロウイルス（宿主ゲノムへの組込みとその再活性化をおこす）と非常によく似ている．

溶原性に入る能力は，溶菌遺伝子のリプレッサー（宿主細菌の細胞の殺傷を阻害する）や DNA インテグラーゼ（バクテリオファージのゲノムを宿主ゲノムに組込む酵素）といったバクテリオファージゲノムの遺伝子機能と関連がある．

溶原状態のバクテリオファージが潜伏状態から活性化すると，細菌の DNA の一部を取り出し運ぶこともある．ある場合には，細菌の病原性を運ぶこともある．しかしこれは常に生じるわけではない．溶原と溶菌の2つのサイクルを図7.8 にまとめた．

治療薬としてのバクテリオファージ

バクテリオファージは，抗生物質が発見される以前に発見されたことから，当初細菌感染を抑制できるのではないかと期待された．1919 年には，トリチフスとヒトの赤痢の治療に用いて効果をあげたとする報告がある．1921 年に

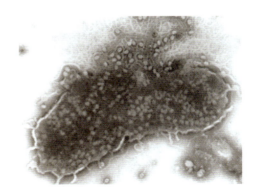

図 7.7 バクテリオファージが宿主を溶菌する様子

Brown JC (2003) Virology. In Encyclopedia of Life Sciences. より John Wiley & Sons, Inc. の許可を得て転載.

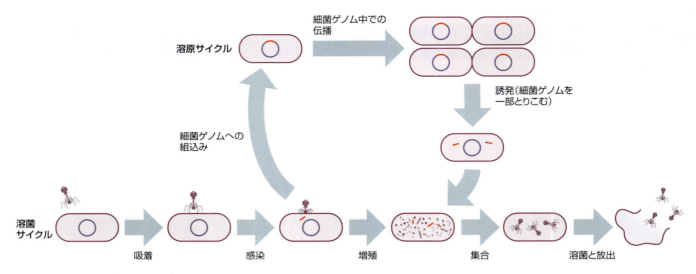

図 7.8 バクテリオファージの溶菌サイクルと溶原サイクル
Biocontrol Limited. の厚意により提供.

は, 皮膚病を引き起こすブドウ球菌に対して使用された.

1920 年代には, インドで 100 万人以上の患者に対して実施されたように, 多くの国で局地的に大規模な実験が行われた. ヨーロッパや米国で非常に多くの商業的な調合剤が販売された. バクテリオファージの想像上の使用が "Arrowsmith" という小説(1925)と映画(1931)で描かれた.

不幸なことに, 当時はバクテリオファージの性質はごく一部しかわかってなかった. 1939 年以降に電子顕微鏡を使うことで, バクテリオファージがウイルスであるのか, あるいは化学的な毒物であるのかの議論について結論をようやく得ることができた. 結果的には, 下記のような原因からバクテリオファージを使用した初期の多くの研究はうまくいかなかった.

・バクテリオファージが, 細菌の関与しない病気(ヘルペスや蕁麻疹)に対して使用された.
・実際には特定の細菌にしか感染しないのにもかかわらずバクテリオファージは様々な細菌を破壊すると思われており, そのために効果のない細菌に対して使用された.
・不適切な培地の条件や保存法が使用され, 感染性のあるバクテリオファージの形成が阻害された.
・バクテリオファージを不活性化してしまう投与方法が用いられた (いくつかの新しい知見では, バクテリオファージを破壊しないという説もある).

1934 年に, 米国医師会雑誌に, the US Council on Pharmacy and Chemistry によってなされた膨大な研究の結果が報告された. その中で, 限られた場合を除き, これまで実施されたバクテリオファージを用いた治療が有効だったとする証拠はないと報告された. その報告は, これまでのバクテリオファージを有効とする研究は適切なコントロール群がなく, 十分に精製されていない治療薬の使用や十分な数の患者がいなかったことから, 間違いであったと指摘した.

このような報告があったにもかかわらず, バクテリオファージを治療に使う方法は, 第二次世界大戦まで続けられた. ドイツ軍とソビエト軍は多くのバクテリオファージ製剤を, 特に赤痢に対して使用した.

抗生物質の時代

　抗生物質が使われるようになって，バクテリオファージの使用は減少した．1932年，最初のサルファ剤であるプロントジルが製造された．1941年，ペニシリンが最初に治療に使用され，新たな治療薬として認知された．その後，抗生物質はその数を増やし始めた．抗生物質は様々な細菌に対して効果があり，その使用も簡単であり，適切に行われた臨床試験によりその効能が保証された．

　バクテリオファージの治療への応用はその後も特にグルジアでは続いたが，抗生物質が主流となってからすでに半世紀以上が経過している．バクテリオファージ療法は，非常に小規模ながら西ヨーロッパで続き，フランスでは1960年代まで，スイスでは1980年代まで続いた．しかし，バクテリオファージ療法を続けた主な場所は，ソビエト圏の国であった．

　1926年にグルジア出身の細菌学者のジョージ・エリアバ Georgiy Eliava はパリのフェリックス・デレル Felix d'Herelle を訪ねた．訪問から戻った後，彼はバクテリオファージの研究を始めた．1930年代に，デレルはグルジアを訪れ，エリアバと一緒に研究を始め，バクテリオファージ研究の研究施設をグルジアの首都トビリシに造った．スターリン主義者らによる粛正により1937年にエリアバが処刑され，研究に危機が訪れたものの，研究は続けられ，複数の標的と様々な用途のために，バクテリオファージ混合物が数百種類つくられた．これと平行して，ポーランドやロシアでも研究は続けられた．ソビエト圏では，抗生物質が手に入りにくかったことから，バクテリオファージ製剤が医療の現場で使用され始めた．

　しばらくの間，西ヨーロッパでは抗生物質の勝利が続いた．1996年に米国の公衆衛生局長官のウィリアム・スチュアート William Stewart は，米国連邦議会で「感染症の本を閉じる時である．伝染病との戦いは終わった」と証言したと報告された．彼はその発言を公式には否定しているが，当時はそのような考え方が一般的であった．しかし当時においてすら，抗生物質に対する耐性はすでに重要な問題となっており，さらにひどくなろうとしていた．

　1990年代までに，抗生物質が効かない例がいくつも生じた．全ての抗生物質に対して耐性を示す病原性細菌はいくつも現れ，メチシリン耐性黄色ブドウ球菌 methicillin-resistant *Staphylococcus aureus*（MRSA）や，バンコマイシン耐性腸球菌 vancomycin- resistant *Enterococcus*（VRE）などがあった．

　耐性菌に対し，新たな抗生物質がないために有効な手だてを打てなかった．製薬会社はすでに感染症に対する薬は非常にたくさんあることから，抗生物質の研究は止めてしまい，より長期間使用する生活習慣病治療薬（コレステロールを下げる薬や心疾患の薬など）の研究を行い，これらが大きな利益となっていた．1983年から1987年の5年間に15の新たな抗生物質が米国食品医薬品局により認可されたが，20年後の2003年から2007年の間に認可されたのはたった3種類である．さらに悪いことは，たとえ新たな抗生物質が開発されたとしてもすぐにその耐性菌が現れてしまうことである．

　今や，耐性は危機的な水準に達し，開発中の新薬はほとんどないことから，バクテリオファージの可能性が再び注目されている．

バクテリオファージ再考

　1980年代，英国の細菌学者のウィリアム・スミス William Smith は，実験用マウスと家畜を使って一連の研究を行った．その研究により全身と脳への大腸菌感染による致死率は様々な抗生物質よりもバクテリオファージの方がより効率的に減少させることが示された．そして，バクテリオファージが各組織で増えていること，非常に少ない量のファージでも効果があることが発見された．スミスとその共同研究者であるマイケル・ハギンス Michael Huggins は，牛，羊，豚に大腸菌により実験的に下痢を起こさせ，バクテリオファージによる治療を評価してみたところ，少量のバクテリオファージにも治療効果があり，感染を抑えることを発見した．しかし，これは実験室内での感染実験であり，実際の病気に対する治療でないことから，注意が必要である．

　1990年代に，抗生物質耐性の危機が大きくなっていたことから，このようなバクテリオファージ療法の可能性が示されたことにより，この療法への関心が再び高まった．英国の臨床医ジェームズ・スーシル James Soothill は，バクテリオファージがモルモットでの皮膚移植片の破壊を防ぐことや，バクテリアの致死的感染からマウスを守ることを示した．

　抗生物質に対する抵抗性の増加とともに，バクテリオファージを用いた研究の成果は，いくつかの研究グループに，旧ソ連にはバクテリオファージ療法に関する技術があることを思い出させるのに成功した．

　上記のようなバクテリオファージ療法が有用であるとする研究や，局地的に多くの患者に対する臨床試験を行った膨大な研究があるにもかかわらず，これらの証拠は，西ヨーロッパでバクテリオファージ療法が使用されるには十分でない．ソビエト圏内での治療方法の幅が狭かったことなどの西側とは異なる事情や，実施された臨床試験は，現代の臨床試験で必要な，詳細な記述，方法，二重盲検法を含んでいなかった．このことから，上記のようなバクテリオファージを用いた臨床試験の証拠は示唆的ではあるが十分ではないのである．

　結果として，1990年代半ばにあった旧ソビエトの科学技術に対する関心は期待はずれに終わった．ポーランドとグルジアの臨床医達は，バクテリオファージ療法を学ぶために他国から来た人々にバクテリオファージ療法を教えたが，西ヨーロッパや米国では使われることはなかった．西側圏で競争に曝されている会社の多くは，あまり複雑でない，食べ物や農業への応用に対して特に興味を示した．

　2007年までに5つの製品が米国で認可された．1つはトマトやトウガラシの細菌感染を抑制するものであり，2つは，屠殺前の家畜の食中毒を引き起こす細菌を破壊するため，残り2つは，食べる直前の食べ物のリステリア菌を抑制するものである．この後者の場合には，米国食品医薬品局によりヒトがバクテリオファージにさらされることが認可されており，これは重要な前進である．

　ヒトの治療への応用は遅々として進んでいないが，これはコスト面からだけではない．バクテリオファージを治療へ使うことの問題点を **Box 7.1** にまとめた．

　遺伝子ベクターの開発で行うように複製能力を欠損させつつ，細菌の破壊能を高めるような遺伝的改変 genetically modified (GM) をバクテリオファージに施そうとする研究グループも存在したが，遺伝子組換え技術を使ってしま

Box 7.1　バクテリオファージを抗菌薬として使用する際の問題点

利点
- バクテリオファージは特異性が高く，副作用を避けることができる．これは広スペクトルの抗生物質を使うことを避ける最近の傾向と合致している．
- 複製能を持つバクテリオファージを使用すれば必要に応じて増殖するので，投与量を少なくすることができる．これにより費用と毒性を抑えることができる．
- バクテリオファージは抗生物質のような耐性の問題がない．また，従来の抗生物質と同時に投与することで相乗効果が期待されるというエビデンスもある．
- バクテリオファージの調整では毒性の心配をする必要がないかもしれない．溶菌した細菌から放出される内毒素による傷害の可能性（一部の抗生物質使用時にみられるヘルクスハイマー反応 Herxheimer reaction）も，現在使用されているバクテリオファージの量では問題になっていない．
- バクテリオファージ製剤は製造が比較的容易である（しかし，臨床で使用できるレベルの質を確保するための管理コストは必要である）．
- 細菌がバクテリオファージに対する耐性を獲得しても，バクテリオファージ自身がその耐性を克服する可能性がある．

欠点
- 特異性が高いことから，病原となっている細菌の同定が必要である．時に，複数のバクテリオファージが必要となることもあるだろうが，その場合は，耐性の問題を減少させることができる．
- バクテリオファージを全身投与することには制限がある．これはファージに対する免疫応答が生じ，またこれがバクテリオファージの効果を減少させるためである．体表面上の感染部位への直接投与や経口投与によってこの問題を解消できる可能性がある．全身投与できるかどうかを確かめるには，臨床試験で評価を行う必要がある．
- 低い毒力を伝達する細菌の遺伝物質が移動するのも妨げてしまう．このため，溶菌する（溶原化しない）バクテリオファージのみを使用し，この療法を行う場合は全ての形質導入（細菌遺伝子の移動）を監視する必要がある．

管理と商品化の問題
- ヨーロッパと米国におけるこの新しい療法に対する規制は，多くの人々が予想したよりも少ないことが明らかとなり，臨床試験を実施できることがわかった．
- 基礎技術が十分に確立しており，未同定のバクテリオファージが膨大にいることから，バクテリオファージの特許権の問題がある．しかし，モノクローナル抗体も同じような問題を抱えているにもかかわらず，商業的に成功している．

うと，その遺伝子組換え産物を制御する方法も同時に必要となってしまう．

多くの研究者は，投与したバクテリオファージが細菌の存在する場所で増殖し，投与量以上の細菌を殺すことができると考えており，これがバクテリオファージを使う重要な利点の1つであると考えている．そのため，複製能力を持たないバクテリオファージを使用することに疑問を抱いている（**Box 7.2**）．複製能力が様々な問題を引き起こす遺伝子治療ベクターとは異なり，バクテリオファージは原核生物の細胞でしか複製できない．遺伝子の発現が原核生物に限られていることで，真核生物の細胞にバクテリオファージはほとんど作用しない．真核生物に作用する要素を加えるために，適切な遺伝子発現をさせるなら，他の方法によってそのような要素を加えなくてはいけない．

そのため，これまで行われた全ての臨床試験では遺伝的な改変を行っていない複製能力を持つバクテリオファージが使用されている．

Box 7.2　能動的または受動的バクテリオファージ療法

最初の第2相試験は2007年に実施され（緑膿菌に対する試験），2.4 ng のタンパク質に相当する60万感染単位が使用された．能動的（活性）バクテリオファージ療法というこの方法は，膨大な量のバクテリアに対し，バクテリオファージが治療効果を持つのに必要な量まで増殖することを想定している．バクテリオファージが増殖しなくても治療効果が期待されるほどの量を投与する場合は，受動的（不活性）バクテリオファージ療法という．遺伝的改変をともなったバクテリオファージを使用する場合の多くは，この受動的バクテリオファージ療法を採用するが，これは，遺伝的改変により増殖できないためである．

表 7.8　バクテリオファージ療法の現在の臨床試験

臨床試験の段階(相)	場所	標的	病態
第 1 相試験，安全性確認			
終了 1999	英国	エンテロコッカス属	腸の感染
終了 2005	スイス	大腸菌	下痢
終了 2008	米国	緑膿菌，MRSA，大腸菌	下肢潰瘍
終了 2009	ベルギー	緑膿菌，MRSA	熱傷
第 2 相試験，安全性と有効性の確認			
終了 2007	英国	緑膿菌	耳への感染
実施中(第 1 相試験も実施中)	バングラデシュ	大腸菌	下痢

計画中：MRSA（鼻腔感染），緑膿菌（肺感染，耳への感染，潰瘍）．

臨床適用

　バクテリオファージ療法の現代的な臨床試験の最初の例は 1999 年のロンドンで行われた．しかし，この臨床試験は感染していない健康なボランティアに対して行われたため安全性の確認だけである．目的としていたのはバンコマイシン耐性腸球菌に対してである．この追加的な安全性試験が行われてから（**表 7.8**）2007 年に実施された，耳に感染した緑膿菌に対するバクテリオファージ療法の効果を調べる臨床試験まで，現代的な臨床試験は行われなかった．この臨床試験は 2007 年に終了し，現在は，大規模な第Ⅲ相試験が計画されている．米国やヨーロッパで使用されるためには，臨床試験が成功し，欧州医薬品庁（EMA）や米国食品医薬品局（FDA）の承認を得る必要がある．しかし，これはまだ始まったばかりである．

Key Concepts

- 生物学研究におけるモデル生物としての利用も含め，ウイルスは様々に有効利用されうる．
- ウイルスは治療用遺伝子の運搬にも利用できる．これを遺伝子治療という．もともと遺伝性疾患の治療に対する可能性が考えられてきたが，期待されたほどには進展しておらず，むしろ，がんの制御に使用されつつある．
- ウイルスはがんの治療に使用することが可能である（ウイルス療法）．このような治療法は，もともと特定のウイルスの持つ特徴を利用するものであったが，現在では，遺伝的改変に基づいたものや，ウイルスや遺伝子のベクターを利用したものが主流になっている．
- 生物学的防除は，防除のマーケットの一部でしかない．現在，増えつつあるものの，農業における防除でウイルスが使用されている例は 0.1％程度である．
- 20 世紀初頭に発見された細菌に対するウイルス（バクテリオファージ）を使用し，病原性細菌に使用する方法は，化学合成された抗生物質に急速にとって代わられた．しかし，近年この療法への期待が再び高まっている．

理解を深めるための設問

設問 7.1：遺伝子治療は当初，遺伝性疾患に対して行われることを想定していたが，なぜ実施されていないのか．

設問 7.2：p53 をがん細胞へと運ぶ遺伝子治療薬の Gendicine は中国で承認されている．今後，米国やヨーロッパでも承認されるだろうか？

設問 7.3：ニュージーランドの農場では，バイオテロリズムであると分類されているウサギカリシウイルスがなぜ使用されたのだろうか？また，どのような結果になったか？

設問 7.4：バクテリオファージを使用した抗菌薬を開発するために遺伝的改変は必要だろうか？

参考文献

Hacein-Bey-Abina S, Hauer J, Lim A et al. (2010) Efficacy of gene therapy for X-linked severe combined immunodeficiency. *N. Engl. J. Med.* 363, 355–364.

Harper DR (2006) Biological control by micro-organisms. In Encyclopedia of Life Sciences. John Wiley & Sons, Chichester. http://www.els.net/

Harper DR & Kutter E (2008) Therapeutic use of bacteriophages. In Encyclopedia of Life Sciences. John Wiley & Sons, Chichester. http://www.els.net/

Häusler T (2006) Viruses vs. Superbugs: A Solution to the Antibiotics Crisis? Macmillan, London.

Lacey LA & Kaya HK (eds) (2007) Field Manual of Techniques in Invertebrate Pathology: Application and Evaluation of Pathogens for Control of Insects and Other Invertebrate Pests. Springer, Netherlands.

Templeton NS (ed.) (2008) Gene and Cell Therapy: Therapeutic Mechanisms and Strategies, 3rd ed. CRC Press, Boca Raton.

Wright A, Hawkins CH, Änggård EE, Harper DR (2009) A controlled clinical trial of a therapeutic bacteriophage preparation in chronic otitis due to antibiotic-resistant Pseudomonas aeruginosa; a preliminary report of efficacy. *Clin. Otolaryngol.* 34, 349–357.

INTERNET RESOURCES

Much information on the internet is of variable quality. For validated information, PubMed (http://www.ncbi.nlm.nih.gov/pubmed/) is extremely useful.

Please note that URL addresses may change.

Biological control: a guide to natural enemies in North America. http://www.nysaes.cornell.edu/ent/biocontrol/

Gene Therapy Clinical Trials Worldwide, provided by the Journal of Gene Medicine. http://www.abedia.com/wiley/

Human Genome Project gene therapy resource. http://www.ornl.gov/sci/techresources/Human_Genome/medicine/genetherapy.shtml

第8章
出現，蔓延，根絶

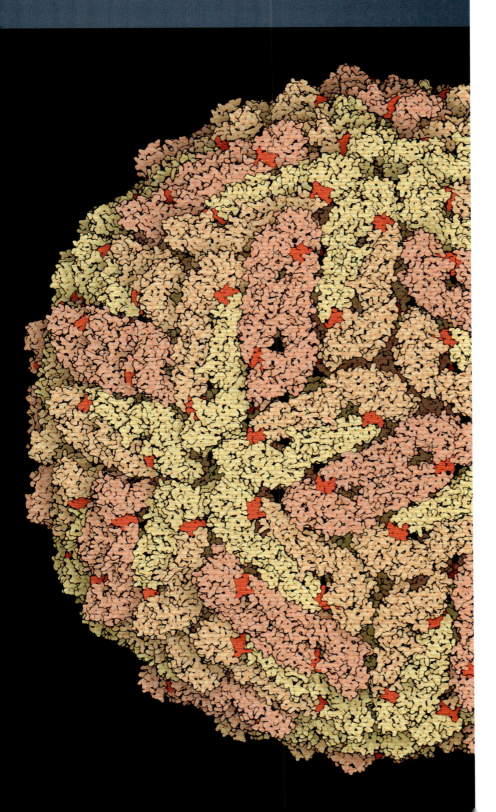

INTRODUCTION

ウイルスにはすべて起源がある．一般に，新種のウイルスは近縁のウイルスから出現してくるが，新しい宿主から出現することも多い．ウイルスが蔓延してくると，新しい宿主の中に定着し，祖先のウイルスからかなり離れて分岐していくことになる．ウイルスが新しい宿主においてそれ以上感染できなくなると，種を越えた感染が起こらない限り絶滅することになるだろう．現代の技術では，問題となるウイルスの性状や弱点がわかるので，そのウイルスの感染を阻止することも可能である．このようにして，天然痘（ポックスウイルス科）や牛疫（パラミクソウイルス科）は根絶に至ったのである．

デングウイルス
Research Collaboratory for Structural Bioinformatics Protein Data Bank と The Scripps Research Institute, USA 所属 David S. Goodsell の厚意により提供．

同じウイルスであっても，その感染の規模は宿主集団の構成により異なる．ある場所やある期間に，感染の規模が通常よりもはるかに高くなることがある．病気の症状があらわれてはじめて流行を知ることができるが，このような感染の増加を順次，**出現 emergence**，**局地的流行 epidemic**，**世界的大流行（パンデミック）pandemic** という．ウイルスは検出されなくなり，消えてしまうこともあるだろう．しかし，複雑な環境のもとでは，あらゆる地域で何が起こっているか，ウイルス感染がどのように終息し，将来出現する可能性があるのかを知ることはほとんど不可能である．このような理由で，感染症の発生状況を把握するために，感染症の種類と規模を効果的にモニタリングすることが最も必要とされているのである．

8.1　サーベイランス

　疾病の原因が微生物であることが明らかにされる以前には，感染レベルのモニタリングは症状を目で見て確認することに限定されていた．天然痘が発生した兆候を見逃すことはまずないので，このような病気では難しいことではなかったのである．しかし，痘瘡にさまざまなタイプがあるように，異なる微生物に感染した結果として類似の症状があらわれている場合には混同してしまうこともあった．天然痘 smallpox はポックスウイルス科のウイルスによって引き起こされるが，細菌性の疾病である梅毒を指して great pox と呼んでいた．このような混同は今でも存在し，水痘 chickenpox（古英語で痒い疱瘡を意味する tzuiken に由来すると思われる）はヘルペスウイルス科のウイルスによって引き起こされる．

　同様に，異なる感染様式を持ついくつかのウイルスが，似通ったウイルス性肝炎の症状を起こす．

　病気の特徴や原因の理解が深まったことで，病原微生物をモニタリングすることが可能になった．19 世紀後半は，特に注意が必要な疾病について中央政府に報告するシステムが確立した時期である．すなわち，法律によって政府に**届出義務のある疾病 notifiable disease** という概念ができたのである．

　1878 年，米国議会は海外勤務の外交官からコレラ，天然痘，ペスト，黄熱に関する情報を収集する権限を**公衆衛生局 Marine Hospital Service** に与えた．これらの病気が米国内で蔓延するのを防ぐために，検疫措置を行うのが目的であった．その 1 年後，議会は初めてこれらの届出義務のある疾病の報告を受け，1893 年には州や市の当局からの情報も収集することになった．1912 年には特殊疾病に電報による警告が必要になった．

　英国ではコレラ，ジフテリア，天然痘，腸チフスのような疾病について，ロンドンでは 1891 年から，イングランドの他の地域やウェールズにおいては 1899 年に報告義務ができた．1948 年に世界保健機関（WHO）が設立され，全世界レベルでの報告の統一体制ができあがった．

　米国では 2009 年に合計 21 のウイルスが起こす疾病に対して届出義務を課している（**Box 8.1**）．そのリストにはウエストナイル熱やハンタウイルス肺症候群のような外来性ウイルスによるものも当然収載されているが，水痘や流行性耳下腺炎のように身近な感染症も収載されている．

　リストの対象を拡大したり縮小したりでき，保健機関が重要視している疾病をいつでも反映できるようになっている．また，1 つの地域から世界に至るま

Box 8.1　米国で 2009 年に発生したウイルスの届出伝染病

- カリフォルニア脳炎
- 東部ウマ脳炎
- ポワッサン脳炎
- セントルイス脳炎
- ウエストナイル熱・脳炎
- 西武ウマ脳炎
- ハンタウイルス肺症候群
- A 型肝炎
- B 型肝炎
- C 型肝炎
- AIDS
- 麻疹
- おたふくかぜ（流行性耳下腺炎）
- A 型インフルエンザ（小児および新型）
- ポリオ
- 狂犬病
- 風疹
- 重症急性呼吸器症候群（関連）
- 天然痘
- 水痘・帯状疱疹
- 黄熱

注：ウイルス以外の届出伝染病はこのリストから除外した．

でのさらに多くの疾病がモニタリングされている．**サーベイランス** surveillance の始まった頃から，海外の感染症発生状況の監視は重要であり続けているのである．

最初に国会で認定されてから 120 年が経った 1998 年に，米国議会の上院海外事業小委員会は「国際的なサーベイランスとコントロール機構を大きく増大させることや，致死的なウイルスが最初に出現することが多い開発途上国において人々を防御できる技術の向上が緊急に必要である」と言及した．

新興感染症を同定する過程には，感染の発生 outbreak を発見すべくフィールド調査を行う者（一番の課題は乗っているジープのスペアパーツを見つけることかもしれない）から，遺伝子配列に関するデータを集める分子生物学者（感染症の原因についてほとんど何もわかっていないかもしれない）に至るまで，多くの人々が関わる様々な作業が含まれる．もちろん，政治の情勢に大きく影響されることもあるかもしれない．

新興感染症の監視や封じ込めに失敗したとき，後になって責任の押しつけ合いをすることはたやすいが，アウトブレイクが発生する前に得られる必然的に制限された情報を，どの時点で利用するのかということを判断することは難しいのである．

次に，感染症の発生に対する過小対応と過剰対応という発生した問題に対する 2 つの両極端な例をみてみよう．

過小対応：ハンタウイルス肺症候群

1993 年に米国の南西地域で原因不明の致死的な呼吸器疾患の発生が疫学者によって明らかにされたとき，数多くの研究者によりあらゆる調査研究が行われ，すぐに原因微生物がハンタウイルスであることが証明された（ブニヤウイルス科，8.2 節参照）．ハンタウイルスは既知のウイルスであったが，このウイルスにより引き起こされるユーラシア型の腎症候性出血熱 hemorrhagic fever with renal syndrome（HFRS）は，米国の症状とは明らかに異なっていた．この疾患はすぐにハンタウイルス肺症候群（HPS）と名付けられた．

初めて同定されたハンタウイルスであるハンターンは朝鮮戦争時に発見され，それ以来米陸軍においてハンタウイルスが引き起こす疾患に関する調査が行われてきた．しかし 1991 年から 1992 年にかけて予算が削減され，このプログラムも大幅に縮小された．そのとき，米国ではハンタウイルスが大きな問題となるとは考えられなかったので，予算を削減しても大きな影響は出ないと考えられた．

過剰反応：ブタインフルエンザ

これと正反対なのが 1976 年にフォートディクスにおけるインフルエンザの発生である．ここの米軍訓練施設で発生したアウトブレイクの原因ウイルスはあらゆる検査の結果，ブタに由来することがわかり，1918 年から 1919 年にかけて世界的に流行して 5,000 万人の死亡者を出した H1N1「ブタインフルエンザ」（オルソミクソウイルス科）に近縁であることがわかった（**Box 8.2**）．

1918 年から 1919 年のインフルエンザの世界的大流行を基に考えると，このウイルスは 100 万人の米国人の死亡者を出すと予測されたので，大規模な公衆衛生プログラムが，ブタインフルエンザの長期にわたる流行を回避するために始まった．すべての者がワクチンを受けられるように多大な労力が費やさ

Box 8.2 インフルエンザウイルスの命名法

A 型インフルエンザウイルスは表面タンパク質のヘマグルチニン（HA もしくは H）とノイラミニダーゼ（NA もしくは N）の性質により亜型へ分類される．16 の H 亜型と 9 の N 亜型がある．それぞれのウイルスはその表面にある H と N により命名される．これはさらに細分化され，たとえば 1918 年から 1919 年のスペインかぜの原因のウイルスは $H_{sw}1N1$ とあらわす．H の添字である sw という文字はブタ（swine）のウイルスの H タンパク質に起源があることを表している．抗原不連続変異はこれらの H と N タンパク質に起こる．

れ，約 5,000 万人の米国人がワクチンを接種した．そして予想通りの程度の流行でおさまったので，公衆衛生学の勝利としてもてはやされた．しかし，このウイルスは伝播力が強くないことが証明され，非常に限局した発生しか起こさなかったことがわかった．その結果，このワクチン接種がもたらしたのは主にワクチン接種に対する人々の信用を損なったことであった．さらにはワクチンによって生じた障害，特に神経障害性の麻痺が起きるギランバレー症候群に対する損害賠償請求訴訟が起こされた．請求の決定額は，ついには 1 億ドル近くになり，これはワクチン接種プログラムの費用とほぼ同額であった．こうしたことから，このプログラムは大失敗した例としてよく言及される．

仮に状況が違っていればハンタウイルスプログラムの大幅な縮小には問題がなかったかもしれないし，1976 年のブタインフルエンザワクチンは 100 万人の生命を救ったかもしれない．このような判断は難しく，いつも正しいとは限らないが，間違った決定の費用は非常に高くつくのである．

インフルエンザ：サーベイランスから世界的大流行まで

インフルエンザは消えることがない．1990 年代の後半から，東南アジアにおけるサーベイランスにより，「トリインフルエンザ」として知られている H5N1 インフルエンザウイルスがヒトにかなりの高病原性を示すことがわかった．

感染しているトリと密接に接触しない限りヒトには感染しないが，いったん感染すると，致死率は確認された症例では 50% を超える．2009 年 9 月までに 442 人の感染患者のうち 262 人が死亡した．軽い症状は見逃されていると考えられるので，この数字は過大評価かもしれない．しかし，この値は恐ろしいほど高いレベルの致死率であり，1918 ～ 1919 年のインフルエンザの世界的大流行における致死率の 20 倍以上である（ある地域では 70% を超えてはいたが）．このように，サーベイランスは驚くべき事実を示した．

集中的なモニタリングを行った結果，アジアからアフリカにまたがる 15 ヵ国でトリからヒトに感染したことが明らかになった．しかし，ヒトからヒトへの感染例はほんの少数だけであったので（わかっているものだけではあるが 3 ～ 6 の症例），H5N1 インフルエンザウイルスが世界的に流行する可能性を示す根拠はあまりないのである．

もしヒトからヒトへ感染しやすくなったら，理論的には 10 億人単位でヒトが死亡することになるだろう．しかし，ウイルスには種を越えて感染する場合に病原性は低くなるという一面がある．それゆえ，H5N1 が有する毒力を維持したままでパンデミックを起こすほどに広がる可能性は低いだろうが，それでも 2009 年以来注目を集め続けている．

ブタインフルエンザの再来

2009 年 4 月にメキシコで発生した一連のインフルエンザの症例は，新たな大流行を予感させた．しかし，それは H5N1 トリインフルエンザではなく，ある意味最もやっかいな類のインフルエンザであった．この新しい型の H1N1 インフルエンザウイルスはブタからヒトに感染するブタインフルエンザウイルスであった．初期の致死率は非常に高く，5% 以上と報告されていた（軽い症例を含めていなかったために致死率を高く見積もった可能性がある）．ブタから分離された 1918 年のインフルエンザに近いが，それよりも致死率が高いことが人々を不安にさせた．

高いレベルでの監視体制が続けられたが，当初恐れられていた程の高いレベルの致死率は 2009 年にはみられなかった．

本格的な世界的大流行は 2009 年 6 月 11 日，WHO により宣言された．新型インフルエンザは，いつもの季節性インフルエンザよりも若い世代に高い頻度で症状を起こした．妊婦では重篤な症例もみられた．しかし，世界的大流行の段階に入ったこの H1N1（2009）の致死率は，恐れられていたよりもかなり低く（**表 8.1**），ヒトの間でいつも流行している季節性インフルエンザとだいたい同じであった．

WHO の広報は，「次の大流行は，致死率の高い H5N1 トリインフルエンザのようなものであろうと考えられており，それゆえ世界の終末が来ると信じる人々がいた．現実に今我々が H1N1 インフルエンザを前にしてわかったことは，ほとんどの症状は無治療でも治まるレベルであることである」と言っている．多くの地域で，軽い症状で終息したにもかかわらず過大な報道がなされたことに対して，人々は恐怖を感じるよりも苛立ちを感じた．

おそらく安心する材料になると考えられるが，2009 年のブタインフルエンザウイルスの遺伝子配列は，永久凍土層に埋葬された死体や保存された臓器から採取された 1918 年のインフルエンザウイルスの遺伝子配列とは異なっていたのである．特に H1N1（2009）インフルエンザウイルスは，炎症や細胞死に関連する PB1-F2 タンパク質を欠損していた．このタンパク質は 1918 年のインフルエンザウイルスには存在していたのである．過去 60 年間のヒトインフルエンザウイルスでは共通して欠損しているが，トリインフルエンザウイルスでは共通して保持されている．ある解析によると，2009 年の H1N1 インフルエンザウイルスはアメリカ大陸とユーラシア大陸の両方に起源のあるヒト，ブタ，トリ由来の 3 種のインフルエンザ遺伝子が組み合わさったものと考えられている．ブタからヒトへの感染はアジアで起こり，感染したヒトがアメリカ大陸のブタに感染させた可能性も考えられている．

このような感染の起源をさかのぼることは難しく，判明することはまれである．明らかにいえることは，よくあることだが，このメキシコ風邪はメキシコ

表 8.1　インフルエンザ大流行一覧 [1]

名前	年	致死率	死亡数	インフルエンザウイルス亜型
ロシア風邪	1889〜90	不明	100 万人	H2N2?
スペイン風邪	1918〜20	2〜3%	5,000 万〜7,000 万人	H1N1
アジア風邪	1957〜58	0.2%	100 万〜200 万人	H2N2
香港風邪	1968〜69	0.2%	75 万〜100 万人	H3N2
ロシア風邪 [2]	1977	非常に低い	非常に少ない	H1N1
メキシコ風邪	2009〜2010	0.03% [3]	1 万 8 千人が確定，おそらく 25 万人以下	新型 H1N1

[1] 1889〜1890 年以前の大流行については十分わかっていない．過去 2000 年にさかのぼり散発的な報告はある．
[2] 制限が限定されており，1950 年のインフルエンザウイルスの人為的な再興の可能性がある．
[3] 重症例には先進的な医療措置が施され，また，広範にワクチン接種や抗ウイルス薬が使用されたため，致死率が低い．

が起源ではなかったということである（同様に，1918〜1919年のスペイン風邪は米国が起源と考えられているが，スペインに達したときに大規模なマスコミ報道があったので，スペイン風邪として知られることになったのである）．

集中的なサーベイランスのおかげで，大流行が宣言された翌日に最初のH1N1ワクチン（2009）が作られた．そして，3ヵ月もたたないうちに，FDAが4つの実用可能なワクチンを承認した．より重篤になる感染の第2の波に突入する前にワクチンが検定されて承認され，使えるようになった．

2009年のインフルエンザ流行の背景にはウイルス遺伝子の違いの他にも，1918年のインフルエンザとは大きな違いがあった．1919年，世界は第1次世界大戦の疲弊から回復しつつあった．ウイルスに関する知識は乏しく，インフルエンザのワクチンも薬もなかった．二次的な細菌感染による死者の増加に対して効果的な抗生物質がなかったことも重要かもしれない．

2009年においては，大流行する前にウイルスが分離され，増殖させることができ，塩基配列を決定できた．感染様式や感染経路を明らかにすることは流行の制御に有効であったが，まだ大流行になるかはわからなかった．しかし，2つの薬（タミフルとリレンザ）を流行の最初から使うことができ，米国とヨーロッパにおいて冬季のインフルエンザシーズンの前に使用できる数百万回分の4種のワクチンが数ヵ月後に使用することが認可された．

さらに，一般診療のレベルが上がっていた．患者の症状が感染により深刻な状況になれば，病院で回復に向けた集中的な治療を施さなければならない．もちろん，そのためには常時ではないが十分なベッド数が必要である．2009年7月，26歳のスコットランドの女性は英国で体外式膜型人工肺を備えた5つのベッドがすでにふさがってしまっていたために，スウェーデンに渡らなければならなかった．その女性は幸いにも回復できたが，高度に専門化された設備がいつもニーズと釣り合っているわけではないことを示している．

2009年は1918年と比べると逆に不利に働いていることもあった．長距離旅行は1918年よりも2009年の方がより速く，手軽で，普及しているが，これはウイルスが蔓延する主要なルートとなるのである．同様に，集約農業（2009年4月のメキシコの発生要因として示唆されている．しかし確定的感染ルートは解明されていない）も現代では一般的であるが，このシステムにより家畜の間での病気の蔓延と増幅を助長したのである．さらに感染しうる人口は1918年には18億（このうちの6分の1が都市に居住）であったのに対して2009年には60億（そのうち半数は人口密集都市に居住）に増えている．

しかし，たとえウイルスが1918年のものと同様の病原性であったとしても，栄養の改善，病気に対する理解，抗ウイルス薬，ワクチン，改善された治療法などをあわせると2009年の状況は1918年とは大きく異なっていただろう．

ブタインフルエンザの物議

2009年から2010年にかけてのインフルエンザの世界的な広がりは，恐れられていたほどの被害を出さなかったことは明らかである．事実，致死率は毎年流行する季節性インフルエンザに匹敵するということがすぐにわかった（**Box 8.3**）．

人間性というものはそんなものであるが，この事実を知ってほっと一息ということにはならなかった．2009〜2010年の大流行の深刻さを誇張したのは

Box 8.3 インフルエンザの第2波？

2009年のインフルエンザの世界的流行が起こったとき，いつもの冬季インフルエンザが流行する時期に入った北半球の国々は，より強い症状を引き起こす第2波が到来することを真剣に心配していた．新しいインフルエンザが出現すると，その後に，最も死者数が多くなる第2波が来るという傾向があるのだ．

1918～1919年にかけてのインフルエンザ大流行について，コペンハーゲンにおける研究では，死亡者の60%は1918年後半の第2波により発生していたことがわかった．一方，1918年初頭の第1波では5%であった（1919年の初頭の第3波では35%）．この数値は第2波の厳しさを主張する際にしばしば使われる．コペンハーゲンにおける致死率は夏に0.3%であったが秋（第2波）には2.3%に上がり，8倍近く高くなったのだ．

しかし，このような現象は世界共通ではなかった．同時期におけるイングランドとウェールズの報告を解析すると，秋から冬の間に0.27%から0.1%へと致死率が低下していた．その時の診断は，血清学的もしくはウイルス学的に確定することができなかったので，主として症状から確定することが推奨されていたはずである．

加えて，致死性の低い第1波が免疫を与えて第2波をやわらげるという事実がある．

1968年のH3N2香港風邪においては，1968年の春の死亡者は全死亡者の15%であったのに対し，全死亡者のうち85%が1968～1969年にかけての冬の時期（第2波）に発生した．インフルエンザウイルス自身は特に重篤になる型ではなかったが，米国で34,000人，全世界で100万人の死亡者をだした．これは大変多い数字であるが，季節性インフルエンザの死亡者数とだいたい一致していた．つまり，1918年のときよりも死亡者の割合を計算上は高く算出していたが，現実の致死率は特に高くなく，死亡者数は例年とさほど変わらなかったのだ．

2009年のA型インフルエンザH1N1では，第2波による重篤者数の増加は冬季に入った北半球で確認されず，むしろ例年のインフルエンザシーズンに近いものであった．とはいえ2009年の12月は4,400人の死亡が確認された最も死亡者数の高い月であり，相当懸念される状態が続いた（図1）．しかし，全体的な致死率に増加の兆しはなく，第2波も見られなかった．

WHOにより，2010年8月10日，世界的大流行の終息が公式に宣言された．

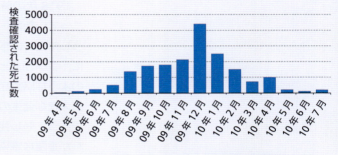

図1 H1N1インフルエンザによる月別の死亡数

ワクチン会社や製薬会社などに利益を与えるためだったという陰謀説が出回った．

後からわかったことであるが，A型インフルエンザH1N1（2009）はよく似ているはずの1918年のウイルスとかなり異なっており，それまでの心配事が払拭された．しかし，大流行の早期には，メキシコでの高い致死率が不安を高め，致死率の高いウイルスの流行である可能性を選ばざるをえない状況になった．

もし2009年のインフルエンザ流行が1918年の流行と同規模であったらどうしていただろうか．ワクチンが1,000万人以上の命を救っただろうし，抗ウイルス薬はさらに多くの命を救っただろう．しかしその時必要なものを過大に評価するのではなく，過少に評価していたら政府関係者に非難され続けただろう．

サーベイランスの役割

2009年4月にメキシコでH1N1が検出されたその特徴を把握できたことにより，パンデミックの予防とまではいかないが，いかにパンデミックが形成されるかを理解することに専念でき，またワクチンを早期に開発することができた．しかし，宣伝により抗ウイルス薬の使用頻度が高まってしまったので，世間の注目は日本の河川のタミフル量が高レベルになるのではないかということにまで集まった．

しかし，ウイルスが初めて検出される前の数ヵ月からウイルスは蔓延しており，致死率は恐れられているほど高くなかったのである．そのために，H5N1インフルエンザをモニターして抑制する労力とそのために支払われている労力

に対して疑問もあがっている．もしトリインフルエンザウイルスがヒトに簡単に感染するようになったら，その結末は悲惨なものになるであろう．しかし，トリインフルエンザに注意が集中していたことで，ブタインフルエンザの早期発見を妨げたのだろうか．2009年初期のぎりぎりまで，次の大流行についての議論はH5N1に焦点があてられていた．CDCのインフルエンザ部門の所長は「トリではなくブタから発生してしまった．インフルエンザのサーベイランスは，トリに対してはうまくやっていたのだが，ブタに対してはせいぜいまばらというべき状態で，それゆえに見逃してしまった」と述べた（図8.1）．

　サーベイランスは，常時発生している感染症であっても，新しい検査技術が生まれなければ検出できないようなレベルのものにまで集中的に労力が注がれるために，行き過ぎた結果を招く場合がある．

　1918年の時点で，毎年数十種の新しい感染症が地球上の様々な場所で起こっていたが，それらが認識されることはほとんどなかった．しかし今ではそうした全ての感染症が地球規模で監視され，報告され，照合されている．確かに，ブタからヒトに感染するH1N1インフルエンザウイルスやニパウイルスのような感染症は世界的に大流行する可能性がある．しかし，我々は，次に来る大きな発生の兆候よりも，絶えず進行している感染症を見てしまっているのだろう．もし我々が常時発生している感染症を発見しすぎていたとしたら，どれが重要な感染症なのかをどのようにして知ることができるのだろうか．

　無線信号では，過度の増幅が信号を溢れさせて，バックグラウンドノイズになってしまう．同じように潜在的な感染症をサーベイランスする場合にはそのようなことがないように十分な注意を払う必要がある．

8.2　出　現

新興感染症 emerging disease はCDCでは次のように定義されている．

「過去20年に発生率が増加してきた，もしくは近いうちに増加する恐れのある感染性疾患」

　新興感染症は新しいウイルスである必要はなく，単に発生率（新たな感染者数）が増加することだけで定義されていることは，特筆すべきことである．ま

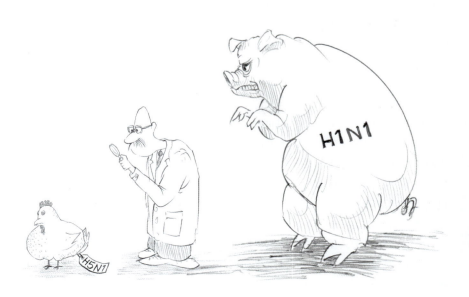

図8.1 H5N1トリインフルエンザの大流行を監視することで2009年のH1N1ブタインフルエンザの出現を見逃してしまったのだろうか？

た「どれだけの数か」というのも対象ではない．

この定義には多くの疾患が当てはまるものの，際立った症状を示す疾患，たとえばエボラウイルス（フィロウイルス科）による出血熱やHIV（レトロウイルス科）による免疫不全に注意が向いてしまうのは当然のことである．一般に，新興感染症という用語は，これまでにまれにしか観察されなかった（もしくは，新たに発見された）疾患に対してよく用いられる．地理的に制限されている，あるいは感染者数が少ない疾患の変化を観察することのほうがたやすい．実際には，すでによく知られている感染症が大きく増加した場合には，新興感染症ではなく，地域的流行（エピデミック）または2009年のH1N1インフルエンザのように世界的大流行（パンデミック）とみなされているからかもしれない．

成人における水痘の流行は，よく知られている感染症が出現 emergence の段階に至るのを理解するためのよい例となる．イングランドとウェールズ（スコットランドは単独で統計を作っている）において，1980年から1990年代半ばにかけて水痘の患者数と死亡数の両方が急激に上昇した．死亡数の増加は成人の患者数の増加によるもので，水痘は成人の方が重篤な症状をもたらすからである．理由は不明ながら，1990年代後半に患者数は減少に転じた．なお，水痘ワクチンは1995年には米国で導入されていたが，英国では2009年の時点で日常的に使われることはなかった．水痘は，ワクチンが使われていればどうということはなかったはずのこの流行の後，減少に転じた．

何が新興感染症を構成しているかを定義することは単純ではないこと，また，ある地域で増加した疾患が，それ以外の地域で同じように増加するとは限らないことは明白である．さらには感染症の出現は目新しいことではないことも明白である．それは歴史を通じて起こっていることであり，どの感染症にも当てはまる．

数多くある感染症が出現するルートを**表8.2**にまとめた．これらのルートは独立しているわけではなく重複しうることは銘記すべきである．これらの要素を含むいくつかの例をみてみよう．

人獣共通感染症

人獣共通感染症 zoonosis はウイルスを保有している動物（自然宿主）からヒトへと伝播される感染症である（訳注：ヒト→動物も含む）．人獣共通感染症は新しく発生する病原体の主要なルートにもなっている．人獣共通ウイルス感染症の例を**表8.3**に示した．

本来，人獣共通感染症はヒトの間では感染が成立しにくい．そうでなければ，そのウイルスはヒトからヒトへ感染し，すぐに蔓延することになるだろう．

人獣共通感染症ウイルスに共通した特徴は，多くの場合には自然宿主と共存するようになっており，自然宿主には比較的軽い症状しか起こさないことである．これは類人猿やサルにおけるサル免疫不全ウイルス（SIV，レトロウイルス科）による無症候性感染でみられる．このウイルスはヒトのHIVの起源になった（後述）．齧歯類を宿主とするハンタウイルスも同様で，ヒトに感染するとハンタウイルス肺症候群のように致死的な感染症を引き起こす（後述）．その結果，ウイルスは動物集団の中で気付かれずに循環することになる．しかし，もしそのウイルスがヒトに感染すれば，そのウイルスが引き起こす病気は重篤なものになるだろう．

このような感染が成立するにはヒトと動物の接触が必要であり，環境の変化

表 8.2　新しいウイルス感染症が出現するルート

ルート	例	原因
人獣共通感染症*（別の種から感染）	SARS コロナウイルス，変異型クロイツフェルトヤコブ病	宿主やベクターへの曝露，生息地の崩壊，動物の移動
医療行為を介した人獣共通感染症	SV40，内在性レトロウイルス	動物（もしくは動物細胞）由来の医療製剤，異種移植
新しい地域への蔓延	天然痘ウイルス，麻疹ウイルス，ウエストナイルウイルス	人口移動，貿易，軍隊の遠征，宿主やベクターの移動
変異（ウイルスの遺伝子的変異）	薬剤耐性ウイルス，インフルエンザの抗原連続変異	RNA ゲノム，抗ウイルス薬の不適切な使用
組換え（ウイルスや細胞の遺伝子間の交雑）	インフルエンザの抗原不連続変異，ウイルス中の細胞性類似遺伝子	分節ゲノム，近縁ウイルスの重感染，進化過程におけるウイルスの細胞遺伝子の取込み
遺伝子操作	ウイルスベクター，組換えバキュロウイルスの殺虫剤	遺伝子操作による医療，害虫駆除法
存在は知られていたが原因不明であったウイルスの発見	C 型肝炎ウイルス，シンノンブレハンタウイルス	検出技術の改良
再興感染症	エボラウイルス，マールブルグウイルス，天然痘ウイルスや SARS コロナウイルスも可能性あり	発掘やウイルスの不法所持など感染循環が成立していない状況でのヒトへの感染
人為的な散布	粘液腫病ウイルス，天然痘ウイルス	害虫駆除，生物兵器
偶発的な散布	ウサギ出血病ウイルス，天然痘ウイルス	警戒の怠り

*異なる種から感染が広がるというのは，ある意味多くのウイルスや他の感染性微生物にとって普通のことであるが，これは全く新しい感染症を出現させる可能性がある．

による動物の行動や生息地に変化が起きることによりその機会は増えるであろう．カやダニのような媒介昆虫ではウイルスを受動的に伝播する．*Aedes* 属のカでは黄熱ウイルスが体内で複製・増殖して感染するのである．

媒介昆虫が関与する感染症の中で，新興ウイルスの代表例としてはウエストナイルウイルス（フラビウイルス科）がある．このウイルスに感染したトリから，通常は *Culex* 属のカ（図 8.2）が媒介してヒトに感染する．ヒトではほとんどの場合，無症候性感染であるが，約 20％で発熱が起こる（ウエストナイル熱）．1％以下のヒトに致死的な神経浸潤性の症状をおこすが，これがウエストナイルウイルスが恐れられる原因になっている．ヒトと他の哺乳類は"終宿主"（8.3 節を参照）と考えられ，そこでは媒介昆虫に逆に感染させられるほどの十分量のウイルスを産生できない．

1937 年にウガンダで最初に発見されたウエストナイルウイルスは，1999 年に米国に持ち込まれた．それから 1,139 人の死亡者をともなう約 3 万人の患者を出した（図 8.3）．しかし，患者数と死亡者数は 2003 年をピークに急激に減少している．患者が発生している州の数にはあまり変化はない．これは，ウイルス感染症がいつ終息するのかという普遍的な問題を提起している．

シンノンブレとハンターンウイルス

昔から存在していても注目されていない疾患が，別の経路から現れることがある．ハンタウイルス肺症候群はそのよい例であり，このウイルスは媒介生物を介することなく直接感染する人獣共通感染症のよい例である．

1993 年 5 月，重篤な呼吸器感染患者の集団発生が米国のアリゾナ州，コロラド州，ニューメキシコ州，ユタ州の 4 州が境を接するフォーコーナーズ地

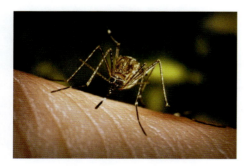

図 8.2　コガタアカイエカ近似種 *Culex tarsalis*，米国におけるウエストナイルウイルスの主なベクター
CDC Public Health Image Library（http://phil.cdc.gov/）より．

表 8.3 人獣共通ウイルス感染症の例

疾病	ウイルス科	流行	分布	保有宿主	ヒトへの感染源	ヒトからヒトへの直接伝播
黄熱	フラビウイルス科	風土病	熱帯	サル	ベクター（カの吸血：アルボウイルス）	なし
ウエストナイル熱	フラビウイルス科	風土病	全世界	トリ	ベクター（カの吸血：アルボウイルス）	なし
コロラドダニ熱	レオウイルス科	風土病	北アメリカ	齧歯類	ベクター（ダニの吸血：アルボウイルス）	極めてまれ（輸血）
デング熱	フラビウイルス科	風土病	熱帯	サル	ベクター（カの吸血：アルボウイルス）	なし
ラッサ熱	アレナウイルス科	風土病	西アフリカ	ラット	ラット（尿，糞便）	あり（緊密な接触）
狂犬病	ラブドウイルス科	風土病	ほとんどの地域	哺乳類	哺乳類（唾液）	極めてまれ（臓器移植）
ハンタウイルス病	ブニヤウイルス科	一般的な流行	腎症候性出血熱（ユーラシア），ハンタウイルス肺症候群（アメリカ）	齧歯類	齧歯類（尿，糞便）	極めてまれ（アンデスウイルスで1例）
フィロウイルス出血熱（エボラ，マールブルグ）	フィロウイルス科	まれ	アフリカ	コウモリ	感染動物との接触	あり
ニパウイルス病	パラミクソウイルス科	まれ	アジア	コウモリ	ブタ（体液）	あり
ヘンドラウイルス病	パラミクソウイルス科	大変まれ	オーストラリア	コウモリ	ウマ（体液）	なし
Bウイルス病	ヘルペスウイルス科	極めてまれ	限局	マカク属のサル	マカク属のサル（噛付き）	極めてまれ（1例のみ）
重症急性呼吸器症候群（SARS）	コロナウイルス科	消滅	（アジア/全世界）	コウモリ（？）	コウモリ，ハクビシンなどの市場で売られている動物の可能性	あり

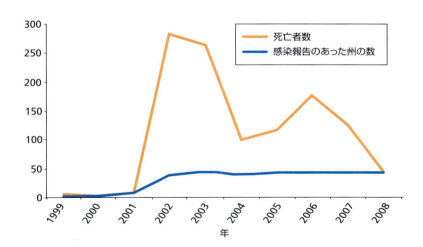

図 8.3 米国におけるウエストナイルウイルスの感染

域で起こった．発生初期の患者数は比較的少なかったが，致死率は著しく高く（1993年の前半は24患者のうち12人が死亡），後には初期感染者の80%にまで達した．比較的狭い地域で健康だったヒトに死者が続出したため，緊急に原因を追求する必要があった．1993年の6月初旬までに，ハンタウイルスが原因であることが突き止められた．最初に同定されていたハンタウイルス（ブ

ニヤウイルス科，ハンタウイルス属）はハンターンウイルスで，朝鮮戦争のときに国際連合軍の中で腎症候性出血熱（HFRS）を起こすことが知られていた．さらに研究を進めるにしたがい，アジアやヨーロッパの多くの国々においても，ハンタウイルス様 HFRS がさまざまなウイルスで引きおこされていることがわかった．

　この新しい致死性のウイルスに特定の地域の名前を付けると，他の地域では発生しないと誤解させうることやそこで暮らす人々を不快にさせてしまうので，シンノンブレ Sin Nombre（スペイン語で名無しの意味）ハンタウイルスと名付けられた．病気の症状は明らかに HFRS とは異なっていたが，韓国で発生した疾患の情報は大変役に立った．ハンターンウイルスは保有宿主であるアジアのセスジネズミ（*Apodemus agrarius*）の尿や糞便に汚染されたものをヒトが吸い込むことにより感染する．シンノンブレウイルスの場合，シカネズミ（*Peromyscus maniculatus*）が動物宿主であることがすぐに明らかにされた（図 8.4）．干ばつが終わってネズミの数が増加した結果，ヒトがネズミの糞や尿に曝露される機会が増え，ハンタウイルス肺症候群（HPS）と今では呼ばれる疾患が発生したのである．1993 年に合計 48 人の患者が出て，そのうち 21 人が致死的な症状であった．しかし，これ以降は多くの患者を出すことはなく，2000 年に 45 人，2001 年に 8 人と幅がある．致死率は未だに約 35% を維持している．過去にさかのぼった調査により 1959 年からこの病気が発生していたことがわかった．

　ハンタウイルスには人獣共通ウイルス感染症にみられる多くの特徴がある．ハンターンウイルスとシンノンブレウイルスは宿主動物に不顕性感染する．宿主動物の体内ではウイルス量が高く，ヒトへ感染するための保有動物となる．これらのウイルスは自然宿主がヒトに接触するたびヒトに感染する．そしてヒトに重篤な症状を引き起こすが，ヒトから他への伝播はない（ただし，1 例だけ南アメリカアンデスウイルスがヒトから他へ伝播したことが知られている）．

　こうした性質にもかかわらず，シンノンブレウイルスは健康管理が行き届いている米国のフォーコーナーズ地区で発生していたことが疫学者の研究対象になるまで気付かれず，ヒトに疾患を起こし続けていた．

エボラウイルスとマールブルグウイルス

　ハンタウイルスが繰り返し宿主動物からヒトへ感染しても，ヒトの間で感染が広まる可能性は低い（この数でヒトからヒトへの伝播が起きない唯一の例）．出血熱を引き起こすフィロウイルス科のエボラウイルスやマールブルグウイルスはヒトからヒトへ感染できるものの，効率よくヒトに伝播するためには保有動物からヒトへ絶えずウイルスが感染する必要がある．このようにヒトはこれらのウイルスの終末宿主なのである．これらの人獣共通感染症は不顕性感染しているコウモリ（たいていはエジプトフルーツコウモリ *Rousettus aegyptiacus*）から霊長類へ伝播し，ヒトと似た症状をあらわす．そして，これらの霊長類が狩猟されてヒトに感染することになる．ヒトの間でいったん感染が成立すると，局所的な流行が起こる．その症状は血管や臓器を破壊するという典型的な重症出血熱であり，致死率は 23～90% となる．感染は隔離もしくは防護的看護（感染を防御するために微生物学的な封じ込めを行う）により制御され，やがて流行はおさまる．ヒトの間の感染は防護的看護の設備が備わっていないことが原因となると考えられている．いったん流行がおさまると，ウ

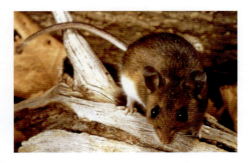

図 8.4 シンノンブレウイルスの保有動物，シカネズミ *Peromyscus maniculatus*
CDC Public Health Image Library (http://phil.cdc.gov/) より．

イルスはヒトへ感染するための新たな流行のときをうかがうことになる.

ヒト免疫不全ウイルス

人獣共通感染症であったものがヒトの間で感染するようになった例として，HIV 感染がある．レトロウイルス科の HIV-1 は世界中で感染が認められ，AIDS の世界的な流行を引き起こしている．HIV はサル免疫不全ウイルス simian immunodeficiency virus（SIV，レトロウイルス科）を起源とし，1929 年頃にアフリカチンパンジーからヒトへ伝播したと考えられている．このウイルスは数千年前にサルからチンパンジーへ伝播していた．HIV の感染が過去に人獣共通感染症であったとしても，現在はヒト間で感染するウイルスであり，再度動物から感染する必要はなく，ヒト間で感染を維持している．

1940 年代には別の真猿類（sooty mangabeys）から感染した HIV-2 に関連する 2 つの人獣共通感染症があったと考えられている．HIV-2 の感染は主に西アフリカに限局しており，一般に症状は軽いとされている．そして，2009 年に第 3 の HIV が発見された．これは HIV-1 の仲間に分類される一方で，チンパンジーではなくゴリラにみられる SIV の形態に似ているので，HIV-1 とは別の感染経路が推定されている．SIV がいくつかの動物種を経てヒトに感染したのであろう．

HIV に関してはこのように最大 4 つの人獣共通感染の結果で，現在 3,300 万人のヒトが感染しているという結果となっており，感染しながらも生きているヒトの数は絶対数として緩やかに増加している．しかし世界の人口も増加し続けているので，世界中の HIV 感染者の割合は 2000 年におおよそ 6% とピークであったが，2007 年には 5% 以下に低下している（図 8.5）．発生率（すなわち新しく感染した人数）は今や 2005 年の 220 万人をピークとしてやや減少し，2007 年には 210 万人になったと見積もられている．同時に，以前は致死的だったが，ウイルス療法の進歩（第 6 章参照）により HIV に感染しても比較的健康で長生きできるようになった．少なくとも患者は症状の進行を抑制するために薬の選択ができるようになった．これらの薬は命を救うことができるが，ワクチンとは異なり感染を防御できない．冷淡ないい方になってしまうが，これらの薬を使用しても，感染しているヒトが健康な状態でウイルスを保有している

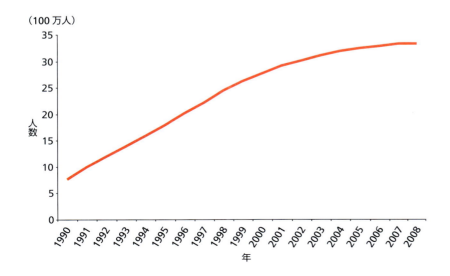

図 8.5　HIV 感染者/AIDS 発症者の総生存数
http://www.avert.org/worldstats.htm より．

ことになるので，ウイルスを広める機会を増やしてしまうという反対の効果をもたらしてしまうのである．

人獣共通感染症の重篤度

なぜ人獣共通感染症は自然宿主よりもヒトにしばしば重篤な症状をもたらしてしまうのかという疑問がある．多くの人獣共通感染症がヒトに重篤な疾患を起こすわけではないが，自然宿主では無症候であっても（あるいは背景に重大な病気が存在していることに気づいていないのかもしれないが），新しい宿主（ヒト）には重篤な症状を起こすものがある．これについてはいくつかの説明がある．

古典的な説では，感染宿主をすぐに殺したり動けなくしたりするとウイルスを広める機会を少なくしてしまうので，ウイルスには不利であるといわれている．長い時間をかけてウイルスと宿主の両方が適応した結果，ウイルスはその宿主に重篤な症状を起こさなくなる．オーストラリアにおけるウサギの多発性粘液腫の弱毒化は，このような適応の例である（第7章参照）．しかし，新しい種類の宿主に感染したときには，弱毒ウイルスとして適応する機会がないために最初のうちは重篤な症状を起こすことになるのだろう．もっと最近の説では，この古典的な説はあまりにも単純であるといわれている．このようなおだやかな適応に向けた平衡は，より病原性の強い病原体の感染により崩されてしまう．また，節足動物による感染のように，宿主の病気にあまり影響されない伝播様式が平衡を崩してしまうといわれている．しかし，多発性粘液腫の例は主として節足動物により伝播し，おだやかに適応しているという古典的説を支持するものとして注目されるべきである．

おだやかな適応説のさらに極端な例として，ウイルスとの共生（相互利益）という「ウイルスX」説がある．それは，病気を起こす近縁種のウイルスが感染した宿主に対して防御的に働き，その宿主を助けるというものである．このようなことはヨーロッパがアメリカ大陸を征服したときの天然痘の事例のように，1つのウイルス種の中だけでも起こる（後述）．すべての事例を1つの要因で説明できそうにないが，特定の状況下なら説明がつくこともある．

すべての生物系おいて，単一の理論ですべての事象を説明できるわけがない．わかっていることは，人獣共通感染症はヒトにおける重篤な感染症の主な原因であるということである．

医療における人獣共通感染症

身体の中に異物が入る全ての処置は，非常に高い感染の危険性をともなう．こうした処置が原因となる感染症はヒトからヒトへ伝播するものがほとんどであり，外科的処置，輸血，針の再利用が原因となる．これはウイルスが体内に直接入るので，非常に高い効率で感染できる．

しかしながら，ワクチンや異種移植などヒト由来ではない物質を体内に入れた場合，未知のウイルスを導入することがある．そのよい例がワクチンではSV40（ポリオーマウイルス科）である．SV40は真猿類のウイルスであり，初期のポリオウイルスワクチン作製の過程で，ポリオウイルスをアカゲザルの腎臓細胞で増殖させたときに混入してしまった（第5章参照）．SV40はポリオウイルスを不活化する処理でも不活化されず，しかもこのウイルスはある条件では細胞をがん化させることができる．それ以来SV40はいくつかのポリオ生

ワクチンに混入していたと考えられていた．

1955年から1963年の間に，ワクチン接種された9,800万人の米国人のうち，1,000～3,000万人がSV40の混入したワクチンを受けていたと見積もられている．さらにSV40が発がん性を持っていることから，多くの関心が集まった．しかし，長期にわたるモニタリングによりSV40が混入したワクチンを受けたヒトにおいて，これに関係した症状は認められなかった．脳腫瘍などいくつかのがんからSV40のDNAが見つかったが，50年以上もの間，ポリオワクチンからSV40に感染したことによるヒトの病理学的変化は確認されていない．米国国立がん研究所による多角的な研究から，2005年に「SV40は実験動物に発がん作用があるものの，膨大な疫学的証拠からヒトに発がん作用を持ちようがないということが示された」と結論付けられた．

このように広く使用されているワクチンにウイルスが混入していたという事例は，ワクチンの製造に動物細胞を使用するときには細心の注意を払う必要があることを示している．特に核酸を検出する技術の進歩はこのような事故を防ぐために非常に重要であり，用いる培養細胞は当局により厳密に管理されている．

ワクチンの検定や精製手段が発展してきた一方で，今も不可能な医療技術がいくつかある．そのようなものの1つが**異種移植** xenotransplantationで，機能しなくなったヒトの臓器の代わりに動物の臓器を用いる技術である．しかし，ウイルスの感染を防ぐために臓器を厳格に検査・清浄すると，臓器の機能を損なうことになってしまうかもしれない．最初は霊長類，とりわけヒヒの臓器が注目されていたが，霊長類を使うことの倫理的問題やヒトの細胞に感染するヒヒのウイルスの存在から，ヒトの細胞マーカータンパク質を発現して拒絶反応を最小限に抑えたトランスジェニックブタに興味が移っていった．ブタはヒヒよりも容易に入手でき，ブタの臓器の大きさはヒトと同じくらいである．

しかし，ニパウイルス（パラミクソウイルス科）やブタインフルエンザなどのウイルスがブタからヒトに感染することが知られている．もちろん，移植ドナーとして飼育されるブタは，ノトバイオート gnotobiote（できる限り無菌的で感染性微生物が検出されない動物）で飼育されるが，FDAは「新しい感染性微生物は現在の技術では容易に検出できないこともある」と言及している．ニパウイルスは，1998年に発見されたブタからヒトに感染する致死的な疾患を起こす新しいウイルスである．加えて，ヒト細胞に感染できる複数の自立増殖可能なブタ内在性レトロウイルスが，ブタのゲノムから発見された．これらのブタ内在性レトロウイルスの配列を持たない生殖細胞を作製することは可能であるといういくつかの証拠はあるのだが，問題となるウイルスゲノムは染色体内に多数存在しているので，実際には取り除くのが難しい．

ヒトのドナーの臓器の供給は限られるので，レシピエントは異種移植を個人的問題としてとらえている．将来，未知の感染症に罹患することは，ヒトの臓器を使うことができないために死が確実になることよりも重荷になるかもしれない．移植組織の拒絶を防ぐために，免疫を抑制された患者に未知の人獣共通感染症をおこすウイルスを感染させてしまう可能性について，科学者は考慮する必要がある．これが原因で新しい感染症は人類に広まってしまうかもしれないからだ．

WHOは，「国家は適切な規制や調査なくヒトの異種移植に着手すべきではない」と宣言している．オーストラリア国立健康医学研究評議会はこの医療を

長期にわたり休止することに同意している．確かに1990年代に流行ったこの手の技術に関する商魂は消えてしまっている．

地理的接触

歴史にも記録されているように農業社会においては，地域内の移動しかなかったので，ウイルスの感染は隔離された地域にとどまっていた．しかし，社会の発展にともない，貿易が地域間の感染を成立させるようになった．より多くの人々が旅行するようになると，ウイルスの伝播は貿易ルートに沿っていっそう広まったのである．軍の遠征もまた感染の拡大に一役買ってきた．コルテスのもとスペイン征服軍が人口密度の高いアステカ族の国を征服したときには，ヨーロッパのウイルス感染症（天然痘や麻疹など）をまったく免疫を持たない現地の人々に広めた可能性がある．確かにこのようにして導入された病気の死亡者数は大変多く，そのためにある地域では劇的に人口が減少した．

HIVはもともとは人獣共通感染症であるが，約50年間中央アフリカの限局した地域に存在していたようである．HIVがその地域にとどまっている間は疫学的データがなかったので，医学界に注目されようがなかったのだ．中央アフリカの貿易が開けたこと，特にこの地域を通るキンサシャ幹線道路という道路システムの建設により，ウイルスが広まった．そしてついに都市部へ伝播し，飛行機を利用する旅行者によって他の国へ伝播していった．「増幅者 amplifier」と呼ばれる，静注薬物乱用者で不特定多数とリスクの高い性行為を行う者がこの疾患の全世界的な流行へ拍車をかけた．

地理的な接触が病気のパターンを変えることがある．フラビウイルス科のデングウイルスは力によって媒介され，年間5,000万～1億人の患者を出す人獣共通感染症の代表例である．世界には多くの熱帯，亜熱帯地域が存在している．ヒトでは，デングウイルスの4つの血清型（血清学的変異体）の1つに曝露されると，発熱，筋肉・関節痛を主徴とするデング熱を発症する．感染後，その血清型のウイルスに対して免疫を持つが，他の血清型に対しては一時的な免疫しか示さない．しかし，続いて別の血清型のデングウイルスに感染すると，デング出血熱 Dengue hemorrhagic fever（DHF）もしくはデングショック症候群 Dengue shock syndrome（DSS）といった致死的な症状が起こる可能性を高める．これは最初の血清型に曝露されて獲得した非防御的な免疫が，次の感染を増強してしまうために生じると考えられる．疑いもなく，このような重篤な症状（DHFもしくはDSS）は，1つの地域に存在する様々な血清型のデングウイルスに連続で感染することにより起こるのである．第二次世界大戦までは，異なる血清型のウイルスはそれぞれの地域に限局していた．第二次世界大戦中，人々（一般人と軍人）の移動や衛生管理の悪化が，地域に限局していた特定の血清型のウイルスを蔓延させることになった．その結果，多様な血清型のウイルスに感染し，症状を重篤化させることになった．

辺境への人口移動が，人獣共通ウイルス感染症が広まるための重要なルートになった．1種類の宿主の中だけで循環しているウイルスは，その宿主が別の種に接触することにより新しい宿主を獲得することになる．新しい地域に来た移民はウイルスを保有している宿主動物に接触する機会が増えることになる．加えて，宿主動物の生息の変化がウイルスにも影響を及ぼすことがある．ウイルスが大規模な動物個体群の中で効率よく循環している条件では，別の宿主に感染する能力を獲得できるような選択圧がウイルスにはほとんどかからない．

たとえ自然宿主の中で複製できる能力が低下してしまうことになっても，である．しかし，生息地の崩壊などにより自然宿主の数が減ると，ウイルスの循環の場もなくなってしまう．この場合には，仮に自然宿主で増幅できる機会を失っても，別の宿主に感染できれば，選択的に有利になるのである．

　新たな病気が持ち込まれるのは，人口移動だけによるものだけではない．旅行の国際化というと人間の移動を想定しがちであるが，家畜や実験動物も移動するのである．エボラウイルスのレストン株はフィリピンのサルの輸送の際に米国に持ち込まれた．サルは感染により死亡したが，幸いなことにこの株はヒトに症状を出さないことが証明された．動物ウイルスの蔓延はある意味容易に制御できる．動物の移動は一般的にヒトの旅行よりも制限されているからである．検査や検疫，ヒトにはできないことだが時には殺処分のプログラムを導入することも可能である．HIV が大流行する初期に，多くの国（国境線において感染レベルが深刻な国も含めて）が，動物の疾病で行われているような規制を導入していた．旅行者は入国する前に HIV 陰性であることの証明を求められたのである．これは大変評判が悪く，長続きしなかった．

　現代の国際的な旅行事情により，疾病が限局した地域にのみ存在することはほとんどなくなった．それでもなお，地域に局限した疾患による問題が存在する．たとえば，1990 年代の後半，届出伝染病になっているカが媒介するロスリバーウイルス（トガウイルス科）による風土病 endemic で，オーストラリアのある地方で軍事演習から帰還した米国人部隊に注目が集まった．フィジー，ニューカレドニア，サモアの南太平洋の島々，クック諸島では，1979 年から 1980 年にかけて何万人ものこのウイルスによる多発性関節炎の患者が出ていたからだ．このウイルスはカによってヒトの間で広まり，この病気が米国に持ち込まれるかもしれないという深刻な事態になったのだ．そして，媒介するカを制御することを目的とした対策が演習で実施された．それにもかかわらず，少なくとも 1 例の保因者が米国内で発見された．

　地理的接触ルートの極端な例は　彗星にある有機物質を発見したことに端を発して起こった．「宇宙から来たウイルス」がこの惑星に侵入したという考えは，控えめにいっても極めて仮想的である．とはいえ，ルネッサンス時代のイタリアでインフルエンザは星に影響されると考えられたことから命名されたことも覚えておく必要があろう．

変異

　すべてのウイルスは変異して進化するが，研究者がウイルスを研究できる限られた時間の中で変異の経過を見ることは難しい．長い歴史の中で，新種の疾患が数多く報告されてきたが，その信頼性はその時代の医学的知識の質によるので，ときには疑わしいこともある．加えて，そのような発見の記録は断片的であり，その記録は限られた地域だけに存在している．しかし，他の地域でも同様の疾患があったが，記録されていない可能性もあるのだ．最近では，1980 年代の初期（そして 1984 年に同定されたのだが）に中国においてウサギ出血病カリシウイルス（第 7 章参照）が発生し急激に蔓延した．そのウイルスは感染力が強いものであったが，これまで臨床症状を出さなかったウイルスから変異したと考えられている．

　ヒトにおいて同様の例は，抗ウイルス薬により出現する薬剤耐性の変異ウイルスである（第 6 章参照）．単一の宿主の中であっても，1 つの型のウイルスだ

けが複製されるのではなく，通常の複製過程の中で変異が起き，遺伝的性質や物理的性状の異なるウイルス集団が混ざった状態になる．これらの変異ウイルスの増殖は通常は不利であるが，その変異ウイルスが抗ウイルス薬に耐性であれば有利になって生き残れるのだ．薬剤の使用はウイルス集団に変異を固定するための選択的圧力になる．薬剤耐性の問題は細菌で顕著であり，耐性遺伝子はゲノム外に存在するプラスミドに乗って異種の菌にも伝達される．メチシリン耐性黄色ブドウ球菌 (MRSA) のような薬剤耐性の細菌，もしくは緑膿菌や *Acinetobacter baumannii* のような多剤耐性グラム陰性菌は，しばしば新興感染症を起こす細菌として紹介されている．このように，薬剤耐性ウイルスの出現メカニズムは細菌のそれとは異なる．ウイルスには細菌のように耐性を能動的に獲得していくメカニズムが欠けているといえよう．そして，抗ウイルス薬を正しく使用することが耐性ウイルスを出現させにくくする方法といえよう．しかし，HIV では単一の型であっても多剤耐性になったウイルスはすでに報告されている．ウイルスの迅速な変異は将来もっと問題になるだろう．

　ウイルス変異の別の例として，インフルエンザウイルスの抗原連続変異がある（第1章参照）．変異ウイルスは親株と容易に区別できないために，新しいウイルスとも新興ウイルスとも考えられていない．

　ウイルスの変異は抗ウイルス薬の効果を制限したり，免疫の監視から逃避させる．しかし，上述したように，これらの変異ウイルスは新興感染症に分類されるほどの違いはないのである．それにもかかわらず，変異は新興感染症を生み出す原因でもある．たとえば，C型肝炎ウイルス（後述）は高い変異率のために非常に高いウイルスの抗原多様性を獲得できる．

組換え

　どのようなウイルスも近縁のウイルスや細胞の遺伝子と組換え recombination を起こす可能性がある．組換えは特に RNA ゲノムが複数の分節からなっていて，切断されたりスプライシングされる必要なく遺伝子を交換できるインフルエンザウイルスでよくみられる．インフルエンザウイルスは分節ゲノムを有するためにはるかに容易にまた高い頻度で組換えをしている．

　インフルエンザウイルスでは，粒子表面の糖タンパク質のヘマグルチニンやノイラミニダーゼ (Box 8.2) の変異による抗原連続変異の他，これらのタンパク質が急に変化することが知られている．これを抗原不連続変異といい，インフルエンザウイルスの宿主となるヒト，家畜，トリが近接する結果，哺乳類やトリのインフルエンザウイルスが混合感染してウイルスゲノム分節の交換が行われることによって起こることが知られている（第1章参照）．ヒトのインフルエンザウイルスに対する免疫は，これらの変異したウイルスに対して部分的な防御効果しかないので，世界的な流行を起こすようになる．

　すべてのウイルスは組換えを起こすことが可能であるが，分節ゲノムを持つウイルスでは遺伝子組換えに分子変化をともなわないのでより簡単に組換えが進行する．他にも分節ゲノムを持つウイルスはレオウイルス科やブニヤウイルス科を含めてたくさんある．前者は開発途上国における幼児の主な死亡原因であるロタウイルス，後者は上述のハンタウイルスが代表例である．

遺伝子操作

　組換え DNA 技術を利用して，理論的にはいかなる性質のウイルスで持つく

り出せるようになった．昆虫だけを殺す毒素を発現するバキュロウイルスなど生物殺虫剤をつくるということも可能になっている．

すでに用いられている遺伝子改変ウイルスとしては，ワクシニアウイルスのチミジンキナーゼ遺伝子の代わりに狂犬病ウイルスのG糖タンパク質を発現させたウイルスがある．この位置に挿入することで，ワクシニアウイルスベクターの病原性を減少させることができる．このワクチンは野生動物の狂犬病を予防するために使用されている．餌に混ぜて与えることにより，口の中の切り傷を介して血流に入ると考えられる．この組換えワクチンは，1987年から野外で使用され，餌を扱っていたヒトに感染するケースが2001年に報告されたことはあったものの，野生のキツネとアライグマで狂犬病を安全かつ効果的に予防している．

ウイルスの同定

ヒトに感染するウイルスはこれまでに数百も知られているが，まだ数千にも上るウイルスが発見されていないと考えられている．いくつかのウイルスは重篤だがまれな病気を起こし，たとえば上述のハンタウイルス肺症候群のように，疾病が発生してから原因ウイルスが同定されることもある．疾病を発見する第1歩は明確な症状が見られることなので，ほとんどの未知のウイルスはほんの軽い症状（もしくは無症状）しか起こしていないかもしれない．しかしながら今でも，原因不明の疾病はある．分子生物学的手法はそのような疾病の原因を決定する可能性を飛躍的に発展させ，多くの疾病の原因が特定されている．以下に2つの例を示す．

A型肝炎ウイルス（ピコルナウイルス科）とB型肝炎ウイルス（ヘパドナウイルス科）は1970年代に発見されたことにより，これらのウイルス以外の原因による輸血後肝炎があることがわかった．また，これらのウイルスが原因にならない集団肝炎の存在も明らかになった．このような非A非B型肝炎の原因微生物を培養細胞で増幅させることが難しかったため，何年にもわたり原因を特定できなかった．しかし，チンパンジーの間で感染が成立することがわかり，また，古典的なウイルス学の手法を用いて50〜80nmのフィルターを通過する小さいウイルスが原因であることが示された．1982年から1988年の間に，非A非B型肝炎の検体からランダムプライマーで作製したcDNAライブラリーが構築され，ウイルスの非構造タンパク質4の免疫エピトープをコードしている領域のタンパク質が非A非B型肝炎患者の血漿に反応することがわかった．このことが非A非B型肝炎におけるウイルスの病原性を探る手がかりとなり，また，輸血においてこのウイルスをスクリーニングする方法の開発に役立った．次に，培養細胞を用いたウイルスの増幅方法が開発され，C型肝炎ウイルス（HCV）が発見された．このウイルスはフラビウイルス科に分類され，ヒトにおける肝炎の主な原因ウイルスであり，全世界で17億のキャリアーがいると推定されている．リバビリンやペグインターフェロンも感染の治療に使われているが，供血者の血液をスクリーニングすることが感染を防御するうえで重要である．薬剤やワクチン開発は，この高い変異を起こすウイルスについても進んでいる．原因ウイルスが発見されるという偉業なくして，このような薬剤やワクチンの開発は不可能である．

ヒトヘルペスウイルス8型（HHV-8，ヘルペスウイルス科）は1994年に発見された．HHV-8は（主にエイズ患者に）カポジ肉腫を起こし，カポジ肉腫関

連ヘルペスウイルスとしてよく知られるようになった．このウイルスゲノムはRDA法（representational difference analysis）という方法によって発見された．そして，このカポジ肉腫から発見されたDNAの配列が，同一患者の他の臓器からも検出されるか検討された．しかしウイルスは臓器から検出されず，カポジ肉腫にのみ存在していることがわかった．さらに，遺伝子配列からガンマヘルペス亜科に属することがわかった．このウイルスは，腫瘍ウイルスのリスザルヘルペスウイルスに近縁で，様々なヒトのがんに関与しているエプスタイン・バーウイルス（EBV，ヒトヘルペスウイルス4型）（第1章参照）との関連性は低かった．カポジ肉腫の存在は1872年に報告されていたが，まれに起こる比較的良性のがんであった．しかし，この疾患の発生率と重篤度は，HIVによる免疫抑制状態にある患者において増大してしまう．このことは，もう1つの新興感染症の発生の仕方ととらえることができる．

　当然ながら，以前からその存在が示唆されていたウイルスを発見・同定することが新しいウイルスや新興ウイルスを作り出すわけではない．原因ウイルスを同定することで問題となるウイルスの病原性，発生率，蔓延を研究することができるようになり，このような研究から，上記のウイルスのようにその疾患が大きな健康問題となっていることが示され，かつウイルスが発見される以前の20年間で発生率が増加していることが示されることで，新興ウイルス感染症として分類されるのである．

ウイルスの再興

　再興ウイルスというものは最初に出現した場所で消滅した後に再び出現したものをいうが，この条件を満たすウイルスは多くない．代表例は，天然痘ウイルスである．天然痘が撲滅されてから（第5章参照），サル痘ウイルスに興味が集まった．このウイルスは天然痘ウイルスに近縁で，天然痘のワクチン接種率が低くなることにより感染が増加したと考えられている．しかし，ヒトにおけるサル痘は，限局した非流行性の疾病とされている．最初，サル痘は天然痘の1つの形態と考えられていたが，2つのウイルスの全ゲノム配列が解明されたとき，遺伝子レベルで相当な違いがあることが明らかになった．

　後述するように，生物兵器の保管庫から天然痘ウイルスが漏出することが非常に懸念されているのだが，別の出現ルートも存在する．ポックスウイルスは大変安定なので，長期にわたる都市のビル建設や考古学的な調査の過程で偶然に太古の墓を開けてしまったときに，生きたウイルスを放ってしまう恐れがあるのだ．ポックスウイルスは温暖な気候で数ヵ月以内に失活する．しかし，低温状態にある天然痘による死者の痘瘡の中では安定である．形態学的に完全な形のウイルスが500年前のミイラの組織から発見されたが，ウイルスは生きていなかった．しかしながら，寒冷地において閉じられている埋葬棺の中にある痘瘡には天然痘ウイルスが生存しているという懸念もあり，このようなものに触れる危険性のある者にはワクチンの接種が推奨されている．

　コロナウイルス科のSARSコロナウイルスも再興ウイルスの1つである．SARSは全く新しい感染症で，2002年の11月に初めて発生した．初期の感染についてはほとんど報告されていないが，2003年の2月に国際線の飛行機に搭乗した旅行者の症例が世界的に注目を集めることになった．飛行機を使った旅行が，感染が国際的に拡大する主なルートであることが証明されたのだ．2003年の7月までに，3つの大陸にまたがって14ヵ国で8,098人の患者を

出し，774人が死亡した．2004年3月～4月には，北京にある中国国立ウイルス研究所で実験室内感染が起こり，8人が感染し，1人が死亡した．これまで知られていなかったコロナウイルスが，2003年4月にSARSの原因として同定された．SARSは厳密な隔離，検疫，防護的看護，衛生処置によって抑制された．感染経路の研究では，中国の田舎の市場にいたハクビシンが疑われたが，自然宿主ではないことがわかった．ハクビシンは中間宿主として体内でウイルスを増殖させ，ヒトに感染させたのであろう．本来の宿主から直接ヒトに感染し，そのヒトからハクビシンに感染した可能性もある．コウモリはヘンドラウイルス，ニパウイルス，エボラウイルス，マールブルグウイルスの自然宿主と考えられており，SARSコロナウイルスの自然宿主はキクガシラコウモリ（図8.6）と考えられている．キクガシラコウモリはSARSコロナウイルスに似たウイルスの宿主であることがわかったからである．しかし，このウイルスはSARSコロナウイルスとは異なる受容体を使い細胞に侵入するようである．普通では生じにくい受容体に対する特殊な変異が生じてSARSコロナウイルスができたのかもしれない．このような変異が繰り返されるとヒトに感染しやすくなるため，SARSに似たコロナウイルスが再興してくることは現実味をおびている．

意図的な散布行為

病原微生物の意図的な散布が，農業管理に用いるのと同じような形でヒトに対して使われたということは悲しい事実である（第7章参照）．いくつかのケースでは意図していない異種間の接触という結果として起こったものだが，意図的な散布も行われてきた．ウイルスや細菌を使った**生物兵器** biological weaponは効果を発揮するまでに時間を要することから，武装した敵をすぐに戦意喪失させる目的には合致しないので戦場で使用されることはあまりない．

1346年のカファ地区から1710年のタリン地区の包囲攻撃に至るまで，ペストに感染した死体を包囲中の町に投入してペストを広めるという長く忌まわしい歴史があったが，このような攻撃の実際の効果は明らかではない．ペストの媒介生物であるノミを運ぶラットが，ごく普通に包囲軍と籠城軍の間を自由に移動して感染を広げた可能性は十分にありえたことである．モンゴル軍のカファ地区において使用したこの戦術が，黒死病の起源と考えられている．

炭疽菌は生物兵器として開発され，1942年の英国のグリュナード島における試験的散布，1979年のソビエト兵器工場からの漏出，そして，2001年米国の炭疽菌バイオテロに使われた手紙で知られている．

細菌兵器は第二次世界大戦中の中国において悪名高い731部隊により広範に使用され，40万人の犠牲者を出したといわれている．

ウイルス兵器は細菌兵器ほど使用されていない．しかし，天然痘ウイルスに関しては，アメリカ大陸植民地化の初期に，土着アメリカ人部落に天然痘ウイルスを混入させた毛布を供給するという使われ方をした．1763年6月，ペンシルバニアのピット砦において天然痘の発生があった（図8.7）．ピット砦はショーニー，デラウェア，ミンゴ族によって包囲されていた．7月，砦の指揮官のブーケ大佐と北アメリカ大陸の英国陸軍であった指揮官のジェフリー・アーネスト卿の間で協議がもたれ，天然痘ウイルスを混入した毛布を包囲軍に投入して病気を起こすことを決定した（図8.8）．天然痘はすでにこの地方で発生していたので，この企てが成功したのかどうかはわからなかった．しかし，

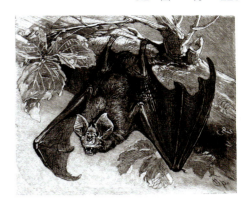

図8.6 キクガシラコウモリ *Rhinolophus ferrumequinum*，SARSコロナウイルス近縁ウイルスの保有宿主の1つ

Friedrich Spechtの図，Brehms Tierleben出版，縮小版1927年

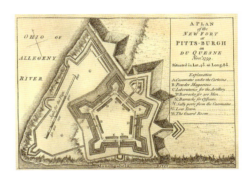

図8.7 ペンシルバニア州ポートピットの地図

John Rocqueの図，1765年に出版

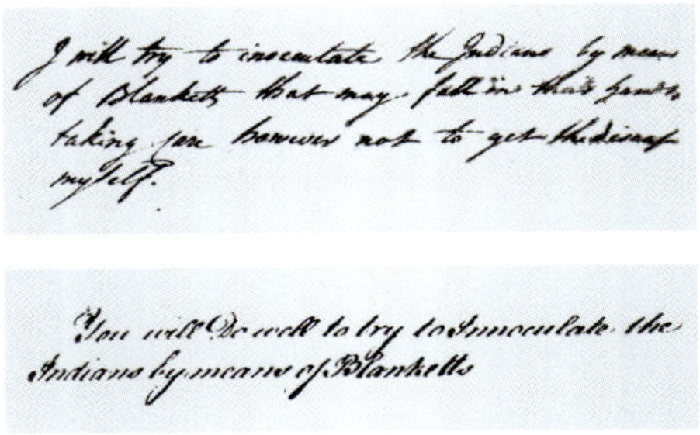

図8.8 ヘンリー・ブーケ大佐とジェフリー・アーネスト卿との往復書簡

ブーケ大佐「私は毛布を使ってインディアンにウイルスを植え付けようと考えている．しかし，自分が感染しないように気をつけなければ」
アーネスト卿「あなたの毛布を使ったインディアンへの植え付けの試みはきっとうまくいくだろう」
出典：
http://www.nativeweb.org/pages/legal/amherst/lord_jeff.html．Peter d'Errico, University of Massachusetts, USAの厚意により提供．

その後，天然痘はアメリカ大陸を横断するように流行し，かなりの人数の植民地開拓者と少なくとも6つの部族からなる土着アメリカ人の数千人が死亡した．農業における生物学的防除と違って（第7章参照），生物兵器は使用者と攻撃される者の区別なく感染するのである．

国家による生物兵器の開発や使用を防ぐために，広範囲にわたる国際的条約がある．1972年の細菌兵器（生物兵器）及び毒素兵器の開発，生産及び貯蔵の禁止並びに廃棄に関する条約は有名である．これはすべての種類の兵器を禁止するための初めての多国間軍備縮小条約であり，1975年5月26日から施行された．もちろん，これは他の国際条約と同程度の効力しかなく，1979年に約100人の死者を出したスベルドルブスクにおける生物兵器工場から炭疽菌の漏出を防ぐことはできなかった．

細菌兵器とウイルス兵器に関する研究は冷戦時に両陣営で行われていたが，ソビエトの産生量は驚くべきものがあったようだ．真実を確かめることは不可能であるが，アリベック Alibek とハンデルマン Handelman は，ソビエト連邦はピーク時に数千tの細菌兵器に加えて，150 t のベネズエラウマ脳炎ウイルス（トガウイルス科），100 t の天然痘ウイルス，250 t のマールブルグウイルスを産生していたと主張している．さらにやっかいなことに，1999年に雑誌ニューヨーカーに載った記事では，科学者が残された生物兵器の処理について討論を重ねていたときに，アトランタとノボシビルスクで厳格に管理された20 t 以上の生物兵器と化した天然痘ウイルスが残っていたらしい．このことは何を意味しているのであろうか．天然痘ウイルスは100個くらいのウイルスがあれば感染が成立する．精製された1 t の天然痘ウイルスは地球上のすべてのヒトに感染できる約100億のウイルス粒子を含んでいるのである．

今やウイルスや細菌の全ゲノムを人工的に合成できるので，保管されている生物兵器を消滅させても今後使われるという可能性を排除することにはならない．しかし，幸運なことに生物兵器の使用法は単純なものではない．1995年にサリンを使い東京の地下鉄を攻撃したオウム真理教のように，製造上や搬送上のミスが兵器としての効力を著しく減じるのである．生物兵器は化学兵器よりもはるかに不安定なので使用にあたってはさらに複雑である．たとえば，1999年の雑誌ニューヨーカーに，ソビエト連邦は弾頭に天然痘ウイルスを搭載した SS-18 大陸間弾道ミサイル（積載 8.8 t）を保有している，という記事が載った．このこと自体は可能であろうが，放出されたウイルスが確実に感染できるように生物兵器を大陸弾道ミサイルに搭載するためには膨大な労力が必要となる．大気圏外の飛行と再突入時に起こる温度変化によるウイルスの損傷は数多くある問題点の1つである．

これに対して，天然痘の場合は，1人でも患者が発生すると広範囲に広がる恐れがあり，ワクチン接種をしていない人々に感染して世界的流行を起こすだろう．1972年のユーゴスラビアで，1人の天然痘ウイルスに感染した旅行者から天然痘が広まり，これをくいとめるために1,800万人にワクチン接種が必要とされた．このような理由により，1990年代には非常に保管量の少なかった天然痘ワクチンは，防御的ワクチンとして全人口に行き渡る量が保管されるようになったのである．

1763年以来，ウイルス兵器は使われていないが，テロリストや他の組織によって放出される可能性は高いので，それが起こらないようにするために広範かつ複雑な対策をとる必要がある．

偶発的な放出

　偶発的に放出された例は，第7章で詳しく述べたように，南オーストラリアのウォーダン島の施設から放出されたウサギ出血病カリシウイルスである．このウイルスはさらに当局の放出の許可により全国的な流行になった．

　別の例としては，天然痘が公式に根絶宣言されてから1年後の1978年に，英国バーミンガム大学の実験施設から天然痘の漏出があった．換気システムの中に天然痘ウイルスが漏出し，実験室の上の階で働いていた医療カメラマン，ジャネット・パーカーが感染し，天然痘で死亡した最後のヒトになってしまった．彼女の母親も感染したが，生き残った．この事件は英国における微生物の使用許可と管理について大きな変革をもたらした．

　1977年のA型インフルエンザH1N1の発生（中国で始まったが，大流行にならなかった）が，ウイルスゲノムの遺伝子配列の解析から，1950年代から保存されていた分離株の偶発的な放出であったという憶測がある．面白いことに，このウイルスに対する免疫は2009年のA型インフルエンザH1N1の感染防御に役立ったようである．これは予定外に有益な効果が示された一例である．

新興ウイルスになる要因

　免疫を抑制する手段が高度化すると，感染や他の病原体に対する注意が必要になる．医療処置やHIV感染などによる免疫抑制は，新たな突然変異ウイルスを出現させる機会を増やし，さらに増殖能力の低い動物原性感染性因子でも増殖できるようになり，他人に感染させるようにする．

　ウイルスの感染と増殖がヒトの間で確立しても，普通はそれが少人数あるいはその地域に限定されて維持される．たとえば第2次世界大戦前のデング熱や，都市部に伝播する以前のアフリカの辺境におけるHIVがそれに当てはまる．HIVの場合，静注薬物の乱用と高いリスクの性行為を行う人々の間で感染が増幅されて，大流行に至ったのである．

　感染初期とそれに引き続く伝播の過程で病気が顕在する要因とその働きを**表8.4**にまとめた．これらの要因は互いに関連することが多い．たとえば，戦争は貧困を増加し，衛生環境を悪化させ，地域における性行動のパターンも変えてしまう．ヒト集団の中でウイルスによる疾病が増加する要因には以下のようなものがある．

- 糞便が飲料水へ混入してしまうような乏しい衛生設備の都市部では，A型肝炎（ピコルナウイルス科）とE型肝炎（ヘペウイルス科）の蔓延は避けがたい．
- 血液を介して感染する多くの疾病，とりわけ薬物乱用で注射器を使い回して感染するB型肝炎ウイルス（ヘパドナウイルス科）とC型肝炎ウイルス（フラビウイルス）は，多くの薬物乱用者が貧しく不衛生であること，乱用している薬物が免疫抑制効果を持つ可能性のあることにより増加していく．注射針の再使用はHIVが世界に広まる重要な要因でもあった．
- HIV流行の初期段階では，同性愛者間における不特定多数との性行為や無防備な肛門性交などの行為がHIV感染者を爆発的に増加させたが，これに対して現在のアフリカ大陸では，大陸内での人口移動，特に男性労働者が家族から長期にわたり離れることにより，最大のHIV媒介者である売春婦と異性間性交を行うことがエイズをより拡大させている．
- マールブルグ熱とエボラ出血熱の発生時における感染者数の増加は，非常に

限られた設備しかない病院での集中的な介護に起因している．病院において防護的看護ができないことや医療器具の再利用の必要性が，蔓延の重要なルートになると考えられる．このような病院ではキャリアが生まれても隔離する手立てがなく，こうした人々が発症してさらにウイルスを拡散することになる．

疾患がヒトの集団に取り込まれ，それが集団内に定着してさらに伝わるようになるためには他の要因が組み合わさる必要がある．ヒトに重要な病気を起こす可能性のある多くの微生物はH5N1インフルエンザウイルスの場合のように，これらの要因が付け加えられないでいるために人々の間で目下のところ伝播しないでいる．表8.4に示したようにリスクの根絶は疾患の制御に重要な役割を果たしている．

8.3 蔓延

感染症の行く末は，いかに効率よく新しい宿主に伝播できるかで決まる．

感染の様式

ウイルスが新しい宿主に感染するルートは数多くある（**表8.5**）．多くのウイルスは単独ではなく，複数のルートで感染できることに留意する必要がある．

表8.4 ウイルス感染症の出現に関与する因子

因子	帰結	例
貧困	栄養の欠乏 浄水の欠乏 医療の欠乏 衛生の悪化（病原ベクターへの曝露） 感染による免疫抑制	ロタウイルスによる下痢，麻疹，E型肝炎
都市化	感染宿主とヒトの緊密な接近 衛生の悪化（病原ベクターへの曝露） 貧しい住宅事情 浄水の欠乏 社会規範の緩和	ロタウイルスによる下痢，麻疹，E型肝炎
居住環境の崩壊，侵略	宿主やベクターとの接触増加	フィロウイルス病，ハンタウイルス病（腎症候性出血熱，ハンタウイルス肺症候群）
戦争	医療と疾病制御の崩壊 難民と軍隊の移動 社会規範の崩壊 難民キャンプの超過密，栄養不足，衛生の悪化 貧困の増大	ロタウイルスによる下痢，麻疹，E型肝炎
集約農業	家畜疾病の増加	変異型クロイツフェルトヤコブ病，ニパウイルス病，インフルエンザ
灌漑	カの生息場所の増加	アルボウイルスによる疾病
ヒトと物の移動	キャリアーやベクターを介した局地的疾患の蔓延	ウエストナイル熱，AIDS，（天然痘）
複数間での性行為	性的もしくは血液媒介感染症の伝播（ハイリスクな行為）	AIDS
医療行為ではない薬物の注射	血液媒介性ウイルスの感染 感染による免疫抑制	AIDS，C型肝炎
医療行為	再利用による血液媒介性ウイルスの感染 血液，血液製剤，臓器による感染	AIDS，C型肝炎，変異型クロイツフェルトヤコブ病
免疫抑制状態	通常は非病原性でまれな病原体の出現	カポジ肉腫

たとえば，HIV には性的接触，血漿や血液製剤，母子感染などのルートがある．インフルエンザウイルスの場合は，新鮮もしくは乾燥したエアロゾル飛沫や汚染された**媒介体 fomites**（感染性微生物を保持することのできる無生物）の混入から感染する．いろいろなものの表面，ドアノブや蛇口などもウイルスの媒介体になる．もし感染したヒトが自分の鼻や口に触れた手で媒介体に触ったら，それを介してエアロゾルを経ることなく直接感染が成立する．

　それぞれの感染ルートの効率はまちまちである．エアロゾルや汚水中に混入したウイルスの大多数は宿主に出会うことはないであろう．汚水処理の段階で感染性微生物が伝播されないように管理されているような発達した社会における糞口感染の起こりにくさは顕著である．直接感染はかなり効果的ではあるが，かなり濃厚な接触が必要である．感染力の低いウイルスであっても輸血や臓器移植では感染することがある．このことは異種移植で大きな懸念になっている（8.2 節を参照）．

　伝播の様式が最も感染効率に資する例がある．個々のウイルスレベルでは非常に無駄になってしまうが，たくさんのウイルスが産生され，乾燥した飛沫になると非常に高い効率で感染が成立し，数ヵ月の間に世界的流行になる程に広がる．このことは 2009 年の A 型インフルエンザ H1N1 で経験した．他のルートによる感染も効果的ではあるが，HIV-1 のような伝播様式では長い時間を要してしまう．HIV-1 はチンパンジーからヒトに最初に感染してから全世界的な流行を確立するまでに 50 年以上を費やしているのだ．

表 8.5　ウイルスの感染様式

ルート	必要な接触	必要条件	例	防御方法
飛沫	直接的曝露（新鮮な飛沫や媒介物*は近距離しか移動しない）	空気中へのウイルスの放出	インフルエンザ，ライノウイルス感染症，水痘・帯状疱疹	エアロゾルを防御
飛沫核（乾燥飛沫）	最少（飛沫核は空中で安定，空中への散布，媒介物*上で安定）	空気中へのウイルスの放出（乾燥しても生存している）	インフルエンザ，ライノウイルス感染症	エアロゾルを防御
糞便からの感染	必要なし（ウイルスの飲料水や環境物質への混入）	糞便や尿中へのウイルスの排出（食品や飲料水の汚染）	A 型肝炎，E 型肝炎，ポリオ，ロタウイルス感染症	汚染された食品や飲料水からの隔離，食品の衛生管理，手洗いの励行
性的感染	性的な曝露	体液中のウイルス	B 型肝炎，AIDS，性器ヘルペスウイルス感染症，乳頭腫ウイルス感染症	遮断法（コンドームの使用），性的な自制
経口感染	直接的曝露（経口接触，媒介物*も関与）	唾液や口中のウイルス	サイトメガロウイルス感染症，感染性単核球症，単純ヘルペスウイルス感染症	接触の制限
直接的接触	体，体液，媒介物*による直接的曝露	体表や体液中のウイルス	フィロウイルス感染症，乳頭腫ウイルス感染症	接触の制限，防護的看護
輸血や臓器移植	血液や組織の移入（注射針の使い回し，輸血，臓器移植）	血液などに存在するウイルス	B 型肝炎，C 型肝炎，AIDS，臓器中のサイトメガロウイルス	注射針や医療器具の滅菌・使い捨て器具の使用，事前に血液や臓器を検査
垂直感染	母子感染（子宮内，出産時，授乳）	胎盤中，体液や女性生殖器，乳中のウイルス	水痘・帯状疱疹，風疹，AIDS，性器ヘルペスウイルス感染症	ウイルス量を減少（抗ウイルス薬），曝露の回避（帝王切開など）
昆虫の媒介	ベクターによる伝播（カ，ダニなど）	ベクター中での複製・増殖	アルボウイルス感染症（デング熱，コロラドダニ熱，ウエストナイル熱，黄熱など）	ベクターの制御・排除

＊媒介体とは，感染微生物を運ぶことができる非動物性のもので，感染性微生物によって異なるが，ドアノブ，調理用機器，モップ，注射針，歯ブラシ，タオルなどがあげられる．

同じ伝播方法であっても，ウイルス種によって感染効率は異なる．ヘパドナウイルス科のB型肝炎ウイルスは血液中で安定であるなどの理由により，HIVよりも効率よく血液中に広がる．このことはウイルスの保因者率にも反映している．HIVはこれまでに合計6,000万人に感染している．一方，B型肝炎は20億人に感染していると見積もられており，そのうち3.5億人が慢性感染者である．

宿主を効率よく死亡させることがウイルスのためになるわけではないことを覚えてこくことは重要である（**Box 8.4**）．これまでB型肝炎ウイルスに感染した20億人のうち，1年間に60万人が死亡したので，致死率は0.03%である．しかし，その600倍の人が慢性的に感染しておりウイルスが増殖するための培養器となっているのである．対照的にエボラウイルスは感染すると激しい症状をもたらして死亡させるので，感染はあまり広がらないのである．

節足動物による伝播

昆虫やダニ（両方とも節足動物門に属する）に咬まれることによる伝播はウイルス感染の主要なルートになっている．このようなウイルスを機能分類を基にした名前では**アルボウイルス** arbovirus（**ar**thropod **bo**rne **virus**e 節足動物媒介ウイルス）と呼ぶ．

ベクターは宿主の血液を吸うときにウイルスを獲得する．血を吸ったベクターにすぐに刺されることにより感染が成立するような感受性の高いヒトもいる．しかし，一般的にウイルスはベクター内の腸管の細胞や唾液腺で増幅し，ベクターが新しい宿主を刺すことにより順次感染できるようになる．

節足動物ベクターの代表はカであるが，ダニや吸血バエもアルボウイルスを伝播する．アルボウイルスのベクターとして働くカは，主に*Culex*属と*Aedes*属である．たとえば，フラビウイルス科の中でも，コガタアカイエカの近似種*Culex tarsalis*（図8.2）はウエストナイルウイルスの主なベクターであり，黄熱ウイルスとデングウイルスの都市型として定着したベクターはネッタイシマカ*Aedes aegypti*である（**図8.9A**）．ヒトスジシマカ*Aedes albopictus*は攻撃的で都会に棲息しており，アジアの「タイガーモスキート」といわれる（**図8.9B**）．ヒトスジシマカは中古のタイヤに溜まった水を介して1985年に南北アメリカ大陸に入った．そのために，多くの種類のアルボウイルスが感染できる素地をつくりあげてしまったことになった．

現在500以上のアルボウイルス感染症が知られており，そのうちのいくつ

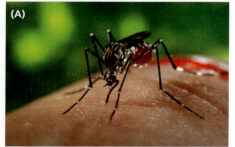
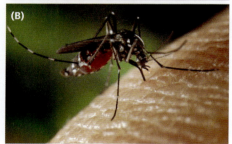

図8.9　ベクターとなる*Aedes*属のカ
（A）ネッタイシマカ：黄熱ウイルスやデングウイルスの主なベクター．（B）ヒトスジシマカ：広くアルボウイルスのベクターとなる．

Box 8.4　理想的なウイルスとは？

少なくともウイルスの立場からであるが，理想的なウイルスを想像することは可能である．そのようなウイルスは無症状か最小限の症状しか示さない，もしかするとある意味宿主にとって利益さえあるかもしれない．宿主は，感染を広げるための効果的な乗り物として働かされているのである．感染宿主は生涯にわたりウイルスを絶え間なく放出するのだ．しかも，効果的なルートで．

ヘルペスウイルス科のHSV-1などは，この理想的なウイルスに近い．成人の約75%が感染しており，ウイルスは脊髄神経節に潜伏感染している．最初に感染した場所に繰り返し単純疱疹を引き起こす．単純疱疹の主症状が現れる前に，感染性のウイルスが最も産生されるようになっている．それにより新しい宿主に何も知られることなく感染できるようになる．

仮説の域を出ないが，理想的なウイルスに最も近いのは内在性レトロウイルスであろう（第1章参照）．このウイルスは宿主のゲノムに安定的に取り込まれている．拡散する方法（垂直感染）は時間がかかるものの，そのウイルスゲノムは変異しながら10億にのぼる宿主に存在している．しかし，このようなウイルスは新しい宿主へ感染する能力を失っているので，進化論的には最終形態であるといえる．このように，ウイルスは宿主と同じ寿命になり，それ以上生存できない．恐竜がゲノムに内在性のウイルスを持っていたかはわかっていないが，たとえ内在性ウイルスを持っていても，恐竜の絶滅によりそのウイルスも絶滅してしまったと考えられる．

かを表 8.6 に示した．これらの多くは新興感染症に分類されている．多くのアルボウイルスにとって，ベクターの卵の中で何世代も受け継がれ（垂直伝播），またベクターの中で越冬もできる．多くの場合，ブニヤウイルス科によるクリミア・コンゴ出血熱のように，節足動物ベクター自身が保有宿主となっている．

節足動物は腺ペスト（ノミ）やマラリア（カ）などの細菌や原生動物も伝播する．節足動物を媒介する感染は世界的にヒトや家畜の健康に大きな被害を及ぼしている．

森林サイクルと都市サイクル

アルボウイルスの感染は**森林サイクル** sylvatic cycle では保有宿主（野生動物）とカの間で成立している．ヒトがこれらのウイルスに感染するとき，ウイルスをそれ以上伝播させない終末宿主になるか（図 8.10A），もしくはウイルスを増殖しさらに伝播させる宿主となる（図 8.10B）．後者の場合，**都市サイクル** "urban" amplification and infection cycle の始まりとなり，保有宿主としてヒトも感染サイクルに入ることになる．森林サイクルと都市サイクルの重要性はウイルスによって異なる．

ブニヤウイルス科のラクロス脳炎ウイルス，フラビウイルス科の日本脳炎ウイルスやウエストナイルウイルスなど多くのアルボウイルスにとって，ヒトは終宿主である．ウイルスは感染を維持してくれる保有宿主に頼っているので，終宿主であるヒトはそのウイルスの生活環では無意味な存在なのである．

フラビウイルス科の黄熱ウイルスでは森林サイクルがよく確立されているが，都市サイクルも確立できる．しかし，これはアメリカ大陸では一般的ではない．トガウイルス科のチクングニアウイルスやロスリバーウイルスなどのアルボウイルスでは，森林と都市の両方のサイクルが隣あわせで存在しており，2 つの

表 8.6　ヒトのアルボウイルス感染症の例

ウイルス科	ウイルス名	地域	ベクター	保有宿主	ヒトからの感染
ブニヤウイルス科	ラクロス脳炎ウイルス	北アメリカ	カ	リス類，その他の哺乳類	なし
ブニヤウイルス科	クリミア・コンゴ出血熱ウイルス	アフリカ，アジア，ヨーロッパ	ダニ，ハエ	家畜，哺乳類，ダニ（トリ）	なし（輸血を除く）
フラビウイルス科	デングウイルス（1 から 4 型）	世界中の熱帯，亜熱帯地方	カ	ヒト（霊長目）	あり（主要なルート）
フラビウイルス科	ダニ媒介性脳炎ウイルス	ヨーロッパ，アジア	ダニ（および感染家畜の乳）	小動物	なし
フラビウイルス科	日本脳炎ウイルス	東南アジア	カ	トリ，ブタ	なし
フラビウイルス科	ウエストナイルウイルス	世界中	カ（ダニ？）	トリ（多くの種類）	まれ（輸血や臓器移植，他のルートも）
フラビウイルス科	黄熱ウイルス	アフリカ，南アメリカ	カ	サル	あり
レオウイルス科	コロラドダニ熱ウイルス	北西アメリカ	ダニ	齧歯類	なし（輸血を除く）
トガウイルス科	チクングニアウイルス	アフリカ，南アジア	カ	霊長目	あり
トガウイルス科	東部ウマ脳炎ウイルス	南北アメリカ	カ	トリ	なし
トガウイルス科	ロスリバーウイルス	オーストラリア，太平洋諸国	カ	有袋類，コウモリ	あり
トガウイルス科	ベネズエラウマ脳炎ウイルス	中央アメリカ，南アメリカ	カ	トリ，齧歯類	ありうる

図 8.10 アルボウイルスの都市サイクルと森林サイクル

森林サイクルではウイルスは野生動物とカの間で循環・増幅している．ヒトへの感染は通常ここから起こる．(A)では感染したヒトは終宿主になり，ウイルスを広めることはない．一方(B)のようにヒトが都市サイクルが始まるためのウイルス感染源となることがあり，ウイルスが増殖してベクターを介して新しい宿主へ感染する．ウイルスはヒトとベクターを循環することにより増殖していく．

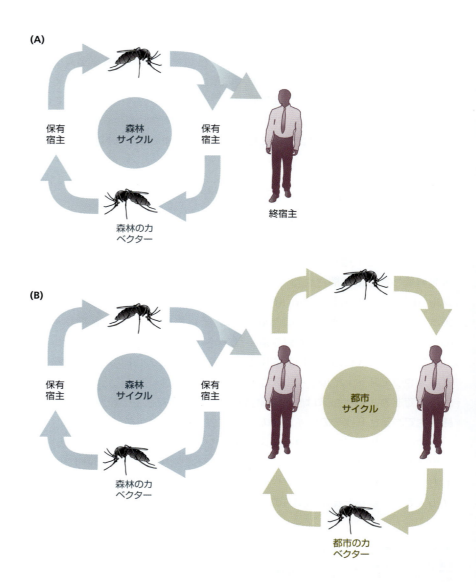

サイクルはウイルスの感染を維持するのに重要である．ヒトでの感染におけるデングウイルスの森林サイクルの重要性は不明で，感染は主に都市サイクルによって維持されている．この場合のように，都市サイクルの方がヒトの病気により重要な場合もある．

アルボウイルスの感染制御

アルボウイルスは感染しているベクターが活発に新しい宿主を探し回っているので，制御することは難しい．しかし，制御は不可能ではなく，それには2つの手法が存在する．1つには，ウイルス自体を直接制御する方法があるが，その選択肢は限られている．ワクチンは黄熱ウイルス，日本脳炎ウイルス，ダニ媒介性脳炎ウイルスだけにしかなく，抗ウイルス薬や他の治療法はまだない．しかし，多くの他のウイルスと違って，以下のような方法でベクターを制御すればよいのである．これが2番目の手法である．

・殺虫剤のペリメトリンをしみこませた蚊帳の使用
・繁殖するための棲息場所，特に貯水槽の水の撤去
・テメホス（米国）やDDT（先進国では使用禁止だがまだ使っている国もある）のような化学殺虫剤の使用

・メトプレンなどの幼虫の成長阻害薬の使用
・バシラス・スリンジエンシス・イスラエリエンシス（BTI），カダヤシ *Gambusia* のような捕食魚類や橈脚目の甲殻類といった生物を用いて制御する方法

しかし，様々な方法で制御を試みているにもかかわらず，アルボウイルス感染症は世界中の多くの地域において主要な健康被害であり続けている．

8.4　根　　絶

大目に見積もって，これまでに存在していた生物種の 99.9% が今では絶滅している．ウイルスはいたる所に存在し，しかも何十億年もの間存在し続けているので，多くの種もまた絶滅したと推測できる．ウイルスの世界では種を定義する価値が限られており，現在生存しているウイルスはすでに絶滅したたくさんのものを原形として派生したものであろう．

人類がウイルスとは何かを理解して，それを観察したり同定することが可能になったここ 100 年で絶滅したウイルスの種類は限られている．

ウイルスの局地的な消滅は日常的に起こることである．エボラウイルスやマールブルグウイルスは流行後に自然宿主に戻って姿を消すが，頻回に再発生すると予測されている．パラミクソウイルス科の麻疹ウイルスの感染は防御免疫を誘導するが，主要な抗原領域は感染に必須なので容易に変化しない．その理由は，インフルエンザウイルスのように表面タンパク質を変化させることができないので，ウイルスの抗原性が固定されているためである．結果として，感染を広げるためには，このウイルスに未感染の宿主が必要となるのだ．どんなに隔離された地域でも，麻疹ウイルスが感染して増殖を続けるためには十分な子供の数が必要である．そのためには約 50 万人の人口が必要であると考えられる．外部との定期的な交流がない小さな集落ではウイルスは排除されてしまう．もちろん，現代では旅行や人口移動が必ず生じるのでこのようなことは滅多にないが，局地的な消滅のメカニズムを説明するためによく使われる例である．

ウイルスの世界レベルの根絶は本当にまれなことである．どのように根絶されるかを説明できる 3 つの例を挙げよう．

第 1 の例として，天然痘はヒトの間でよく感染維持されていた．第 5 章で述べたように，効果的なワクチンを用いた人類の直接的介入によりついに根絶された．少数の残された保存ウイルスを廃棄することについて真剣な議論がされたが，ウイルスは 2 ヵ所の公的に保管することが認められている場所以外にも存在しているようである．しかし，今やウイルスはもう出回らず，このように機能的な根絶を成し遂げている．少なくともポリオウイルスや麻疹ウイルスも，第 5 章で述べたように効果的なワクチンの使用により，天然痘ウイルスに続いて根絶される可能性も現実的である．

2 番目の例は，SARS コロナウイルスが 2002 年 11 月に出現し，2003 年 7 月に至るまで全世界的な流行を起こしたことである（実験室においてはさらにもう 1 年後まで発生した）．効果的な防護的看護をともなう隔離と検疫により，もはやウイルスは出回らなくなっている．しかし，極めて近縁のコロナウイルスがコウモリを自然宿主として見つかっているので，この保有動物からウイルスが伝播していく可能性は高い．

世界的流行を起こしたインフルエンザは，最初のパンデミックがいったん終息すると再興あるいは季節性インフルエンザとなるが，新しい流行株が出現すると，通常それにとって代わる．これが3番目の例である．1918年から1919年に大流行したインフルエンザウイルスのその後のことはそれほどわかっていないが，1918年のH1N1インフルエンザウイルス株はもはや循環していないことは明らかである．大流行と季節性のインフルエンザウイルスが置き換わるサイクルは，1957年から1963年のH2N2インフルエンザウイルス（アジア型インフルエンザ）が1968から1969年のH3N2インフルエンザウイルス（香港型インフルエンザ）に置き換わることで起こった．このインフルエンザウイルスは1977年まで単独で循環し，その後は2009年まで，1977年に発生したロシア型インフルエンザを起源とするH1N1インフルエンザウイルスとともに循環していた．これは季節性インフルエンザとして，H1N1とH3N2の両亜型の循環という異常事態になった．2009年の新しいH1N1インフルエンザウイルスの大流行は，今や以前から存在している季節性のウイルス株に大体置き換わっている．

　大流行したインフルエンザウイルスがすっかり置き換わってしまったので，科学者が1918年のウイルス株の研究をするためには，流行当時の犠牲者の凍結死体から検体を採取するか，固定された臓器の検体を使う必要がある．この研究はすでにすすめられて，1918年に流行したウイルスゲノムの塩基配列は明らかになっているのである．ウイルスの塩基配列がわかれば，少なくとも理論的にはいつでもウイルスを作ることができる．

　どのようなウイルスでもゲノムの全塩基配列がわかれば，ウイルス核酸を合成して細胞に導入することによりウイルス粒子を産生できるので，もはや本当にウイルスを根絶できないのである．知識は，デジタル時代においても忘れられる可能性や隠される可能性はあるが，捨て去られることは決してないからである．

Key Concepts

- ウイルス感染は一定ではない．ウイルス感染者数は増加したり減少したりする．新しいウイルスが出現し，古いウイルスは消える（一時的であることが多いが）．これはすべて普通に起こることである．
- 利用可能な技術を使ってウイルス感染の流行を監視することにより，感染症に対する有益な警告を行うことができる．しかし，大量のデータの中に重要なことが隠れているという危険性もある．
- 新興感染症は米国疾病管理予防センター（CDC）によって，「過去20年に発生率が増加してきた，もしくは近い将来に増加する恐れのある感染性疾患」と定義されている．
- 新しい種類のウイルスがヒトへ感染するルートは多くあり，たとえば，動物からの感染（人獣共通感染症），地理的な蔓延，遺伝子変異，人為的散布などがある．すでに存在している感染症が新たに同定される場合もあるし，過去にあったウイルスが再出現することもある．
- 重篤な症状を起こすウイルスはしばしば注目されるが，これらのウイルスはあまり宿主に適応しない．宿主をあまりにも速く殺す，あるいは動けなくしてしまうことは，ウイルスにとって進化論的には利益にならない．
- 感染がヒトの間で確立した後のウイルスは，その伝播の方法と効率がウイルスの将来を決定する．もし効率的に蔓延できれば，感染が確立した後さらに変異して病原性が低下したものが現れる．さもなければ，感染宿主が死に絶える結果ウイルス量が激減してしまうために，別の感染源から絶えず再感染が起こらない限りその集団中のウイルスは消滅してしまうだろう．
- ウイルスには呼吸器由来の飛沫から臓器移植に至るまで，幅広い感染ルートがある．節足動物ベクターはウイルスの蔓延に重要である．
- 全ての生物と同様．ウイルスも根絶される可能性がある．しかし，ウイルスのゲノムの配列情報から人工的に作製できる技術があれば，ウイルスを完全に消滅させることは現実的には不可能である．

理解を深めるための設問

設問 8.1：なぜ，どのようにウイルスは種間で交雑するのだろうか？

設問 8.2：2009 年の H1N1 ブタインフルエンザが大流行している状態でも，なぜ，その直前まで H5N1 トリインフルエンザが注目されたのか？

設問 8.3：ウイルスが種間で交雑したとき，なぜウイルスは古い宿主よりも新しい宿主に大きなダメージを与えるのか？

設問 8.4：乾燥した飛沫中のエアロゾルが伝播の方法として大変な効果があるとしたら，なぜすべてのウイルスはそれを使わないのか？

設問 8.5：なぜアルボウイルスはそんなに多いのか？

参考文献

Alibek K & Handelman S (1999) Biohazard: The Chilling True Story of the Largest Covert Biological Weapons Program in the World–Told from Inside by the Man Who Ran It. Random House, London.

Belshe RB (2005) The origins of pandemic influenza--lessons from the 1918 virus. *N. Engl. J. Med.* 353, 2209–2211.

Garrett L (1994) The Coming Plague. Penguin Books, New York.

Harper DR & Meyer AS (1999) Of Mice, Men and Microbes. Academic Press, San Diego.

Houghton M (2009) The long and winding road leading to the identification of the hepatitis C virus. *J. Hepatol.* 51, 939–948.

Miller J, Engelberg S & Broad W (2001) Germs: Biological Weapons and America's Secret War. Simon and Schuster, New York.

Miller MA, Viboud C, Balinska M & Simonsen L (2009) The signature features of influenza pandemics--implications for policy. *N. Engl. J. Med.* 360, 2595–2598.

Preston R (1999) The demon in the freezer. In The New Yorker, July 12, 1999, pp 44–61. (Available online at http://cryptome.org/smallpox-wmd.htm)

Trevejo RT & Eidson M (2008) Zoonosis update: West Nile virus. *J. Am. Vet. Med. Assoc.* 232, 1302–1309.

Wang LF & Eaton BT (2007) Bats, civets and the emergence of SARS. *Curr. Top. Microbiol. Immunol.* 315, 325–344.

INTERNET RESOURCES

Much information on the internet is of variable quality. For validated information, PubMed (http://www.ncbi.nlm.nih.gov/pubmed/) is extremely useful.

Please note that URL addresses may change.

2007 AIDS Epidemic Update, World Health Organization. http://data.unaids.org/pub/EPISlides/2007/2007_epiupdate_en.pdf

Center for Biologic Counterterrorism and Emerging Diseases CBC-ED. http://www.bepast.org/

Emerging Infectious Diseases Online. http://www.cdc.gov/ncidod/eid/index.htm

ProMED mail. Program for Monitoring Emerging Infectious Diseases Email discussion forum. http://www.promedmail.org/

World Health Organization disease outbreak news. http://www.who.int/csr/don/en/index.html

第9章
ウイルス，ベクターとゲノム学

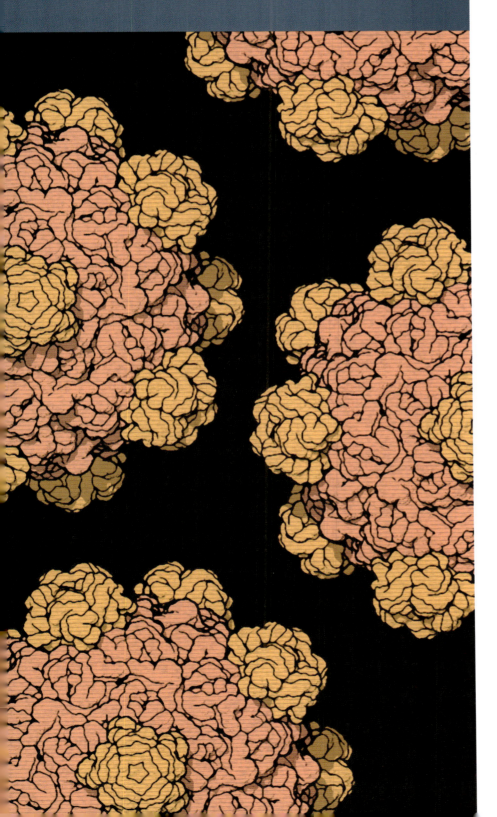

INTRODUCTION

DNAの存在は1869年にはすでに知られていた．スイス人医師であるフリードリヒ・ミーシャー Friedrich Miescherは使用済みの外科用包帯に付着した膿の中から，細胞核由来の物質を抽出し，これをヌクレインと命名した．1919年には，レヴィン Leveneが化学基の存在を見いだし，DNAはリン酸基を結合しているヌクレオチド構造であることを提唱した．しかしながら，これらの研究成果にもかかわらず，エイヴリー Averyと共同研究者達により，DNAが細菌の細胞の性質を変えることができる"形質転換因子"であることを1944年に発表するまでは，タンパク質が遺伝子の本体であることが広く受け入れられていた．1952年にはさらに，ハーシー Hersheyとチェイス Chaseが放射性同位体を特異的に標識した核酸とタンパク質を用いて，DNAが遺伝子の本体であることを突き止めた．

バクテリオファージφX174
Research Collaboratory for Structural Bioinformatics Protein Data Bank と The Scripps Research Institute, USA 所属 David S. Goodsell の厚意により提供．

Box 9.1　遺伝子操作の基礎

細菌性細胞は外来性DNA（しばしば，ウイルス由来）を認識し，防御するシステムを備えている．これは自己のDNAが特異的にメチル化されている一方で，非自己の外来性DNAにはこの修飾がなされておらず，細菌性細胞はこの非修飾DNAを認識し切断することによるものである．これは制限 restriction と呼ばれる．

この切断過程は分子内の正確な配列を切断し，DNA分子を消化する酵素，制限エンドヌクレアーゼによりなされる（**図1**）．切断後の断片はその切断部位において，多くの場合，突出末端として知られる短い一本鎖の領域を持つ．これらの突出末端は同一の突出末端を持つ断片同士（一般的には，同じ酵素で切断したもの）と塩基対を形成させることにより，結合させることができる．細菌由来のリガーゼ酵素が断片同士を結合する役割を担う．

DNA断片を特異的な部位で切断したり，あるいは断片同士をつなぎ合わせたりする手法は遺伝子操作の基本的な技術である．

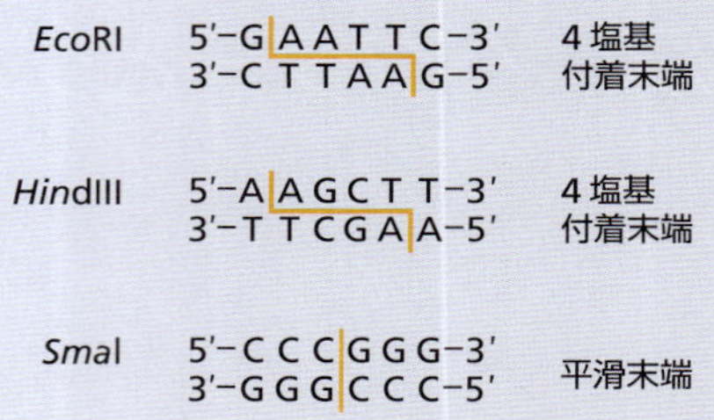

*Eco*RI	5'-G AATT C-3' 3'-C TTAA G-5'	4塩基 付着末端
*Hin*dIII	5'-A AGCT T-3' 3'-T TCGA A-5'	4塩基 付着末端
*Sma*I	5'-CCC GGG-3' 3'-GGG CCC-5'	平滑末端

図1　よく用いられる3種類の制限酵素の認識部位の配列
これらのII型酵素はDNAを認識して切断するが，その切断部位はほとんどの場合，両鎖から読んで同じ配列になる回文構造である．

遺伝材料を直接操作するには，どのような方法を用いにしてもその材料の性質を知らなければならない．その極めて重要な一歩は1953年にワトソン Watson やクリック Crick，ウィルキンス Wilkins，フランクリン Franklin がDNAの二重らせん構造を明らかにした時に踏み出された．この発見によりDNAが複製する時に，特異的な塩基対の形成を通して，新しくできる鎖に正確な塩基配列を伝える（遺伝の原則）ことが明らかになった．

DNA分子の性質や構造を理解することで遺伝情報の調節や発現の機構とその過程を理解することができた．引き続いて，DNAの切断，動き，適応に関与する細菌の酵素システムの理解が進み，遺伝材料を直接操作できるようになった（**Box 9.1**）．これらの方法を用いて，1973年にコーエン Cohen とボイヤー Boyer が大腸菌に外来性DNAを導入することに成功した．

今や，この技術は20世紀で最も論争の的となる科学の1つになった．**遺伝子工学** genetic engineering や**遺伝子操作** genetic manipulation などと呼ばれるこの科学は人類の要望に生命体を適合させるために最も基礎的レベルまで発展してきた．一方，テクノロジーは急速に進歩しているが，国民一般の理解は緩慢であり，特に個人ではなく企業に利益をもたらすと思われる分野でその傾向は顕著である．このテクノロジーを利用することに対する責任や受容できる方法を探して，全てのヒトに対してリスクとベネフィットが合理的に説明できることが21世紀の課題である．

9.1　遺伝子操作

遺伝材料の構造がわかったことで，これを直接的に操作および改変することが可能になった．それ以前は，大昔から農業で実施されていた正確性の低い，選択的品種改良技術が主であった．ウイルスは遺伝子操作の基本的な手法の中で重要な役割を果たしている．現在では，合成DNAを用いる手法（9.3節参照）が広く用いられているが，遺伝子操作の基本的な以下の手法も今なお用いられている．

・**遺伝子クローニング** gene cloning：発現，探索あるいは他の用途のための，目的のDNAを含むライブラリーの構築．

・**遺伝子発現** gene expression：クローン化されたDNAを用いた，タンパ

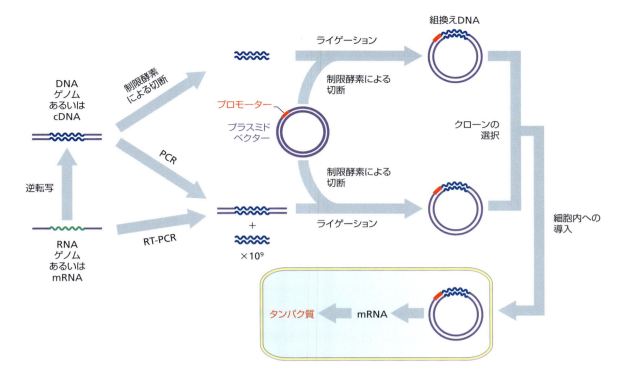

図 9.1 クローニングと発現の基本原理
目的の遺伝子（波線）を含む DNA は制限酵素により断片化される．これらの断片は同様に切断されたベクター DNA と混合され，組換え DNA を形成するために連結される．形質転換されたベクターは複製され，目的の遺伝子を含むクローンが選択後，発現のために細胞内に導入される．あるいは，目的の遺伝子はポリメラーゼ連鎖反応（PCR）または，RNA の場合では逆転写 PCR（RT-PCR）で増幅させることができ，いずれの場合も，ベクターへは平滑末端同士を連結させるか，PCR の際に導入した制限酵素切断部位同士を連結させることにより行う．

ク質またはその他の産物の産生．
- **遺伝子プローブ** gene probing：DNA（あるいは RNA）の配列特異的な結合特性を利用した一般的なハイブリダイゼーションで一致した DNA の検出（第 10 章参照）．

遺伝子のクローニングや発現の基本的な過程を**図 9.1** に示した．

クローニング

遺伝子操作の初期において有用な材料を作り出す最初の段階は，**制限酵素** restriction enzyme を使用して目的のゲノムを切断し，ランダムな DNA 断片からなるライブラリーを作ることであった．続いて，それをプラスミド**ベクター** vector に挿入し，適切な宿主細胞（通常，原核生物）に導入することにより，ベクターは挿入遺伝子を保持しつつ複製される．そして，この方法を用いてクローン化 DNA を産生させる．

プラスミドは宿主細胞内にて複製することができる閉じた環状の DNA である．一方でプラスミドベクターとは自然界に存在するプラスミド由来のハイブリッド DNA 分子であり，往々にしてサイズが小さく挿入された DNA を複製し，時には発現するようにデザインされている．プラスミドは容易に入手可能で操作は簡便である．挿入できる DNA の大きさに限界があり，多くが 20 キロ塩基対 kilobase pairs（kbp）までである．より巨大な DNA 断片をクローン化するためにはこれ以外のシステムが用いられるが，そのほとんどはウイルス由来の要素を含んでいる（**表 9.1**）．

細胞への DNA の導入はバクテリアや植物細胞では形質転換 transformation，動物細胞では**トランスフェクション** transfection と呼ばれているが，1.5 節で述べられているように，形質転換という用語はすでに別の意味で使われている．遺伝子の導入には化学的，電気的，リポソーム製剤，磁気などの物理的な方法はもちろんのこと，ウイルスベクターも利用される．ウイル

表 9.1 クローニングベクター

ベクター	特徴	最大運搬能力
プラスミド	自己複製細菌プラスミド由来	小(20 kbp まで)
コスミド	バクテリオファージλ配列を含むハイブリッドプラスミドで，バクテリオファージのカプシドにパッケージングされる	中間(37〜52 kb)
ファージミド	線維状バクテリオファージ F1 に基づくベクター	小(一本鎖 DNA, 6 kb まで)
フォスミド	大腸菌 F プラスミドに基づくベクター(細胞あたり，非常に少ないコピー数で保持される)	中間(コスミドと同等)
バクテリオファージ	ゲノム内に外来 DNA の挿入が可能で大腸菌に感染する	小〜中間(ウイルスと同等)
ウイルス	ゲノム内に外来 DNA の挿入が可能で真核生物に感染する	小〜中間(4〜25 kbp)
細菌人工染色体	F プラスミドに基づく大きな DNA	大〜極大(700 kbp 以上)
酵母人工染色体	大きな真核生物(酵母) DNA	大〜極大(3000 kbp 以上)

スベクターでは，DNA はウイルス粒子内にパッケージングされ，できあがったハイブリッドウイルスの感染により細胞内に導入される．この過程を**形質導入 transduction** と呼ぶ．形質導入は実際には細菌に対する多くのウイルス(バクテリオファージ)により引き起こされる自発の過程であるが，特に，宿主の染色体内に組込むバクテリオファージ(溶原ファージ)によって媒介される過程をいう．

いったん，DNA 断片からなるライブラリーが作られると，様々な方法により目的の DNA が同定されるが，主としては既知の核酸配列をプローブとして，それが相補的配列を持つ領域に特異的に結合することを利用した方法(ハイブリダイゼーション，10.5 節参照)により，目的の部分が同定される．

発現

目的の遺伝子を発現させるには，適切な発現ベクターに DNA をサブクローニングする必要がある．発現ベクターとは用いる系で複製・増殖して目的の遺伝子を発現させる能力を持つものをいう．

多様なシステムが外来性遺伝子の発現のために利用されている．挿入した DNA の発現を調節するプロモーターは宿主細胞のタイプ(最もわかりやすい例として，原核生物か真核生物かというものがある)によって選択しなければならない．これらが DNA であるために，どちらのタイプの細胞でも発現できるようにするための複数の(プロモーター)配列を組込んだ発現ベクター(シャトルベクター)が作られる．これらの発現ベクターはいくつかの鍵となる因子を含んでいる(**図 9.2** 参照)．

・プロモーター：転写因子や RNA ポリメラーゼと相互作用して目的の遺伝子発現を調節する．

・クローニング(あるいはポリクローニング)部位：DNA を挿入するために 1 つあるいは複数の制限酵素切断点を含む領域で，主に合成 DNA が占める．

・レポーター遺伝子：簡単な測定系により，この遺伝子の発現が判定できる．DNA がクローニング部位に挿入されたときに，転写が邪魔されるようにレポーター遺伝子を配置することによりクローニングされたことが判定できる(レポーター遺伝子の発現が消える)．たとえば，原核生物の系なら，*lacZ* 遺伝子が，真核生物の系なら緑色蛍光タンパク質 green fluorescent

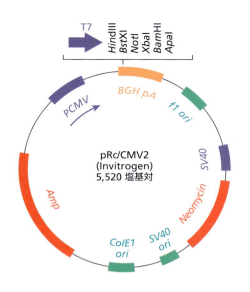

	真核細胞	原核細胞
プロモーター	PCMV SV40	T7
複製開始点	SV40 ori	ColE1 ori f1 ori
選択用遺伝子	Amp	Neomycin
ポリアデニル化部位	BGH pA	
ポリクローニング部位（複数の制限酵素で切断可能な部位）この部位を切断する制限酵素の一覧		

図 9.2　原核生物／真核生物発現ベクターの一例
真核生物発現ベクター pRC/CMV2（Invitrogen™）は原核生物と真核生物の両方のシステムでの複製と発現のためにデザインされている．このプラスミドはレポーター遺伝子を含まない．線維状バクテリオファージ由来の複製開始点（f1 ori）は変異誘発実験のために用いられる．

protein（GFP）がある．

・選択遺伝子：薬剤耐性のプラスミドを持つ細胞だけを増殖させるなど，選択的な特徴を持たせる遺伝子．たとえば，原核生物の系ならアンピシリンが，真核生物の系ならネオマイシン，両方の系に有効なゼオシンなどがある．

・複製開始点：プラスミドの複製効率を調節する．多くのプラスミドは変異を導入するために一本鎖DNAとして複製する線維状バクテリオファージ由来の複製開始点（f1）も含んでいる．

真核生物系においては，効率よく発現するために必要な付加的な特性も備えている．これらの特性の1つとして，挿入された遺伝子からの転写物がきちんと機能するためにポリA付加部位を持つ．ポリAは産生されるmRNAのスプライシングの制御にも関わる．また，転写亢進のために真核生物の転写因子や転写活性化因子が特異的に結合するDNA領域を持つ．

原核生物と真核生物の両方のシステムで用いることのできる別の有用な点は，発現させるタンパク質と同一フレーム上に連続したヒスチジン残基とそれに引き続いてプロテイナーゼによる切断部位を含む合成DNAを挿入することができる点である．この連続したHis配列を通してニッケルアフィニティーカラムに組換えタンパク質を結合させることにより迅速な精製を行い，さらにプロテイナーゼにより連続したヒスチジンタグの除去を可能にする．

翻訳後プロセシング

原核生物での発現は比較的簡単であるため商業的なレベルまでのスケールアップが容易であるのに対して，真核生物での発現はより複雑である．原核生物の系で産生されたタンパク質はアミノ酸配列は正確であったとしても，アミノ酸のつながり（ポリペプチド）だけでは機能するタンパク質を構成しないことを心に留めておくことは重要である．翻訳過程，あるいは翻訳後，アミノ酸鎖はリン酸基や硫酸基のような小さな化学基の付加から，ポリペプチド自身より大きい複合糖鎖の付加にまで及ぶ幅広い化学修飾を受ける（**表 9.2**）．加えて，翻訳されたタンパク質を取り巻く環境は正確な立体構造をとるために重要であるかもしれない．タンパク質の翻訳後プロセシングの量や形式はアミノ酸鎖内でのシグナルにより部分的に決定されるが，同一個体内の細胞の種類や，高度

表9.2 DNAから成熟型タンパク質へ

段階		過程	指示配列モチーフの例
ゲノム（DNA）配列			
転写		遺伝子認識	TAC（AUGに転写）開始コドン，終止コドンの前の適切な長さのオープンリーディングフレーム，プロモーター配列
		イントロン識別	GT-コンセンサス配列-AG モチーフ
		RNA編集	mRNAに付加的なグアニンの挿入を媒介するA6G3配列（パラミクソウイルス科）
mRNA配列			
翻訳		その他の開始部位	内部リボソーム侵入部位 Internal ribosomal entry sites（IRES，ピコルナウイルス科）と内部AUG（ACG）コドンでの翻訳開始（パラミクソウイルス科）
ポリペプチド配列			
翻訳後修飾		折りたたみ	αヘリックスやβシートのような単純な構造が予測される．より複雑な折りたたみは他のタンパク質（シャペロンタンパク質）により補助されることがある
		切断	既知のプロテイナーゼ（たとえば，ウイルスプロテイナーゼ）が認識するコンセンサス配列は同定されているが，広範囲に及ぶ多くのプロテイナーゼの一般的なコンセンサス配列は未だ同定されていない
		共有結合	システイン残基により媒介される（ジスルフィド結合）
		グリコシル化	アスパラギン-X-セリン／スレオニン配列（X＝プロリン以外のアミノ酸）でのN-結合型グリコシル化 セリンあるいはスレオニン残基で起こるO-結合型グリコシル化 セリン／スレオニンあるいはトリプトファン残基でのマンノース付加 付加される糖の種類は幅広い
		脂肪酸アシル化	翻訳時の，N末端アミノ酸（ほとんどの場合，グリシン），あるいは翻訳後に他のグリシン残基でのミリスチン酸の付加 システイン残基へのパルミチン酸あるいは長鎖脂肪酸の可逆的付加
		リン酸化	セリンあるいはスレオニン残基へのリン酸の可逆的付加
		硫酸化	チロシン残基への付加
		その他の修飾	アセチル化，アルキル化，シトルリン化，グリコシルフォスファチジルイノシトール（GPI）アンカー，イソプレニル化，他のタンパク質や構造への結合，その他多数
成熟型タンパク質			

似たような残基が様々な修飾に利用されうることに注目．たとえば，ジスルフィド結合や脂肪酸付加のためのシステイン残基，グリコシル化やリン酸化のためのセリン残基やスレオニン残基がある．コンセンサス配列の存在はその修飾が常に存在していることを示しているわけではない．

に進化した生物由来の細胞によっても異なっている（**表9.3**）．これらの修飾はタンパク質の構造や機能に大きな効果をもたらす．タンパク質の切断や折りたたみはタンパク質の機能を変化させる．このことはスクレイピーのPrPScタンパク質に関する発見により明らかにされている（第2章参照）．

翻訳後プロセシングは原核生物と真核生物とでは大きく異なるため，原核生物の系を用いて発現させたウイルスタンパク質は，ウイルスが真核生物に感染する際に産生される本来のタンパク質とは大きく異なる（表9.3，**表9.4**）．これらの違いは低い溶解性や抗原性あるいは機能の低下や喪失の原因となる．自然宿主に由来するウイルスタンパク質に似た性質を持つタンパク質を量産する必要がある場合（たとえばワクチン製剤），真核生物の系で目的の遺伝子を発現させることが時として必要となる．そのようなときは多くの場合，他の真核生物の発現系より容易に扱える**酵母発現系** yeast expression system が用いられる．

表 9.3 各種タンパク質合成系における翻訳後プロセシングの哺乳類系との比較

修飾の例	系			
	細菌	酵母	バキュロウイルス／昆虫の細胞	哺乳類細胞
タンパク質の折りたたみ	＋	＋	＋＋	＋＋＋
タンパク質分解	＋	＋	＋＋	＋＋＋
脂肪酸アシル化	±	＋＋	＋＋	＋＋＋
リン酸化	＋	＋＋	＋＋＋	＋＋＋
グリコシル化	±[1]	＋[1]	＋＋[1]	＋＋＋
分泌	±[2]	＋＋	＋＋	＋＋＋
作用	±	＋＋	＋＋	＋＋＋

[1] 付加された糖鎖の性状は哺乳類細胞のものとは異なる.
[2] 真核細胞のものとは異なるシグナル. 凝集性や低い溶解性を示す可能性がある.

表 9.4 タンパク質合成システム

系	自然度（哺乳動物の産物に対して）	労力	量産化	最大発現レベル（発現に用いた細胞の全タンパク質に対する割合（％））
細菌	±	＋	＋＋＋	30
酵母	＋＋	＋＋	＋＋＋	1〜5
バキュロウイルス	＋＋	＋＋＋	＋＋	10〜30*
哺乳類細胞	＋＋＋	＋＋＋	＋	＜1〜10*

*特別なシステムに限定した場合の最大収量.
上述した無細胞システムも使用可能.

真核生物で遺伝子発現させるためのウイルスを用いたシステム

広く利用されている原核生物や真核生物由来のウイルス発現系の例を**表 9.5**に示した. ここに示されているように，様々な系が様々な応用に適用されている. たとえば，真核生物の系での大量のタンパク質産生のために，高効率のバキュロウイルスポリヘドリンプロモーターの支配下になるように遺伝子を挿入する. そうすると，挿入遺伝子を細胞性タンパク質の30％まで発現させることができる. バキュロウイルス（バキュロウイルス科）は昆虫に感染し，ポリヘドリン遺伝子がウイルス周辺に大きな保護用のカプセルを形成するのに必要な十分量のポリヘドリンタンパク質を産生するために，感染後期に高発現される. 挿入遺伝子の発現を行わせるためにポリヘドリンプロモーターを使うことは，自然に適応した高発現系を利用するという優位性がある.

多くのウイルスは比較的短時間で大量のウイルスタンパク質の産生を必要とするので，ウイルス遺伝子の多くは非常に高いレベルで発現される. 加えて，ウイルス遺伝子発現を調節する因子についても広範囲に研究されている. 結果的に，真核生物由来の発現ベクターにおける調節エレメントの多くはウイルス由来である. たとえば，SV40（ポリオーマウイルス科）あるいはサイトメガロウイルス（ヘルペスウイルス科）由来の配列が広く使用されている.

表9.5　ウイルスベクターシステムの例

バクテリオファージλ	
宿主	原核生物（大腸菌）
使用ウイルス	腸内細菌ファージλ（シフォウイルス科）
適用	クローニング，原核生物発現，ゲノムライブラリー，ワクチンベクターとしての試験的使用
長所	よく理解されたシステムであり，広範囲での使用が可能 大きな遺伝子も挿入可能（コスミドの系では52 kbまで）
短所	全体のサイズをもともとのλファージゲノムのサイズに近づけなければならない．スプライシングやタンパク質のプロセシングには向いていない

バクテリオファージM13	
宿主	原核生物（性繊毛を持つ大腸菌）
使用ウイルス	腸内細菌ファージM13（イノウイルス科）
適用	M13ゲノムの持つ一本鎖構造に基づく：部位特異的変異やDNAプローブ
長所	一本鎖DNAの簡単な精製，変異誘発に適している，よく理解されており広範囲に使用可能 宿主細胞においてプラスミドとして保持される
短所	挿入サイズが制限される（1〜3 kb），DNA再構成が起こる可能性．DNAの方向性が固定化される可能性．スプライシングやタンパク質のプロセシングには不向き

バキュロウイルス	
宿主	真核生物（昆虫）
主な使用ウイルス	キンウワバ科核多角体ウイルス　*Autographa californica* multiple nuclear polyhedrosis virus（AcMNPV） カイコ核多角体ウイルス　*Bombyx mori*（silk worm）nuclear polyhedrosis virus（BmNPV）
適用	組換えタンパク質産生，評価用ワクチンベクターとして評価中
長所	ヒトに対して非病原性，高レベルのタンパク質産生能，毛虫幼虫内で生育可能，15 kbまでの挿入可能
短所	昆虫細胞なので，異なる翻訳後プロセシングが起こる．融合タンパク質の発現系として好まれる．スプライシングが異なる可能性，生産物が不溶性になる可能性

アデノウイルス	
宿主	真核生物（特別な型のヒト細胞）
主な使用ウイルス	通常はアデノウイルス5型，その他も使用可能（アデノウイルス科）
適用	ワクチンおよび遺伝子治療用ベクター，がん治療，組換えタンパク質産生，形質転換した細胞株の作製，免疫学的なアッセイのための感染細胞の作製
長所	経口的あるいは鼻腔を介したデリバリーが可能，哺乳類細胞での翻訳後プロセシング，核内侵入，高レベルの発現が可能，使用に特化したベクターの利用可能，8 kbまでの挿入サイズ（いくつかの系では36 kbまで）
短所	細胞毒性の可能性，アデノウイルスに対する免疫応答により使用が制限される可能性，場合によって狭い宿主域となる可能性

アデノ随伴ウイルス	
宿主	真核生物（ヒト／哺乳動物），複製を必要とするならヘルパーウイルスも必要
主な使用ウイルス	アデノ随伴ウイルス（パルボウイルス科）
適用	遺伝子治療とワクチンベクター
長所	広い宿主領域，ヘルパーウイルスを使用しないなら非病原性，広範囲の細胞への感染，ssDNAゲノムの使用が容易，低い抗原性，発現が長期間持続（複製できないベクター使用時），宿主ゲノムの限られた位置への高率な組込み
短所	挿入サイズが制限される（5 kb），すでに免疫が成立している可能性が高い

ヘルペスウイルス	
宿主	真核生物（広範囲の脊椎動物細胞）
使用ウイルス	HSV-1（HHV-1），エプスタイン・バーウイルス（HHV-4）（ヘルペスウイルス科）
適用	神経を標的，ワクチンベクター，組換えタンパク質産生，がん治療，単位複製配列およびエピソーム発現ベクター

表 9.5　続き

長所	十分に解明されている大きなウイルス，多くの挿入部位を選択可能，10 kb までの挿入が可能（単位複製配列およびエピソームベクターの場合，さらに大きなサイズの導入が可能～ 150 kb まで）
短所	ヒトに病原性，細胞毒性，潜伏の懸念，細胞を形質転換する可能性，入手が制限

ポックスウイルス

宿主	真核生物（ヒト／哺乳動物）
使用ウイルス	ワクシニア（ポックスウイルス科）
適用	ワクチンベクター，遺伝子移入，がん治療，組換えタンパク質産生，免疫学的検査のための感染細胞の作製
長所	広い宿主領域，挿入部位として広範囲の選択が可能，大きなサイズの挿入が可能（25 kb），場合により高レベルの発現が可能，入手が容易
短所	ヒトに病原性を示す可能性，いくつかの挿入 DNA では早期終結の危険性あり，イントロンに問題が生じる可能性，核内で複製が起こらないウイルス特異的経路の関与

レトロウイルス

宿主	真核生物（ヒト／哺乳動物）
使用ウイルス	モロニーマウス白血病ウイルス，レンチウイルス属（レトロウイルス科）
適用	遺伝子治療用ベクター，高効率な遺伝子移入や組込み
長所	高効率な遺伝子移入，宿主ゲノムへの効率のよい組込み，複数のウイルス導入システムが存在
短所	安全性と発がん性に懸念（臨床試験での白血病誘導例あり），ゲノムの様々な箇所への組込み　挿入サイズが制限（最大で 8 ～ 10 kb），活発な分裂細胞が必要（レンチウイルス属は除く）

RNA ウイルス

宿主	真核生物（ヒト／哺乳動物／その他）
使用ウイルス	多数（コロナウイルス科，パラミクソウイルス科，ピコルナウイルス科，レオウイルス科，ラブドウイルス科，トガウイルス科）
適用	組換えタンパク質産生，神経を標的，がん治療
長所	特殊な細胞系への標的が可能，高レベルのタンパク質産生
短所	挿入サイズの制限，RNA ゲノムであるための高い変異率

　いくつかのプロモーターは細胞の種類にかかわらず，高レベルの転写を保証しているが，中にはある細胞や特別な条件下でのみ活性状態となり，挿入遺伝子を発現するものもある．効率のよいプロモーターの例として CMV の最初期プロモーターやラウス肉腫ウイルスの LTR プロモーターがあり，両者とも多くの種類の細胞において高度に活性を示す．一方，特別な条件下で働くプロモーターの例としては，メタロチオネイン遺伝子プロモーターがあり，カドミウムのような重金属によりその活性が誘導される．

　原核生物遺伝子とは違って，真核生物遺伝子は通常イントロンにより分断されている．翻訳されない DNA 領域であるイントロンは mRNA 前駆体から翻訳の前に取り除かれる．一般的に，ウイルス遺伝子は細胞性遺伝子と比べ，ごくわずかなイントロンしか持っていない．これはウイルスゲノムにおけるスペースの制限やウイルス因子の関与によるものと考えられる．その中でウイルス因子は細胞由来の転写物よりもウイルス由来の mRNA の翻訳を促進するために，この違いを利用しているのかもしれない．いくつかのウイルスベクター（以下の本文と表 9.5 を参照）はイントロンを持つ遺伝子を発現させることができないかもしれない．しかしながら，スプライスされたウイルス由来の mRNA は珍しくなく，この場合，特別なスプライシングシグナルが必要とされているのかもしれない．

遺伝子からイントロンが除去されたものが必要な場合には，イントロンがすでに除去されている mRNA の DNA コピーを得ることで解決できる．しかし，そのようにして得られたイントロンを持たないクローンの場合，細胞内での輸送の変化や翻訳の抑制が起こるかもしれない．

ウイルスベクター

多くのベクターは宿主細胞内で複製できる遺伝因子（プラスミドあるいはエピソーム）を基にし，さらにウイルス DNA のいくつかの因子を含んでいるのに対して，ウイルス自身も多くの理由によりベクターとして利用される．これらの特徴は高い効率を示すプロモーターの存在および容易に細胞内に外来性の核酸を導入できることである．裸の核酸を細胞内へ導入する方法は確定されているが，細胞の種類によっては，使用するのが難しく，また，導入効率はとても低い．数百万年の進化を経て，ウイルスは遺伝子を導入するのに，場合によっては複雑であるが，最適化された有益な方法を進化させた．

広く使用されるウイルスベクターを，表 9.5 にまとめた．

ある種のウイルス，たとえば，尾部を持つバクテリオファージ（原核生物用），ヘルペスウイルス科あるいはポックスウイルス科（原核生物用）のような大きなゲノムを持つウイルスは，サイズの大きい外来性 DNA がそれらのゲノム内に挿入されても，独立的な複製に影響を与えない場合が多い．対照的に，小さなゲノムを持つウイルスは機能に必要な大きさの外来性 DNA をゲノムに入れて運搬する際に，ウイルスゲノムの大きさに制限があるために必須領域と入れ換えなければならない場合がありうる．このよい例がレトロウイルスである．自然感染の過程で細胞 DNA とウイルス遺伝子の置換が起こり，クローン化された DNA の挿入により，必須遺伝子の欠失を引き起こす．挿入遺伝子を持つウイルスが複製するには，そうした失った機能を外部から補う必要がある．具体的には失った機能を補うことはできるが，自らは複製できない（自殺ウイルス）ヘルパーウイルスとの共感染や，失った機能を持つ遺伝子を，ウイルス感染細胞中で安定的に発現させるといった方法がある．

ウイルス複製はしばしば，感染細胞に傷害を与えたり，感染細胞を死に導いたりするので，ウイルスベクター系では，パッケージングシグナル配列以外のウイルス核酸領域を除いた欠損型ウイルスを用いたりして細胞への影響を少なくしている．

ウイルスベクターの利用はワクチン産生の重要な側面であり，タンパク質の抗原性に関する折りたたみや構造の効果も第 5 章で，より詳細に触れられている．

9.2　シークエンシング

遺伝物質の本質を理解し発展させることと，その遺伝物質を人為的に制御する力を融合させることは，そのことにより何が言えて何を意味するかを理解する上で重要である．

現在，膨大な量の配列データが得られており，この量はますます増え続けている（図 9.3）．しかしながら，ゲノム配列からは産生されるポリペプチドのアミノ酸の順番や種類を予想することができるのに対して，最終的にできあがるタンパク質の性質は単純なものではなく，単に遺伝情報から予測するのは困難

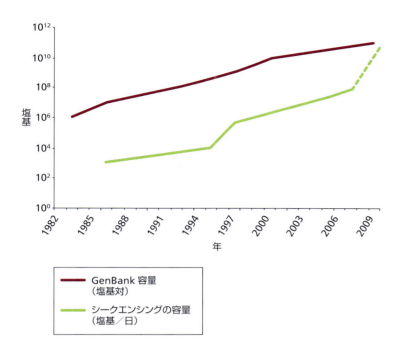

図 9.3　配列データとシークエンシング能力

である．最終的に機能するタンパク質ができあがるためには何段階もの段階を経る必要がある（表9.2参照）．

　1970年代初期，大変な労力を必要とする多くの技術がDNAあるいはRNA分子内の塩基の順番を同定するために開発された．その技術を用いて，ファイアーズ Fiers とその共同研究者らは1976年に，MS2バクテリオファージのゲノムを構成する3,659塩基のRNAの配列を報告した．これは全ゲノム配列を解析した最初の報告となった．

　1975年までに，英国人科学者，フレデリック・サンガー Frederick Sanger はDNA配列を解析する迅速な方法（ジデオキシ法）を開発した（訳注：マクサム・ギルバート法も同時期に開発された）．彼のグループはこの方法を用いて，初めてDNAゲノムの配列を報告した．それはバクテリオファージφX174の5,386塩基の一本鎖DNAゲノムの配列である．それ以来，サンガーの技術を基にしてそれが改善された方法に置き換えられていくようになった．

　やがて，これらの技術が自動化されたシステムになり，1日に最大100万塩基まで読み取れるようになった．次に，これらは大規模に並行して行うことにより高レベルの出力を持つ新しいシークエンス方法に置き換わった．これらは，DNA分子を形成する際に，各塩基が添加されると放出される蛍光を高検出するシステムを用いている（**図9.4**）．それぞれの新しいDNA分子は小さいが，それらを集めて全体の配列を求める強力なソフトウエアが用いられている．これは**ゲノム科学** science of genomics といわれ，生物の全ゲノムの研究の出発点となる．

　最も卓越したそのような方法は，その技術を発展させた 454 Life Sciences company にちなんで，454 sequencing と呼ばれる．このシステムは400,000以上の反応を同時に行うことができるために1実行あたり最大数億塩基の配列データを集めることができる（訳注：2012年現在）．さらに高速に解析するシステムができつつある．

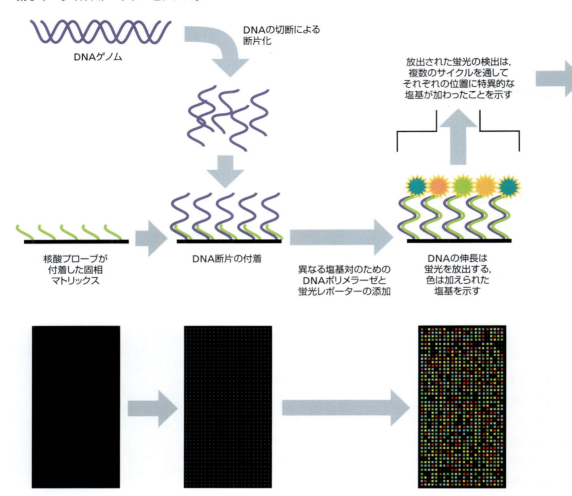

図 9.4　合成反応を利用したシークエンシング
それぞれの塩基（G，C，A，T）に対する異なる蛍光プローブの使用により合成が進むごとに，配列が「読まれる」ようになる．

メタゲノミクス

　大規模に並行して解析する際の副次的な効果はサンプル内に非常に低いレベルで存在する DNA 分子（いくつかのシステムで数十万分の 1 コピーまで，あるいは，それ以下と判断されたもの）の，塩基配列も調べられることである．この効果を読み深度 depth という．これはたとえば，試料に存在する低含量の mRNA，まれな変異，あるいはウイルス株のさまざまな種類のように少ない量で存在する配列の同定も可能にする．一方，このように高感度なためポリメラーゼ連鎖反応（PCR，第 10 章参照）でみられたのと同様に低レベルのコンタミネーション（異物混入）であっても問題になる．

　環境中のサンプルや臨床材料など均一でないサンプル中に存在する一連のウイルス種を決める方法は**メタゲノミクス metagenomics** と呼ばれている．メタゲノム解析はたとえば，HIV のような高度に変異しやすいウイルスに感染している患者由来の材料について有用な情報を提供する．

　一方，この種の研究では用いたサンプリング方法に限界があることを考えておく必要がある．少量のサンプルは生体（あるいは環境）全体をいつも完全に代表しているわけではない，サンプルが得られない特別な場所に高レベルにウイルスが存在する場合は特にそうである．

ウイルスゲノム配列解析

　上述したように，最初に解析されたゲノムはウイルスのものであったが，それはゲノムサイズが小さいため可能であった．重複している遺伝子を持つウイルスなど，たとえばB型肝炎ウイルスでは，ウイルスタンパク質のコード領域はゲノムサイズの100%を上回っている．対照的に，ヒトにおいてはゲノムの2%以下しかタンパク質をコードしていない．

　多くのウイルスゲノムのように長さが一定している小さなゲノムは塩基配列解析に有用であったが，現在新しく生まれつつある解析装置にとっては短すぎるために，その有用性は低下している．これは，比較的小さいサイズのウイルスゲノムでは避けられない結果であり，最新の発展した超高処理システムではあまり役に立たない．これらのシステムは解析が低コストであるといわれているが，1回の実行あたりの実際のコストが高いために，もしこのシステムが持つ能力を最大限に活用しないのであれば，1塩基あたりのコストが非常に高くなるので，短いウイルスゲノムの解析には適しない．1つの反応に複数のサンプルを用いることにより，コスト面の問題を解消することは可能であるが，もし，ウイルスが近縁関係にあり，配列がわずかずつ異なっていると，複数の配列が重なって現れる共通した配列を読む可能性があり，別の問題を引き起こす．このことを回避するため個々のウイルス配列にタグを付けて区別している．しかしながら，ウイルスゲノムや他の短い核酸を解析するためには古いシステムが今なお用いられている．

　2009年の時点でのGenBankのDNA配列データベース（図9.3）はおおよそ2000の完全なウイルスゲノム配列（その中にはヒトに感染すると知られている全てのウイルス種の中で代表となる1つ以上のウイルスを含む）とその他のウイルスの部分的な配列を含んでいた．しかしながら，地球に存在するウイルスの推定上の数が100,000,000,000,000,000,000,000,000,000,000（10^{31}）以上であることを考えれば，相当の割合のウイルスを特徴づけたと主張するまでには長い道のりがあることは明白である．

　配列情報がどんどん入手可能になるにつれて，ウイルスの機能の最も基本的なレベルの理解が進んでいる．たとえば，以前は近縁種であると考えられていたウイルスが明らかに異なっているものと同定されたり（E型肝炎ウイルスのように，カリシウイルス科から，それ自身が科を構成するヘペウイルス科に移動したものもある），別の方法では解明されなかった明白な関係（たとえば，ヘルペスウイルス科と尾部を持つバクテリオファージ間での類似性）も明らかとなっている．

　多くの系で研究された中で，比較的単純なウイルス系を用いた研究は，より複雑なシステムを理解する土台となりそうである．

意味のある配列？　それともゴミ？

　すでに述べたように，ウイルスのゲノムは，コード領域が密集している（遺伝子が重複している場合，ゲノム容量の100%を超過する場合が時には存在する）．しかしヒトゲノムではそのようなことはなく，タンパク質をコードする領域はヒトゲノム全体の2%以下で，残りを「ジャンクDNA」と呼ぶ研究者もいる．

　よくあることだが，この単純で侮蔑的な用語の使用は複雑な状況を部分的に

しか理解していないことを反映している．これらの「ジャンク」領域には非タンパク質エフェクター分子の領域はもちろんのこと，DNA配列が特定している多くの調節因子が存在している．後者はたとえばRNAiシステムのようなsmall RNAの領域はもちろんのこと，細胞の機能的なRNA（トランスファーRNAやリボソーマルRNA）を含む．DNAのいくつかは現存しないレトロウイルス因子のような正真正銘の「ジャンク」であるが（これらでさえ，たとえば妊娠期に胎児組織の免疫寛容を調節する役割を担っている），それ以外の大部分もジャンクと呼ばれるべきものではないであろう．

　明らかなことは，DNAの単純なACGTから生じる配列からは，その配列の産物が何をしているのかはわからないということである．にもかかわらず，初期の遺伝科学の急速な商業化の成果のために，これがどうにかなるかもしれないという過度に楽観的な期待が一種の信仰のように存在した．

9.3　合成と増幅

　合成技術の進歩と遺伝物質の基本的性質の理解とが同時に進んだ結果（第10章を参照），化学合成により短いオリゴヌクレオチドを産生することはすぐに可能となった．時を同じくして起こったシークエンシング法における進歩は産生されるものに関する正確かつ必要な情報を提供した．

　正しく使えば配列特異的な結合能を持っているので特異的な核酸配列の検出のためのプローブ，あるいはPCRや関連した技術でのDNA増幅をさせるためのプローブとして使うことができる（10.5節参照）．したがって，核酸の配列がわかる場合にはクローニングしたDNAをプローブに用いる必要性はなくなってきている．

　PCRとこれに関連またはPCRから派生した技術は，診断や検出の分野ですでに行われていたような革命的進歩を遺伝子操作にも生み出した．DNA増幅システムが進歩する前までは，概略を述べたように，目的のDNAを精製したり抽出したりする必要があった．そして，多くの場合使用する前に隣接しているDNA配列を除去して，さらに精製する必要があった．DNA分子それぞれが持つ個々の特異的な問題がこのような方法を用いたクローニングを非常に難しくしていた．

　目的の領域に隣接する配列が明らかであれば短いオリゴヌクレオチドプライマーをデザインして，PCRにより数時間以内に特定の領域について数十億コピーのDNAを作ることができる．プライマー内に制限酵素部位を入れておけば，その後切断して，さらなる増幅やその他の使用のために，任意のベクター内に直接挿入することができる．もちろん，DNA産物ができるだけ正確なコピーであるために，PCR反応では複製精度の高いポリメラーゼを使用することは重要である（10.5節を参照）．

　2002年までには，個々の合成塩基断片をつなぎあわせてポリオウイルスゲノム（RNA）をコードする全7,741塩基のcDNAを産生可能なところまで合成技術は進歩した．これはその後，適切な宿主細胞由来の無細胞系細胞質抽出物と混ぜて反応させることにより，感染性ポリオウイルスを産生させることができた．モーラMollaらによる1991年の論文においては，無細胞システムでのポリオウイルスの産生が初めて示され，生命が分子式として表すことができることが報告されたことは注目に値する．ポリオウイ

ルスの場合，$C_{332,652}H_{492,388}N_{98,245}O_{131,196}P_{7,501}S_{2,340}$ と表わされる．シェークスピア全集も実は英語の26からなるアルファベットの集合体であり，この文字の並びがすべてである．同様に，ウイルス自体もそれを構成する元素の集合体で表現できるようになったということである．

いうまでもなく，今でも進歩は続いており，2008年までには，"人工生命"と名付けられる可能性を持つ582,970塩基対ものマイコプラズマ・ゲニタリウム *Mycoplasma genitalium* のDNA染色体が合成されている．そうはいっても，それを発現させたり複製させたりするために，宿主細胞内に導入する必要性は残る．これができれば，合成したDNAが実際にあたかも巨大なウイルスのように機能すると主張できよう．

以上より，DNA配列が既知になれば，伝統的な技術をまったく使わない研究方法が可能になっている．2002年に報告されたウイルスゲノムの合成と2008年に報告された細菌ゲノムの合成に引き続いて，より大きなそしてより複雑なゲノムの合成がなされるであろう．もちろん，このことは多くの病原生物のゲノム配列が容易に手に入り，標準的な技術を用いて，それらを作り出す可能性があるので，関心が高まっている．この問題が抱く多くの側面を解決するために，現在，活発な議論がなされている．

上述したことに加えて，たくさんのより深遠なDNAの使用がある．その一例はナノテクノロジーの分野での構造材料としての使用である．

9.4　個別化医療

個別化医療はゲノム学の近い将来，有望なものの1つである．ゲノム情報を用いて，個々の患者の遺伝子を見ることや，彼らが疾患と関係するどんな遺伝子を持っているかどうかだけでなく，どの薬剤がその患者にとって一番適切か，またどの薬剤が全く効果がないのかを決めることが可能である．

確かに，特異的な薬剤に対する個々の患者の応答性が大きく異なることは長い間，知られていた．このことはまた，ウイルスにも当てはまっており，たとえば，ヨーロッパを起源とする人々が持つHLA B35抗原のいくつかは，ハンタウイルスによる疾患の重篤度と関係している（4.7節参照）．また，ヒト免疫不全ウイルスの第2の受容体として働くCCR5タンパク質の変異（第3章参照）は病状の進展を遅らせることがわかっている．このように，幅広い症例について，個々のゲノムデータのいくつか（しかし，決して全てではない）はウイルス感染に対する感受性の違いを知らせることが可能となっている．

ゲノム学が莫大な量のデータを扱うための計算能力やバイオインフォマティクスなどの科学と歩調を合わせたり，あるいはそれを利用することは将来多くの医薬の礎になるであろう．おそらく，この生物工学と情報工学の融合がそのような期待を抱かせることに疑う余地はないが，その実現のため，今後非常に多くの仕事が必要であろう．

理解を深めるための設問

質問 9.1：ウイルスが遺伝子操作においてベクターとして用いられているのはなぜか？

質問 9.2：ゲノム配列データだけからはウイルスのすべての情報を知りえない

Key Concepts

- ウイルスについての研究は現代の分子生物学のほとんどの基礎となっており，今なお，分子生物学研究の重要な領域である．
- ウイルスプロモーターと調節配列は広く利用されている．またウイルスベクターは遺伝子操作のための価値のあるシステムである．
- 細胞を用いたクローニングやジデオキシ塩基配列決定法のための初期の手法や技術は，たとえば，目的の遺伝子の分離や抽出ではなく，直接合成するような，より強力なアプローチが用いられるようになった．
- シークエンシング技術の進展は最も基礎的な知見の発展に寄与している．
- 現在，ウイルスおよび細胞レベルの両方で人工生命を生み出すことが可能であるが，このような技術と公的な容認や理解を得ているその他の技術とのバランスをとることが必要である．

のはなぜか？

質問 9.3：危険性のあるウイルスの配列データは公表されるべきだろうか？

参考文献

Cello J, Paul AV & Wimmer E (2002) Chemical synthesis of poliovirus cDNA: generation of infectious virus in the absence of natural template. *Science* 297, 1016–1018.

Lodge J, Lund P & Minchin S (2007) Gene Cloning: Principles and Applications. Taylor & Francis, New York.

Molla A, Paul AV & Wimmer E (1991) Cell-free, de novo synthesis of poliovirus. *Science* 254, 1647–1651.

Pevsner J (2009) Bioinformatics and Functional Genomics. Wiley-Blackwell, New Jersey.

Shen Y & Post L (2007) Viral vectors and their applications. In Fields Virology, 5th ed. (DM Knipe, PM Howley eds). Lippincott Williams & Wilkins, Philadelphia.

Wooley JC, Godzik A & Friedberg I (2010) A primer on metagenomics. *PLoS Comput. Biol.* 6, e1000667.

INTERNET RESOURCES

Much information on the internet is of variable quality. For validated information, PubMed (http://www.ncbi.nlm.nih.gov/pubmed/) is extremely useful.

Please note that URL addresses may change.

Entrez protein database. http://www.ncbi.nlm.nih.gov/sites/entrez?db=protein

GenBank sequence database. http://www.ncbi.nlm.nih.gov/Genbank/index.html

RCSB Protein Data Bank. http://www.rcsb.org/pdb/home/home.do

The EMBL Nucleotide Sequence Database. http://www.ebi.ac.uk/embl/

第10章
培養，検出，診断

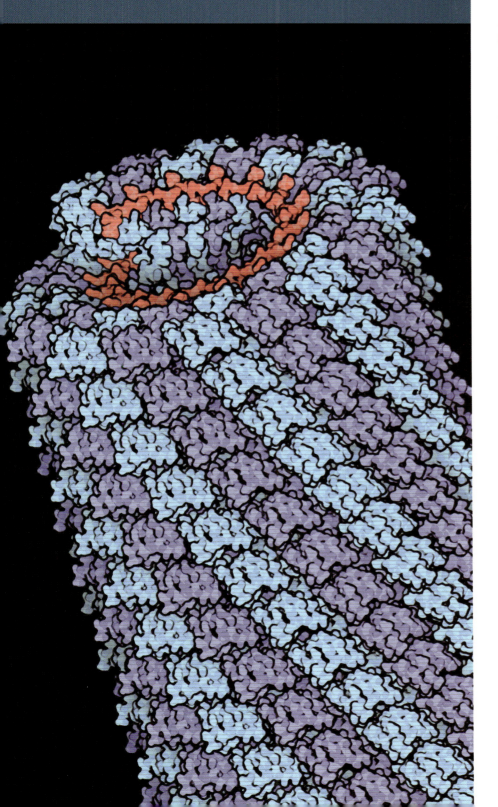

INTRODUCTION

疾患の原因に関する理解が進むにつれて，ウイルスの検出技術はこれまでずっと進化してきたが，さらに最近では，分子生物学的技法の発達により，大規模な変化が起きている．特に，モノクローナル抗体の使用による特定タンパク質の検出と配列特異的プローブを用いた核酸検出，増幅は診断ウイルス学に革命を起こした．

タバコモザイクウイルス
Research Collaboratory for Structural Bioinformatics Protein Data Bank と The Scripps Research Institute, USA 所属 David S. Goodsell の厚意により提供．

Box 10.1 肝炎のアルファベット型

数種類存在する肝炎ウイルスには症状によりウイルス疾患を分類する影響が未だに残っている．肝炎ウイルスはすべて肝臓への感染と損傷（肝炎）をともない，黄疸，腹痛，吐き気といった症状がみられる．5種類の肝炎ウイルス（A〜E）に分類され，さらに2種類（FとG）の存在も提唱されている．しかし，類似した名前がつけられているにもかかわらず，それぞれの肝炎ウイルスは多くが関連性を持っていない．

A型肝炎ウイルスは＋鎖のRNAゲノムを持ち，ピコルナウイルス科に属する．

B型肝炎ウイルスはDNAゲノムを持ち（しかしRNA中間体を経て複製する），ヘパドナウイルス科に属する．

C型肝炎ウイルスは＋鎖のRNAゲノムを持ち，フラビウイルス科に属する．

D型肝炎ウイルスは実際にはウイルスではなく，植物のウイロイドによく似ている．

E型肝炎は＋鎖のRNAゲノムを持ち，それ単独でヘペウイルス科を形成している．

最初期に行われていたウイルス同定方法は，感染により引き起こされる臨床症状を観察することであった．この方法はある奇妙な状況をもたらした．たとえば，天然痘（ポックスウイルス科），水痘（ヘルペスウイルス科），梅毒（細菌性）は，症状が類似しているため関連する病気として分類されていたのである．肝炎ウイルスも類似した症状をもたらすが，ウイルス同士は実際はかなり隔たりがある（**Box 10.1**）．

Box 1.1 で述べられているように，初めてウイルスの存在が認められたのは19世紀の終わり頃で，細菌は通過できない濾過装置をウイルスは通過できるということに基づいていた．しかし，病気を引き起こす病原体理論は広がっていたものの，病気を引き起こす極微動物 little animalcules は観察することができなかった．病原体の性質を明らかにできなかったのはウイルスを証明する手段がなかったからである．ロバート・フック Robert Hooke は 1665 年に光学顕微鏡の威力について次のように熱意をもって述べている．「顕微鏡をもってすると，小さすぎるために調べることができないというものはなくなる」．しかし，この発言はかなり楽観的であった．ウイルスの性質を知ることができないことから，ウイルスは感染性病原体というよりはむしろ，毒素，あるいは生命を持った感染性の液体 contagium vivum fluidum と考えられた．非常に高倍率で観察できる電子顕微鏡が 1930 年代に開発されて初めて，これまで捉えられなかった病原体の実体が確認された．

電子顕微鏡（**図 10.1**）によりウイルス分類の基礎が作られた（第 2 章参照）ものの，検出手段は分子生物学的手法に大きくとって代わられている．この技術の歴史と最近の改良点については 10.1 節で述べる．

ウイルス培養（10.3 節）は長年ウイルス検出の代表的方法であったが，時間がかかる上に高いレベルの熟練を必要とした．またしても分子生物学的手法が，時にはウイルス培養法と併用されるものの，最善の方法としてとって代わった．

一般に用いられている幅広い診断技術を**表 10.1**にまとめた．ここには診断ウイルス学を確立するために用いられた方法から，より現代的な分子生物学的手法までが含まれている．

10.1　電子顕微鏡

ウイルスの中には最大倍率であれば見える（ただしはっきりとは見えない）ものも一部存在するが，そうした例外を除き，光学顕微鏡ではウイルスを可視化することはできない．第 1 章で概説したように，電子顕微鏡が開発されたことで最も初期にいくつかの病原性ウイルスを特定することが可能となった．1940 年代の初頭には，この装置の先駆者であったヘルムート・ルスカ Helmut Ruska がウイルスの可視化について報告を行った．1943 年に彼は宿主あるいはウイルスが原因で引き起こされる宿主の症状の性質ではなく，ウイルスの形態（つまりウイルス自体の構造的特性）によってウイルスを分類するべきだと提案した．これはウイルスをその効果ではなくむしろ性質によって分類するという方向に向けた最初の 1 歩となり，この考え方は，遺伝子情報などと並んで，今日の分類法（図 1.3，図 2.5）に用いられている．

診断のための電子顕微鏡使用

分析のための容量が小さく，ウイルスが高レベルに存在する必要があること，

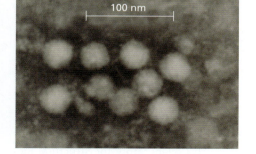

図 10.1　他の方法では識別できない，電子顕微鏡で観察された検便サンプルからの「小型球形ウイルス」

表 10.1　ウイルス診断で通常用いられる方法

方法	資料の種類	長所	短所
抗体価(ELISA，RIA，IF，CFT，ウエスタンブロット，その他の方法)	血清，CSF	迅速，ほぼ全ウイルスに適用できる，低コスト，以前の(すでに排除された)感染を検出できる，免疫マーカーの実証・IgMの検出は感染の抑制を示す	ウイルス感染に対する免疫応答のみを識別
ウイルス培養	血液(バフィーコート)，CSF，便，水疱疹液，BAL，NPA，咽頭洗浄液，尿，綿棒で採取した分泌物	(用いた宿主細胞によるが)複数のウイルスを検出できる，伝統的なウイルス検出の方法である	時間がかかる，熟練技術を必要とする，比較的高コスト，試料輸送状態が非常に重要である，感染性ウイルスのみを検出，多くのウイルスは培養細胞中では増殖できない
加速化ウイルス培養(細胞層上への遠心)	ウイルス培養と同じ	ウイルス培養と同じ，しかし短時間	ウイルス培養と同じ，しかし付加的労力，設備が必要である
培養に加え免疫検出あるいは核酸検出	ウイルス培養と同じ	ウイルス培養と同じ，しかしより短時間で，熟練した観察力を必要とせず，高度に特異的である	ウイルス培養と同じ，しかし付加的労力，設備に加え，特別な免疫学試薬あるいは核酸プローブが必要
培養+レポーター細胞株	ウイルス培養と同じ	ウイルス培養と同じ，しかしより短時間で，熟練した観察力を必要とせず，高度に特異的である	ウイルス培養と同じ，しかし，特別な遺伝的に改変された細胞株(入手が限られている)が必要
電子顕微鏡	水疱疹液，便，培養されたウイルス，こすりとった皮膚，(濃縮した尿)	短時間，一般的な種類のウイルスを識別できる	ウイルスが高濃度に存在する部位でのみ可能，形態的に類似したウイルス間，同じ科に属するウイルスの識別は不可能，高価な設備，熟練技術が必要
電子顕微鏡に加え免疫検出あるいはハイブリダイゼーション	電子顕微鏡と同じ	電子顕微鏡と同じ，しかし試薬が入手可能ならば類似ウイルス間の区別をすることもできる	ウイルスが高濃度に存在する部位でのみ可能，特別な免疫学的試薬が必要，高価な設備，熟練技術が必要
細胞診	生検あるいは組織試料，水疱疹液，こすりとった皮膚，血液(バフィーコート)	短時間，(しばしば特別な系を使うことで)感染した細胞種類を明らかにすることができ，活発な感染の証拠となる	比較的低感度，大きな労働力を要し，多くのウイルスに適用できない，熟練技術が必要
免疫細胞化学あるいは免疫蛍光分析	細胞診と同じ	短時間，感染した細胞種を明らかにすることができ，多くのウイルスに適用可能	大きな労働力を要し，特異的抗血清が必要，特殊な設備(免疫蛍光)を必要とすることもある
核酸の直接的検出	生検試料，水疱疹液，便，培養ウイルス，こすりとった皮膚，(濃縮した尿)	短時間，感染した細胞種を明らかにすることができ，多くのウイルスに適用可能，高感度であることもある(分岐DNA)	大きな労働力を要し，シークエンスデータを基にした特異的な(標識された)核酸プローブを必要とするかもしれない，特別な設備を必要とすることもある
核酸増幅	あらゆる試料	短時間，非常に高感度，多くのウイルスに適用可能	大きな労働力を要し，技術的に複雑，高価な設備を必要とし，シークエンスデータを基にした特異的核酸プローブが必要，偽陽性を避けるために適当なコントロールが必要とされ，わずかで無意味な量のウイルスを検出するかもしれない，RNA検出にはRTが必要とされることがある(RNAウイルスの場合)
リアルタイムPCR	あらゆる試料	短時間，非常に高感度，多くのウイルスに適用可能，定量性，コンタミネーションの危険性が少ない	大きな労働力を要し，技術的に非常に複雑，高価な設備を必要とする，シークエンスデータを基にした特異的核酸プローブを必要とする，偽陽性を避けるためにコントロールが必要，わずかで無意味な量のウイルスを検出することがある，RNA検出にはRTが必要である

バフィーコート buffy coat とは血液試料を遠心したときに得られる白血球細胞層のことである．BAL：気管支肺胞洗浄，CFT：補体結合試験，CSF：脳脊髄液，ELISA：酵素結合免疫吸着測定法，IF：免疫蛍光法，ISH：in situ hybridization，NASBA：核酸配列に基づく増幅 nucleic acid sequence-based amplification，NPA：鼻咽頭吸引液，PCR：ポリメラーゼ連鎖反応，RIA：放射免疫測定法，RT：逆転写反応

あるいは濃縮することが可能である試料に限定されるために，診断機器としては制約があるにもかかわらず（表10.1），電子顕微鏡は未だウイルス診断において日常的に使用されている．通常，透過型電子顕微鏡が使用され，画質を高めるために酢酸ウラニルあるいはリンタングステン酸のような重金属染色がほどこされる．しかし，時には走査型電子顕微鏡といった他の機器も用いられる．電子顕微鏡によって初めてSARSコロナウイルスが特定されたときのように，ウイルスを培養細胞に感染，増幅させることが可能であるが，この方法は，生きたウイルスとウイルス複製を許容する細胞が必要であり，これが電子顕微鏡の制約となる．

主に用いられるのは検便試料の検査である．これにより，培養不可能でかつ他の方法で同定できない多数のウイルスが観察される可能性がある（図10.1参照）．今日の改良型電子顕微鏡でさえ，ウイルスを同定するために十分な形態的特徴を解像できない場合がある．しかしながら，電子顕微鏡は独特な性能を有しているために，事前に構造や特徴に関しての知識がなくてもウイルスを識別することができる．

電子顕微鏡の能力を向上させるために，小さな金粒子で標識したモノクローナル抗体が使われる．金粒子は電子線をさえぎるために電子顕微鏡像上で黒点として現れる．抗体は標的タンパク質に対して分子レベルで特異性を示すため，適正な抗体を使うことで形態学的には同一のウイルスでも類別することが可能となり，電子顕微鏡の根本的な制約を回避することができる．しかし，これは標的タンパク質に対するモノクローナル抗体が入手可能な場合に限られ，新規病原体を識別するために使うことはできない．金標識された核酸プローブを用いた代替方法も開発されている．

10.2　細胞診

細胞診 cytology とは臨床試料内の細胞を直接検査することである．すべてではないがある例では，光学顕微鏡で観察可能な特徴的な効果が，ウイルス感染の結果生み出される．特定の染色法を使用することによって，これらを識別

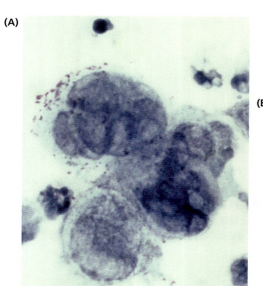
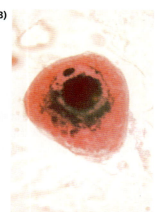

図10.2　細胞診
（A）単純ヘルペスウイルスのツァンク（Tzanck）塗抹標本（アセトン処理後，染色した細胞）－生殖器病変部位由来の感染細胞で，多核巨細胞（融合細胞）の特徴を示す．（B）「フクロウの目」と呼ばれるサイトメガロウイルスに感染した細胞内の核内封入体．CDC Public Health Image Library (http://phil.cdc.gov/)より．

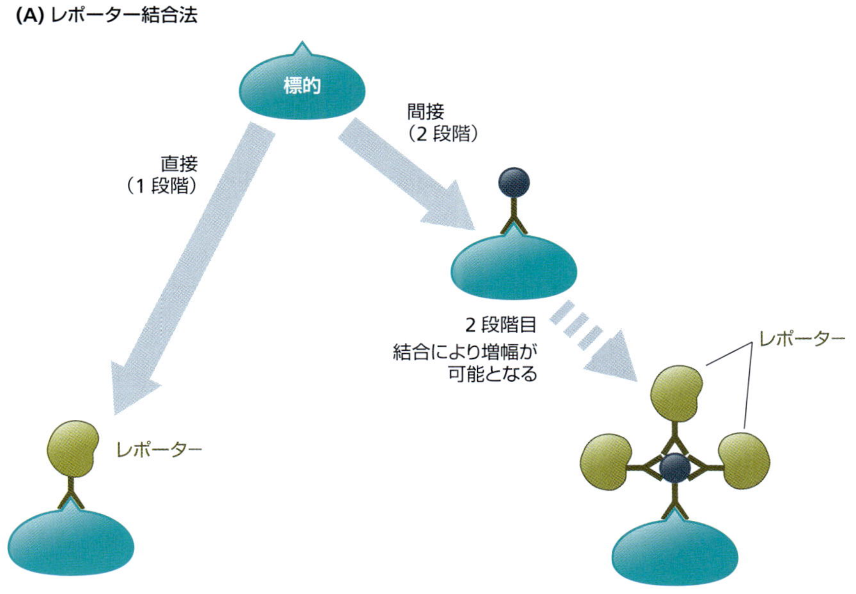

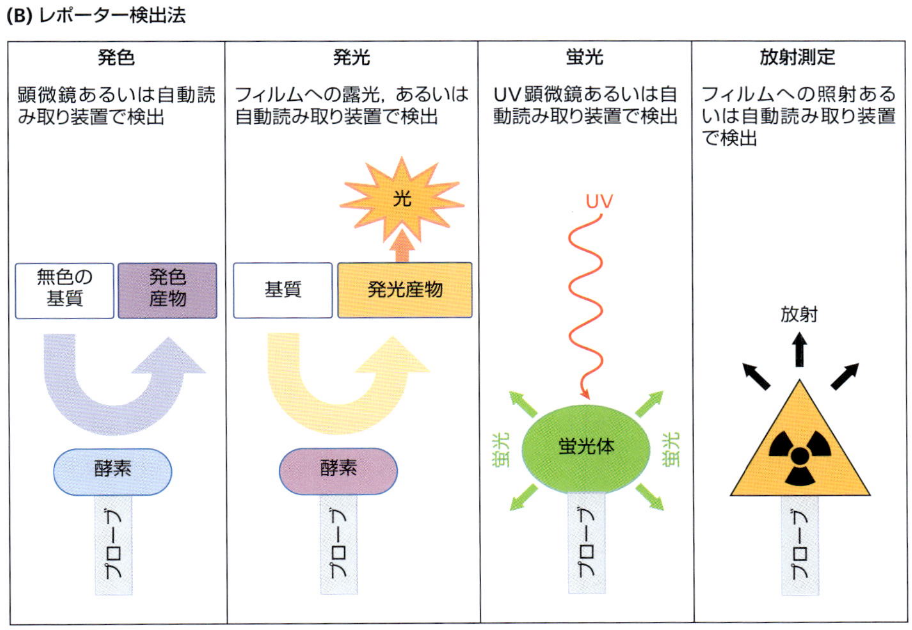

(A) レポーター結合法

標的

直接（1段階）

間接（2段階）

2段階目 結合により増幅が可能となる

レポーター

(B) レポーター検出法

発色	発光	蛍光	放射測定
顕微鏡あるいは自動読み取り装置で検出	フィルムへの露光，あるいは自動読み取り装置で検出	UV顕微鏡あるいは自動読み取り装置で検出	フィルムへの照射あるいは自動読み取り装置で検出

無色の基質 → 発色産物 ← 酵素 ← プローブ

基質 → 発光産物（光）← 酵素 ← プローブ

UV → 蛍光体 → 蛍光 ← プローブ

放射 ← プローブ

図 10.3　結合した抗体，あるいは核酸の検出に用いるレポーター法

（A）レポーター結合法．タンパク質を検出する場合，レポーター法は抗体あるいはタンパク質の強い親和性を用いた系（たとえば，アビジン／ビオチン）を用いる．同様の方法は核酸の検出にも用いられ，レポーターは配列特異的であるか，あるいは親和性を利用している．（B）レポーター検出法．

する助けとなる場合もある．たとえば，病変部の細胞をアセトン固定後に染色し，ヘルペスウイルスが誘発する融合により形成される多核性巨細胞（**図 10.2A**）や，ある種のウイルスにより形成される宿主細胞内の特徴的な封入体（**図 10.2B**）を特定することができる．

　モノクローナル抗体を用いてウイルスタンパク質を特異的に検出したり（免疫細胞化学），特異的な核酸プローブでウイルス核酸の検出感度を増幅することも可能である．最初のプローブを検出に用いられるよう標識してもよいし，2段階目の結合反応をシグナル増幅のために用いてもよい．通例使用される検出系は**図 10.3** に，ウイルスの免疫蛍光法による検出の例を**図 10.4** に示した．これらはすべて直接検出するために，しばしば，発光，あるいは放射性の実験系ではフィルムが用いられる．以前に比べ放射線検出方法の使用頻度は低下した．これは費用のかからない代替検出法が発達したためと，放射性同位元素の

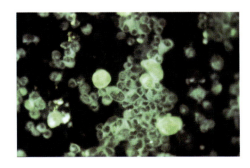

図 10.4　サイトメガロウイルス抗原の免疫蛍光検出

CDC Public Health Image Library (http://phil.cdc.gov/)より.

取り扱いに対して危険防止規定があるためである．

　クラゲ Aequorea victoria の緑色蛍光タンパク質のような蛍光タンパク質を，適切なプロモーターの制御下で発現させる蛍光プローブの使用がますます一般的になっている．この方法で，このプロモーターが使用されている細胞を標識することができる．たとえば感染ウイルスにより用いられるプロモーターであれば感染細胞を標識できる．

10.3　ウイルス培養

　長年，患者由来の試料から採取されたウイルスを増殖させることは診断ウイルス学の最もすぐれた選択であった．この方法は部分的には，**コッホの原則 Koch's postulates** という，微生物をある病気の原因であると結論づけるための必要条件から生まれた．

1. 微生物は病気を患う全ての生物で十分量見つかるが，健康な生物では見つからない．
2. 微生物は病気の生物体から単離され，純粋培養で増殖させることができる．
3. 培養された微生物を健康な生物体に導入すると，病気を引き起こす．
4. 微生物は，接種により病気を発症した実験宿主から再び単離でき，元の特定の原因病原体と同一種として確認できる．

　コッホ Koch とレフラー Loeffler が初めてこの原則を定義した時（1884～1890），まだいずれの種類のウイルスも培養に成功していなかった．また，コレラの無症候性保菌者の場合には原則1は適用されないことをコッホ自身も認識していたし，今日では個々の原則が当てはまらない特別なケースが存在することを我々は理解している．

　実際に，ある例では原則のほとんどが適用できない．たとえば，ハンタウイルス肺症候群（HPS）はいくつかの異なるハンタウイルスによって引き起こされる（第8章参照）．実際の肺疾患は組織の広範囲に及ぶ免疫応答によって起こり，一般的にはウイルスが肺から消失した後に発症する（原則1に反する）．さらに，ウイルスに曝されてもおよそ10%の患者でしか病気が発症しないようであり，病気発症のリスクは宿主であるヒトのHLA型に関係する（原則3に反する）．最初にHPSと関連するウイルスとして特定されたシンノンブレウイルスは未だ培養が非常に難しく（原則2が疑わしい），分子生物学的手法により特定された．

　最初に原則が提唱されてから100年以上もたち，4原則は生体系につきものの変異性を十分には考慮していないことが今では明らかである．それにもかかわらず，長年ウイルスを単離，増殖させることをウイルス同定の主要段階としてみなす傾向が強くあった．

　現在では，多くのウイルスは病気と関連があると認められているにもかかわらず培養が難しく，実際に最新技術をもってしても全く培養できないものも存在する．ある事例では，特別な細胞種を必要とするためである．たとえば，パピローマウイルスは分化したケラチノサイトでのみ増殖するが，この細胞は極度に培養が難しい．他の事例では，培地に特殊な添加物を必要とする．たとえば，アストロウイルスや多くのオルソミクソウイルスは活性のあるタンパク質分解酵素が培地中に存在することが必要である．このことが，細胞増殖の補強剤としての血清（タンパク質分解酵素の阻害剤を含む）の使用を妨げており，細

胞培養をより複雑にしている．この場合には，孵化鶏卵由来の尿膜腔液のような他の補強剤を代わりに使うことができる．

培養ができていないウイルスに対して何か特別な因子を添加して培養を可能にすることは，類似のウイルスに対して明らかになっている手法を用いること以外，これまでほぼ不可能であった．しかしながら，C型肝炎ウイルス以降，分子生物学的手法で特定されたウイルスは増え続けていることから，培養条件を見つけ出すことも将来可能になりうる．ゲノム情報の解析により，ウイルス培養のための特殊な要因が明らかになる可能性がある．今のところは核酸配列から1つのタンパク質の機能までを知ることすら非常に長い道のりであり，目下のところ現実的な手法というよりは可能性があるというだけにすぎない．

封じ込め

生きたウイルスを扱うときには，ウイルスがヒトの健康と環境に影響を及ぼす可能性を考慮し，適切なレベルの生物学的安全性（バイオセーフティー）の下で，必要とされる場所に適正なバイオセーフティーキャビネットを含む適切な設備を備え，作業しなければならない（図10.5）．

一般に4つのレベルがある．

バイオセーフティーレベル1：一貫して健康な成人に病気を引き起こすことが知られておらず，よく特徴を調べられている病原体．また作業員や環境に対して危険をもたらす可能性がほとんどない病原体を扱う．ほとんどの作業は通常の実験台上で行ってもよい．

バイオセーフティーレベル2：作業員と環境に対して中程度の危険を与える可能性のある（そして作業員がすでに曝露されている）病原体を扱う．ヒトに対してわずかに軽い病気を引き起こすのみであるウイルス，またはA型肝炎，インフルエンザ，多くのヘルペスウイルス，おたふくかぜ，麻疹のように，その存在を実験室に限定するのが難しいものを含む．一般に遺伝子組換え生物はしばしばレベル2に分類され，環境中へ組換え生物が放出されるのを制限している．実験室への出入りは制限され，器具の消毒や処置のための特別な設備を備えている．エアロゾルを発生させるような作業は安全キャビネット内で行われる．

バイオセーフティーレベル3：吸入によりウイルスに曝された結果，深刻あるいは死に至る可能性のある病気を引き起こす感染性病原体を扱う．レベル3の下で作業しなければならないウイルスにはHIV，脳炎ウイルス，黄熱ウイルスなどがある．実験室の入り口は二重ドアになっており，流動体の漏れを防ぐよう気密状態に保たれている．エアロゾルの放出を妨げるために陰圧になっている．非常に厳格な安全性への配慮がなされており，エアロゾルを発生させうるいかなる作業も安全キャビネット内で行われる．廃棄物は常にオートクレーブにより滅菌される．

バイオセーフティーレベル4：最高レベルの実験室で，その数は非常にわずかである．あらゆる予防措置がレベル3からさらに追加されている．レベル4ではエアロゾルにより実験室内感染を起こす危険性が高く，ワクチンやその他

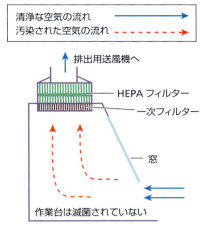

クラスⅠ

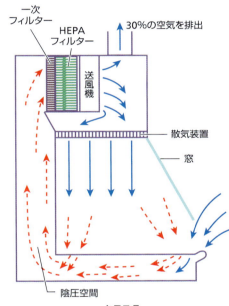

クラスⅡ

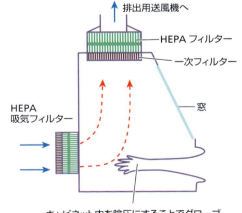

クラスⅢ

図10.5　安全キャビネットの種類
Collins CH (1988) Laboratory-Acquired Infections, 2nd ed. よりElsevierの許可を得て転載．
HEPA：high-efficeincy particulate air

の処置が利用できない場合，ヒトに深刻で致死的な病気を引き起こす，マールブルグウイルス，エボラウイルス，ラッサウイルスなどの危険な病原体および外来性病原体を扱う．米国では，気密性 Hazmat（hazardous materials）防御スーツが自己充足式の酸素供給器とともに使われる．英国では，別の方法が採用されており，全ての器具はレベル 3 の気密性安全キャビネット内で取り扱われる．レベル 4 実験室の出入り口には，複数の滅菌処置と防護壁がある．設備自体はしばしば特殊化し，隔離された立地にある．

　ウイルスや他の病原体を適切なバイオセーフティーレベルに振り分ける際には経済的あるいは生態学的に重要な動物や植物への影響もまた考慮する．

　日常的なウイルス診断は一般的にバイオセーフティーレベル 2 で行われる．

> **重要事項**：上述したことは知識を目的とした概略に過ぎず，適切な方法と安全性への手段を完全にまとめたものではないことに注意すること．こういったいかなる作業を実行する前に，読者は，米国疾病管理予防センターや健康保護局（英国）のような国の担当局に明確な助言を問い合わせる，または適切な法定管理団体に照会すべきである．
> （訳注：日本においては「感染症の予防及び感染症の患者に対する医療に関する法律」がある）

ウイルスの増殖と計数

　ウイルスを増殖させるためには，ウイルスが増殖できる宿主細胞が必要である．培養細胞の基本的供給元は**表 10.2** に示してある．培養細胞は，もとは（そしておそらく今でも）臨床試料あるいは動物に直接依存していたが，特に診断の際に画一化する必要性から，多くの場合は米国の American Type Culture Collection（ATCC）やヨーロッパの Health Protection Agency Culture Collections のような細胞コレクションから入手される．これらの培養細胞コレクションの組織は必要な培養条件の詳細や，使用すべき培地の種類について情報を提供する．同様に，そのような組織ではウイルスを供給する際に，ウイ

表 10.2 培養細胞の供給源

培養細胞の種類	供給源	説明
初代培養	宿主生物から直接採取した細胞	通常は数種類の細胞が混ざった混成培養で，幅広い多様性を示す場合がある．付着性で，通常は接触により増殖が阻害される．ある種のウイルスにとって必要になる．
二次培養	初代培養	初代培養細胞を継代することにより生じ，初代培養よりも不均一性が少ない．付着性で，通常は接触により増殖が阻害される．
二倍体	通常は専門家によって保持されている細胞バンク，あるいはコレクションから	二次培養と類似しており，正常な染色体数を示す．付着性で，通常は接触により増殖が阻害される．ほとんどの場合，老化に達するまでの限られた数（ヒト細胞でおよそ 50 回）しか継代できない．
継続的（形質転換細胞）	がん細胞，あるいはウイルスや化学物質により形質転換した細胞．新たに単離される，あるいはコレクションからもありうる	異常な染色体数を示す．接触阻害を示さない場合があり，接触後も過剰増殖する．懸濁状態（非付着状態）で増殖できる場合もあり，複合の成長因子をほとんど必要としないかもしれない．通常は老化しない（無限な継代が可能）．
造血性	血液細胞	懸濁状態で増殖し，通常は初代培養細胞である．ある種のウイルスに必要である．

[1] 付着性：固相面（フラスコ，チューブ，バイオリアクター）に付着して増殖する．
[2] 接触阻害：他の細胞に接触するまで増殖し，分裂停止後は，1 細胞の厚さのシート状となる（単一層）．
[3] 継代：タンパク質分解酵素やキレート剤を用いて細胞シートを分解し，新鮮な培地に希釈し，新しい培養器にまくこと．

ルス感染を可能にするための適切な宿主細胞や培養条件の詳細も提供する（**Box 10.2**）．

ウイルス診断における役割と同様に，ウイルス培養はウイルスを扱うほとんどの科学実験の基礎となる基本的技術である．ウイルスを増殖させることはウイルスの研究と同時に宿主への影響を研究するという両面がある．

またウイルスの総量を数えるためにもウイルス培養は広く用いられている．多くの技術がウイルスを数えるために用いられている．たとえば，電子顕微鏡で粒子を数えたり，タンパク質あるいは核酸の定量や赤血球凝集反応（後述）といったウイルス機能から定量する方法などがある一方で，感染性ウイルス粒子を数えるという基本的な方法はこれまで，そして今でもプラークアッセイ（詳細は **Box 10.3** 参照）が用いられる．

診断のためのウイルス培養

モノクローナル抗体と核酸プローブが登場するまで，ウイルス培養はウイルス診断実験室の中心的な技術であった．しかし，多くのウイルスが通常用いられている系では全く増殖しない．培養できるものの中でも，あるウイルスは数時間あるいは数日で観察可能な効果を生み出すが，別のウイルスは培養下で明らかな影響を生み出すのに数週間かかり，患者の帰宅後，あるいは死亡後にウイルス学研究室からレポートが提出されたという苦情が頻繁にあった．

その他の問題点は，試料内のウイルスは診断を行う研究室に到着する時点まで生かしておかなければならないことである．敷地内にウイルス研究室を有する大きな病院では，このことは普通問題にはならない．しかし，離れた場所へ

Box 10.2　細胞培養の基本

細胞は必ず無菌状態で増殖させなければならず，しばしば，細菌による汚染を防ぐために抗生物質を使う（しかしながら抗生物質はマイコプラズマや真菌類といった他の病原体の増殖を阻害できない）．細胞はフラスコあるいはチューブ（バイオリアクターは通常は診断的研究室においては用いられない）で培養され，適度な温度の下，栄養培地で満たされている．哺乳動物細胞の培養の場合，一般的には 32 から 37℃である．基本培地は栄養剤と塩，通常は pH 指示薬を含む．特定の細胞種に適した非常に幅広い種類の培地が利用可能である．一定の培地が使用できるよう大きな努力がなされているにもかかわらず，ウシ血清，あるいはより高価なウシ胎児血清のような生物由来の補助剤が細胞を増殖させるためによく使われる．照明は最低限に保持されるのが普通で，多くの場合では，培地のpH は 5％の二酸化炭素に補われた空気条件の下で安定化されている．しかし，こういった必要性を避けるために緩衝系も利用される．

Box 10.3　プラークアッセイ —ウイルスを数える

宿主細胞がウイルス感染により死ぬような場合，感染，細胞死，ウイルス放出，隣接する細胞への感染，細胞死，放出といった連続した周期からなる一連の過程は死細胞領域を生じさせ，しばしば細胞層に物理的な穴を形成することになる．これがプラークである．

感染性ウイルスを数えるために，様々に希釈したウイルス調製液を培養細胞単層（細胞シートとも呼ばれる）に感染させる．そして適度な培地をそれにのせる（ウイルス拡散を局在させるために，しばしば，寒天培地のようなゲル化剤，またはより精製されたアガロースを用いる）．それを，適度な時間（ウイルスにより，細胞を死に至らせる時間は異なる）培養する．

プラーク形成は顕微鏡で観察できる．適当な時点（プラークが確認できる程，十分に大きいが，まだ隣のプラークと合流していない時点）で培地を除き，細胞単層に生体染色をほどこすと，生細胞のみが示される．ニュートラルレッドあるいはクリスタルバイオレットで染色することで，特徴的な穴あきの様相が生み出される（図1参照）．

それから個々のプラークを数え，それぞれ単層に用いられた希釈と相互参照させることで，本来のウイルス調製液における感染細胞ユニット数（plaque-forming units，PFU と呼ぶことが多い）を計算することができる．

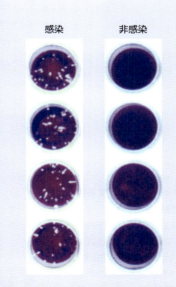

図1　プラーク形成ユニット Plaque-forming unit(PFU)アッセイ
Vero（サル肝臓由来）細胞に単純ヘルペスウイルスを感染させてできるプラーク形成を生体染色（クリスタルバイオレット）した標本．細胞層が壊れて白く抜けた明瞭なプラークが形成される．Courtesy of S. Argent, Department of Virology, Barts and The London School of Medicine and Dentistry, London. From, Harper D (2001) Viral culture methodologies. In Encyclopedia of Life Sciences. With permission from John Wiley & Sons, Inc.

の輸送が要求される小さな施設では，試料内のウイルスが劣化し検出限界以下となることがないよう細心の注意を払う必要がある．ある種の検体の場合には，特殊な綿棒を特殊なウイルス輸送培地に浸し，迅速に温度制御が整った状態で輸送しなければならない．

診断のためにウイルス培養を行うとき，患者から採取された試料はウイルスを増やすことが知られており，手に入りやすい細胞に接種する．帯状疱疹と疑われる場合はその箇所を綿棒でぬぐったものを，たとえば，ヒトの培養線維芽細胞に接種し，一方インフルエンザウイルスが含まれると考えられる試料はイヌの腎臓細胞に植え付ける．これらの細胞種のいずれも自然状態ではこれらのウイルスに感染しない．帯状疱疹の原因ウイルスである水痘・帯状疱疹ウイルス（ヘルペスウイルス科）の場合，このような培養条件下では非常に非効率的ではあるものの，増殖する．ある種の試料，たとえば脳脊髄液などはその特性として通常，無菌状態である．その他は絶対に無菌ではなく，たとえば，検便試料は細菌もウイルスも含むので，しばしば遠心分離による分離と抗生物質使用の両方を行い，細菌の増殖を抑える必要がある．

伝統的には，ウイルス感染の培養細胞に対する影響を熟練した技術者が頻繁に観察してチェックする．通常は，細胞死（細胞障害効果），増殖基材面からの剥離（丸くなる），細胞内にウイルスが存在することを反映する封入体，ウイルスによって誘発される巨細胞の形成（syncytia）といった細胞の特徴的変化を観察する（図 10.2，図 10.6 参照）．これらの変化は時に染色することでより簡易に検出できるようになるが，一度培養細胞を染色すると細胞は死に，ウイルスはそれ以上増殖できなくなる．ゆえにこの検査を実行する技術者に要求される技術レベルは高い．

ウイルスによっては，感染時に示されるウイルス固有の特性を利用することで，検出速度を上げることができる．パラミクソウイルス科（たとえばおたふくかぜ，パラインフルエンザ）やオルソミクソウイルス科（インフルエンザ）の多くのウイルスでは，感染細胞単一層に赤血球を加え，穏やかに振とうすることで感染細胞の表面上に発現するウイルス血球凝集素（ウイルスの糖タンパク

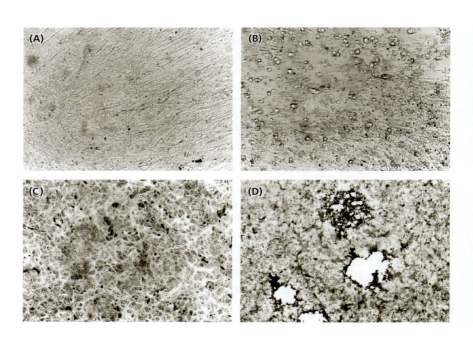

図 10.6　単純ヘルペスウイルスが惹起する異なる細胞種への変性効果

（A）非感染ヒト胎児肺（HEL）細胞．（B）単純ヘルペスウイルス（HSV）に感染した HEL 細胞は丸い形態を示す．（C）非感染 Vero（サル腎臓由来）細胞．（D）HSV に感染した Vero 細胞は細胞単層の破壊によりプラーク形成を示す（Box 10.3 参照）．Figure はまた線維芽様（HEL）と上皮様（Vero）細胞種の異なる様相をも示す．S Argent, Department of Virology, Barts and The London School of Medicine and Dentistry, London. の厚意により Harper D (2001) Viral culture methodologies. In Encyclopedia of Life Sciences. から John Wiley & Sons, Inc. の許可を得て転載．

質で，赤血球に結合する能力にちなんで名前がつけられた）を検出することができる．赤血球は表面上にウイルス凝集素を発現する細胞に付着し，特有の淡い赤色を呈する．関連する技術として，赤血球凝集反応を用いたアッセイがある．この方法は，ウイルス表面上にある多価の血球凝集素が赤血球と複合体を形成するため，赤血球が懸濁液から分離して沈殿するのが阻害されることに基づく．しかし，この方法は通常は診断というより培養実験系で産生されたウイルス量の測定（力価測定）に用いられる．

熟練した観察力の必要性と，分析にかかる時間の長さ（たとえば，標準的培養でサイトメガロウイルス（ヒトヘルペスウイルス 5 型，ヘルペスウイルス科）では数週間までに至る）を考慮に入れると，（モノクローナル抗体による）免疫検出，または（核酸プローブによる）ハイブリダイゼーションを用いた迅速な診断技術が利用可能になって以来，多くの診断ウイルス学研究室がこれらの技術を盛んに採用した．こうした方法が非常に高度に自動化され，結果的にコストが削減された．ここで使用される技術は細胞診で使われる技術と似ている（図 10.3 参照）．

細胞内のウイルス産物を可視化して検出するよりも早く感染のプロセスを検出するよう努力がなされた．その 1 つは培地や細胞の種類を最適化するとともに，細胞にウイルスを含む試料をのせ，遠心するという方法である．これはシェルバイアル法 shell vial culture といい，ウイルス感染効果が明白になるまでの時間を著しく減少させることができる．免疫検出法やハイブリダイゼーション（10.5 節参照）と併用することで，必要とされる時間は劇的に削減できる．サイトメガロウイルスの場合，数週間が 1 日以下にまで短縮できた．

他には，ウイルスプロモータの制御下でレポーター遺伝子を発現させるよう遺伝子操作した細胞を用いる方法がある．例として，**ELVIS**（enzyme-linked virus-inducible system）という細胞株がある．この細胞は単純ヘルペスウイルス（HSV）の U_L39 遺伝子プロモーターの制御下にある大腸菌（*Escherichia coli*）由来の β-galactosidase 遺伝子を持つ．この細胞が HSV に感染すると，遺伝子が発現し，無色の基質 X-gal を青色産物へと変換させる．これにより，感染細胞を標識し，感染ウイルスを非常に迅速に識別することが可能になった．しかしながら，この技術は特許によって保護され，遺伝的に改変された細胞を使うので，研究室によってはその適用が限定される．

10.4　血清学的，免疫学的アッセイ

ウイルス感染に関係する免疫学的マーカーは非常に幅広く特定されており，アレルギー反応の皮膚テスト評価から，サイトカイン反応の精密な定量化まで様々である．これらの多くはウイルス学において役割を持つが，用いられる免疫応答の主な要素はウイルス特異的な抗体産生である．

免疫アッセイ immunoassay は診断ウイルス学では最も古い技術の 1 つであり，問題となっている病原体の過去（IgG），現在（IgM）の感染の指標となる抗体を，患者血清中に検出するとともに，可能性のある免疫性を検出することである．抗体の性質と役割については第 4 章で解説してあり，様々な分析法を**表 10.3** にまとめた．類似の方法でウイルス抗原を検出することも可能である．

抗ウイルス抗体が最初に特定されたときに用いられたのは，1929 年から行

表 10.3　抗体を含む臨床試料に用いられる分析方法

分析名	方法	長所	短所
結合アッセイ（発色法，蛍光法，発光法，放射測定法）	マイクロプレートに付着させたウイルス抗原を用い，抗体を補足する．それからレポーターが結合している2次抗体で検出する．	迅速で簡便，適正なレポーター抗体を使用することで抗体の種類を特定できる，容易に自動化できる	抗原の標的部位を特定できない．
赤血球凝集阻害反応	試料中の抗体がウイルス誘発性赤血球凝集を阻害する作用を測定する．	迅速で簡便	赤血球を凝集させるウイルスに限定される．抗体の種類に関して限られた情報しかない．自動化が難しい．現時点では幅広く使われてはいない．
補体結合法	抗ウイルス抗体が補体と結合することにより指標の赤血球の溶解を防ぐ作用を測定する．	迅速で簡便	抗体型に関して限られた情報しかない．自動化が難しい．現時点では幅広く使われてはいない．
ラテックス凝集反応	粒子に結合させたウイルス抗原は試料内の抗体により凝集する．	迅速で簡便	抗原の標的部位を特定できない．抗体種に関して限られた情報しかない．自動化はかなり難しい．
免疫ブロット法	ポリアクリルアミドゲルで分離されたタンパク質を膜に転写し，臨床試料と反応させる．結合した抗体はレポーターが結合した2次抗体で検出される．	個々の抗原に結合する抗体を特定する	複雑で，抗原は変性しており，多くの抗体は結合できない．自動化は大変難しい．
放射性免疫沈降法	溶液中の放射性標識されたウイルスタンパク質を臨床試料と反応させ，抗体の結合した巨大タンパク質は沈降するので，これを電気泳動にて分析する．	非変性状態で個々の抗原に結合する抗体を特定できる	非常に複雑で，放射性標識を必要とする．自動化は非常に困難，診断目的には使用できない．
中和アッセイ	抗体がウイルス感染を阻害できるかどうか，あるいは補体の介在するウイルス不活性化機能を活発化できるかどうかを検出する．	機能的な抗ウイルス活性を検出する	極度に複雑．自動化は非常に困難，診断目的には使用できない．

試料は，（凝固した血液からの）血清，（凝固していない血液からの）血漿，脳脊髄液，あるいは検出可能なレベルの抗体が存在するあらゆる他の部位からの材料を含む．

われはじめた補体結合法 complement fixation である．長い間，抗体検出は，補体結合同様に，血球凝集素阻害反応や，（赤血球またはラテックス粒子）凝集反応といった機能性活性に依存していた．

続いて，臨床試料由来の抗体を捕えるためにはウイルス抗原を，ウイルス抗原を捕えるためには抗体を固定したプレート上での分析方法が開発された．この系ではポリクローナルな抗血清を用いると非特異的な結合が高くなり，はっきりしない結果を生むが，モノクローナル抗体（第6章参照）の発達によりこのような分析はより便利になり，広く用いられるようになった．

扱いにくいウイルスや培養で増殖できないウイルスでさえも，安く効率的に抗原を産生できる分子生物学的技術に基づき，診断のための分析用抗体の産生もまた進展した．そのような抗原を準備，評価するために用いられる系は，ワクチン構成要素のために用いる系（第5章，第6章参照）と実質的に同じで，似たような問題と特徴を持つ．

10.5　核酸の検出と増幅

核酸検出系はタンパク質産物の存在を必要としないために，潜伏状態，あるいは不活性なウイルスも検出することができる．たとえ増幅（後述）ステップがなくとも，こういった系は免疫検出系と同程度，あるいはそれより高感度にな

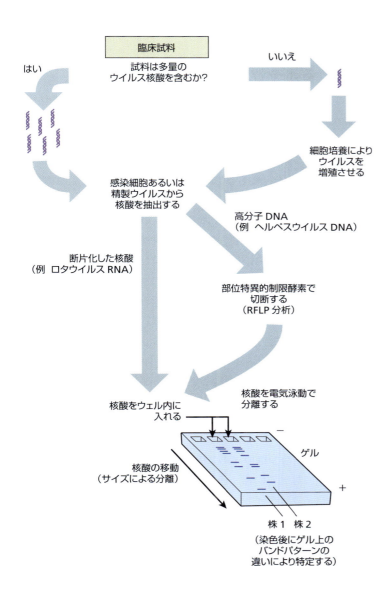

図 10.7 電気泳動でウイルス核酸を直接検出する
使用するゲルの種類は場合によって異なる．dsRNA（この場合はロタウイルス由来）の検出にはタンパク質分離に用いる場合と類似したポリアクリルアミドゲルを用いるが，分子量の大きいDNAにはアガロースゲルを用いる．電場を変化させることでより大きなDNA分子を分離することができる．

りうる．

　臨床試料からウイルス核酸を直接検出するには，**電気泳動** electrophoresis を行い，大きさと電荷に基づき核酸断片を分離する（**図 10.7**）．ウイルス型を決定するために頻繁に使用される．たとえば，検便試料のロタウイルスから精製された二本鎖 RNA ゲノム断片を直接解析したり，あるいは培養ウイルスのゲノムを制限酵素断片長多型 restriction fragment length polymorphisms（RFLP）により解析したりする．この技術は普通 DNA ゲノムを持つウイルスに用いられるが，RNA ゲノムを cDNA にしたものでも分析可能である．制限酵素は特定配列の DNA を切断するために使われる．DNA 上のそれぞれの制限酵素が認識する配列の頻度と位置で，生じる DNA 断片の数と大きさが決まり，これらを電気泳動により分離する．この方法は制限酵素分析 restriction endonuclease analysis（REA）とも呼ばれる．RFLP 法は多くのウイルス株の型を決定するのに用いられており，ある種のウイルスの株間での識別に最も便利な方法であると思われる．しかしながら，通常，臨床試料の診断にはハイブリダイゼーション，あるいは増幅法に基づいて感度を高める系が必要である（後述）．

ハイブリダイゼーション

核酸検出系は，配列上相補的である一本鎖核酸同士が塩基の対合により二本鎖分子を形成する性質を利用している．これは**ハイブリダイゼーション** hybridization という方法である．短い合成核酸プローブがよく用いられ，標的核酸内の適合配列を検出する．

DNA では，一方の鎖上のシトシン塩基はもう一方の鎖上のグアニンと対合し，アデニンはチミン（RNA あるいはある合成 DNA によってはウラシル）と対合する．シトシン-グアニン（GC）の対合は 3 本の水素結合で形成されるのに対し，アデニン-チミン（AT）は 2 本である．そのため GC はより安定した結合を作る．ゆえに，GC 結合は AT 結合よりも結合を解消するのにより大きな（熱，あるいは化学的）エネルギーが必要とされる．この特異性を用いて，二本鎖標的核酸を分離させる実験を可能にしたり，実験の過程でハイブリダイゼーションの割合を制御したりすることができる．

標的 DNA と相補的な核酸プローブのハイブリダイゼーションは，もし数塩基のみの一致であれば弱く，完全な一致（つまりすべての C が G と，すべての A が T（あるいは U））であればより強くなる．よって，再結合するために選択された条件が比較的厳しければ（温度を上げる，あるいは過酷な化学条件），うまく一致したものだけが対合する．この状況は，高親和性あるいは低親和性など異なる親和性を持つ抗体を使用する場合と似ており，最もよく一致したものの選択が必要になる．

ハイブリダイゼーションはウイルスの検出，診断，分析に用いられている数多くの技術の基礎になっている．それらには *in situ* ハイブリダイゼーション，ドットブロットハイブリダイゼーション，DNA マイクロアレイ，核酸増幅などが含まれる．

ウイルスの遺伝物質の性質を考慮しなければならない．多くのウイルスは RNA ゲノムを持ち，生活環の中で DNA に変わることがないため，RNA の検出を余儀なくさせるが，cDNA に変換することによりまかなわれる．

プローブは本来，クローニングされたウイルス遺伝子を持つプラスミドのように，目的とした配列を持つ生物系から精製された DNA である．しかし，今やより一般的には短いオリゴヌクレオチドプローブ（典型的には 50 ヌクレオチドまでの長さ）がヌクレオチドモノマーから直接合成されている．DNA よりもむしろ RNA が用いられることもある．なぜなら一本鎖 RNA の切断をする核酸分解酵素が利用でき，未結合の材料プローブを簡単に除去できるからである．一度結合すると，プローブは図 10.3B で解説されているような手技で検出を行う．抗体が介在する検出方法と同様に，放射性測定系は今ではそれほど使われていない．

方法としてはドットブロッティング，*in situ* ハイブリダイゼーション法，分岐鎖検出系を利用する．

ドットブロッティング dot blotting では，抽出した核酸を膜に付着させる．未結合のプローブを除去するためにすすぎを行い，使われなかった結合部位をブロッキングしてからプローブと反応させ，適切な方法で検出する．この方法は標的である核酸の定量化に適しているが，比較的感度が低いために培養したウイルスのように高レベルのウイルス核酸が利用できる場合に限って適用できる．

in situ ハイブリダイゼーション *in situ* hybridization では試料，あるいは培養系由来の細胞上に直接核酸プローブを作用させる．通常，組織や細胞を直接基板に付着させ，試料をしかるべく保持するために（たとえばパラホルムアルデヒドやグルタルアルデヒドで）固定する．それから（たとえばプロテイナーゼ K やアセトンで）細胞の透過処理を行う．プローブを加え，未結合のプローブを除去するためすすぎを行う．結果として得られる画像は免疫蛍光法（図 10.4）と似ており，試料内や個々の細胞内における目的とした核酸の位置がわかるとともに，ある程度の定量化も可能となる．

ハイブリダイゼーション法の感度をより高めた**分岐 DNA 法** branched DNA system では，2 次レポータープローブが結合する部位を複数有する 1 次プローブを用いることで，シグナルが増殖される．つまり，この反応は標的に結合する配列特異的なプローブと多数のレポータープローブを架橋して結合させることができる一連のオリゴヌクレオチドプローブによって担われている．この方法は概して間接的な検出手法（図 10.3A）に類似している．その例としてのタンパク質検出におけるペルオキシダーゼ・抗ペルオキシダーゼ抗体（PAP）可溶性免疫複合体では，酵素−抗体複合体が反復して結合することによりシグナル増幅が生じるようになっている．

核酸の増幅

増幅を基にした方法は，プローブが標的核酸配列に結合した後，（通常は伸長反応により）変化するという点でハイブリダイゼーションを基にした検出方法とは異なる．そしてこの方法は一連のサイクルによって繰り返され，通常は 1 反応内で産生される全核酸が次の反応の鋳型として機能し，連鎖反応を生む．これは理屈上，ウイルスが感染して増殖することとおおまかには似ている．時間が経ち，サイクルが繰り返されると，標的とその相補鎖からなる核酸の総量は指数関数的に増加する．

各サイクルで核酸産物の総量は（十分に試薬が存在し適正に結合が起きていると仮定すると）潜在的には倍化するため，10 サイクルごとで理論的には 1000 倍になる．よって 40 サイクルの反応では，もともとの標的を 1 回の分析で 1 兆倍に増幅することができる．ハイブリダイゼーションを基本とした実験系と同じように，反応の特異性は，この場合プライマーと呼ばれる短い合成核酸プローブが標的である核酸に結合する際の選択的性質による．多数のコピーが生産されるので検出は比較的簡単である．

ポリメラーゼ連鎖反応

PCR は増幅を基に開発された最初の実験系であり，キャリー・マリス Kary Mullis 博士がカリフォルニアの Cetus Corporation で働いている間の 1984〜85 年に開発された．結果として，PCR の基礎的技術はほとんどの診断技術とは異なり，初めから特許で保護されている．1992 年以来 Hoffmann-La Roche が世界中でこれらの特許を握っており，この系を使うにはこの会社からの認可が必要なのである．しかし，いくつかの米国における基本的な特許は 2005 年に失効した．

こういった状況にあった影響の 1 つとして，多くの PCR アッセイはキットが基本となっており，レトロウイルス，ヘルペスウイルス，様々な肝炎ウイルスを含む幅広い範囲のウイルスがこの方法で検出できるだろう．

PCRの基本的な原理はBox 10.4にまとめてある．しかしながら，反応ごとに条件（たとえば，温度，時間，イオンの種類，濃度）を最適化する必要がある．

初期のPCR実験では，使われたポリメラーゼは熱によって失活する大腸菌のDNAポリメラーゼフラグメント（Klenow fragment）であったため，各サイクルで補充する必要があった．高熱菌（Thermophilus aquaticus）から単離された熱耐性DNAポリメラーゼ（Taqポリメラーゼ）の使用により初めてPCRは実際的な技術となった．なぜなら，反応開始時点にポリメラーゼを1度加えるだけでよいからである．これを組換え技術でクローン化して発現させた1つの酵素（Amplitaq®）によりこの実験の費用がさらに低下した．これに電子的に制御されたサーマルサイクラー thermal cycler の使用が組み合わさった．この装置は正確に温度制御される多量の反応用チューブをセットできるので，この方法が便利で再現しやすいものになった．

Taqポリメラーゼ自体は校正（間違いを認識し，エキソヌクレアーゼとして働く）機能を持たないため，合成されたDNA上の間違いを正すことができない．結果として正確性が低く（ミス発生率が高く），特にクローニング目的でDNAを増幅させるためにPCRを用いるときには問題となる．様々な熱耐性ポリメラーゼが今では使用可能であり，そのうちいくつかは間違って取り込まれた塩基を認識，除去することができる．その結果，産生されたDNAでのエラーはこれまでの10分の1以下に減少し，PCR産物の最大サイズは結果として増加した．これらの酵素の例としてPfu, Vent™, Deep Vent™などがある．これらはまた，より大きな耐熱性を備えてGC含有率が高く，高温で融解するDNA領域の反応により適している．他にも，生来の逆転写活性といったような魅力的な特性を備えたものもあり（たとえばTth），RNAを出発材料として

Box 10.4　ポリメラーゼ連鎖反応

最初の加熱段階（94～96℃で1～9分）で標的DNAを変性させ，二本鎖を分離させる．次に，加熱ーアニールー伸長という中心的なサイクルが始まる．

加熱（94～96℃，20～30秒）二本鎖を変性させる．

アニール（50～65℃，20～40秒）短いオリゴヌクレオチドプライマー（図1の赤い棒線に相当）を，増幅される標的DNA（青）に隣接する相補的配列に結合させる．

伸長（70～74℃，45秒）結合したプライマーからDNA合成が起こる．

サイクルは20～35回かそれ以上繰り返され，最後の伸長反応は5～15分である．もし，最大効率で増幅され，試薬が不足しなければ，産物の総量は各サイクルで2倍となる．
上述の全反応は電子的に制御されたサーマルサイクラーで行われ，産物は回収されるまで低温（4～15℃）で保持する．

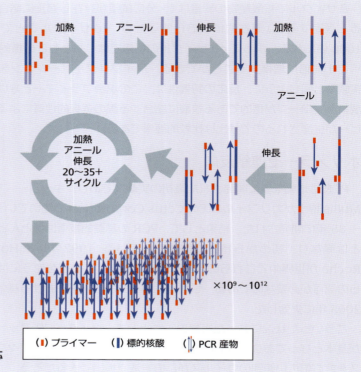

図1　ポリメラーゼ連鎖反応

使うときには逆転写酵素を追加しないで済む．
　数種のポリメラーゼを混合して用い，反応生成物の収量を最適化するという応用法もある．

増幅を基にした他の検出系

　もともとのPCR系を取り囲む商業保護のために，それに代わる系の開発が他の会社ですすめられた．

　（LCx系という登録商標を持つ）**リガーゼ連鎖反応** ligase chain reaction は，PCRのように2つのプライマーに挟まれたDNAを合成するのではなく，2つのプライマーが直接連結することを反応の基にしているが，今や日常的には使われていないようである．

　NASBA法 Nucleic acid sequence-based amplification は，self-sustained sequence replication（3SR）または transcription-based amplification（TBA）とも呼ばれており，概略を**図10.8**に示した．ウイルス検出用の，特にRNAゲノムを持つウイルス（SARSコロナウイルス，インフルエンザ）用の診断キットが入手可能である．PCRとは違い，NASBA法は一定の温度で行われ，加熱も冷却も必要としない．41℃，90分から120分間で行われることが多い．

増幅した核酸の検出

　PCRで増幅したDNAの検出は本来電気泳動を行い，増幅断片の大きさの違いを識別することであったが，これは労力がかかる割に，大きさに関する以外のPCR産物の情報が得られない．結果として，よく**サザンブロッティング** Southern blotting による解析が併用される．サザンブロッティングは変性させた核酸を膜に転写し，目的のPCR産物に特異的に結合する核酸プローブと反応させる（**図10.9**）．これは非常に労力と時間のかかる仕事であったし，

図10.8　NASBA法
両方のプライマー上にT7プロモーターを持つ変異型では，＋鎖RNAと－鎖RNAの両方を産生する．

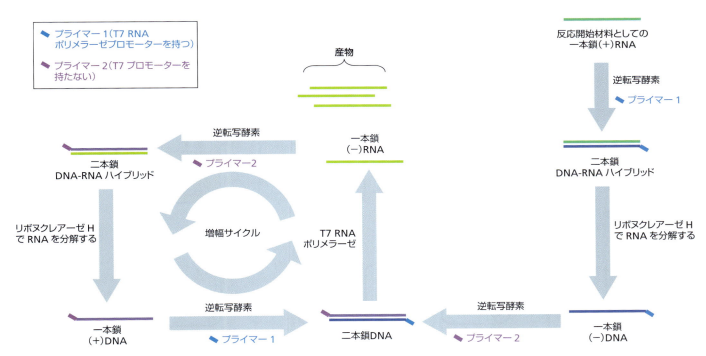

図10.9 電気泳動とサザンブロッティング

ゲル基質内を電気的に移動させ，DNA断片をサイズごとに分離（電気泳動）する．それをメンブレン上に転写（ブロット）し，プローブと反応させ，標的DNAを検出する．同様の方法はRNA（ノーザンブロッティング）とタンパク質（ウェスタンブロッティング）についても適用される（ただしタンパク質の場合には電気的にゲルからメンブレンに移す）．これらの方法には地理的命名系統が今や受け入れられているが，サザンブロッティングは開発者であるEd Southernにちなんで名づけられた．

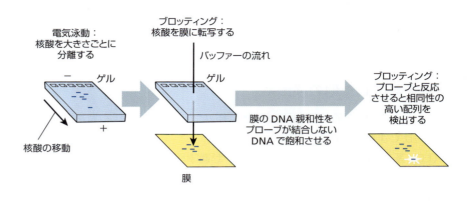

現在もそうであるために，診断目的の使用には適していない．

結果として，特異的ハイブリダイゼーションを基にしたマイクロプレート実験系が開発された．これは複雑で時間のかかる電気泳動の必要性を避けたもの（図10.10）で，診断目的の使用ならびに自動化により適合していた．

増幅を基にした核酸検出系の問題

増幅を基にするあらゆる実験系は潜伏感染，あるいは不活化ウイルスが検出可能であり，時には1分子のDNAの検出を行うことができるこの上なく感度の高い診断系となりうる．しかし，結果として，問題とならない微量のウイルスも検出することになる．さらに，PCRを基にした方法のほとんどは既知の核酸配列を標的としなければならない．増幅による検出法はコンタミネーションの影響を非常に受けやすい．感度が極端に高いために，非常に低いレベルの核酸の混入でさえ，増幅過程で非常に高いレベルに達して擬陽性の結果を生じることとなる．

図10.10 PCR産物を検出するためのマイクロプレートハイブリダイゼーション

図は，PCR産物がプローブ配列と相補的であるときウェル中に固定された産物は，酵素レポーター系を保持できる．酵素の基質の添加により，発色がみられる．もしPCR産物がプローブ配列に相補的でない場合，産物がウェル中に保持されないので発色は起こらない．他には，蛍光，あるいは発光レポーター検出系も用いられる．

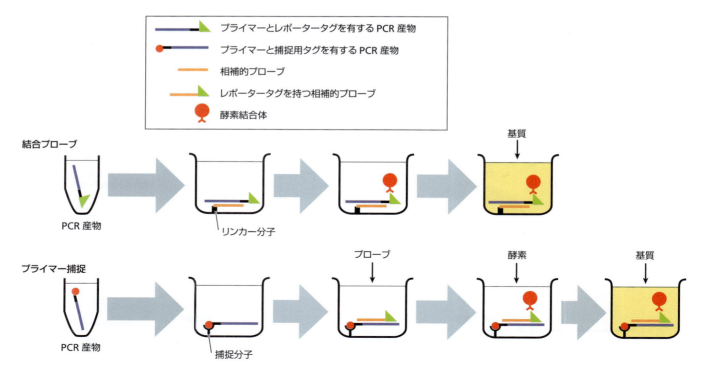

PCRを行うときにコンタミネーションを避ける方法は，適正なコントロールを用意し，試薬の準備，実験準備，実験解析を厳密に分離することである．新しい滅菌試薬と器具を使うべきであり，実験台の表面や実験区域を紫外線照射することを考慮してもいいかもしれない．

DNA前駆体としてデオキシチミジン三リン酸の代わりにデオキシウリジン三リン酸を，ウラシル特異的に分解する酵素（uracil N-glycosilase, UNG, Amperase® として売られている）と併用することで，先行する反応からのPCR産物の持ち込みによるコンタミネーションを防ぐことができる．先行するPCRによって産生されたDNAにはチミンではなくウラシルが取り込まれているために，酵素処理により，分解される．一方で，新たなPCR反応でDNAが産生される前にUNG自体は加熱処理により不活化される．

このような問題を解決するために，本来のPCR反応系を基として多様な方法が開発がされてきた．それらのうちいくつかを**表10.4**にまとめた．

それらの中で診断目的で最も重要なのは，**定量的リアルタイムPCR** quantitative realtime PCRである．これは基本的なPCRの工程で生じる問題のほとんどを解決する．

通常のPCR分析では，高レベルで存在する標的物はより速く増幅される．一方で，PCR反応の上限に至る過程で原材料内のすべての標的DNAの増幅はほぼ同じレベルに達してしまう．つまり，本質的にこの実験系は非定量的であるために，標的物の存在は示せるが，定量はできない．

表10.4 ポリメラーゼ連鎖反応の改良

名前	方法	長所	短所
逆転写PCR（RT-PCR）	最初の逆転写反応でRNAからDNAへと転写する（RT活性を持つTthポリメラーゼを用いてもよい）	RNAを直接検出することが可能	感受性が低い
マルチプレックスPCR	1つのチューブ内で複数のプライマーセットを用いる	同時に複数の標的を解析することが可能であり，診断に有用である	プライマーセットは特異的でかつ同じ条件下で機能するように最適化されていなければならない，また複数の反応生成物ができるので混乱を生む元になる．
タッチダウンPCR	サイクルの進行過程で，アニーリング温度を最適温度より3〜5℃高い温度から，最適温度より3〜5℃低い温度まで下げていく	最も親和性の高いプライマーに有利なスタート条件を与えるのでコンタミネーションを少なくする	特別な機器が必要
ホットスタートPCR	高温に達するまで酵素が活性化するのを防ぐ（修飾あるいは中和抗体が結合した酵素，またはワックスバリアを使ってもよい）	操作温度に達する前に生成される非特異的な産物に由来するバックグラウンドを減少させる	特別な試薬が必要
ネスティッドPCR	最初の反応産生物を検出する2番目のプライマーセットを用いる連続したPCR反応	感度が上がる，特異性が上がる	2番目の反応を準備する際にコンタミネーションの危険が増える
In situ PCR（IS-PCR）	固定した細胞上でPCRを行い，産物を顕微鏡下で観察する	細胞内での標的の位置がわかる	複雑で，コストが高い
定量リアルタイムPCR（RT-PCR*, RQ-PCR, QRT-PCR, RTQ-PCR）	各伸長サイクル後にレポーターの放出が起こる	標的の定量化を行う．リアルタイムに測定することでコンタミネーションの問題を減少させる	複雑で，コストが高い

*逆転写PCRと混乱しないように．他にも多くのPCRの変異型が存在するが，ウイルス学や診断において適性は限られている．

様々な方法により，標的物の定量が実施された．その初期には，目的の試料と改造した標的DNAとを並行してPCRを行い，得られる増幅バンドの量を試験PCR産物と比較して定量する方法などが採用された．しかしながら，この方法は極端に複雑であり，正確性も限定的であった．より最近では，PCR産物の生成過程で遊離される（蛍光が多い）レポーターを検出することにより各（加熱－アニール－伸長）サイクル後の産生物の量をリアルタイムにモニターすることを可能とする系が開発された．この方法は，蛍光発色基がついたプライマーのもう片方についている蛍光消光基を，PCRの過程でそのプライマーのヘアピン構造を変化させたり（Molecular Beaconシステム），あるいはプライマー配列を分解する（Taqman®システム）ことにより蛍光発色を阻害させなくしている．図10.11にTaqman®の実験系で用いられている方法を示した．これは最も初期に開発された系の1つである．

この方法はPCRの最終サイクル時で産生量が頭打ちになった状態とは異なり，PCRのサイクル毎の産生をモニターできるので，産生量の情報を知ることができる．この方法はよくリアルタイムPCRあるいはRT-PCRと呼ばれ，

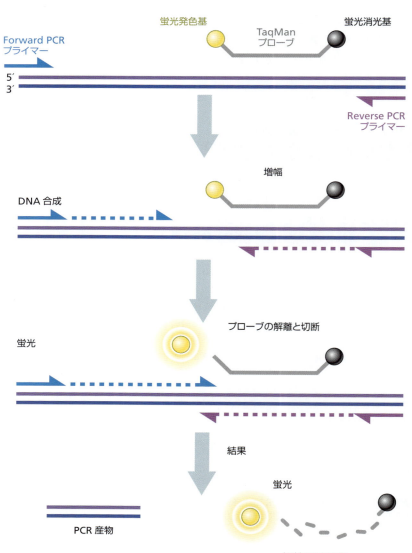

図10.11　Taqman®蛍光レポーターシステム

RNAを検出するのに用いられる逆転写あるいはRT-PCRシステムと混同される．混乱を避けるためにQ（quantitive）を用いた，RQ-PCR，QRT-PCR，RTQ-PCRといった名前が提唱されている（訳注：現在はqPCR，qRT-PCRと呼ばれるのが一般的である）．

マイクロアレイ

DNAマイクロアレイmicroarrayは，基板に非常に多種類の合成オリゴヌクレオチド（オリゴ）を固定させたものであり，インクジェットプリンターに用いている技術をはじめ，さまざまな技術が組み合わせられている．50,000種のオリゴを擁するマイクロアレイは日常的に用いられ，商業的には数百万もの異なるオリゴを搭載しているものもある．

適切な（蛍光か発光が多い）レポーターのついたRNA，あるいはDNAをプローブとすることにより，個々のオリゴヌクレオチドへの結合が検出できる（**図10.12**）．既知のmRNA配列に相当するオリゴヌクレオチドを選ぶことで，転写活性を測定することができる．あるいは，遺伝子多型も詳細に解析することができる．

転写解析と同様にウイルス学では，HIVのように非常に変化しやすいウイルスの場合，既知あるいは可能性のある亜種を区別できるオリゴを使うこともある．この方法で，非常に広範囲なウイルス変異体の存在を分析することができる．同様な方法で，インフルエンザウイルスの疫学（そして診断学的な）研究用としてもマイクロアレイは発展している．

マイクロアレイ技術は核酸だけの分析に限定されたものではない．免疫学的相互作用あるいは他のタンパク質結合の相互作用を分析するタンパク質マイクロアレイが幅広く利用されている．抗体マイクロアレイもあり，これは抗体そのものが基板に結合している．他にも，DNAマイクロアレイと同様の仕組みでつくられた炭水化物や，組織切片マイクロアレイが用いられている．

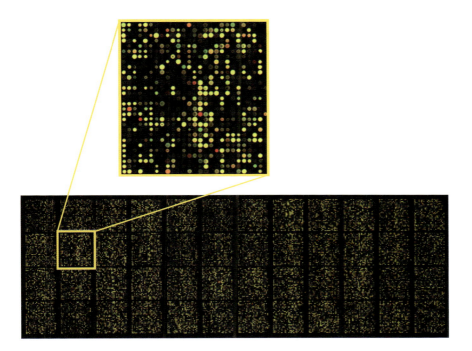

図10.12 蛍光検出を利用したDNAマイクロアレイ

ハイスループットシークエンシング

急速に発展している興味深い分野の1つにシークエンスデータを診断ウイルス学に応用することが挙げられる．最新の大規模並列合成時解読法（第9章参照）を用いて，臨床試料に存在する複数のウイルスやウイルス変異体に関する配列データを得ることが可能である．

ハイスループットシークエンシングの進歩と進化した生物情報系を組み合わせることにより，これまでは考えられなかったレベルの情報を供給することが可能となった．こういった系にとっての課題は多量の他の情報から有益なデータを選び出すことにある．

この方法は未だに複雑で，コストがかかり，2010年時点では典型的な診断研究室の範囲を超えているが，その状況はすでに変化しつつある．

10.6 診断ウイルス学における将来的発展

核酸検出実験系，特に増幅を基にした系が，今やウイルス診断の極めて重要な部分を占めることは明らかである．しかし，モノクローナル抗体と分子クローニングしたタンパク質を利用した，抗体や抗原分析も重要な役割を持ち続けている．

個々の研究室内で調製したアッセイ法から離れて商業的に生産された分析キットを用いる傾向は続いている．こういったキットは産生している会社によって評価，保証されており，精度管理が簡単になる．キットは分析法開発のための設備や専門知識がない場所において有益であるかもしれないし，専門家のいない研究室によって提供されうるサービスの範囲を拡大する．また自動化された系での使用にもより適合している．

自動化された分析系は診断の現状において強力な手段となっている．最新の機械は複雑で，汎用性がある．試料準備から試験結果の出力までのすべての段階を行う一方で，複数の分析を同時に扱うことができる．しかし，そういった系で用いることができる試験はもちろん製造業者によって供給されるものに制限され，そのために実験室が特殊な条件を満たしていることが必要になる．加えて，スタッフの人件費の節約や，分析キットの一括購入による低価格化があるにせよ，解析機器は極端に高価である．実際に，省力化や一括購入は初期コストの多くを相殺するかもしれない．しかし，長期の契約が要求される場合もある．試料の分析時間はマニュアル分析よりも短く，そして準備がより簡単であるため，限られた労働時間内での解析には適しているかもしれない．

分子生物学的技術により，未知の原因ウイルスの探索も可能になる．そういった初期の研究において，C型肝炎ウイルス（フラビウイルス科）はウイルス培養が可能となる数年前に完全に特定された．分子技術によりすでに他の新規ウイルスも特定されており，具体的にはカポジ肉腫に関連するヒトヘルペスウイルス8型（ヘルペスウイルス科）や致死性のハンタウイルス肺疾患の主要要因であるシンノンブレウイルス（ブニヤウイルス科）などがある．

ゲノム科学 genomics，転写科学 transcriptomics，タンパク質科学 proteomics や他の類似の科学による楽観的な主張には注意が必要ではあるものの，ウイルスの検出と診断における分子ウイルス学が持つ本来の価値はほんの一部しか発揮されていない．

Key Concepts

- ウイルス診断は症状の観察から始まったが，ウイルスの性質を理解することに移行し，今やゲノムレベルでの分子解析にまで至った．しかしながら臨床的な情報は未だにどのようなウイルスを探すべきかとか，病気の原因になっているのはどちらなのかといったことを決める上で重要である．
- 電子顕微鏡はウイルス分類には有益であるが，現在では診断用にはそれほど使われていない．それは主として標的ウイルスの同定に高い技術が必要であることと，高価な設備，熟練した技師が必要とされるためである．
- 多くのウイルスは感染細胞に特徴的な変化をもたらすため，患者試料の顕微鏡検査からは有益な情報を得ることができる．特異的な抗体と核酸プローブを使用することでこういった検出能力を高めることができる．
- 長い間，診断の第一の方法とみなされてきたウイルス培養に，今や，迅速な診断技術が加えられるようになった．この方法はウイルスの産物を検出するものであるが，そのことにより，感染細胞の生死によって判定していた伝統的な方法よりも手早い診断が可能になった．しかし，現在の高度な技術をもってしても多くのウイルスの培養はできていない．
- ウイルス感染による免疫応答により，多量の抗体を産生するので感染確認に用いることができる．抗体の型とその量を分析することでいつ感染が起こったかの証拠を得ることができる．
- 核酸技術一般と特に増幅を基にした系（PCRならびにそれから派生した方法）は特にウイルス学の様相に大きな変化をもたらし，分析方法の感度と幅を大きく増加させた．
- PCRと他の増幅を基にした実験系は野心的でときには問題をはらむ実験方法であったが，今や幅広く確立された方法，試薬，キットに支えられて日常的に使用されるようになった．
- 幅広く核酸やハイスループット核酸配列を検出することができるマイクロアレイはすでに専門的使用の中で診断的方法として確立されている．これらの使用はコストが下がるにつれて拡大し続け，この実験系の威力は増大している．
- 近年では，熟練した技術者によるウイルス観察から，自動化され，キットに基づく分析系へと大きく変化してきている．
- 分子技術はウイルス診断学に革命を起こし，そして変革を起こし続けるであろう．

理解を深めるための設問

設問 10.1：症状を基にしてウイルス病原体を分類することの問題点は何か？

設問 10.2：発見したウイルスの全てを増殖させられないのはなぜか？

設問 10.3：核酸増幅を基にした診断をするときの主な問題と利点は何か？

設問 10.4：なぜ自動化は流行しているのか？

参考文献

Harper DR (ed.) (1993) Virology Labfax. BIOS Scientific Publishers, Oxford.

Harper DR (2001) Viral culture methodologies. In Encyclopedia of Life Sciences. John Wiley & Sons, Chichester. http://www.els.net

Kudesia G & Wreghitt T (2009) Clinical and Diagnostic Virology (Cambridge Clinical Guides). Cambridge University Press, Cambridge.

Monis PT & Giglio S (2006) Nucleic acid amplification-based techniques for pathogen detection and identification. *Infect. Genet. Evol.* 6, 2–12.

Mullis KB (1990) The unusual origin of the polymerase chain reaction. *Sci. Am.* 262, 56–65.

Schmidt NJ, Lennette DA, Lennette ET et al. (eds) (1995) Diagnostic Procedures for Viral, Rickettsial and Chlamydial Infections, 7th ed. American Public Health Association, Washington, DC.

Storch GA (2005) Diagnostic virology. In Virology, 5th ed. (BN Fields, PM Howley eds). Lippincott Williams & Wilkins, Philadelphia.

Zuckerman M (2009) Pathogenic viruses: clinical detection. In Encyclopedia of Life Sciences. John Wiley & Sons, Chichester. http://www.els.net

INTERNET RESOURCES

Much information on the internet is of variable quality. For validated information, PubMed (http://www.ncbi.nlm.nih.gov/pubmed/) is extremely useful.

Please note that URL addresses may change.

All the Virology on the WWW. http://www.virology.net/

American Type Culture Collection. http://www.atcc.org

Health Protection Agency Culture Collections. http://www.hpacultures.org.uk/

PCR. A review of PCR and polymerase chain reaction. http://www.horizonpress.com/pcr/

付録 I
ウイルス複製の戦略

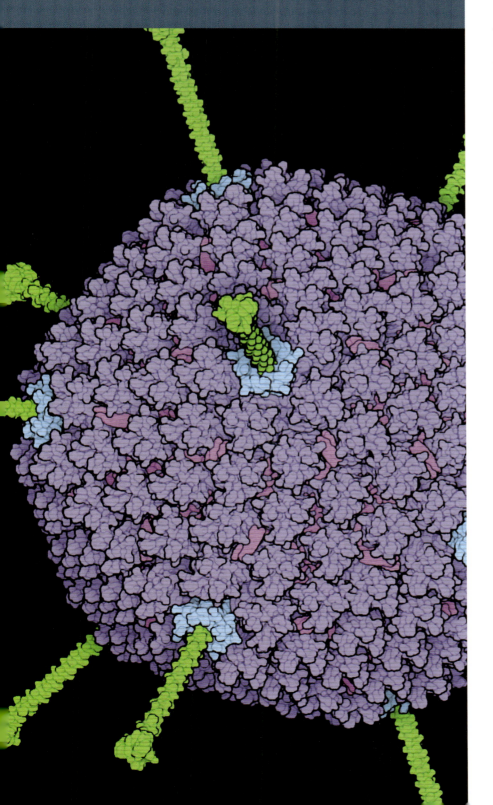

ウイルス科ごとの複製戦略とその特徴

ここではヒトに感染することが知られている主要なウイルス科のウイルスが用いている複製戦略の概要を示す．ここで触れられる内容は必要最低限になることに注意してほしい．

アデノウイルス
Research Collaboratory for Structural Bio-informatics Protein Data Bank と The Scripps Research Institute, USA 所属 David S. Goodsell の厚意により提供．

明らかにされている複製戦略の詳細は個々のウイルス科によって大きくばらつきがある．たとえば，ほとんどの感染局面が未だ仮説で占められるピコビルナウイルス科から，詳しく理解されているウイルスとしては複雑なウイルスであるヘルペスウイルス科がある．多くの場合において，感染経過のごく簡単な概要のみを示した．感染の際の宿主細胞への影響は複雑であり，それらはウイルス複製の主要な経過（たとえば，ブニヤウイルス，オルソミクソウイルス科のウイルスのように mRNA のキャップ構造を奪取することなど）以外については，第 1 章で述べている．

特に事情がない限り，ウイルスの直径は 100 nm が 2 cm になるような縮尺で描かれている．

個々のウイルスについて，国際ウイルス分類委員会（ICTV）で認定されたものに限って種として扱っている．解析の程度がまちまちな未分類の多くのウイルスが存在する．

ヒトに感染する例について，非常に限られた疫学的な意味しか持たないまれな感染ではなく，ごく普通にウイルスが（病原体として）ヒトに感染していることが明らかな例を示している．しかしながら，ヒトが唯一の自然宿主であるようなウイルス（たとえば B 型肝炎ウイルスや，多くのヘルペスウイルス科のウイルス）と並んで，ヒト以外の宿主にも同じ様に感染する多くのウイルス（たとえばアルボウイルスの仲間はヒトと昆虫の両方を宿主として増殖できる），あるいはヒトを終末宿主とする人畜共通感染（たとえばシンノンブレハンタウイルス）がいることも注意する必要がある．

ワクチンならびに抗ウイルス薬について使用量は様々で，また，限られた数のウイルスにしか使えないが，臨床的に使われているものを示した．括弧は，制限付き，入手が断たれたもの，あるいはウイルス科の中のわずか 2 〜 3 のウイルスについて使用可能なものを示している．

ミミウイルス

ミミウイルスはミミウイルス科ミミウイルス属に分類され，ヒトの肺炎との関連性が指摘されているものの，基本的に藻類のウイルスである．このウイルスの巨大なゲノムを考えると複製は複雑であるが，ポックスウイルスのような核‐細胞質巨大 DNA ウイルス nucleocytoplasmic large DNA viruses（NCLDV）とおおまかには同じである．

デルタウイルス

ウイルスの複製と D 型肝炎の病理学的機序（デルタ因子，デルタウイルス属唯一の病原体）は，1,700 塩基からなるゲノム RNA とともにヌクレオカプシド様構造を作る 2 種類のタンパク質の産生行うものの，ウイロイドに近い．D 型肝炎ウイルスは，感染性粒子の外殻を構成するタンパク質を含め，複製に必須の機能を，同じ細胞に感染している B 型肝炎ウイルスから提供されている．デルタ病原体の複製は 2.4 節で述べた．

以下の項にあるウイルスの図は次の方々から提供されたものである．
図表：Cull P（ed.）（1990）The Sourcebook of Medical Illustration, DA Information Services.

顕微鏡写真：Dr Ian Chrystie, Department of Virology, St. Thomas' Hospital, London, UK; From, Harper DR (ed.) (1993) Virology Labfax. BIOS Scientific Publishers, Oxford（パラミクソウイルス科，カリシウイルス科，コロナウイルス科，トガウイルス科，ヘルペスウイルス科，ポリオーマウイルス科，ヘパドナウイルス科）；CDC Public Health Image Library（http://phil.cdc.gov/）（アデノウイルス科，アレナウイルス科，ブニアウイルス科，フィロウイルス科，フラビウイルス科，オルソミクソウイルス科，パルボウイルス科，ピコルナウイルス科，ポックスウイルス科，レトロウイルス科，ラブドウイルス科）；Graham Colm under Creative Commons Attribution 3.0 License（レオウイルス科）．

アデノウイルス科

科	ゲノムの型	ゲノムサイズ(kbp)	エンベロープ	カプシド	サイズ(nm)	ウイルス粒子構成タンパク質
アデノウイルス科	dsDNA	35.8〜36.2	無	二十面体	80〜110	10個

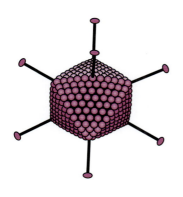
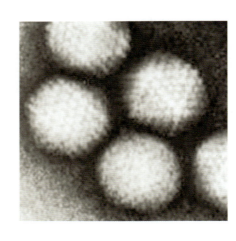

ヒトに感染する病原体例

ヒトアデノウイルス（A〜F型）

構成ウイルス数	主な宿主	ヒトに感染するウイルス数	ヒトの疾患の例	ワクチン	抗ウイルス薬
31	脊椎動物：哺乳類（霊長類，ヒト），鳥類，爬虫類，魚類	6	風邪	（有）	無

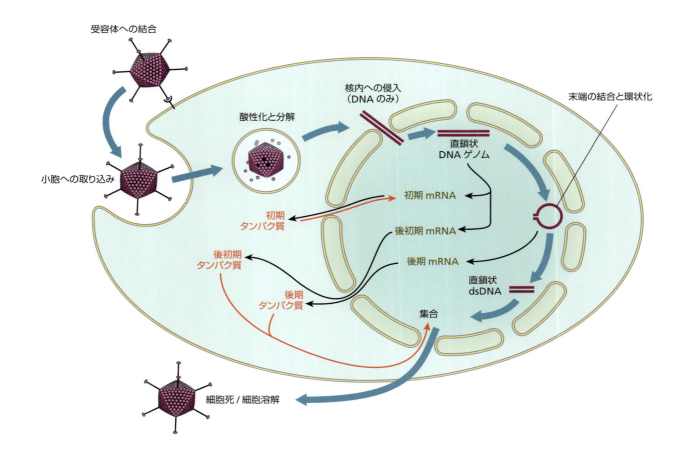

アレナウイルス科

科	ゲノムの型	ゲノムサイズ (kb)	エンベロープ	カプシド	サイズ (nm)	ウイルス粒子構成タンパク質
アレナウイルス科	分節型 ssRNA（アンビセンス）	11	有	糸状×2本	110〜130	5個

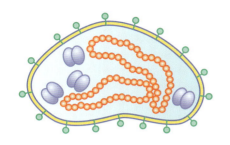

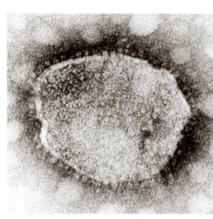

ヒトに感染する病原体例

ラッサ熱，リンパ球性脈絡髄膜炎，アルゼンチン出血熱，ボリビア出血熱，ベネズエラ出血熱

構成ウイルス数	主な宿主	ヒトに感染するウイルス数	ヒトの疾患の例	ワクチン	抗ウイルス薬
22	哺乳類（ヒト），節足動物（アルボウイルス）	多数（7以上）	髄膜炎，出血性疾患	無	有

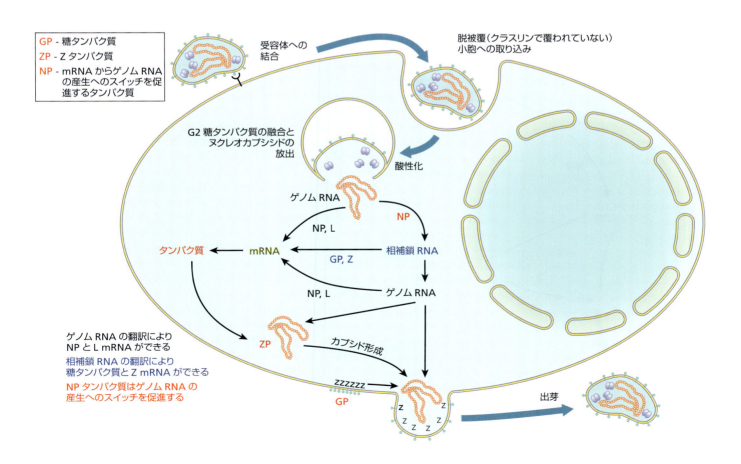

アストロウイルス科

科	ゲノムの型	ゲノムサイズ (kb)	エンベロープ	カプシド	サイズ (nm)	ウイルス粒子構成タンパク質
アストロウイルス科	ssRNA（＋）	6.8〜7.9	無	二十面体	27〜30	3個

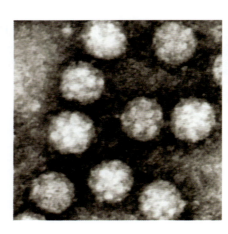

ヒトに感染する病原体例
ヒトアストロウイルス

構成ウイルス数	主な宿主	ヒトに感染するウイルス数	ヒトの疾患の例	ワクチン	抗ウイルス薬
9	哺乳類（霊長類，ヒトを含めて多くの種），鳥類	1	胃腸炎	無	無

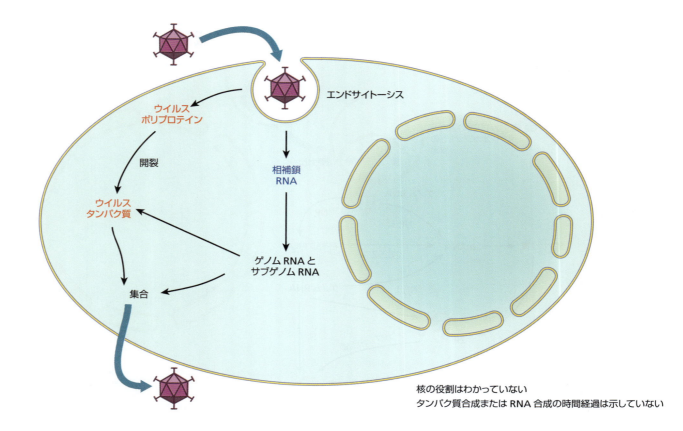

核の役割はわかっていない
タンパク質合成またはRNA合成の時間経過は示していない

ボルナウイルス科

科	ゲノムの型	ゲノムサイズ(kb)	エンベロープ	カプシド	サイズ(nm)	ウイルス粒子構成タンパク質
ボルナウイルス科	ssRNA（−）	8.9	有	二十面体	80〜100	5〜7

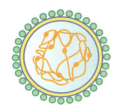

ヒトに感染する病原体例

ボルナ病ウイルス：ヒトの精神疾患との関連についてはまだ確認されていない

構成ウイルス数	主な宿主	ヒトに感染するウイルス数	ヒトの疾患の例	ワクチン	抗ウイルス薬
1	哺乳類（霊長類，ヒトを含む多くの種），鳥類	1？	神経系疾患？	無	（有）

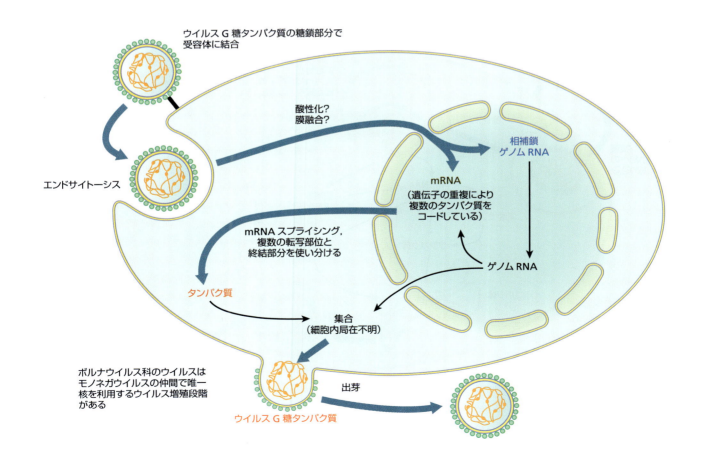

ブニヤウイルス科

科	ゲノムの型	ゲノムサイズ（kb）	エンベロープ	カプシド	サイズ（nm）	ウイルス粒子構成タンパク質
ブニヤウイルス科	分節型 ssRNA（アンビセンス）	6.3〜12	有	らせん状（環状）×3	80〜120	4

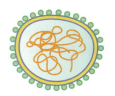

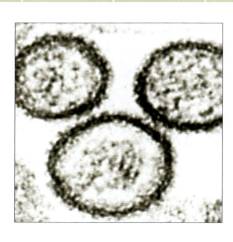

ヒトに感染する病原体例

ブニヤムウェラ，カルフォルニア脳炎，ハンターン，ラクロス，プーマラ，リフトバレー熱，スナバエ熱（サンチョウバエ熱），シンノンブレ，ソウル，ウークニエミ，その他多くのウイルス

構成ウイルス数	主な宿主	ヒトに感染するウイルス数	ヒトの疾患の例	ワクチン	抗ウイルス薬
104	哺乳類（ヒト），昆虫，植物（アルボウイルス）	多数	出血性疾患	（有）	（有）

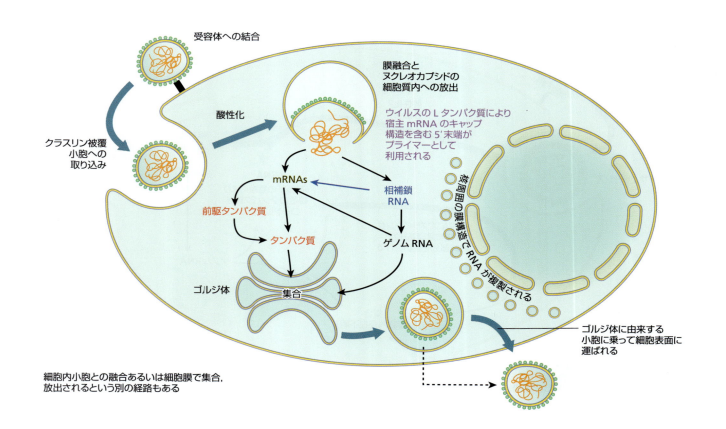

カリシウイルス科

科	ゲノムの型	ゲノムサイズ(kb)	エンベロープ	カプシド	サイズ(nm)	ウイルス粒子構成タンパク質
カリシウイルス科	ssRNA(+)	7.4〜8.3	無	二十面体	35〜39	1〜2

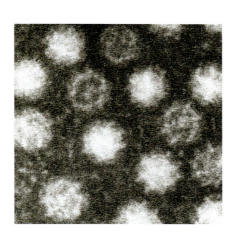

ヒトに感染する病原体例

ノーウォークウイルス，サッポロウイルス

構成ウイルス数	主な宿主	ヒトに感染するウイルス数	ヒトの疾患の例	ワクチン	抗ウイルス薬
6	哺乳類(霊長類，ヒト)，鳥類，爬虫類，魚類	2	胃腸炎	無	無

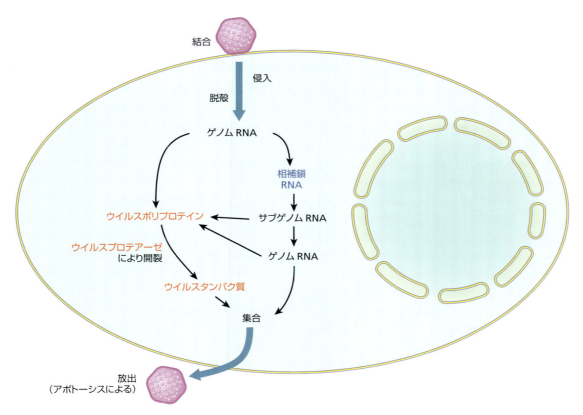

E型肝炎ウイルスは最近までカリシウイルス科に分類されていた．もっぱらゲノムの構成上の差異からヘペウイルス科に分類される唯一知られているウイルスとなった．

ウイルス複製様式については非常に限られたことしかわかっていない．ウイルスプロテアーゼの存在を含めて限られた知見からカリシウイルス科ウイルスとよく似た様式だろうといわれている．

コロナウイルス科

科	ゲノムの型	ゲノムサイズ (kb)	エンベロープ	カプシド	サイズ (nm)	ウイルス粒子構成タンパク質
コロナウイルス科	ssRNA（+）	25～33	有	伸びたらせん状	120～160	5

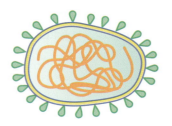

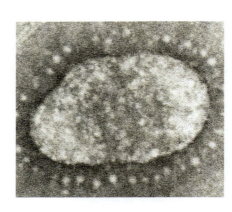

ヒトに感染する病原体例

ヒトコロナウイルス 229E，ヒトコロナウイルス OC43，ヒトコロナウイルス HKU3，ヒトコロナウイルス NL43，（SARS コロナウイルス）

構成ウイルス数	主な宿主	ヒトに感染するウイルス数	ヒトの疾患の例	ワクチン	抗ウイルス薬
20	哺乳類（ヒト），鳥類	7	風邪	無	無

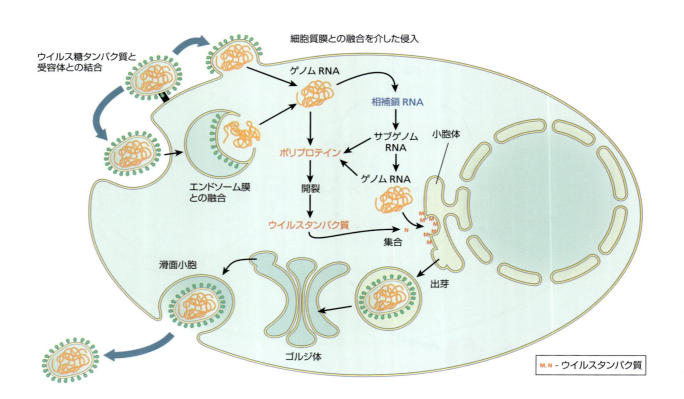

フィロウイルス科

科	ゲノムの型	ゲノムサイズ（kp）	エンベロープ	カプシド	サイズ（nm）	ウイルス粒子構成タンパク質
フィロウイルス科	ssRNA（−）	18.9〜19	有	伸びたらせん状	790〜1400×80（長径×短径）	5

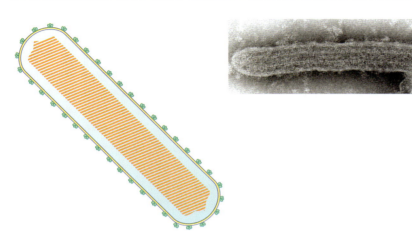

ヒトに感染する病原体例
エボラウイルス（4種），マールブルグウイルス（1種）

構成ウイルス数	主な宿主	ヒトに感染するウイルス数	ヒトの疾患の例	ワクチン	抗ウイルス薬
5	霊長類（ヒト）	5	出血熱	無	無

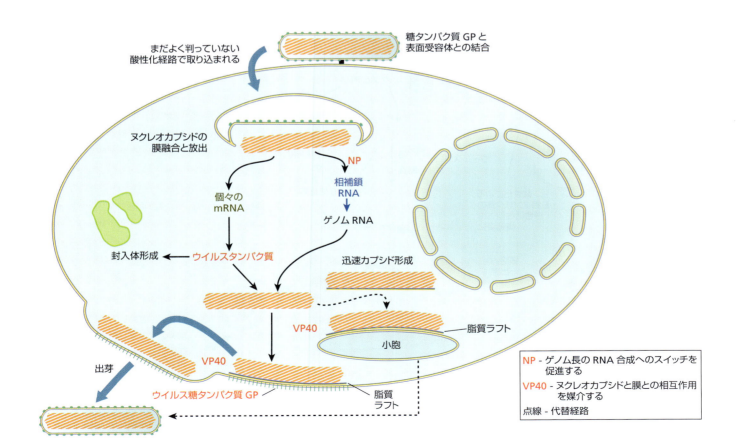

フラビウイルス科

科	ゲノムの型	ゲノムサイズ (kb)	エンベロープ	カプシド	サイズ (nm)	ウイルス粒子構成タンパク質
フラビウイルス科	ssRNA（＋）	9.5～12.5	有	多面体	40～60	3～4

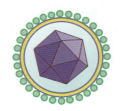

ウイルスの図は他に比べて2倍の大きさで描いている

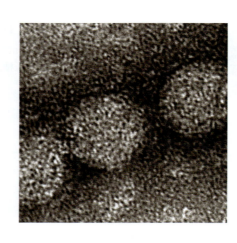

ヒトに感染する病原体例

黄熱ウイルス，デングウイルス1～4型，日本脳炎ウイルス，C型肝炎ウイルス他

構成ウイルス数	主な宿主	ヒトに感染するウイルス数	ヒトの疾患の例	ワクチン	抗ウイルス薬
58	哺乳類（ヒト），鳥類，昆虫（アルボウイルス）	多数	黄熱病，肝炎	（有）	（有）

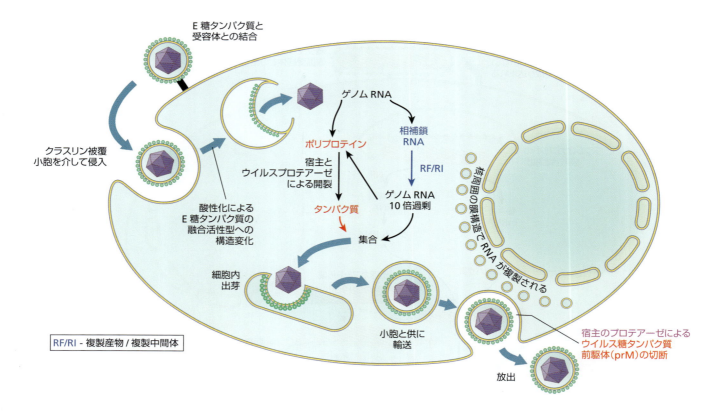

訳注：フラビウイルス科は現在，フラビウイルス属，ペストウイルス属およびC型肝炎ウイルス属という3つの属で構成されている．フラビウイルスの完全にプロセシングされた成熟ウイルス粒子は，エンベロープ（E），カプシド（C），および膜（M）という3つの構造タンパク質と7つの非構造タンパク質（Ns1, Ns2A, Ns2B, Ns3, Ns4A, Ns4B, Ns5）からなる．宿主細胞受容体にウイルスが結合するとエンドサイトーシスによってウイルスゲノムが細胞質に入る．

ヘパドナウイルス科

科	ゲノムの型	ゲノムサイズ（kbp）	エンベロープ	カプシド	サイズ（nm）	ウイルス粒子構成タンパク質
ヘパドナウイルス科	部分的 dsDNA（RNA 経由）	3.0 ～ 3.3	有	二十面体	40 ～ 48	4

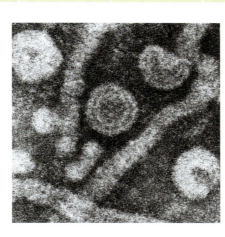

ヒトに感染する病原体例
B 型肝炎ウイルス

構成ウイルス数	主な宿主	ヒトに感染するウイルス数	ヒトの疾患の例	ワクチン	抗ウイルス薬
6	哺乳類（ヒト），鳥類	1	肝炎	有	有

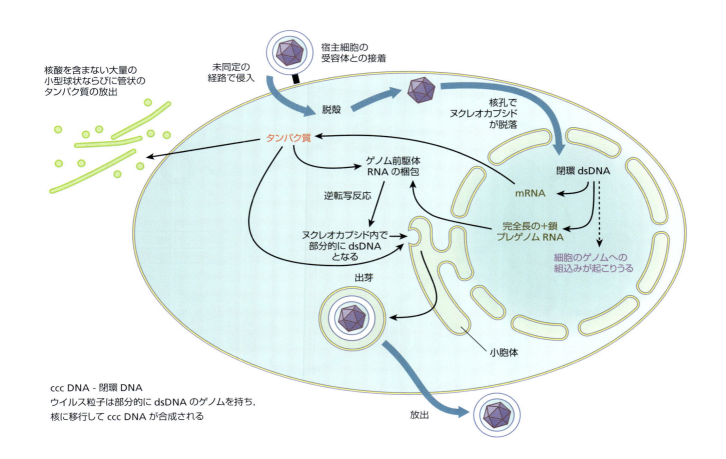

ccc DNA - 閉環 DNA
ウイルス粒子は部分的に dsDNA のゲノムを持ち，核に移行して ccc DNA が合成される

ヘルペスウイルス科

科	ゲノムの型	ゲノムサイズ(kbp)	エンベロープ	カプシド	サイズ(nm)	ウイルス粒子構成タンパク質
ヘルペスウイルス科	dsDNA	120〜260	有	二十面体	120〜200	24〜71

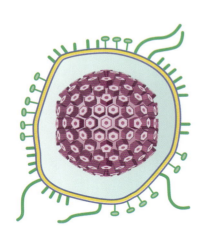
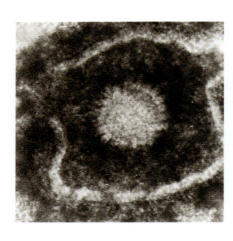

ヒトに感染する病原体例

単純ヘルペスウイルス1型, 2型(HHV-1, HHV-2), 水痘・帯状疱疹ウイルス(HHV-3), エプスタイバーウイルス(HHV-4), ヒトサイトメガロウイルス(HHV-5), HHV-6, HHV-7, HHV-8(カポジ肉腫関連ヘルペスウイルス)

構成ウイルス数	主な宿主	ヒトに感染するウイルス数	ヒトの疾患の例	ワクチン	抗ウイルス薬
66	哺乳類(ヒト), 鳥類, 魚類	8	単純疱疹	(有)	有

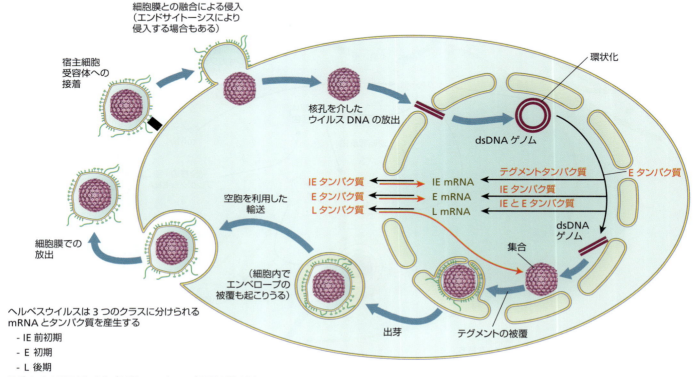

ヘルペスウイルスは3つのクラスに分けられるmRNAとタンパク質を産生する
- IE 前初期
- E 初期
- L 後期

テグメントとはヌクレオカプシドとエンベロープの間の層であり、ウイルスと細胞の代謝の制御に関連するタンパク質を含んでいる

オルソミクソウイルス科

科	ゲノムの型	ゲノムサイズ (kb)	エンベロープ	カプシド	サイズ (nm)	ウイルス粒子構成タンパク質
オルソミクソウイルス科	分節型 ssRNA (−)	10〜14.6	有	らせん状	80〜120	7

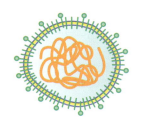
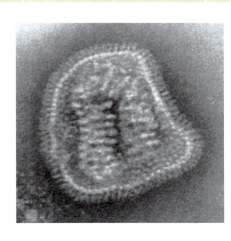

ヒトに感染する病原体例

A型，B型，C型インフルエンザウイルス，ソゴトウイルスならびにドーリウイルス（脳炎）

構成ウイルス数	主な宿主	ヒトに感染するウイルス数	ヒトの疾患の例	ワクチン	抗ウイルス薬
6	哺乳類（ヒト），鳥類，節足動物，魚類	3 + 2	インフルエンザ，脳炎	有	有

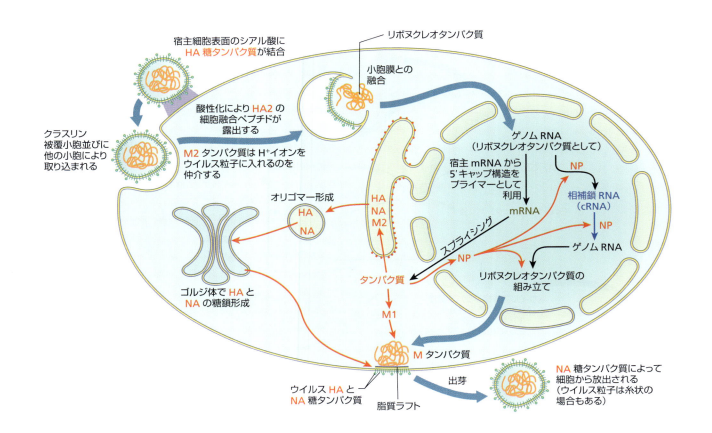

パピローマウイルス科

科	ゲノムの型	ゲノムサイズ (kbp)	エンベロープ	カプシド	サイズ (nm)	ウイルス粒子構成タンパク質
パピローマウイルス科	dsDNA	8	無	二十面体	52〜55	2 + 宿主細胞由来ヒストン

ウイルスの図は他に比べて3倍の大きさで描いている

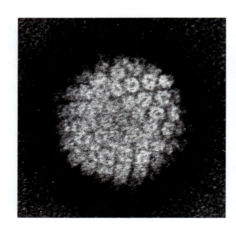

ヒトに感染する病原体例

26の型のヒトパピローマウイルスが種として挙げられているが，もっと多くのウイルスが同定されている．特定の型（たとえば16型と18型）が子宮頸がんに関連している

構成ウイルス数	主な宿主	ヒトに感染するウイルス数	ヒトの疾患の例	ワクチン	抗ウイルス薬
44	哺乳類（ヒト）	26	疣贅，子宮頸がん	有	有

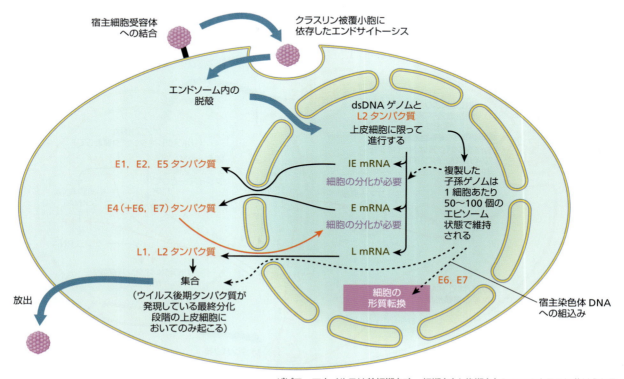

パピローマウイルスは前初期（IE），初期（E）と後期（L）の3つのクラスに分けられるmRNAとタンパク質を産生する．
EとLの産生は最終分化段階の細胞でのみ起こる．

パラミクソウイルス科

科	ゲノムの型	ゲノムサイズ (kb)	エンベロープ	カプシド	サイズ (nm)	ウイルス粒子構成タンパク質
パラミクソウイルス科	ssRNA（−）	15.2〜15.9	有	伸びたらせん状	150〜200	6〜7

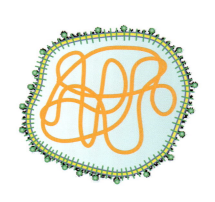

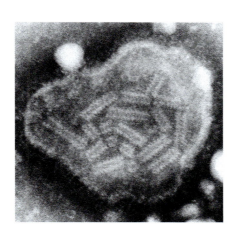

ヒトに感染する病原体例

麻疹ウイルス，ムンプスウイルス，ヒトパラインフルエンザウイルス1〜4型，RSウイルス，ヒトメタニューモウイルス，ヘンドラウイルス，ニパウイルス

構成ウイルス数	主な宿主	ヒトに感染するウイルス数	ヒトの疾患の例	ワクチン	抗ウイルス薬
34	哺乳類（ヒト），鳥類	10	麻疹，流行性耳下腺炎	有	（有）

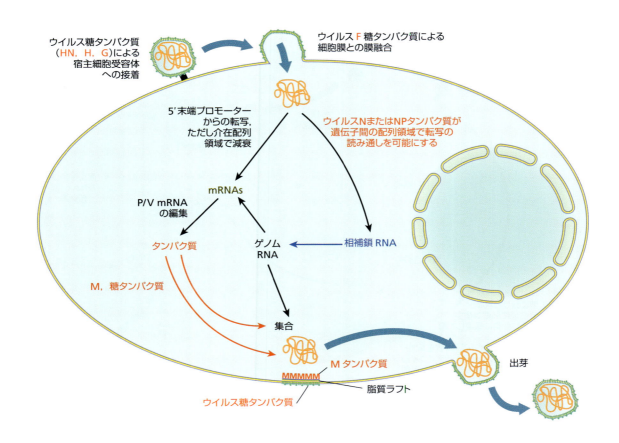

パルボウイルス科

科	ゲノムの型	ゲノムサイズ (kb)	エンベロープ	カプシド	サイズ (nm)	ウイルス粒子構成タンパク質
パルボウイルス科	ssDNA（－）	5	無	二十面体	18～26	2～3

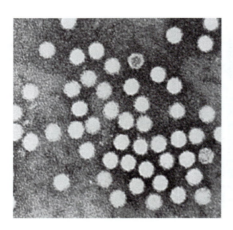

ヒトに感染する病原体例

ヒトパルボウイルス B19

構成ウイルス数	主な宿主	ヒトに感染するウイルス数	ヒトの疾患の例	ワクチン	抗ウイルス薬
37	哺乳類（ヒト），鳥類，昆虫	6	伝染性紅斑，貧血	無	無

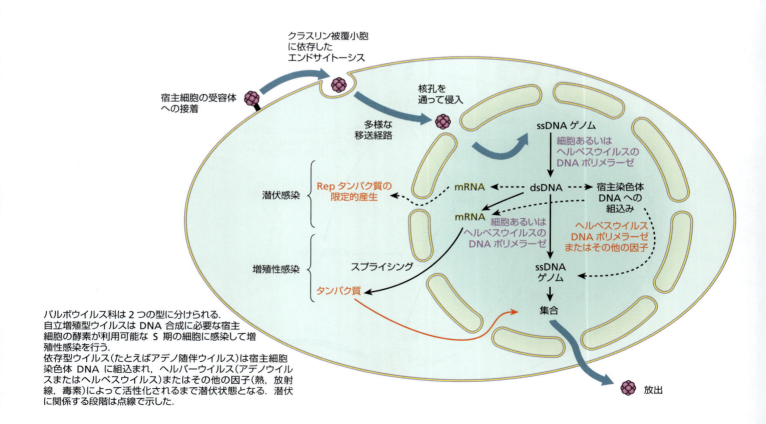

パルボウイルス科は2つの型に分けられる．自立増殖型ウイルスはDNA合成に必要な宿主細胞の酵素が利用可能なS期の細胞に感染して増殖性感染を行う．
依存型ウイルス（たとえばアデノ随伴ウイルス）は宿主細胞染色体 DNA に組込まれ，ヘルパーウイルス（アデノウイルスまたはヘルペスウイルス）またはその他の因子（熱，放射線，毒素）によって活性化されるまで潜伏状態となる．潜伏に関係する段階は点線で示した．

ピコビルナウイルス科

科	ゲノムの型	ゲノムサイズ（kbp）	エンベロープ	カプシド	サイズ（nm）	ウイルス粒子構成タンパク質
ピコビルナウイルス科	分節型 dsRNA	4	無	二十面体	35〜40	4？

ヒトに感染する病原体例

ヒトピコビルナウイルス

構成ウイルス数	主な宿主	ヒトに感染するウイルス数	ヒトの疾患の例	ワクチン	抗ウイルス薬
2	哺乳類（ヒト）	1	胃腸炎	無	無

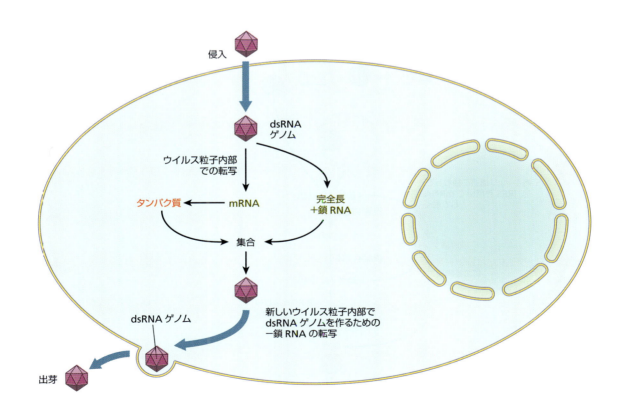

ピコルナウイルス科

科	ゲノムの型	ゲノムサイズ(kb)	エンベロープ	カプシド	サイズ(nm)	ウイルス粒子構成タンパク質
ピコルナウイルス科	ssRNA（+）	7〜8.5	無	二十面体	27〜30	5

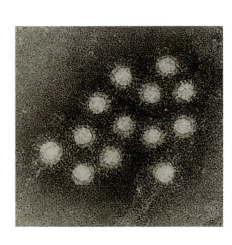

ヒトに感染する病原体例

ポリオウイルス1〜3型，A型肝炎ウイルス，ヒトライノウイルス，ヒトエコーウイルス，ヒトパレコウイルス，ヒトエンテロウイルス，タイラーウイルス

構成ウイルス数	主な宿主	ヒトに感染するウイルス数	ヒトの疾患の例	ワクチン	抗ウイルス薬
22	哺乳類(ヒト)，鳥類	11〜13	灰白髄炎(ポリオ)，髄膜炎	(有)*	無

*ポリオウイルス1〜3型(3価混合)，A型肝炎

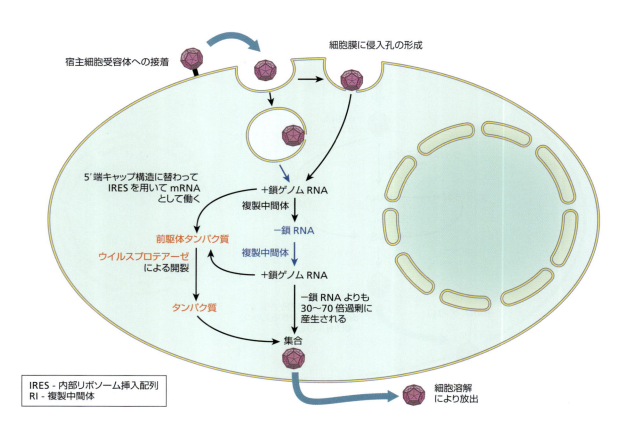

ポリオーマウイルス科

科	ゲノムの型	ゲノムサイズ (kbp)	エンベロープ	カプシド	サイズ (nm)	ウイルス粒子構成タンパク質
ポリオーマウイルス科	dsDNA	5	無	二十面体	40〜55	3 + 宿主細胞由来ヒストン

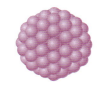

ウイルスの図は他に比べて3倍の大きさで描いている

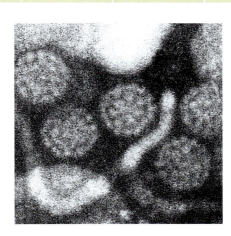

ヒトに感染する病原体例

JC ウイルス, BK ウイルス

構成ウイルス数	主な宿主	ヒトに感染するウイルス数	ヒトの疾患の例	ワクチン	抗ウイルス薬
13	哺乳類（ヒト），鳥類	2	進行性多巣性白質脳症（PML），悪性腫瘍？	無	無

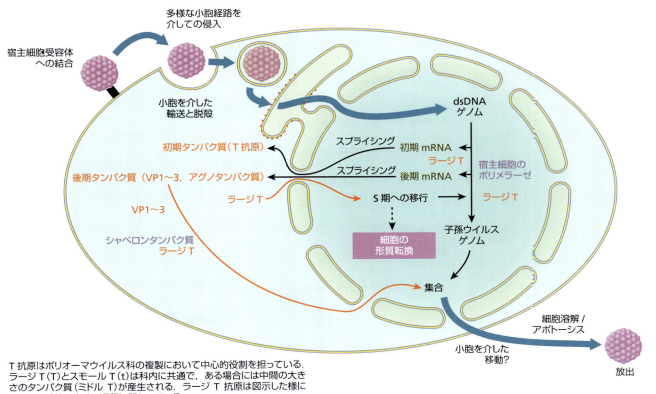

T抗原はポリオーマウイルス科の複製において中心的役割を担っている．ラージT（T）とスモールT（t）は科内に共通で，ある場合には中間の大きさのタンパク質（ミドル T）が産生される．ラージT抗原は図示した様にウイルス感染の多くの過程に関わっている．

ポックスウイルス科

科	ゲノムの型	ゲノムサイズ (kbp)	エンベロープ	カプシド	サイズ (nm)	ウイルス粒子構成タンパク質
ポックスウイルス科	dsDNA	130〜375	有	複合体	140〜260 または短径×長径 140〜160×220〜450	75以上

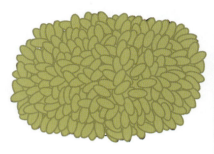 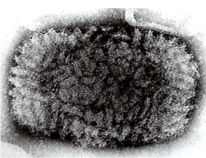

ヒトに感染する病原体例

オルフウイルス，伝染性軟属腫ウイルス，（天然痘ウイルス）

図は乾燥した M 型を示している．水和した試料は滑らかな表面を示す．さらに外側にエンベロープも存在することがある．

構成ウイルス数	主な宿主	ヒトに感染するウイルス数	ヒトの疾患の例	ワクチン	抗ウイルス薬
62	哺乳類（ヒト），鳥類，昆虫	6	伝染性膿疱性皮膚炎，伝染性軟属腫，（天然痘）	（有）	無

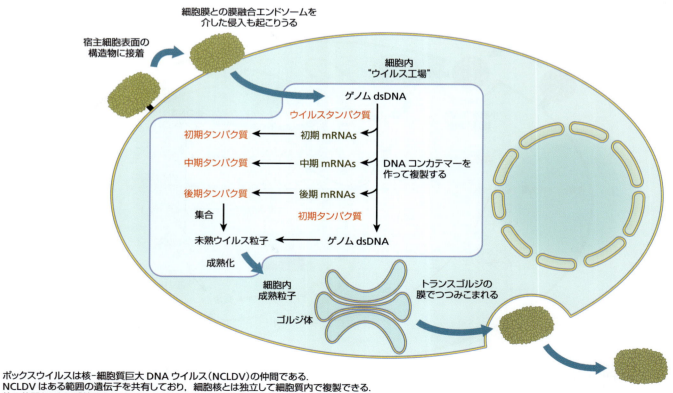

ポックスウイルスは核-細胞質巨大 DNA ウイルス（NCLDV）の仲間である．NCLDV はある範囲の遺伝子を共有しており，細胞核とは独立して細胞質内で複製できる．他の仲間がヒトに感染するかについては知られていない（ただしミミウイルスはヒトに感染する可能性がある）．

レオウイルス科

科	ゲノムの型	ゲノムサイズ (kbp)	エンベロープ	カプシド	サイズ (nm)	ウイルス粒子構成タンパク質
レオウイルス科	分節型 dsRNA	18.2〜30.5	無	二十面体	60〜80	10〜12

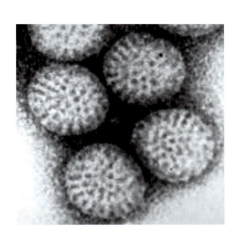

ヒトに感染する病原体例
ヒトロタウイルス A〜E 型，コロラドダニ熱ウイルス

構成ウイルス数	主な宿主	ヒトに感染するウイルス数	ヒトの疾患の例	ワクチン	抗ウイルス薬
79	哺乳類（ヒト），鳥類，爬虫類，魚類，軟体動物，節足動物，植物，菌類	13 以上	下痢	（有）	無

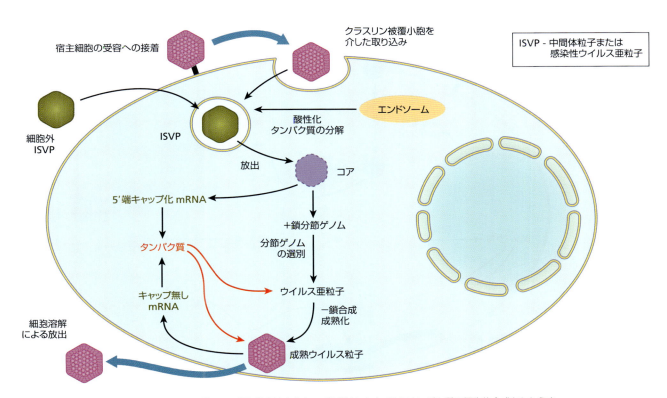

感染後期のウイルスによるキャップ無し mRNA の利用への切り替えは宿主タンパク質よりもウイルスタンパク質の優先的合成をもたらす．

レトロウイルス科

科	ゲノムの型	ゲノムサイズ (kb)	エンベロープ	カプシド	サイズ (nm)	ウイルス粒子構成タンパク質
レトロウイルス科	(dsDNAを介して) 2組の同一RNA	7〜11	有	球形あるいは多形	80〜100	3〜9

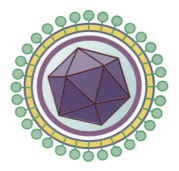

ウイルスの図は他に比べて2倍の大きさで描いている

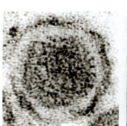

HTLV と HIV
(HIV は独特な円錐形のヌクレオカプシドを示す)

ヒトに感染する病原体例

ヒト免疫不全症ウイルス(HIV), ヒトT細胞白血病ウイルス(HTLV) 1型, 2型

構成ウイルス数	主な宿主	ヒトに感染するウイルス数	ヒトの疾患の例	ワクチン	抗ウイルス薬
53	哺乳類(ヒト), 鳥類, 爬虫類	4以上	AIDS (後天性免疫不全症候群)	無	有

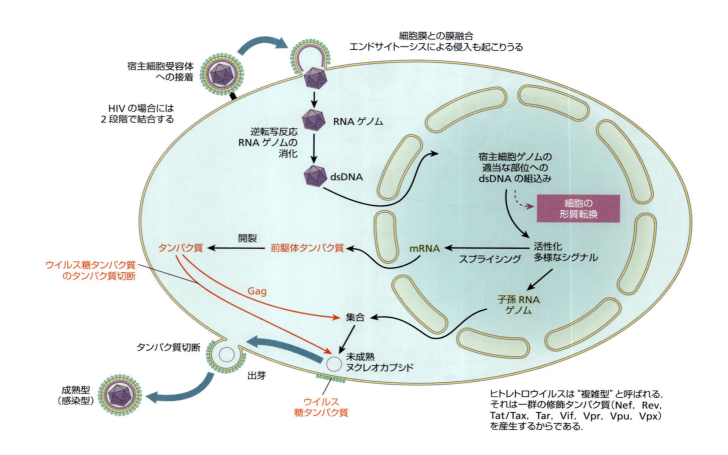

ヒトレトロウイルスは"複雑型"と呼ばれる. それは一群の修飾タンパク質(Nef, Rev, Tat/Tax, Tar, Vif, Vpr, Vpu, Vpx) を産生するからである.

ラブドウイルス科

科	ゲノムの型	ゲノムサイズ (kb)	エンベロープ	カプシド	サイズ (nm)	ウイルス粒子構成タンパク質
ラブドウイルス科	ssRNA（−）	11〜15	有	砲弾型	短径×長径 45〜100 × 100〜430	5〜11

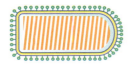

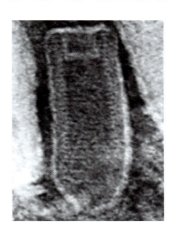

ヒトに感染する病原体例
狂犬病ウイルス

構成ウイルス数	主な宿主	ヒトに感染するウイルス数	ヒトの疾患の例	ワクチン	抗ウイルス薬
38	哺乳類（ヒト），魚類，植物	4以上	狂犬病	有	無

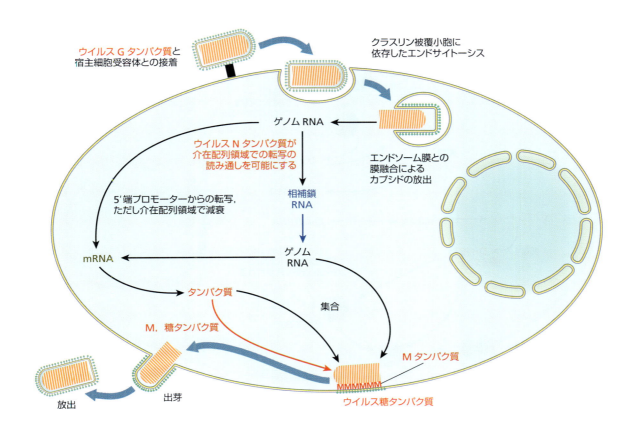

トガウイルス科

科	ゲノムの型	ゲノムサイズ (kb)	エンベロープ	カプシド	サイズ (nm)	ウイルス粒子構成タンパク質
トガウイルス科	ssRNA（＋）	9.7〜11.8	有	球型または多型	70	5〜7

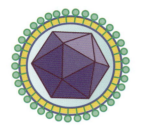

ウイルスの図は他に比べて2倍の大きさで描いている

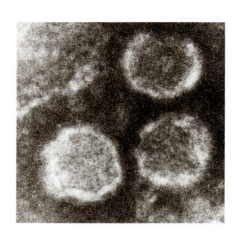

ヒトに感染する病原体例

風疹ウイルス，シンドビスウイルス，東部ウマ脳炎ウイルス，西部ウマ脳炎ウイルス，ベネズエラウマ脳炎ウイルス，ロスリバーウイルス，チクングニアウイルス，オニョンニョンウイルス

構成ウイルス数	主な宿主	ヒトに感染するウイルス数	ヒトの疾患の例	ワクチン	抗ウイルス薬
40	哺乳類（ヒト），鳥類，節足動物（アルボウイルス）	13以上	風疹	（有）	無

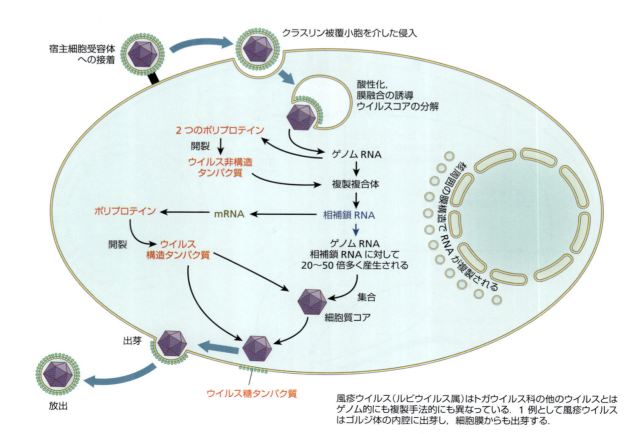

風疹ウイルス（ルビウイルス属）はトガウイルス科の他のウイルスとはゲノム的にも複製手法的にも異なっている．1例として風疹ウイルスはゴルジ体の内腔に出芽し，細胞膜からも出芽する．

付録 II
現在の抗ウイルス薬

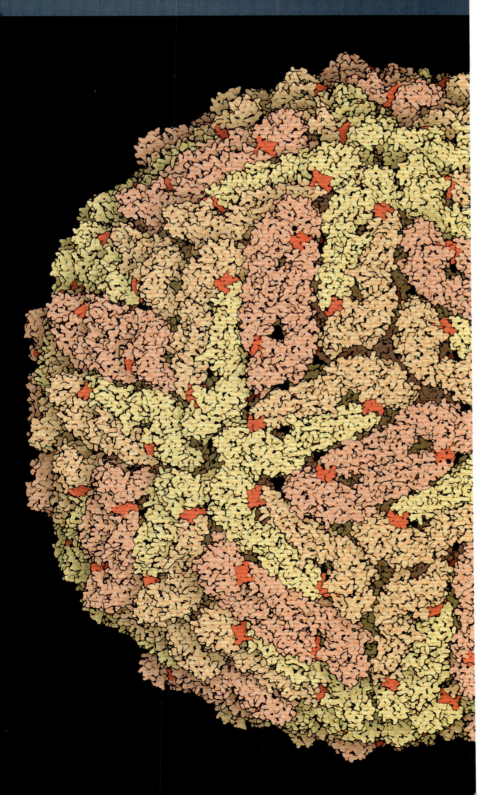

INTRODUCTION

この表は執筆時の薬剤をできる限り広くカバーした．薬剤の認可状況や流通性は国によって異なることから，世界中の抗ウイルス薬に関する完全な情報にはなりえないことをご理解頂きたい．リストに記載した薬剤の中には，限られた国でしか用いられていないものもある（たとえばブリブジン，イノシンプラノベックス，リマンタジン，そしてトロマンタジン）．

デングウイルス
Research Collaboratory for Structural Bio-informatics Protein Data Bank と The Scripps Research Institute, USA 所属 David S. Goodsell の厚意により提供．

付録 II　現在の抗ウイルス薬

薬剤名（商品名[2]）	化学名[1]	標的ウイルス	作用機序	投与経路	化学構造
アバカビル（ザイアジェン）	[(1R)-4-[2-amino-6-(cyclopropylamino)purin-9-yl]-1-cyclopent-2-enyl]methanol	ヒト免疫不全ウイルス（レトロウイルス科）	ヌクレオシド系逆転写酵素阻害剤（チェーン・ターミネーター/核酸伸長阻害）	経口	
アシクロビル（ゾビラックス）	2-amino-9-(2-hydroxyethoxymethyl)-3,9-dihydro-6H-purin-6-one	単純ヘルペスウイルス、水痘・帯状疱疹ウイルス（ヘルペスウイルス科）	DNAポリメラーゼ阻害剤（ヌクレオシドアナログ、チェーン・ターミネーター）	経口、局所、静注	
アデホビル・ジピボキシル（ヘプセラ）	[[2-(6-amino-9H-purin-9-yl)ethoxy]methyl]phosphonic acid	B型肝炎ウイルス（ヘパドナウイルス科）	逆転写酵素阻害剤（ヌクレオチドアナログ、チェーン・ターミネーター）	経口	
アマンタジン（シンメトレル）	Adamantan-1-amine	A型インフルエンザウイルス（オルソミクソウイルス科）	イオンチャネル阻害。ウイルスの侵入と脱殻を阻害、おそらくアセンブリーも阻害する	経口	
アンプレナビル（Agenerase）	Tetrahydrofuran-3-yl[3-[(4-aminophenyl)sulfonyl-(2-methylpropyl)amino]-1-benzyl-2-hydroxy-propyl]aminomethanoate	ヒト免疫不全ウイルス（レトロウイルス科）	プロテアーゼ阻害剤。ホスアンプレナビルにとって代わられた	経口	

付録Ⅱ　現在の抗ウイルス薬

アタザナビル（レイアタッツ）	Methyl N-[(1S)-1-[[[(2S,3S)-2-hydroxy-3-[[(2S)-2-(methoxy-carbonylamino)-3,3-dimethyl-butanoyl]amino]-4-phenyl-butyl]-[(4-pyridin-2-yl)phenyl)methyl]amino]carbamoyl]-2,2-dimethyl-propyl]carbamate	ヒト免疫不全ウイルス（レトロウイルス科）	プロテアーゼ阻害剤	経口	
ブリブジン (Helpin, Zerpex, Zonavir, Zostex)	5-[(E)-2-bromoethenyl]-1-[4S,5R)-4-hydroxy-5-hydroxymethyl)oxolan-2-yl]pyrimidine-2,4-dione	水痘・帯状疱疹ウイルス（ヘルペスウイルス科）	DNAポリメラーゼ阻害剤（ヌクレオシドアナログ）	経口	
シドホビル (Vistide)	[1-(4-amino-2-oxo-pyrimidin-1-yl)-3-hydroxy-propan-2-yl]oxymethyl-phosphonic acid	サイトメガロウイルス（ヘルペスウイルス科）	DNAポリメラーゼ阻害剤（ヌクレオチドアナログ）	静注	
ダルナビル（プレジスタ）	(1R,5S,6R)-2,8-dioxabicyclo[3.3.0]oct-6-yl]N-[(2S,3R)-4-[(4-aminophenyl)sulfonyl-(2-methylpropyl)amino]-3-hydroxy-1-phenyl-butan-2-yl]carbamate	ヒト免疫不全ウイルス（レトロウイルス科）	プロテアーゼ阻害剤	経口	

付録II 現在の抗ウイルス薬

薬剤名(商品名[2])	化学名[1]	標的ウイルス	作用機序	投与経路	化学構造
デラビルジン (レスクリプター)	N-[2-[4-[3-(1-methylethyl amino) pyridin-2-yl] piperazin-1-yl] carbonyl-1H-indol-5-yl] methanesulfonamide	ヒト免疫不全ウイルス (レトロウイルス科)	非ヌクレオチド系逆転写酵素阻害剤	経口	
ジダノシン (ヴァイデックス EC)	9-[5-(hydroxymethyl) oxolan-2-yl]-3H-purin-6-one	ヒト免疫不全ウイルス (レトロウイルス科)	ヌクレオシド系逆転写酵素阻害剤 (競合的阻害とチェーン・ターミネーター)	経口	
ドコサノール (Abreva)	Docosan-1-ol	単純ヘルペスウイルス (ヘルペスウイルス科) (およびその他のエンベロープウイルス)	膜融合(侵入)阻害剤	局所	
エファビレンツ (ストックリン)	8-chloro-5-(2-cyclopropylethynyl)-5-(trifluoromethyl)-4-oxa-2-azabicyclo[4.4.0] deca-7,9,11-trien-3-one	ヒト免疫不全ウイルス (レトロウイルス科)	非ヌクレオシド系逆転写酵素阻害剤	経口	

薬剤名	化学名	対象ウイルス	作用機序	投与経路	構造
エムトリシタビン (エムトリバ)	4-amino-5-fluoro-1-[2-(hydroxymethyl)-1,3-oxathiolan-5-yl]-pyrimidin-2-one	ヒト免疫不全ウイルス（レトロウイルス科）	ヌクレオシド系逆転写酵素阻害剤（チェーン・ターミネーター）	経口	(構造式: NH₂, F, N, O, HO, S)
エンフビルタイド (Fuzeon)	Acetyl-YTSLIHSLIEESQ NQQEKNEQELLELDKW ASLWNWF-amide	ヒト免疫不全ウイルス（レトロウイルス科）	膜融合阻害剤（生体模倣ペプチド）	皮下	ここで示すには構造が大きすぎる。http://www.garlandscience.com/viruses を参照。
エンテカビル (バラクルード)	2-amino-9-[4-hydroxy-3-(hydroxymethyl)-2-methylenecyclopentyl]-3H-purin-6-one	B型肝炎ウイルス（ヘパドナウイルス科）	逆転写酵素阻害剤（ヌクレオシドアナログ、多段階の阻害）	経口	(構造式)
エトラビリン (インテレンス)	4-[6-amino-5-bromo-2-[(4-cyanophenyl)amino]pyrimidin-4-yl]oxy-3,5-dimethylbenzonitrile	ヒト免疫不全ウイルス（レトロウイルス科）	非ヌクレオシド系逆転写酵素阻害剤	経口	(構造式)
ファムシクロビル (ファムビル)	[2-(acetyloxymethyl)-4-(2-aminopurin-9-yl)-butyl]acetate	単純ヘルペスウイルス、水痘・帯状疱疹ウイルス（ヘルペスウイルス科）	DNAポリメラーゼ阻害剤（ペンシクロビルのプロドラッグ）	経口	(構造式)

薬剤名 (商品名[2])	化学名[1]	標的ウイルス	作用機序	投与経路	化学構造
ホミビルセン (Vitravene)	(21塩基からなるアンチセンス・フォスフォロチオエート・オリゴヌクレオチド)	サイトメガロウイルス（ヘルペスウイルス科）	サイトメガロウイルスのIE遺伝子の発現を阻害（機序は諸説あり）	硝子体腔内注	

ホスアンプレナビル (レクシヴァ)	[(2R,3S)-1-[(4-aminophenyl)sulfonyl-(2-methylpropyl)amino]-3-[[(3S)-oxolan-[3-yl oxycarbonylamino]-4-phenyl-butan-2-yl] oxyphosphonic acid	ヒト免疫不全ウイルス科(レトロウイルス科)(アンプレナビルのプロドラッグである置換基である)	プロテアーゼ阻害剤	経口
ホスカルネット (ホスカビル)	Trisodium phosphonoformate hexahydrate	単純ヘルペスウイルス、その他のヘルペスウイルス(ヘルペスウイルス科)	DNAポリメラーゼ阻害剤(ピロリン酸結合部位に対する非競合的阻害)	静注
ガンシクロビル (デノシン)	2-amino-9-(1,3-dihydroxypropan-2-yloxymethyl)-3H-purin-6-one propoxymethyl) guanine	サイトメガロウイルス(ヘルペスウイルス科)	DNAポリメラーゼ阻害剤(競合的阻害、ヌクレオシドアナログ、DNAに複数取り込まれた後にのみチェーン・ターミネーターとして働く)	経口、静注、硝子体腔内注
イドクスリジン (Herplex Liquifilm, Stoxil)	1-[(2R,4S,5R)-4-hydroxy-5-(hydroxymethyl)oxolan-2-yl]-5-iodo-pyrimidine-2,4-dione	単純ヘルペスウイルス(ヘルペスウイルス科)	DNAへ取り込まれる、転写と翻訳を阻害する(ヌクレオチド誘導体)	点眼
イミキモド (ベセルナ)	1-isobutyl-1H-imidazo[4,5-c]quinolin-4-amine	パピローマウイルス(パポバウイルス科)	間接的作用、Toll様受容体を介した自然免疫系の刺激	局所

付録Ⅱ　現在の抗ウイルス薬　305

薬剤名（商品名[2]）	化学名[1]	標的ウイルス	作用機序	投与経路	化学構造
インジナビル（クリキシバン）	1-[2-hydroxy-4-[(2-hydroxy-2,3-dihydro-1H-inden-1-yl)carbamoyl]-5-phenyl-pentyl]-4-(pyridin-3-ylmethyl)-N-tert-butyl-piperazine-2-carboxamide	ヒト免疫不全ウイルス（レトロウイルス科）	プロテアーゼ阻害剤	経口	
イノシンプラノベクス（イノプリノシン）	9-[(2R,3R,4S,5R)-3,4-dihydroxy-5-(hydroxylmethyl)oxolan-2-yl]-3H-purin-6-one (inosine) plus acetamidobenzoic acid and dimethylamino-isopropanol	単純ヘルペスウイルス（ヘルペスウイルス科）、パピローマウイルス（パポバウイルス科）	間接的作用、免疫系の刺激（T細胞）	経口	
インターフェロンα（スミフェロン、イントロンAなど、ペグ化したものとしてはペガシス、ペグイントロン）	（抗ウイルスタンパク質）	B型肝炎ウイルス（ヘパドナウイルス科）、C型肝炎ウイルス（フラビウイルス科）、パピローマウイルス（パポバウイルス科）、ヒトヘルペスウイルス8（ヘルペスウイルス科）	細胞性免疫に対する刺激、細胞を抗ウイルス状態へと誘導	注射（吸入）	高分子（ペグ化組換えタンパク）
ラミブジン（エピビル、ゼフィックス）	L-2',3'-dideoxy-3'-thiacytidine	ヒト免疫不全ウイルス（レトロウイルス科）、B型肝炎ウイルス（ヘパドナウイルス科）	ヌクレオシド系逆転写酵素阻害剤（チェーン・ターミネーター）	経口	

付録Ⅱ　現在の抗ウイルス薬　　**307**

ラニナミビル（イナビル）	(4S,5R,6R)-5-acetamido-4-carbamimidamido-6-[(1R,2R)-3-hydroxy-2-methoxypropyl]-5,6-dihydro-4H-pyran-2-carboxylic acid	インフルエンザAおよびBウイルス（オルソミクソウイルス科）	ノイラミニダーゼ阻害剤	吸入
ロピナビル（リトナビルとの合剤をカレトラとして販売）	(2S)-N-[(2S,4S,5S)-5-{[2-(2,6-dimethylphenoxy)acetyl]amino}-4-hydroxy-1,6-diphenyl-hexan-2-yl]-3-methyl-2-(2-oxo-1,3-diazinan-1-yl)butanamide	ヒト免疫不全ウイルス（レトロウイルス科）	プロテアーゼ阻害剤	経口
マラビロク（シーエルセントリ）	4,4-difluoro-N-{(1S)-3-[3-(3-isopropyl-5-methyl-4H-1,2,4-triazol-4-yl)-8-azabicyclo[3.2.1]oct-8-yl]-1-phenylpropyl}cyclohexanecarboxamide	ヒト免疫不全ウイルス（レトロウイルス科）	ケモカイン受容体拮抗薬（CCR5）	経口

付録II 現在の抗ウイルス薬

薬剤名(商品名[2])	化学名[1]	標的ウイルス	作用機序	投与経路	化学構造
ネルフィナビル (ビラセプト)	2-[2-hydroxy-3-(3-hydroxy-benzoyl)amino-4-phenylsulfanyl-butyl]-N-tertyl-1,2,3,4,4a,5,6,7,8,8a-hydroisoquinoline-3-oxamide	ヒト免疫不全ウイルス(レトロウイルス科)	プロテアーゼ阻害剤	経口	
ネビラピン (ビラミューン)	1-cyclopropyl-5,11-dihydro-4-methyl-6H-dipyrido [3,2-b:2',3'-e][1,4] diazepin-6-one	ヒト免疫不全ウイルス(レトロウイルス科)	非ヌクレオシド系逆転写酵素阻害剤	経口	
オセルタミビル (タミフル)	(3R,4R,5S)-4-acetylamino-5-amino-3-(1-ethylpropoxy)-1-cyclohexene-1-carboxylic acid ethyl ester	A型・B型インフルエンザウイルス(オルソミクソウイルス科)	ノイラミニダーゼ阻害剤	経口	
パリビズマブ (シナジス)	(モノクローナル抗体)	RSウイルス(パラミクソウイルス科)	取り込み阻害(中和抗体)	注射	高分子(ヒト化モノクローナル抗体)
ペンシクロビル (Denavir, Fenistil)	2-amino-9-[4-hydroxy-3-(hydroxymethyl)butyl]-3H-purin-6-one	単純ヘルペスウイルス(ヘルペスウイルス科)	DNAポリメラーゼ阻害剤(ヌクレオシドアナログ)	経口	

ペラミビル (ラピアクタ)	(1S,2S,3S,4R)-3-[(1S)-1-acetamido-2-ethyl-butyl]-4-(diaminomethyl-ideneamino)-2-hydroxy-cyclopentane-1-carboxylic acid	A型・B型インフルエンザウイルス(オルソミクソウイルス科)	ノイラミニダーゼ阻害剤	静注
ラルテグラビル (アイセントレス)	N-(2-(4-(4-fluorobenzyl-carbamoyl)-5-hydroxy-1-methyl-6-oxo-1,6-dihydro-pyrimidin-2-yl)propan-2-yl)-5-methyl-1,3,4-oxadiazole-2-carboxamide	ヒト免疫不全ウイルス(レトロウイルス科)	インテグラーゼ阻害剤	経口
リバビリン(コペガス, レベトール)	1-b-D-ribofuranosyl-1,2,4-triazole 3-carboxamide	RSウイルス(パラミクソウイルス科)、ラッサ熱ウイルス(アレナウイルス科)、黄熱ウイルス、C型肝炎ウイルス(フラビウイルス科)(インターフェロンαとの併用)、試験管内で阻害されるその他のウイルス	いくつか提唱されているが、どれも確かではない(リボヌクレオシドアナログ)	経口、吸入
リマンタジン (Flumadine)	1-(1-adamantyl)ethanamine	A型インフルエンザウイルス(オルソミクソウイルス科)	アマンタジンと同様	経口

付録Ⅱ 現在の抗ウイルス薬

薬剤名（商品名[2]）	化学名[1]	標的ウイルス	作用機序	投与経路	化学構造
リトナビル（ノービア）	1,3-thiazol-5-ylmethyl[3-hydroxy-5-[3-methyl-2-[methyl[(2-propan-2-yl-1,3-thiazol-4-yl)methyl]carbamoyl]amino-butanoyl]amino-1,6-diphenyl-hexan-2-yl]aminoformate	ヒト免疫不全ウイルス（レトロウイルス科）	プロテアーゼ阻害剤	経口	
サキナビル（インビラーゼ）	N-[1-benzyl-2-hydroxy-3-[3-(tert-butylcarbamoyl)-1,2,3,4,4a,5,6,7,8,8a-decahydroisoquinolin-2-yl]-propyl]-2-quinolin-2-ylcarbonylamino-butanediamide	ヒト免疫不全ウイルス（レトロウイルス科）	プロテアーゼ阻害剤	経口	
サニルブジン（ゼリット）	1-[5-(hydroxymethyl)-2,5-dihydrofuran-2-yl]-5-methyl-1H-pyrimidine-2,4-dione	ヒト免疫不全ウイルス（レトロウイルス科）	ヌクレオシド系逆転写酵素阻害剤（チェーン・ターミネーター）	経口	

テノホビル（ジソプロキシルフマル酸塩との合剤をビリアードとして，ジソプロキシルフマル酸塩とエムトリシタビンとの合剤をツルバダとして販売）	〈[[(2R)-1-(6-amino-9H-purin-9-yl)propan-2-yl]oxy]methyl〉 phosphonic acid	ヒト免疫不全ウイルス（レトロウイルス科）	ヌクレオチド系逆転写酵素阻害剤（チェーン・ターミネーター）	経口
チプラナビル (Aptivus)	[R-(R*,R*)]-N-[3-[1-[5,6-dihydro-4-hydroxy-2-oxo-6-(2-phenylethyl)-6-propyl-2H-pyran-3-yl]propyl]phenyl]-5-(trifluoromethyl)-2-pyridinesulfonamide	ヒト免疫不全ウイルス（レトロウイルス科）	プロテアーゼ阻害剤	経口
トリフルオロチミジン (trifluridine, Viroptic)	1-[4-hydroxy-5-(hydroxymethyl)oxolan-2-yl]-5-(trifluoromethyl)pyrimidine-2,4-dione	単純ヘルペスウイルス（ヘルペスウイルス科）	DNAへ取り込まれる，転写と翻訳を阻害する（ヌクレオシドアナログ）	点眼
トロマンタジン (Viru-Merz)	N-1-adamantyl-N-[2-(dimethylamino)ethoxy] acetamide	単純ヘルペスウイルス（ヘルペスウイルス科）	糖鎖付加を変化させる，ウイルス侵入と脱殻を阻害する	局所

薬剤名（商品名[2]）	化学名[1]	標的ウイルス	作用機序	投与経路	化学構造
バラシクロビル（バルトレックス）	2-[(2-amino-6-oxo-3,9-dihydropurin-9-yl)methoxy]ethyl-2-amino-3-methyl-butanoate	単純ヘルペスウイルス、水痘・帯状疱疹ウイルス（ヘルペスウイルス科）	DNA ポリメラーゼ阻害剤（チェーン・ターミネーター、アシクロビルのプロドラッグ）	経口	
バルガンシクロビル（バリキサ）	2-[(2-amino-6-oxo-3,6-dihydro-9H-purin-9-yl)methoxy]-3-hydroxypropyl (2S)-2-amino-3-methylbutanoate	サイトメガロウイルス（ヘルペスウイルス科）	DNA ポリメラーゼ阻害剤（競合的阻害、ガンシクロビルのプロドラッグ）	経口	
ビダラビン、アデニン・アラビノシド（アラセナ-A）	2-(6-aminopurin-9-yl)-5-(hydroxymethyl)oxolane-3,4-diol hydrate	単純ヘルペスウイルス、水痘・帯状疱疹ウイルス（ヘルペスウイルス科）、試験管内における他のウイルス	DNA 合成阻害剤（阻害方法不明、リボヌクレオシドアナログ）	静注、点眼	

ザルシタビン (ハイビッド)	4-amino-1-[(2R,5S)-5-(hydroxymethyl)oxolan-2-yl]-1,2-dihydropyrimidin-2-one	ヒト免疫不全ウイルス(レトロウイルス科)	ヌクレオシド系逆転写酵素阻害剤(競合的阻害とチェーン・ターミネーター)	経口	(構造式)
ザナミビル (リレンザ)	5-acetamido-4-guanidino-6-(1,2,3-trihydroxypropyl)-5,6-dihydro-4H-pyran-2-carboxylic acid	A型・B型インフルエンザウイルス(オルソミクソウイルス科)	ノイラミニダーゼ阻害剤	吸入	(構造式)
ジドブジン (レトロビス)	1-[(2R,4S,5S)-4-azido-5-(hydroxymethyl)oxolan-2-yl]-5-methylpyrimidine-2,4-dione	ヒト免疫不全ウイルス(レトロウイルス科)	ヌクレオシド系逆転写酵素阻害剤(チェーン・ターミネーター)	経口	(構造式)
エムトリシタビン・テノホビル配合剤(ツルバダ)	それぞれの項参照	ヒト免疫不全ウイルス(レトロウイルス科)	それぞれの項参照	経口	それぞれの項参照
ジドブジン・ラミブジン配合剤(コンビビル)	それぞれの項参照	ヒト免疫不全ウイルス(レトロウイルス科)	それぞれの項参照	経口	それぞれの項参照

付録II　現在の抗ウイルス薬

薬剤名(商品名[2])	化学名[1]	標的ウイルス	作用機序	投与経路	化学構造
ラミブジン・アバカビル配合剤(エプジコム)	それぞれの項参照	ヒト免疫不全ウイルス(レトロウイルス科)	それぞれの項参照	経口	それぞれの項参照
ヒト免疫グロブリン(グロブリン[ベネシス])	ヒト血液由来免疫グロブリンG	麻疹ウイルス(パラミクソウイルス科)、A型肝炎ウイルス(ピコルナウイルス科)、ポリオウイルス(ピコルナウイルス科)	抗体活性作用	筋注	高分子(抗体)
インターフェロンβ(フエロン、IFNβモチダ)	(抗ウイルスタンパク質)	B型肝炎ウイルス(ヘパドナウイルス科)、C型肝炎ウイルス(フラビウイルス科)	細胞膜上の受容体を介して2-5A合成酵素、プロテインキナーゼを誘導し、細胞を抗ウイルス状態に保つ	静脈(内)投与又は点滴静注	高分子(サイトカイン)
プロパゲルマニウム(セロシオン)	3-oxygermylpropionic acid polymer	B型肝炎ウイルス(ヘパドナウイルス科)	IL-1、IL-2、IFN-γ産生増強によるウイルス感染細胞の破壊、抗体産生能増強によるウイルス関連抗原の排除、IFN-α/β産生増強によるウイルスの増殖抑制	経口	![構造式: Ge-O環状構造, R=CH₂CH₂COOH]
リルピビリン(エジュラント)	4-{[4-{(1E)-2-Cyanoethenyl]-2,6-dimethylphenyl}amino)pyrimidin-2-yl]amino}benzonitrile monohydrochloride	ヒト免疫不全ウイルス(レトロウイルス科)	非ヌクレオシド系逆転写酵素阻害剤	経口	![構造式: ピリミジン誘導体, -HCl]

C型肝炎ウイルスに対する直接作用型抗ウイルス薬 direct acting antiviral(DAA)については未掲載である。DAAにはNS3阻害剤、NS5A阻害剤、NS5B阻害剤があり、現在開発が進められている。

[1] 他の場所で使用されている、簡便なそしておそらくはより情報に富んだ名前(たとえば図6.5および6.9)よりも、標準化という理由でIUPAC命名システムを用いている。ここで用いられている商品名はトレードマーク(™)あるいは登録商標(®)である。国によって商品名の異なる薬剤は、日本国内での販売名とした。日本未発売の薬剤は英語表記とした。

[2] ここでは公式な IUPAC 命名システムを用いている。

用語解説

相加作用 additive effect：2つの異なる薬剤を併用することで，それぞれの薬剤の単独使用で得られた効果を単純に加算したのと同程度の効果が得られたとき，その効果を相加作用という．参照：相乗作用，拮抗作用

アジュバント adjuvant：抗原の免疫原性を様々な作用で高める物質．ワクチンの効果を高めるために添加される．

親和性 affinity：あるタンパク質のリガンドに対する結合強度．具体的な例として，抗原に対する抗体の親和性など．

親和性成熟 affinity maturation：新しく出現した抗原に対して初めに抗体が産生された後，少しずつ継続的に抗体の構造を変化させることによってもたらされる，抗原との親和性の増強．

アンビセンスゲノム ambisense genomes：一本鎖のRNAゲノムでタンパク質をコードする配列（＋鎖）とその相補的な配列（－鎖）を持っている．－鎖が転写されるRNAはmRNAとして働き，タンパク質を産生する．

アネルギー anergy：初回に抗原と遭遇したときに本来必要な副刺激シグナルに欠陥があったため，次の抗原刺激に対してT細胞が十分な反応を示すことができない状態．

拮抗作用 antagonistic effect：2つの異なる薬剤を併用したとき得られる効果が，それぞれの薬剤の単独使用で得られた効果を単純に加算した値に満たないとき，その効果を拮抗作用という．参照：相加作用，相乗作用

抗体 antibody：免疫グロブリンのこと．抗原刺激に応答してB細胞から産生される糖タンパク質で，抗原に対する特異的な結合活性を備えているだけでなく，引き続いて起こる免疫応答を誘導する．

抗原 antigen：免疫系によって標的として認識される，タンパク質などの分子．

アンチジーン阻害 antigene inhibition：ある特定の遺伝子の相補鎖（またはさらにその相補鎖）の塩基配列を利用して，その遺伝子の発現を阻害すること．ターゲットは二本鎖DNA．参照：アンチセンス阻害

抗原連続変異 antigenic drift：遺伝子の突然変異によって，抗原となるタンパク質の構造や免疫原性にわずかな変異を与えること．特にインフルエンザウイルス表面抗原の変異が有名である．

抗原不連続変異 antigenic shift：複数の異なるウイルス株の間で遺伝子の交換が起こり，抗原の構造や免疫原性が大きく変化すること．特にインフルエンザウイルス表面抗原が有名である．

抗イディオタイプ抗体 anti-idiotypic antibody：ある抗体の抗原結合部位に対する抗体．このような抗体は，元の抗原の構造に類似している．

アンチセンス阻害 antisense inhibition：ある特定の遺伝子の相補鎖（アンチセンス）塩基配列を利用して，その遺伝子の発現を阻害すること．ターゲットはmRNAやウイルスRNA．参照：アンチジーン阻害

抗ウイルス状態 antiviral state：インターフェロンが誘導する，多技にわたりウイルス活性を抑制する複雑な過程．

アポトーシス apoptosis：プログラムされた細胞死．ネク

ローシスと呼ばれる，制御されていない細胞死とは異なり，一定のコントロールのもとで細胞が分断，崩壊して死に至るプロセス．

アルボウイルス arbovirus：昆虫などの節足動物によって媒介されるウイルスの総称．基本的に機械的伝播のみを起こすウイルスはアルボウイルスには含まれず，節足動物宿主の中でもウイルス複製のステージをともなうウイルスを指す．

弱毒化 attenuation：ウイルスの病原性を減弱させること．異なる宿主や培養条件への適応によって誘導されることが多い．

自己免疫疾患 autoimmune disease：本来は異物を認識，排除するべき免疫系が，自身の体内の正常な細胞や組織にある抗原を標的として攻撃してしまい，破壊的な作用をもたらす疾患．

バクテリオファージ bacteriophage：細菌に感染するウイルスの総称．感染したファージが増殖サイクルに入ると，細菌は溶菌を起こして死滅する．この様子があたかも細菌を貪食しているかのように見えるため，ファージという名前が付けられた．

ボルティモア分類 Baltimore classification system：ウイルスゲノムの性状や，その複製パターンを基にした，ウイルスの分類法．ノーベル賞受賞者 David Baltimore によって確立された．シンプルでわかりやすいという長所があるが，複雑な仕組みを持つウイルスの分類には困難がともなうこともある．

生物学的防除 biological control：生物学的な手段（ウイルスを含む）を用いて，害虫，害獣などを殺傷，駆除すること．

生物兵器 biological weapon：ウイルスや細菌などの生物学的な手段を用いている兵器．大量破壊兵器に分類され，国際条約によって使用を禁止されている．

分岐 DNA システム branched DNA system：核酸のハイブリダイゼーションにおいて，高度に分岐した DNA を使用し，多くの結合部位を提供することで検出感度を増強させる手法．

キャップ構造 cap：真核生物の mRNA の 5′ 端にメチル化グアニンが 5′-5′ 結合した構造．リボソームの結合や mRNA の翻訳に必要とされる．ある種のウイルスは，キャップ構造に依存せず mRNA を翻訳させることができる．

カプシド capsid：カプソメアの多量体からなる，ウイルスのゲノム核酸を収容するタンパク質からなる構造体．

カプソメア capsomer：カプシドを形成するタンパク質構成成分．

カベオラ caveola（複数形 caveolae）：カベオリンによって覆われている，細胞膜の小さい（50～100nm）くぼみ．脂質ラフト（lipid raft）の一種で，ある種のウイルスの細胞への侵入に関与することが示唆されている．

CD3 複合体 CD3 comlex：CD3 を含むインバリアントな膜タンパク質で構成される複合体で，TCR との相互作用により，細胞のリン酸化酵素を活性化し，シグナルカスケードの分子をリン酸化する（つまり活性化する）ことで T 細胞に活性化シグナルを伝達する．

CD4：ヘルパー T 細胞に存在する，T 細胞表面マーカータンパク質の 1 つ．TCR とともに，MHC-II-ペプチド複合体を認識する共役受容体である．

CD8：細胞障害性 T 細胞（CTL）に存在する，T 細胞表面マーカータンパク質の 1 つ．TCR とともに，MHC-I-ペプチド複合体を認識する共役受容体である．

細胞指向性 cell tropism：ウイルス感染における宿主細胞の指向性．細胞の表面にある受容体などのタンパク質によって規定されることが多い．

クラスリン被覆ピット clathrin-coated pit：細胞膜付近でクラスリンというタンパク質に覆われた膜鎖域のくぼみ．細胞膜から陥入し，くびれて小胞を形成することで，細胞外の物質を細胞内に取り込む．ある種のウイルスの細胞への侵入に関与することが示唆されている．

臨床試験 clinical trial：新薬の安全性と効果を証明するため，有志のボランティアを被験者とし，周到かつ組織的な計画と厳密なモニタリングの下で遂行される，高度に管理された試験．

クローン選択 clonal selection：特異的な抗原に遭遇し，それに適合した受容体を有する免疫細胞のみが選択され，増

殖に供されるプロセス．広義には，逆に自己抗原を認識する細胞が成熟過程において破壊されるクローン除去（clonal deletion）も，クローン選択に含む．

補体 complement：血中に存在し，貪食や抗体による細胞障害を促進することで自然免疫の一部をなす，一連のタンパク質群．

補体結合試験 complement fixation test：最も初期に開発された抗体を検出する試験のひとつ．感作赤血球に補体を加えると溶血するが，あらかじめ補体を抗体と反応させておくと，補体が消耗してしまい，感作赤血球に加えても溶血が起こらなくなる．この現象を利用して抗体の補体結合能力を計測する試験．

相補性決定領域 complementarity-determining region：抗体の可変部の中にある特に多様性が高い領域．ペアとなる重鎖と軽鎖にそれぞれ3ヵ所ずつあり，抗原との結合の特性に重要である．

相補的 DNA complementary DNA（cDNA）：mRNAから転写される相補性配列を持つDNA．

コンカテマー concatemer：複数コピーのゲノムがタンデムに結合している状態の核酸．

サイトカイン cytokine：細胞間の局所的なコミュニケーションを媒介する低分子のタンパク質の総称．様々なタイプの細胞から産生，放出され，標的細胞の受容体に結合し，細胞内にシグナルを送ることで作用を発揮する．自然免疫，適応免疫いずれの反応においても重要な働きをする．

細胞診 cytology：臨床分離標本に含まれる細胞の診断．

細胞傷害 cytotoxic：細胞に対して破壊的，致死的な攻撃を与えること．

細胞傷害性T細胞 cytotoxic T lymphocyte（CTL）：細胞表面マーカーCD8$^+$のT細胞．MHC-I上に抗原を提示している（つまりウイルスなどが感染していることを知らせている）細胞を標的として，サイトカインの産生，パーフォリンの放出，標的細胞へのアポトーシス誘導などの攻撃を行う．

脱連環 decatenation：巨大な構造からサブユニットを外すこと．具体的には，環状（もしくは鎖状）に結合しているウイルスゲノムを，ゲノム単位に分離することを指す．

デコイオリゴヌクレオチド decoy oligonucleotide：制御タンパク質が結合することが知られている，ゲノムDNAやmRNA上のある特定の配列に相当する核酸．人工的に合成したデコイ核酸を導入することで，制御タンパク質がデコイオリゴヌクレオチドと結合してしまい，本来のゲノムDNAやmRNAとの結合と機能を妨げることができる．ターゲットが核酸ではなくタンパク質である点で，アンチジーン阻害やアンチセンス阻害とは異なる．

欠陥干渉粒子 defective interfering（DI）particle：不完全なゲノムを持つウイルス粒子．多様性に富み，完全なゲノムを持つウイルスよりもゲノムサイズが小さいことが多く，複製効率も高い．ウイルスの増殖に必要な因子や機能を競合的に阻害し，完全なウイルスの増殖を妨げる．

樹状細胞 dendritic cell：抗原提示細胞として機能する免疫細胞の一種．あたかも樹木の枝のように，辺縁に向かって多数の突起を伸ばしている．

DNAポリメラーゼ DNA polymerase：デオキシヌクレオチドを重合させてDNAを合成する酵素．

ドットブロッティング dot blotting：ハイブリダイゼーションの手法の1つ．電気泳動などの分離を行わず，核酸をドット状（もしくは帯状）に，膜に結合させる．ブロッキングの後，核酸のプローブとハイブリダイズさせることで，ドットに含まれる特異的な配列を検出することができる．

電気泳動 electrophoresis：核酸やタンパク質などの生体高分子を分離する手法．ゲルマトリックスに電圧をかけて核酸やタンパク質などを移動させ，分離する．移動度は，そのサイズや電荷に依存する．

新興感染症 emerging disease：過去20年の間に発生が増加傾向にあるか，近い将来増加することが予想され，公衆衛生上の問題となることが懸念される，感染によって引き起こされる疾患．CDCによって定義されている．

内在性レトロウイルス endogenous retrovirus：宿主ゲノム中に存在し，レトロウイルスに由来すると推測されるDNA配列．多くはウイルスとしては欠損があったり不完全であったりするが，極めてまれに，再活性化してウイルスを産生する可能性がある．

エンドソーム endosome：真核細胞にある，膜で囲まれた小胞．エンドサイトーシスによって形成され，細胞内輸送に関与する．

エンベロープ envelope：ある種のウイルスの外側に存在する脂質膜．宿主の細胞膜に由来する．

エピデミック epidemic：感染症の大規模な流行．

エピソーム episome：宿主染色体外に存在するプラスミド状のDNA．宿主ゲノムに組込まれる可能性もある．ある種のウイルスゲノムはエピソーム状態で維持される．

エピトープ epitope：抗原の中で，免疫系によって認識される部分．エピトープの化学的性状は非常に多様である．

エラー蓄積 error catastrophe：ウイルスRNAの変異率が高すぎて，ウイルスの安定的な生存維持に問題が生じた状態．

根絶 extinction：ある種の生物や株が消滅させること．

科 family：生物の分類学において，目(order)の下，属(genus)の上に位置するクラス．ウイルスの科には -viridae という接尾語が付く．

媒介物 fomite：感染性のある微生物が運搬もしくは伝播されうる，無生物の物体．

フレームシフト frameshifting：mRNAの翻訳において，リボソームがリーディングフレームをずらしてしまうこと．mRNAは3塩基ごとにコドンを成してアミノ酸を規定しているため，1塩基もしくは2塩基のシフトは，それ以下のアミノ酸配列を変えてしまう．新しい終止コドンが形成されて，翻訳が終了してしまうこともある．

融合阻害剤 fusion inhibitor：膜融合を阻害する物質．細胞膜上においてウイルスの膜融合や侵入を阻害するため，抗ウイルス薬として使用できる可能性がある．

遺伝子クローニング gene cloning：遺伝子の発現やプローブ作製などの目的で，ある遺伝子のDNA配列をプラスミドなどのベクターに安定的に挿入して，意図した配列を持つ単一のベクター(クローン)を選択し，増幅させること．

遺伝子発現 gene expression：ある遺伝子が転写されてmRNAを産生し，さらにタンパク質へと翻訳されるプロセス．タンパク質をコードしていないノンコーディングRNAなどについても，遺伝子発現という表現を使うことができる．

遺伝子プローブ gene probing：核酸のプローブを用いて特定の遺伝子配列を検出する，ハイブリダイゼーションの手法．

遺伝子治療 gene therapy：遺伝的欠陥によって引き起こされる疾患の患者の細胞に，治療効果が期待できる遺伝子を導入して治療すること．

遺伝子工学 gene engineering：核酸の操作を主体とする応用的技術．ある生物由来の遺伝子を別の生物に発現させたりするために行う，遺伝子クローニングなど．

遺伝子操作 genetic manipulation：遺伝子工学を参照．

ゲノム genome：生物の根幹となる，遺伝情報の総体．ウイルスはDNAもしくはRNAからなるゲノムを持つ．

ゲノミクス genomics：ゲノムの研究．特にゲノム核酸配列の解析を指すことが多い．ゲノム配列情報の利用には包括的な説明と理解が必要である．

属 genus：生物の分類学において，科(family)の下，種(species)の上に位置するクラス．ウイルスの属には -virus という接尾語が付く．

生殖細胞系への遺伝子治療 germ-line gene therapy：治療効果が期待できる遺伝子を，精子や卵子など生殖細胞に導入する遺伝子治療．治療効果は次の世代以降にも受け継がれる．永久的な変化を人為的に導入することになるため，倫理的観点から異論の多い治療法である．

糖タンパク質 glycoprotein：糖の分子が共有結合によって付加されたタンパク質の総称．

ヘルパーT細胞 helper T cell：免疫応答を促進する機能を有する，細胞表面マーカー$CD4^+$T細胞．抗原刺激後，MHC-IIに提示された抗原を認識して，複雑なシグナルやサイトカインの働きにより活性化する．

ヒト化モノクローナル抗体 humanized monoclonal antibody：ヒト抗体タンパク質の基本骨格構造はそのまま

で，相補性決定領域（すなわち抗体に結合する部分）をヒト以外の種由来抗体のものに置き換えたモノクローナル抗体．治療目的で抗体をヒトに使用する場合，ヒト以外の種由来の抗体をそのまま用いるとその抗体に対して強い免疫応答が誘導されてしまうが，ヒト化抗体であればそのような恐れがない．

液性免疫応答 humoral immune response：血清免疫応答を参照．

ハイブリダイゼーション hybridization：相補的関係にある2つの核酸の間の，配列特異的な結合．反応条件を変えることで，結合特異性の程度を調節することもできる．

免疫測定法 immunoassay：免疫応答のある要素について評価するアッセイ．特異的抗体を定量評価するアッセイ系のことを指すことが多い．

免疫グロブリン immunoglobulin：抗体を参照．

in situ ハイブリダイゼーション in situ hybridization：生物標本に存在するある核酸を，抽出することなくそのままハイブリダイゼーションによって検出する方法．細胞，組織構造の中での発現や局在を評価できる．なお in situ はラテン語で"その場で"という意味で，インサイチュと読む．

封入体 inclusion body：ウイルス由来の物質が蓄積している感染細胞内の構造．ウイルス粒子よりはるかに巨大であり，光学顕微鏡によっても検出できるため，この構造の有無によって感染の有無を簡便に評価できる．

硬化 induration：炎症反応などの結果生じる，軟部組織，器官の局所的な硬変あるいは肥厚．

自然免疫系 innate immune system：適応免疫系には含まれない免疫応答の総称．生来備わっている即時的な免疫応答で，外来抗原に反応する特異性はない（訳注：パターン認識受容体によって微生物に特徴的なパターン分子を認識する）．

総合的病害虫管理 integrated pest management：複数の補完的な手法を用いることで，単一の手法によって得られる成果よりも，より総合的で強力な成果を期待する，有害生物の制御法．

インターフェロン interferon：抗ウイルス状態の誘導など，細胞に対して多様な反応を惹起する，ある種のサイトカイン．

国際ウイルス分類委員会 International Committee for the Taxonomy of Viruses（ICTV）：ウイルスの分類，命名のための国際的な組織．

コッホの原則 Koch's postulates：ある感染性微生物が特定の病気の病原体であると証明するために必要とされた，4つの条件．19世紀後半に立てられた仮説であり，今日ではこの仮説に当てはまらないケースも多いため，改定案が提起されている．

潜伏 latency：ウイルスが不活発な状態となり，宿主細胞中で長期生存を可能にすること．ウイルスゲノムの宿主細胞ゲノムへの組込み integration などがこの状態に含まれる．何らかの誘導刺激により，活発な状態に戻ることがある．

リード化合物 lead compound：医薬品候補として十分な効果を有することが医薬品開発の前半ステージで明らかになり，さらにより費用のかかる，複雑な開発の後半の試験を進める価値があると目される化合物．

リガーゼ連鎖反応 ligase chain reaction（LCR）：耐熱性のリガーゼを用いて行う，核酸増幅の技術のひとつ．プライマーからの伸長反応によって増幅を行う PCR に対し，LCR ではオリゴヌクレオチド同士の連結 ligation 反応を繰り返すことで増幅を行う．

溶菌 lysis：ウイルス感染細胞が崩壊し，子孫ウイルスが細胞外に放出されるプロセス．

マクロファージ macrophages：貪食作用に特化したミエロイド系の白血球細胞で，自然免疫や抗原提示に重要な働きをする．細菌の菌体成分などに対する受容体（TLR など）を複数有している．

マクロピノサイトーシス macropinocytosis：比較的多量の細胞外液を取り込むプロセス．ウイルスの細胞内への侵入に使用されることがある．なお，より少量の細胞外液を取り込む場合は，ピノサイトーシス pinocytosis と呼ばれる．

主要組織適合遺伝子複合体 major histocompatibility complex（MHC）：細胞表面上で免疫系細胞に抗原を提示するタンパク質．高度な可変領域から発現する遺伝子で，ヒトでは human leukocyte antigen（HLA）とも呼ばれる．クラスⅠとクラスⅡの2種類がよく知られている．MHC-Ⅰはほとんどすべての細胞に広く存在し，細胞内の抗原を断片化

して一部をCD8$^+$T細胞に提示し，活性化を促す．MHC-IIは樹状細胞など限られた免疫系の細胞のみに発現しており，CD4$^+$T細胞に抗原を提示して活性化させる．このようにMHCは，抗原を提示することで，健全な細胞と，感染を受けるなどして外来抗原を含む細胞との分別に重要な役割を果たす．

膜ラフト membrane raft：コレステロールとスフィンゴ脂質に富む細胞膜上の微小領域．膜上の他の領域とは器質的に異なり，シグナル伝達やウイルスの出芽など，多様な現象に関わっている．脂質ラフト(lipid raft)ともいう．

記憶細胞 memory cell：免疫学的反応を記憶している免疫系の細胞の総称．二度目に抗原に曝露された時，より迅速かつ強力な免疫応答を誘導することができる．

記憶T細胞 memory T cell：免疫学的反応を記憶しているT細胞．二度目に抗原に曝露された時，より迅速かつ強力な免疫応答を誘導することができる．

メッセンジャーRNA messenger RNA (mRNA)：ゲノムの遺伝子情報を細胞の翻訳装置まで届けるRNA．その配列に基づいてタンパク質を産生させる．

メタゲノミクス metagenomics：環境サンプルや臨床検体に含まれる大多数のゲノム情報を，同時に包括的に解析する手法．

マイクロアレイ microarray：ごく狭い面積の基板上に多数の物質をアレイ状に固相化し，プローブ標識した検体を液相で反応，結合させることで，検体中に含まれる標的の多寡を網羅的に解析する手法．ハイブリダイゼーションを基本にした核酸の検出などが一般的．

マイクロRNA micro-RNA (miRNA)：全ての真核細胞にみられる，20〜25塩基程度の小さいRNA．ターゲットとなるmRNAの相補配列に結合し，翻訳を阻害することで，その遺伝子発現を抑制する．

可動性遺伝因子 mobile genetic element：ゲノム上の場所を変えて動くことができるDNA配列．トランスポゾンtransposonとも呼ばれる．

モノクローナル抗体 monoclonal antibody：単一のB細胞から産生される抗体．1つのB細胞クローンからは1種類の抗体のみが産生されるため，単一のエピトープに結合する抗体が得られる．結合特異性や適応性の高さから，様々な分野に応用されている．

粘膜免疫 mucosal immunity：粘膜表面での免疫の総称．粘膜において主となる抗体は分泌型(二量体)IgAであり，さらに好中球や自然免疫タイプのT細胞(γδ型T細胞)などの特殊な免疫細胞が重要な働きをする．

－鎖 negative sense：mRNAに対して相補的な塩基配列を持つ一本鎖の核酸．タンパク質の発現のためには，＋鎖mRNAへの転写が必要となる．宿主細胞には－鎖RNAからプラス鎖mRNAへの転写活性がないため，－鎖RNAゲノムを持つウイルスは＋鎖mRNAへの転写を行う酵素を有していることが必須である．

ノイラミニダーゼ阻害剤 neuraminidase inhibitor：ノイラミニダーゼ(シアリダーゼ)活性を阻害する物質．ノイラミニダーゼは細胞の糖タンパク質の糖鎖構造を切断する活性を有し，それによりインフルエンザウイルスなどを含むある種のウイルスの宿主細胞からの出芽を促進する．この活性を阻害することで，ウイルスの拡散を阻害できるため，抗ウイルス薬として使用できる．なお，ノイラミニダーゼによって分解されるシアル酸類は，インフルエンザウイルスの宿主細胞への吸着を媒介する分子でもある．

中和 neutralization：抗体によるウイルスの感染性の阻止．感染性に重要なウイルスの構造に抗体が直接結合することで機械的に感染を阻害したり，あるいは，補体経路の活性化を介して感染を阻害することもある．

NK細胞 NK cell：ナチュラルキラー natural killer 細胞．T細胞受容体を有さず，細胞障害性を有するリンパ球で，自己の証しであるMHC-I抗原を提示していない細胞を破壊する．自然免疫において重要な役割を果たし，サイトカインにより活性化される．

非ヌクレオシド系逆転写酵素阻害剤 non-nucleoside reverse transcriptase inhibitor (NNRTI)：レトロウイルス科の逆転写酵素活性を阻害する抗ウイルス薬のうち，ヌクレオシドアナログ(核酸アナログ)でないもの．ヌクレオシド系逆転写酵素阻害剤は酵素活性部位に結合するのに対し，非核酸系逆転写酵素阻害剤は酵素活性部位とは異なる位置に結合する．このような部位の変異はウイルス複製に及ぼす影響が比較的小さいので，耐性ウイルスの出現が比較的高頻度に

起こりうる．

非自己 non-self：自身に由来しない抗原や細胞の総称．たとえば細胞性免疫は，自身と同一の細胞表面マーカー（MHC，ヒトでは HLA）を持っていない細胞を，非自己の1つの判断基準として攻撃の対象とする．

届出義務のある疾病 notifiable disease：発症が認められた場合，速やかに関係当局，機関に届け出ることが義務付けられている疾患．国によりその基準は異なる．

NASBA 法 nucleic acid sequence-based amplification：逆転写と転写を基本にした，核酸増幅，検出技術の1つ．加熱／冷却サイクルが必要な PCR に対して本法では恒温で反応を行う．

ヌクレオカプシド nucleocapsid：ウイルスゲノム核酸とカプシドと呼ばれるタンパク質の複合体．

ヌクレオシドアナログ nucleoside analog：ヌクレオシドの類縁体．核酸に取り込まれ，その合成を阻害するため，抗ウイルス薬として使用される．核酸アナログともいう．

封入体 occlusion body：バキュロウイルス科のウイルスによって形成される小体．タンパク質の基質にウイルスのヌクレオカプシドが埋め込まれて形成される．溶解感染を起こしている細胞から放出され，劣化や分解からヌクレオカプシドを守ることでウイルスの安定性に寄与する．なお，日本語では inclusion body も封入体という．

適応外処方 off-label drug use：ある目的で認可されている医薬品を，認可されていない目的で使用すること．

がん遺伝子 oncogene：がん化，もしくはがんに関連する変化に関わる遺伝子のこと．

発がん性 oncogenesis：がんの形成．

オプソニン化 opsonization：抗原に対して抗体や補体が結合することにより，主に貪食細胞による免疫応答を受けやすくなること．

目 order：生物の分類学において，科（family）の上に位置するクラス．ウイルス以外の生物ではこの上にもさらに大きな分類があるが，ウイルスでは最も上位の分類になる．ウイルスの目には *-virales* という接尾語が付く．

パンデミック pandemic：感染症の世界的流行．

受動免疫 passive immunity：他のヒトや動物で作られた抗体を，人工的もしくは自然に移行させ，免疫機能を付与すること．レシピエントは自身で抗体を作る必要がないため，"受動"と形容されている．

貪食 phagocytosis：マクロファージなどある種の免疫細胞が，固形物（他の細胞など大きなものも含む）を取り込むプロセス．

フォスフォロチオエート修飾 phosphorothioate modification：核酸の骨格にあるリン酸基の，結合に関与していない酸素原子を硫黄分子に置き換えること．この置換により核酸分子の安定性が増す（訳注：S化ということも多い）．

ポリアデニル化 polyadenylation：真核生物の mRNA の 3′末端に，アデニン残基が連続付加される修飾．

ポリメラーゼ polymerase：RNA や DNA などの核酸を合成する酵素．

ポリメラーゼ連鎖反応 polymerase chain reaction（PCR）：プライマーの特異的結合とポリメラーゼによる伸長をベースにした，核酸の増幅，検出システム．1回の反応でできた DNA の両方の鎖が以降の反応の鋳型になるので，サイクル数を増やすことでごくわずかの核酸を大量に増幅することができる．

＋鎖 positive sense：mRNA と同じ塩基配列を持つ一本鎖の核酸．＋鎖 RNA のウイルスゲノムは，直接タンパク質に翻訳されうる．

プライマー primer：短い，配列特異的な核酸のプローブで，PCR などの増幅反応に使用される．

プリオン prion：タンパク質のみからなる感染性因子．実体は構造が変化した宿主のタンパク質のアイソフォームで，他の正常型のタンパク質を異常型に変換誘導する．プリオンは熱などにより不活化されにくい．

プロドラッグ prodrug：活性のある薬剤の前駆体であり，体内で代謝され活性型へと変換される．プロドラッグの方が

活性型の薬剤よりもターゲットとなる組織，細胞に送達されやすいという理由で使用されることが多い．

校正 proofreading：核酸の複製に際し，新しく結合したヌクレオチドが鋳型に対して正しく相補的であるかチェックし，正しくない場合には除去する機能．校正により除去された位置には正しい塩基が結合できるため，複製の正確度が向上する．

予防法 prophylaxis：病態の改善ではなく，発症の予防を目的に行う処置．

プロテアーゼ阻害剤 protease inhibitor：タンパク質の分解もしくは切断を阻害する物質．たとえば HIV のウイルス増殖に必要なプロテアーゼの阻害剤は，抗ウイルス薬として使用できる可能性がある．

プロウイルスの組込み proviral integration：レトロウイルス科の RNA ゲノムから逆転写された DNA コピーが，宿主細胞のゲノムに組込まれること．

偽ウイルス粒子 pseudovirion：人為的に合成された，ウイルス様の構造．ウイルス核酸を完全に欠くものを指すことが多いが，一部，遺伝子導入の目的で使用されるものも指す．自己複製はできない．

定量的リアルタイム PCR quantitative real-time PCR：通常の PCR では，増幅サイクルが完了した時点では反応が飽和している可能性が高いため，その生成物を定量しても，元のサンプル中のターゲット核酸の量を必ずしも正しく反映していないことがある．定量的リアルタイム PCR では各 PCR サイクル中も生成物を定量し続けるので，ターゲットとなる核酸の量を正確に定量することができる．

準種 quasispecies：突然変異率の高い生物の複製にともなって産生される，親株とは異なるゲノム配列を持つ集団．特に RNA ウイルスによく見られ，ある種の刺激や環境の変化（たとえば抗ウイルス薬など）に対して即座に対応できるゲノム配列を持ったバリアントが，あらかじめ集団の中に存在するというメリットがある．

受容体 receptor：ウイルスの細胞内への侵入に際し，細胞に吸着するための細胞表面分子．多くはタンパク質である．ウイルスと受容体の結合は特異性が高く，ウイルスの宿主細胞への感染指向性を決定する要因ともなる．

制限酵素 restriction enzyme：配列特異的に DNA を認識，切断するエンドヌクレアーゼの総称．多くは 4〜6 塩基からなるパリンドローム配列を認識する．制限酵素は大きく 3 つの型に分類されるが，その中で特に，認識した配列の中で DNA を切断する II 型の制限酵素は，分子生物学，遺伝子工学において汎用されている．

レトロトランスポゾン retrotransposon：可動性遺伝因子（mobile genetic elements）の一種．いったん RNA の段階を経て DNA に逆転写され，ゲノムに組込まれることで転移する．

逆転写酵素 reverse transcriptase：RNA を鋳型として DNA を合成する酵素．レトロウイルスで初めて同定された．

リボソーム RNA ribosomal RNA：リボソームの複合体の中に（タンパク質とともに）含まれる RNA の総称．mRNA や tRNA と相互作用する．

リボザイム ribozyme：酵素活性を示す RNA．自身の切断，もしくは他の RNA の反応（主に切断）を媒介する．

RNA 干渉 RNA interference (RNAi)：短い RNA 配列を用いて遺伝子の活性を制御するシステムの総称．

RNA スプライシング RNA splicing：転写された RNA から，イントロンと呼ばれる内部配列を除去するプロセス．真核細胞の多くの mRNA 生成時において起こる．

RNA 誘導型サイレンシング複合体 RNA-induced silencing complex (RISC)：siRNA や miRNA が相補配列を持つ mRNA を認識するために使用する，タンパク質と RNA からなる複合体．一定以上の配列特異性のもとで相補鎖である mRNA に結合し，その RNA を分解に導く．

サテライトウイルス satellite virus：コートタンパク質をコードし，独自のビリオンを形成するものの，その複製のためには他のウイルス（ヘルパーウイルスと呼ばれる）の共感染による援助が必要となる，不完全なウイルス．植物ウイルスに多く見られるが，ヒトのウイルスでもアデノ随伴ウイルスや D 型肝炎ウイルス（HDV）などはサテライトウイルスに相当する．

足場タンパク質 scaffolding protein：ウイルスのカプシド形成に必要であるものの，最終的にはカプシドから取り除か

れるタンパク質．

分節ゲノム segmented genome：2 本以上に断片化した核酸からなるウイルスゲノム．1 つの粒子が全ての断片を持つ場合，あるいは複数のウイルス粒子によって担われる場合がありうる．

自己抗原 self antigen：ある細胞成分やタンパク質が自身に由来するものであるという指標になる抗原全般．

自己継続的配列複製 self-sustained sequence replication（3SR）：NASBA 法と同義．

血清免疫応答 serological immune response：抗体による免疫応答の総称．免疫応答の一翼を担う．

遅発性ウイルス slow virus：病気の発症までに非常に長い期間を要するウイルス．ウイルスとしての活動レベルは極めて低いものの，長期を経て最終的には致死的な結果となることがある．中枢神経疾患を引き起こすものが多い．

干渉小分子 RNA small interfering RNA（siRNA）：比較的長い二本鎖 RNA から切り出されて作られる，20 〜 25 塩基程度の短い RNA．相補性の高い配列を持つ遺伝子の発現を阻害する（訳注：人工合成したものも siRNA と呼ばれており，分子生物学ではよく使われている）．

サザンブロッティング southern blotting：電気泳動とハイブリダイゼーションを組み合わせた，DNA の特異的検出法．電気泳動で DNA をサイズごとに分離した後メンブレンにトランスファーし，吸着させる．適切なブロッキングの後，任意の配列の核酸を標識してプローブとし，ハイブリダイゼーションを行う．

種 species：生物の分類学において，属（genus）の下に位置するクラス．公式な分類においては最も下位の分類になる．ウイルス学においてはこのような生物学の公式な分類が必ずしも当てはまらないこともあり，ウイルスの種は他の生物よりも幅をもって定義されている．

sterilizing immunity：特定の感染性因子を完璧に排除できるレベルの免疫．

終止コドン stop codon：リボソームによる mRNA 翻訳を停止させるコドン（3 塩基配列）．

亜科 subfamily：生物の分類学において，科（family）の下，属（genus）の上に位置する中間的クラスとして使用される場合がある．ウイルスの属には -virinae という接尾語が付く．

スーパーウイルス supervirus：著しく巨大で複雑なウイルスを指す俗語．

サーベイランス surveillance：ウイルス学においては，たとえば環境中のある特定の感染症や，新規の感染症をモニタリングすること．

森林サイクル sylvatic cycle：単一，もしくは複数の野生生物間のみで感染サイクルが完結していて，ヒトには拡散しないウイルス感染症．参照：都市型サイクル

相乗作用 synergistic effect：2 つの異なる薬剤を併用することで，それぞれの薬剤の単独使用で得られた効果を単純に加算した以上の効果が得られたとき，その効果を相乗作用という．参照：相加作用，拮抗作用

テグメント tegument：ヘルペスウイルスのヌクレオカプシドとエンベロープの間を占める領域．多数のタンパク質が含まれ，細胞への感染に際し，細胞内に放出されて感染を促進させる役割を果たすものもある．

Th1 細胞（Th1）：ヘルパー T 細胞の一部で，主に炎症や細胞障害性の反応に関係する．

Th2 細胞（Th2）：ヘルパー T 細胞の一部で，主に B 細胞の活性化や血清学的な反応に関係する．

治療指数 therapeutic index：ある薬剤の毒性に対する治療効果の程度．

免疫寛容 tolerance：免疫系においてある特定の抗原に対して免疫応答を誘導しなくなる仕組み，またはそのプロセス．

Toll 様受容体 toll-like receptor（TLR）：病原体に特有の分子構造を認識し，炎症や自然免疫応答を誘導する膜貫通型受容体のファミリー．ショウジョウバエで初めて同定され，少なくともこれまでに 10 種の受容体が知られている．

転写反応にもとづく増幅 transcription based amplification（TBA）：NASBA 法と同義．

形質導入 transduction：バクテリオファージやウイルスによる，細菌間の DNA の伝達．

遺伝子導入 transfection：ウイルスを使用せず，外来性の DNA を真核細胞に導入すること．

トランスファー RNA transfer RNA (tRNA)：mRNA の翻訳に際し，リボソーム上でコドンに対応したアミノ酸を供給することでタンパク質合成を行う RNA 分子．アミノ酸を結合している状態ではアミノアシル tRNA と呼ばれる．

形質転換 transformation：(1) 外来性の DNA を細胞に導入すること．(2) 正常細胞の形質が何らかの理由により変化すること(たとえば無制限に分裂するなど)．

遷移状態模倣薬 transition state mimetic：酵素による基質変換の途中で，遷移状態にある基質構造を模倣する薬．酵素の活性化部位に効率よく取り込まれることができる．

腫瘍抑制遺伝子 tumor suppressor gene：がんの形成の抑制に関わる遺伝子の総称．多くは細胞周期，アポトーシス，DNA 修復などの機能調節を行う．

都市サイクル urban (amplification and infection) cycle：ヒト(や家畜)を宿主として含む，ウイルス感染の生態．参照：森林型サイクル

ワクチン接種 vaccination：弱毒化あるいは不活化した病原体，もしくは病原体の一部を使用して，その病原体の感染に対して免疫応答を誘導すること．

人痘接種 variolation：毒性の高い天然痘に対する防御のため，意図的に比較的病原性の弱い天然痘を接種すること．

ベクター vector：(1) 遺伝物質を維持，増幅，伝達させるための核酸．プラスミドやウイルスゲノムなど．(2) ワクチンにおいて遺伝子やタンパク質などの抗原の素材となるものを運ぶシステム．(3) 感染性病原体を媒介する生物．ただ単純に機械的伝播による受動的な媒介もあるが，ベクター内での病原体の複製をともなう能動的な媒介もある．

ウイルスベクター viral vector：遺伝物質を運ぶためのベクターとして使用されるウイルス．

ビリオン virion：ウイルス粒子．

ウイロセル説 virocell concept：ウイルス粒子は種や胞子に相当するものであり，ウイルス生活環の中の不活性型の一形態に過ぎず，本当のウイルスの正体は感染細胞で複製している状態のときに見られるという概念．特に，ウイルスが自身の複製のために感染細胞内で特徴的な構造を形成する，大きな DNA ウイルスなどが典型とされる．

ウイロイド viroid：短い(220〜375bp)長さの環状一本鎖 RNA からなる感染性因子．ゲノム RNA 配列の大部分が塩基対を形成する．ゲノムにはタンパク質もコードされていない上，細胞の代謝機能を利用する他には，複製にヘルパーウイルスの必要もない．植物ウイルスのみに見られるが，たとえば D 型肝炎ウイルスはウイロイドの特徴の少なくとも一部を有しているとされる．

ウイルス療法 virotherapy：生きている(感染性のある)ウイルスを治療目的で使用すること．たとえばウイルスの溶解感染で腫瘍を殺傷する腫瘍溶解性ウイルス療法 (oncolytic virotherapy) など．

ウイルス指向性酵素プロドラッグ療法 virus-directed enzyme prodrug therapy：薬剤の前駆体(プロドラッグ)を目的の細胞に標的化して届ける目的でウイルスを使用する治療法．

ウイルソイド virusoid：短い(200〜400bp)環状一本鎖 RNA ゲノムを持つ不完全なウイルスで，ヘルパーウイルスの機能を使って複製する．構造タンパク質を持たず，ヘルパーウイルスから借用する．植物ウイルスのみで存在が知られており，広義にはサテライトウイルス satellite viruse を含む．

異種移植 xenotransplantation：種を超えた生物の間での移植．

X 線構造解析 X-ray crystallography：X 線散乱を利用して結晶構造を解析する手法．

酵母発現系 yeast expression system：クローニングした遺伝子を酵母の細胞で発現させ，タンパク質を産生させる系．

人獣共通感染症 zoonosis：動物からヒトへ(もしくはヒトから動物へ)，伝播しうる感染症．

索引

和文索引

あ

亜科　25, 323
アグノタンパク質　54
アジア風邪　205
アシクロビル　144, 157, 300
足場タンパク質　68, 323
アジュバント　116, 315
アストロウイルス科　278
アタザナビル　301
アデノウイルス　240
アデノウイルス科　276
アデノウイルスベクター　182
アデノ随伴ウイルス　47, 240
アデノ随伴ウイルスベクター　179
アデホビル・ジピボキシル　300
アドルフ・マイヤー　3
アネルギー　94, 315
アバカビル　300
アポトーシス　67, 95, 315
アマンタジン　300
アラム　116
アルボウイルス　226, 316
アレナウイルス科　277
アンチゲノム　55
アンチジーン阻害　160, 315
アンチセンス阻害　160, 315
アンビセンスゲノム　60, 315
アンプレナビル　300

い

鋳型 DNA　56
異種移植　215, 324
Ⅰ型インターフェロン　78
一段増殖曲線　50
一本鎖 DNA　58
一本鎖 RNA ＋鎖ゲノムウイルス　62
一本鎖 RNA －鎖ゲノムウイルス　63
遺伝子クローニング　234, 318

遺伝子工学　318
遺伝子再編成　74, 90
遺伝子指向性プロドラッグ療法　186
遺伝子操作　218, 318
遺伝子治療　178, 318
遺伝子導入　324
遺伝子発現　234, 318
遺伝子プローブ　235, 318
遺伝子ベクター　124
イドクスリジン　305
イノシンプラノベクス　306
イミキモド　156, 305
インジナビル　306
インターフェロン　75, 77, 166, 319
インターフェロン α　306
インターフェロン β　314
インテグラーゼ　66
イントロン　241
インフルエンザウイルス　61

う

ウイルス感染　74
ウイルス血球凝集素　258
ウイルス指向性酵素プロドラッグ療法　186, 324
ウイルスタンパク質　53
ウイルス培養　254, 257
ウイルス発がん　100
ウイルスベクター　179, 235, 324
ウイルス粒子　47
ウイルス療法　184, 324
ウイルソイド　35, 324
ウイロイド　27, 35, 324
ウイロセル説　26, 324
ウエストナイルウイルス　210, 227
ウエストナイル熱　202, 211
ウサギ出血熱病カリシウイルス　223
ウシ伝達性海綿状脳症　39

え

液性免疫応答　319
エジプトフルーツコウモリ　212
エトラビリン　303
エピソーム　17, 318
エピデミック　209, 318
エピトープ　86, 129, 318
エファビレンツ　302
エフェクター機構　129
エプスタイン・バーウイルス　47, 220
エボラウイルス　209, 212
エムトリシタビン　303
エラー蓄積　318
エルンスト・ルスカ　3
炎症　77
エンテカビル　303
エンドソーム　48, 318
エントモポックスウイルス　189
エンフビルタイド　303
エンベロープ　5, 9, 68, 318
エンベロープウイルス　28, 29
エンベロープ型　5

お

黄熱　211
黄熱ウイルス　210, 227
オクルージョンボディ　188
オセルタミビル　154, 308
オプソニン化　87, 321
オルソミクソウイルス科　46, 287
オルニチントランスカルバミラーゼ欠損症　181

か

科　24, 318
核移行シグナル　53
核-細胞質巨大 DNA ウイルス　9, 52, 274
核酸アナログ　153, 156, 321
核酸医薬品　161

核酸ワクチン　124
カスパーゼ　95
活性型受容体　79
カッター事件　138
可動性遺伝因子　27, 37, 320
カプシド　4, 5, 28, 316
カプシドタンパク質　64
カプセル型　7
カプソメア　5, 316
カベオラ　48, 316
カベオリン　48
可変部　81, 83
カポジ肉腫　219
カリシウイルス科　281
がん遺伝子　20, 101, 321
肝炎ウイルス　167
ガンシクロビル　305
干渉小分子 RNA　161, 323
がん抑制遺伝子　100

き

記憶 T 細胞　93, 320
記憶細胞　85, 320
キクガシラコウモリ　221
拮抗作用　171, 315
キメラ抗体　164
逆転写　41
逆転写 PCR　235
逆転写酵素　14, 29, 58, 322
キャップ構造　60, 316
キャップスナッチング　67
キャリアータンパク質　121
急性感染　17
吸着　47
牛痘　107
狂牛病　39
狂犬病　211
狂犬病ウイルス　219
局地的流行　202
ギランバレー症候群　204

く

組換え　218
組換え抗体　166
クラスリン被覆ピット　48, 50, 316
グランザイム　91
クリック　234
クリミア・コンゴ出血熱　227
クレード　115
クロイツフェルト・ヤコブ病　40
クローン化サブユニットワクチン　114
クローン選択　84, 316
桑の実型　7

け

経口生ワクチン　136
経口ポリオワクチン　111
形質転換　20, 101, 324

形質導入　324
形態　5
系統樹　28
欠陥干渉粒子　36, 317
血清学的免疫応答　81
血清免疫応答　323
ゲノミクス　318
ゲノム　318
原核細胞　52

こ

抗イディオタイプ抗体　121, 315
抗ウイルス状態　78, 315
抗ウイルス薬　143
硬化　319
高活性抗レトロウイルス療法　171
後期　53
後期タンパク質　4
抗菌薬　197
抗血清　162
抗原　75, 315
抗原不連続変異　14, 98, 218, 315
抗原連続変異　14, 98, 218, 315
公衆衛生局　202
校正　322
抗生物質　195
抗体　81, 315
抗体依存性細胞傷害　79
抗体産生形質細胞　85
抗体指向性酵素プロドラッグ療法　166, 186
後天性免疫不全症候群　98
酵母発現系　238, 325
合理的薬物設計　146, 148
コガタアカイエカ　226
国際ウイルス分類委員会　24, 319
黒死病　221
骨髄系細胞　77
コッホ　254
コッホの原則　319
古典経路　80
コドン　11
個別化医療　247
コロナウイルス科　282
コロラドダニ熱　211
コロラドダニ熱ウイルス　227
コンカテマー　35, 57, 317
根絶　229, 318
コンプライアンス　174

さ

細菌兵器(生物兵器)及び毒素兵器の開発，生産及び貯蔵の禁止並びに廃棄に関する条約　222
再興ウイルス　220
サイトカイン　75, 317
細胞指向性　47, 179, 316
細胞質多角体ウイルス　189
細胞傷害　317
細胞傷害性 T 細胞　88, 119, 317

細胞診　252, 317
細胞性生物　26
細胞性免疫応答　87
細胞毒性　18
サキナビル　149, 310
サザンブロッティング　265, 323
サテライトウイルス　34, 322
ザナミビル　154, 313
サニルブジン　310
サブウイルス因子　26, 36
サブゲノミック mRNA　59
サブユニットワクチン　114, 183
サーベイランス　203, 323
ザルシタビン　313
サル痘ウイルス　220
サルファ剤　195
サル免疫不全ウイルス　209, 213
3SR　323
三種混合ワクチン　132

し

シェルバイアル法　259
ジェンナー　108
シカネズミ　211
シークエンシング法　246
シグナル伝達　75
自己継続的配列複製　323
自己抗原　323
自己集合　10
自己免疫疾患　98, 316
次世代高速シークエンサー　42
自然宿主　209
自然免疫系　74, 184, 319
自然免疫様リンパ球　80
持続性感染　18
子孫ウイルス　55
ジダノシン　302
ジデオキシ法　243
ジドブジン　158, 313
シドホビル　301
弱毒化　112, 316
ジャンク DNA　245
種　24, 323
終止コドン　323
終宿主　210
重症急性呼吸器症候群　139, 211
集団免疫　134
終末宿主　227
樹状細胞　79, 317
出血病カリシウイルス　217
出現　202, 209
受動免疫　162, 321
腫瘍壊死因子　75
　──β　92
腫瘍細胞溶解能　184
主要組織適合遺伝子複合体　87, 319
受容体　47, 322
腫瘍抑制遺伝子　324

準種　27, 322
小痘瘡　106
初期　53
初期タンパク質　4
受動的バクテリオファージ療法　197
徐放性　128
真核細胞　52
新興感染症　208, 317
人獣共通感染症　16, 209, 325
腎症候性出血熱　203, 211
伸長終結剤　157
人痘接種　106, 324
侵入　47
シンノンブレハンタウイルス　211
新変異型 CJD　40
森林サイクル　227, 323
親和性　315
親和性成熟　84, 315

す
水痘　202
水痘-帯状疱疹ウイルス　123
スクリーニング　146
スクレイピー　39
スーパーウイルス　32, 33, 323
スーパー抗原　91
スプートニク　34
スペイン風邪　205

せ
制限酵素　234, 322
制限酵素断片長多型　261
生殖細胞系への遺伝子治療　181, 318
生体外遺伝子治療法　178
生物学的防除　186, 316
生物学的利用能　151
生物兵器　221, 316
世界的大流行　202, 209
世界保健機関　131, 202
セスジネズミ　211
節足動物媒介ウイルス　226
節足動物門　226
遷移状態模倣薬　324
前初期　53
潜伏　17, 319
潜伏感染　18
腺ペスト　227

そ
相加作用　172, 315
造血幹細胞　180
総合的病害虫管理　191, 319
総合的病原管理　192
相乗作用　172, 323
増幅者　216
相補性決定領域　81, 317
相補的 DNA　112, 317
属　24, 318

た
体細胞突然変異　84
対症療法　174
耐性菌　195
代替経路　80
大腸菌　259
大痘瘡　106
タイワンカブトムシウイルス　189
多剤耐性　168
脱連環　57, 317
ダニ媒介性脳炎ウイルス　227
タバコモザイク病　3
多発性粘液腫症　214
タミフル　206
ダルナビル　301
単純ヘルペスウイルス 1 型　47
炭疽菌　221

ち
地域的流行　209
チオセミカルバゾン　144
チクングニアウイルス　227
遅発性ウイルス　18, 323
チプラナビル　311
チミジル酸　11
チミジンキナーゼ　11, 157, 169
チミジンキナーゼ遺伝子　219
中和　320
超可変部　81
調節エレメント　239
重複遺伝子　11
治療指数　323
治療的ワクチン　128, 183

て
定常部　81
ディミトリー・イワノフスキー　3
定量的リアルタイム PCR　267, 322
適応外処方　321
適応免疫　184
適応免疫系　74
テグメント　7, 54, 323
デコイオリゴヌクレオチド　160, 317
テノホビル　311
デラビルジン　302
デルタウイルス　36, 274
電気泳動　260, 317
デングウイルス　216, 227
デング出血熱　216
デングショック症候群　216
デング熱　211
転写因子　237
転写反応にもとづく増幅　324
伝達性海綿状脳症　38
天然痘　202
天然痘ウイルス　222

と
糖タンパク質　5, 318
東部ウマ脳炎ウイルス　227
トガウイルス科　298
ドコサノール　302
都市サイクル　227, 324
ドットブロッティング　262, 317
届出義務のある疾病　202, 321
トランスファー RNA　60, 324
トランスフェクション　235
トリインフルエンザ　204
トリフルオロチミジン　311
トロマンタジン　311
貪食　79, 321
貪食細胞　77

な
内在性レトロウイルス　37, 226, 317
長い繰り返し配列　65
生ワクチン　109

に
II 型インターフェロン　78
二十面体カプシド　5
偽ウイルス粒子　120, 180, 322
ニパウイルス　208
ニパウイルス病　211
二本鎖 DNA　56
二本鎖 RNA　61
日本脳炎ウイルス　227

ぬ
ヌクレオカプシド　5, 188, 321
ヌクレオシドアナログ　153, 156, 321

ね
ネクローシス　95
ネッタイシマカ　226
ネビラピン　308
ネルフィナビル　308
粘膜免疫　94, 127, 320

の
ノイラミニダーゼ　218
ノイラミニダーゼ阻害剤　154, 320
能動的バクテリオファージ療法　197
嚢胞性線維症　178
ノトバイオート　215

は
バイオセーフティーレベル　255
媒介体　225
媒介物　318
ハイスループット　146
ハイスループットスクリーニング　148
梅毒　202
ハイブリダイゼーション　262, 319

ハイブリドーマ　163
バキュロウイルス　187, 219, 240
バクテリオファージ　19, 177, 192, 240, 316
バクテリオファージλ　19, 124
バクテリオファージ療法　192
発がん遺伝子　100
発がん性　20, 100, 321
パッケージングシグナル　242
発現ベクター　236
パピローマウイルス科　288
パーフォリン　91
バラシクロビル　151, 312
パラミクソウイルス科　289
パリビズマブ　156, 165, 308
バルガンシクロビル　312
パルボウイルス　54
パルボウイルス科　290
ハンタウイルス　203
ハンタウイルス肺症候群　202, 203, 209, 212
ハンタウイルス病　211
ハンターン　203
ハンターンウイルス　211
パンデミック　202, 209, 321

ひ

非エンベロープウイルス　28, 29
非エンベロープ型　5
ピコビルナウイルス科　291
ピコルナウイルス科　292
非細胞性生物　26
非自己　321
ビダラビン　144, 312
ヒト化モノクローナル抗体　164, 319
ヒトスジシマカ　226
ヒト白血球抗原　89
ヒトパルボウイルスB19　47
ヒトヘルペスウイルス1型　47
ヒトヘルペスウイルス4型　47
ヒトヘルペスウイルス8型　219
ヒト免疫グロブリン　162, 314
ヒト免疫不全ウイルス　108
ヒトモノクローナル抗体　165
非ヌクレオチド系逆転写酵素阻害剤　153, 320
病原体関連分子構造　75
ビリオン　4, 47, 324
ビリオンホストシャットオフ　67

ふ

ファムシクロビル　303
ファン・レーウェンフック　2
フィロウイルス科　283
フィロウイルス出血熱　211
風土病　217
封入体　319, 321
フェリックス・デレル　3
フォスフォロチオエート修飾　159, 321
フォーミーウイルス　65
不活化ポリオワクチン　136
不活化ワクチン　113
複製　47
複製開始点　237
複製型　63
複製欠損ウイルス　36, 124
複製中間体　63
ブタインフルエンザ　203
復帰　111
復帰完全変異　111
復帰変異　111
ブニヤウイルス科　280
プライマー　55, 321
プラークアッセイ　257
＋鎖　60, 321
＋鎖RNAゲノム　62
フラビウイルス科　284
プリオン　37, 321
プリオン仮説　38
ブリブジン　301
プレゲノムRNA　59
フレデリック・サンガー　243
フレームシフト　11, 318
不連続エピトープ　86
プロウイルス　66
　──の組込み　19, 322
プロテアーゼ阻害剤　153, 322
プロテアソーム　89
プロドラッグ　152, 322
プロパゲルマニウム　314
プローブ　236
プロファージ　193
プロモーター　236
分岐DNAシステム　316
分岐DNA法　263
分散型エピトープ　86
分子化石　33
分節ゲノム　61, 323

へ

閉環二本鎖DNA　58
米国疾病管理予防センター　131
米国食品医薬品局　131
併用療法　170
ヘキソン　9
ペグ化インターフェロン　167
ベクター　235, 324
ベクターウイルス　120
ペスト　221
ベネズエラウマ脳炎ウイルス　128, 222, 227
ヘパドナウイルス科　5, 285
ペプチド収容溝　88
ヘマグルチニン　218
ヘマトポエチン　75
ペラミビル　309
ヘルパーT細胞　88, 92, 318
ヘルパーウイルス　34, 180, 242
ヘルペスウイルス　157, 240
ヘルペスウイルス科　286
ヘルムート・ルスカ　250
変異型CJD　40
変異株　27
ペンシクロビル　308
偏性細胞内寄生体　26, 27
ヘンドラウイルス病　211
ペントン　9

ほ

ホスアンプレナビル　305
ホスカルネット　305
補体　80, 317
補体結合試験　317
補体結合法　259
ポックスウイルス　144, 241
ポックスウイルス科　294
ホミビルセン　156, 161, 304
ポリA付加部位　237
ポリアデニル化　321
ポリA構造　60
ポリオウイルス　54
ポリオーマウイルス科　293
ポリプロテイン　12
ポリペプチド　9
ポリメラーゼ　321
ポリメラーゼ連鎖反応　235, 321
ボルティモア分類　26, 28, 316
ボルナウイルス科　279
香港風邪　205
翻訳後プロセシング　237

ま

マイクロRNA　19, 161, 320
マイクロアレイ　320
マイクロ抗体　166
−鎖　60, 320
−鎖RNAゲノム　63
膜ラフト　68, 320
マクロピノサイトーシス　50, 319
マクロファージ　78, 319
マラビロク　307
マラリア　227
マルティヌス・ベイエリンク　3
マールブルグウイルス　212, 222
慢性感染　18

み

ミクソーマウイルス　190
南アメリカアンデスウイルス　212
ミミウイルス　26, 274

む・め

無症候性感染　209
メキシコ風邪　205
メタゲノミクス　244, 320
メタゲノム解析　25
メチシリン耐性黄色ブドウ球菌　218
メッセンジャーRNA　60, 320

メルケル細胞ポリオーマウイルス　21
免疫アッセイ　259
免疫応答　74
免疫監視　96
免疫寛容　94, 323
免疫グロブリン　81, 319
免疫測定法　319
免疫治療ワクチン　183
免疫療法　162

も
目　25, 321
モノクローナル抗体　162, 320

や
薬剤耐性　168

ゆ
融合阻害剤　154, 318
遊走因子　75
ユビキチン経路　101

よ
溶解　18
溶解性感染　17
溶菌　319
抑制型受容体　79
予防法　128, 322
予防的ワクチン　183

454 sequencing　243

ら
ラウス肉腫ウイルス　21
ラギング鎖　57
ラクロス脳炎ウイルス　227
ラージT抗原　57
らせん状カプシド　5
ラッサ熱　211
ラニナミビル　307
ラブドウイルス科　297
ラミブジン　306
ラルテグラビル　309

り
リガーゼ連鎖反応　319
リーディングフレーム　11
リード化合物　147, 319
リトナビル　310
リバビリン　173, 309
リボザイム　35, 160, 322
リボソーム　12
リボソームRNA　60, 322
リポタンパク質　7
リボヌクレオタンパク質　50
リマンタジン　309
粒子形成　68
緑色蛍光タンパク質　254
リルピルビン　314

リレンザ　206
臨床試験　146, 147, 316

れ
レオウイルス　61
レオウイルス科　295
レクチン経路　80
レストン株　217
レトロウイルス　101, 241
レトロウイルス科　41, 296
レトロウイルスベクター　181
レトロトランスポゾン　37, 322
レポーター遺伝子　236
連続エピトープ　86

ろ
ロシア風邪　205
ロスリバーウイルス　217, 227
ロタウイルス　224
ロピナビル　307

わ
ワクシニアウイルス　219
ワクチン関連麻痺　111
ワクチン関連麻痺性ポリオ　136
ワクチン接種　324
ワクチン有害事象報告制度　140
ワトソン　234

欧文索引

A

AAV 47
acquired immune deficiency syndrome 98
Acytota 26
additive effect 315
ADEPT 186
adjuvant 116, 315
Adolf Meyer 3
affinity 315
affinity maturation 84, 315
AIDS 98
alternative pathway 80
ambisense genome 60
ambisense genomes 315
amplifier 216
ancestral remnant 33
anergy 94, 315
antagonistic effect 315
antibody 81, 315
antigen 75, 315
antigene inhibition 315
antigenic drift 14, 98, 315
antigenic shift 14, 98, 315
anti-idiotypic antibody 315
antisense inhibition 315
antiviral state 315
apoptosis 95, 315
arbovirus 226, 316
attenuation 112, 316
autoimmune disease 316
A型肝炎 223
A型肝炎ウイルス 219

B

Bacillus thuringiensis 187
bacteriophage 316
Baltimore classification system 316
Baltimore system 28
BCR 82
biological control 316
biological weapon 221, 316
branched DNA system 263, 316
BSE 39
BT 187
Bウイルス病 211
B型肝炎ウイルス 58, 219
B細胞 74
B細胞エピトープ 85
B細胞受容体 82

C

cap 60, 316
capsid 4, 5, 316
capsomer 5, 316
caveola 316
caveolae 48, 316
ccc DNA 59
CD3 comlex 316
CD3複合体 91, 316
CD4 90, 316
CD4⁺T細胞 119
CD8 90, 316
CD8⁺T細胞 119
CDC 131, 208
cDNA 112, 317
CDR 81
cell tropism 47, 179, 316
chemokine 75
chickenpox 202
CJD 40
classical pathway 80
clathrin-coated pit 316
clinical trial 316
clonal selection 84, 316
complement 80, 317
complementary DNA 317
complement fixation 259
complement fixation test 317
complementarity-determining region 317
concatamer 35, 317
constant region 81
covalently closed circular DNA 59
CTL 88, 317
cytokine 75, 317
cytology 252, 317
Cytota 26
cytotoxic 18, 317
cytotoxic T lymphocyte 317
C型 7
C型肝炎ウイルス 219

D

decatenation 317
decoy oligonucleotide 317
defective interfering particle 317
dendritic cell 79, 317
Dengue hemorrhagic fever 216
Dengue shock syndrome 216
DHF 216
discontinuous epitope 86
DISCワクチン 112
disperse epitope 86
DI粒子 36
Dmitri Ivanovsky 3
DNA polymerase 317
DNAウイルス 23, 29, 52
DNAポリメラーゼ 55, 317
DNAポリメラーゼγ 145
DNAマイクロアレイ 269
dot blotting 262, 317
double-stranded DNA 56
double-stranded RNA 61
dsDNA 56
dsRNA 61
DSS 216

E

early 53
EBV 47, 220
Edward Jenner 108
electrophoresis 260, 317
ELVIS 259
emergence 202, 209
emerging disease 208, 317
endemic 217
endogenous retrovirus 317
endosome 48, 318
envelope 5, 9, 318
envelopment 9
enzyme-linked virus-inducible system 259
epidemic 202, 318
episome 17, 318
epitope 86, 318
Epstein-Barr virus 47
Ernst Ruska 3
error catastrophe 318
Escherichia coli 259
ex vivo gene therapy 178
extinction 318
E型肝炎 223

F

family 24, 318
Fas 93
Fasリガンド 93
FDA 131, 206
Felix d'Herelle 3
fomes 225
fomite 318
frameshifting 11, 318
fusion inhibitor 318

G

GDEPT 186
GenBank 245
Gendicine 185
gene cloning 318
gene engineering 318
gene expression 318
gene probing 318
gene therapy 178, 318

genetic manipulation 318
genome 318
genomics 318
genus 24, 318
germ-line gene therapy 181, 318
glycoprotein 5, 318
gnotobiote 215

H

H1N1 インフルエンザウイルス 204
H3N2 香港風邪 207
H5N1 インフルエンザウイルス 204
HARRT 171
HCV 219
Helmut Ruska 250
helper T cell 318
hematopoietin 75
Hepadnaviridae 5
herpes simplex virus-1 47
hexon 9
HFRS 211
HHV-8 219
HIV 98, 108, 209
HIV-1 213
HIV-2 213
HLA 89
HPS 203
HSV-1 47
Human immunodeficiency virus 108
humanized monoclonal antibody 319
humoral immune response 319
hybridization 262, 319

I

ICTV 24, 319
IgA 82
IgG 81
IgM 82
ILL 80
immediate early 53
immunoassay 259, 319
immunoglobulin 81, 319
in vivo gene therapy 178
inclusion body 319
induration 319
innate immune system 319
in situ hybridization 263, 319
in situ ハイブリダイゼーション 263, 319
integrated pest management 319
interferon 75, 77, 319
International Committee for the Taxonomy of Viruses 319
IPM 191
IPV 136

K

KLH 121
Koch 254

Koch's postulates 319

L

late 53
latency 319
latent 17
LCR 319
lead compound 319
ligase chain reaction 319
linear epitope 86
lipoprotein 7
long terminal repeat 65
LTR 65
LTR プロモーター 241
lysis 18, 319

M

macrophages 319
macropinocytosis 50, 319
major histocompatibility complex 319
Martinus Beijerinck 3
MB lectin pathway 80
membrane raft 68, 320
memory cell 85, 320
memory T cell 320
messenger RNA 60, 320
metagenomic analysis 25
metagenomics 244, 320
MHC 80, 87, 319
MHC-Ⅰ 88
MHC-Ⅱ 88
microarray 269, 320
micro-RNA 320
Mimivirus 26
miRNA 161, 320
MMR 132
mobile genetic element 320
monoclonal antibody 320
morphology 5
mRNA 60, 320
MRSA 218
mucosal immunity 320
M 型 7

N

NASBA 法 265, 321
natural killer cell 79
NCLDV 9, 52, 274
negative sense 60, 320
neuraminidase inhibitor 320
neutralization 320
NF-κB 経路 75
NK cell 320
NKT 細胞 80
NK 細胞 79, 320
NLS 53
NNRTI 153, 320
non-nucleoside reverse transcriptase inhibitor 320
non-self 321
notifiable disease 321
nuclear localization signal 53
nucleic acid sequence-based amplification 321
nucleocapsid 5, 321
nucleocytoplasmic large DNA virus 52
nucleoside analog 321
nvCJD 40

O

occlusion body 321
off-label drug use 321
oncogene 100, 321
oncogenesis 20, 100, 321
Oncorine 185
one-step growth curve 50
Onyx-015 185
opsonization 321
OPV 111, 136
order 25, 321
Orthomyxoviridae 46
OrV 189

P

p53 100
PAMP 75
pandemic 202, 321
passive immunity 321
PCR 235, 246, 321
penton 9
pgmRNA 59
phagocytosis 79, 321
phosphorothioate modification 321
polyadenylation 60, 321
polymerase 321
polymerase chain reaction 321
positive sense 60, 321
primer 55, 321
prion 37, 321
prodrug 322
proofreading 322
prophylaxis 128, 322
protease inhibitor 322
proviral integration 19, 322
PrPC 38
PrPSc 38
pseudovirion 120, 322

Q

quantitative real-time PCR 322
quasispecies 27, 322

R

Rb 遺伝子 100
RDA 法 220
receptor 47, 322

recombination 218
replicative form 63
replicative intermediate 63
restriction enzyme 322
retrotransposon 37, 322
reverse transcriptase 14, 58, 322
reversion 111
Rexin-G 186
RF 63
RFLP 261
RI 63
ribosomal RNA 60, 322
ribozyme 35, 322
RISC 161, 322
RNA interference 322
RNA splicing 322
RNAi 161, 322
RNA-induced silencing complex 322
RNAi システム 246
RNA 依存性 RNA ポリメラーゼ 61, 62, 63
RNA ウイルス 23, 52, 241
RNA 干渉 161, 322
RNA ゲノムの複製 61
RNA 合成 60
RNA スプライシング 12, 322
RNA 誘導型サイレンシング複合体 161, 322
RNA ワールド 36
rRNA 60
RS ウイルス 165
RT-PCR 235

S

SARS 139, 211
SARS コロナウイルス 220
satellite virus 322
scaffolding protein 323
segmented genome 61, 323
self antigen 323
self-sustained sequence replication 323
serological immune response 323
simian immunodeficiency virus 213
Sin Nombre 211
single-stranded DNA 58
siRNA 67, 161, 323
SIV 213
slow virus 18, 323
small interfering RNA 67, 323
smallpox 202

southern blotting 323
species 24, 323
Sputnik 34
ssDNA 58
ssRNA(＋)RNA ウイルス 63
ssRNA(－)ウイルス 64
sterilizing immunity 95, 127, 323
stop codon 323
subfamily 25, 323
subgenomic mRNA 59
supervirus 33, 323
surveillance 203, 323
SV40 138, 214
sylvatic cycle 227, 323
synergistic effect 323

T

T cell receptor 90
TBA 324
TCR 90
tegument 7, 323
TGN1412 152
Th1 92, 323
Th1 細胞 323
Th2 92, 323
Th2 細胞 323
therapeutic index 323
TLR 323
TNF 75
TNF-β 92
tolerance 323
toll-like receptor 323
Toll 様受容体 75, 323
transcription based amplification 324
transfection 324
transfer RNA 60, 324
transformation 20, 324
transition state mimetic 324
tRNA 60, 324
tumor necrosis factor 75
tumor necrosis factor β 92
tumor suppressor gene 324
T 細胞 74
T 細胞受容体 90

U

urban amplification and infection cycle 227, 324

urban cycle 324

V

vaccination 324
VAERS 140
van Leeuwenhoek 2
VAPP 111, 136
variable region 81
variant 27
variola major 106
variolation 106, 324
VDEPT 186
vector 235, 324
vector virus 120
vhs タンパク質 16
viral vector 324
virion 4, 324
virion host shutoff タンパク質 16
virocell concept 324
viroid 324
virotherapy 324
virus-directed enzyme prodrug therapy 324
virusoid 324
VPg 8
VZV 123, 150

W

WHO 131, 202

X

xenotransplantation 215, 324
X-ray crystallography 324
X-SCID 181
X 線構造解析 130, 324
X 連鎖重症複合免疫不全症 181

Y

yeast expression system 325

Z

zoonosis 16, 209, 325

α ヘリックス 238
β シート 238
γδ 型 T 細胞 80

生命科学のためのウイルス学 ── 感染と宿主応答のしくみ，医療への応用

2015年2月10日　第1刷発行	著　者　David R. Harper
2020年7月1日　第2刷発行	監訳者　下遠野邦忠，瀬谷　司
	発行者　小立鉦彦
	発行所　株式会社　南江堂
	〒113-8410 東京都文京区本郷三丁目42番6号
	☎(出版) 03-3811-7235　(営業) 03-3811-7239
	ホームページ http://www.nankodo.co.jp/
	振替口座 00120-1-149
	印刷・製本　日本制作センター
	装丁　レディバード

Viruses: Biology, Applications, and Control
© Nankodo Co., Ltd., 2015

定価はカバーに表示してあります．
落丁・乱丁の場合はお取り替えいたします．
本書の無断複写を禁じます．

Printed and Bound in Japan
ISBN978-4-524-26837-5

JCOPY 〈出版者著作権管理機構　委託出版物〉

本書の無断複写は，著作権法上での例外を除き，禁じられています．複写される場合は，そのつど事前に，出版者著作権管理機構（TEL 03-5244-5088, FAX 03-5244-5089, e-mail: info@jcopy.or.jp）の許諾を得てください．

本書をスキャン，デジタルデータ化するなどの複製を無許諾で行う行為は，著作権法上での限られた例外（「私的使用のための複製」など）を除き禁じられています．大学，病院，企業などにおいて，内部的に業務上使用する目的で上記の行為を行うことは私的使用には該当せず違法です．また私的使用のためであっても，代行業者等の第三者に依頼して上記の行為を行うことは違法です．